赤ちゃんの脳と心で何が起こっているの?

リザ・エリオット

日本語版監修
小西行郎

福岡洋一 訳

楽工社

本書に寄せられた推薦の言葉・書評

「情報が豊富で有益な素晴らしい本。親の気持ちに寄り添い、思慮深く、しかも楽天的……すべての親が読むべきだ」

ノーベル生理学・医学賞受賞者、コロンビア大学教授
エリック・カンデル

「脳内の働きについて、かつてなかったほどの理解が得られる。生まれか育ちかという問題について、最近の考え方が分かる。感覚、運動スキル、社会的・感情的発達、記憶、言語、知能の発達について、貴重な洞察が得られる。しかし最も重要なのは、幼い子どもの脳の発達に親としてどれほど大きく貢献できるかを――たぶん本書によって初めて――理解できるようになる、という点だろう。

本書は知的刺激に満ちた愛の成果だ。著者自身が妊娠、出産、子育てを経験したときの疑問に答えようとした「発見の旅」がベースになっている」

Amazon.com

「赤ちゃんの脳がどのように発達し、優れた脳を育てるために私たちに何ができるかについて、科学が明らかにしたことを見事に解き明かした魅力的な本。赤ちゃんを持つ親にぜひ読んでほしい」

『EQこころの知能指数』著者

ダニエル・ゴールマン

「深さと明晰さが印象的なこの本で、著者エリオットは……乳幼児期と小児期の脳の発達について、現在の科学が明らかにした知識のあらましを包括的に紹介している……読者が開かれた心を持ち興味に偏りがないことへの信頼に裏打ちされた文章のおかげで、子どもの心がどのように発達するかを科学的に理解したい親に、安心してお勧めできる。総じていえば、ポピュラーサイエンスの最高の一冊」

パブリッシャーズ・ウィークリー

「子どもを持つ親にとっての完璧な一冊……著者は三人の子の母でもある神経科学者だが、専門的になりすぎることはなく、実際に接した赤ちゃんの様子も描かれていて楽しく読める。親になる日が近い人は、出産までに読んでおくといいだろう」

ロサンゼルス・タイムズ

概要目次

目次

第十一章 **運動発達のマイルストーン** 340

第十二章 **社会的・感情的な成長** 380

第十七章　頭のいい子に育てるには

［ ］内は、訳者・日本語版監修者・編集部のいずれかによる補足。

赤ちゃんの脳と心で何が起こっているの？

第一章

生まれか育ちか

——すべては脳に

どうしてあなたは分かってくれないの？　色素で染めた健全できれいな神経細胞《ニューロン》を用意して、画像を作成しようとしたちょうどそのとき、ジュリアが目を覚まして泣き始めた。この実験の準備には長い時間がかかる。その日の昼間のほとんどを費やし、あと一〇分だけ続けさせてくれたら、というところなのに。これまでジュリアはすごく協力的だった。暗くした実験室の机の脇にある、毛布を敷いた心地よいコンピュータの箱の中で、赤ちゃんらしく（正確にいうと生後九週間の赤ちゃんらしく）眠っていてくれたのだ。やっとのことですべての条件が揃《そろ》った。微細なニューロンは小さな枝分かれに至るまで鮮やかに蛍光を発しており、そこに活動電位〔ニューロン内部で情報を伝えるためにニューロン自身が発生させる電気信号。活動電位が発生することをニューロンの興奮という〕を測定するための電極を注意深く刺してある。神経細胞の入力経路を刺激して、シミュレートした感覚経験から「学習」できるかどうかをテストしようとしたとたん——ああやっぱり。ジュリアが目を覚まし、おっぱいを欲しがる。

まったくもう。私はジュリアを抱き上げ、シャツをめくって授乳を始めるが、その間も空いた左手で計器のダイヤルを回し続けている。「保持電流を切って、と」——私は声に出して確認する。「細胞外の電位をセット、データ収集の設定を済ませて、**スタート！**」。パルスが出て、ニューロンは一連の素敵な活動電位を発する。細胞がカルシウムで満たされ、コンピュータの画面に色分けされて表示される。赤色は最も活動の強いところ、黄色は中くらい、青色は「冷たい」ところ——カルシウムが流入する細孔《さいこう》が多くなさそうな遠くの枝だ。見事な細胞だった。ほぼ理想的な実験といっていい。そのときジュリアが急に私の胸から離れ（コンピュータ画面に閃《ひらめ》く光に興味を惹《ひ》かれたに違いない）、繊細なマイクロマニピュレータ［動植物の細胞や微生物に直接接触して細かい処置を行なう装置］を右足で蹴とばして、非の打ち所のない細胞に完璧にセットした電極を引き抜いてしまった。

「ダメッ！」と、信じられない思いでコンピュータの画面を見ながら私はうめく。ニューロンが風船のように大きく膨らみ、ずれた電極に細胞膜が引き裂かれる。画面上の画像は赤に転じ、染色用の色素が拡散するにしたがい、オレンジ、黄、緑、そして青へと変わっていく。細胞はあっという間に死んでしまった。でも、嘆いているのは私だけだ。

母親と神経学者を同時にこなすのが簡単だなどとは誰からも聞いていない。しかし、この組み合わせにも多少のメリットはある。私は今、ラットの仔の脳のニューロンが経験によってどう変化するかを調べようとしており、目の前でちょっとした実験を試みていた。ジュリアが体を動かすので大変だけれど、調《ととの》いはじめた運動神経を使ってみようとした幼い脳を責めるわけにはいかない。ラットの仔で私が研究しようとしていることはすべて、ジュリアの小さな頭の中でも起きている。毎日、一秒ごとに一〇億回も。

私はジュリアが生まれる前から一〇年間、神経の可塑性《かそせい》を研究している。つまり、経験によって私たちの脳がどう変化するかという問題だ。子どもが欲しいと私は前々から思っていたけれど、自分の研究が子育てにどれほど大きく関わっているかは、実際に母親になるまで分からなかった。親になったばかりの夫婦の多くがそうであるように、私も突然、生まれか育ちかという問題に興味を持つようになった。ジュリアが将来示すようになる才能や弱点は、どの程度まで私たちの遺伝子によって、どの程度までジュリア自身の経験によって形づくられるのか。この疑問は人類の歴史そのものと同じくらい古いが、単なる学術論争の域を超えている。「生まれ」と「育ち」のどちらに肩入れするかによって、親も社会も子どもを育てるやり方が大きく変わってくる。

二十世紀前半、振り子は大きく「環境」の側に振れた。一九四〇年代に心理学者ルネ・スピッツ［一八八七―一九七四、ウィーン生まれの精神分析医］が行なった一連の有名な実験は、恵まれない境遇に置かれた赤ちゃんを二つのグループ間で比較したものだ。一方のグループは当時申し分のない環境と考えられていた孤児院だった。もう一方のグループは、母親が刑務所に入っていて、子どもは隣接する託児施設で育てられていた。二つの施設は表面的に似通っており、どちらも清潔で、食べ物、衣服、医療も適切だったが、子どもをあやしたり刺激を与えたりする機会には大きな差があった。

刑務所の託児施設にいる赤ちゃんには、母親自身が授乳し、あやし、世話をして、注意を怠らず、惜しみなく愛情を注いでいた。施設に預けられ、母親と接する時間が限られていたにもかかわらず、子どもは正常に発達した。これに対し、孤児院にいた赤ちゃんはごくわずかな刺激しか与えられなかった。ナースは赤ちゃん八人に一人の割合でしかなく、授乳やおむつの取り替えのわずかな時間を除くと、赤ちゃんはいつも独りで寝かされ、ベッドの両側は感染予防のために布を垂らして仕切ってあった。見る物もいじって遊ぶ物もない。最悪なのは人と触れあって愛情を注がれる機会が最小限しかないことだった。こうした赤ちゃんはひどい痛手をこうむった。圧倒的多数は二歳まで生きられなかった。どうにか生き延びた子も体の発育が妨げられ、感染症にかかりやすく、知的にも感情的にも大きな障害を抱えていた。多くの子は三歳になっても歩いたり話したりできず、託児施設に預けられた子の元気いっぱいな様子とは対照的に、内に閉じこもって感情をほとんど示さなかった。

スピッツの研究は養子縁組の政策にまで影響を及ぼした。かつては赤ちゃんの「生まれつきの」性格や知性の一端がうかがえるまで待つ必要があると考えられていたけれど、この待機期間が取り払われた。孤児や望まれずに生まれた子にとって最適なのは早いうちに里親を見つけることだという考え方が、現在では広く受け入れられている。もっとも、世界の多くの地域では今もなお、スピッツが記述したよりもさらに劣悪な孤児院で赤ちゃんが生きる力を失いつつあるのが悲しい現実だけれど。

スピッツは、早い段階であやしたり刺激を与えたりすることが子どもの発達にとって欠かせないことを明らかにした。しかし、これはスピッツだけの考えではない。当時、心理学の分野を支配していたのは「行動主義」の理論だった。行動主義の考え方では、微笑みを浮かべるといった単純なものから複雑なチェスの指し手に至るまで、私たちの行動はすべて、他の人々や世界の中にあるさまざまな物事と試行錯誤しながら関わることにより、報酬と罰を通じて習得されるという。この見方によると、赤ちゃんはあらかじめ決まった傾向を持たない「白紙の状態」で生まれ、両親からのフィードバックや教育によっていかようにでも形成されることになる。現代の行動主義心理学を創始したジョン・ワトソン［一八七八―一九五八、米国の心理学者］は、次のようなことまで主張した。

健康な乳児を一〇人ほど与えてもらい、育児環境を私自身が細かく決められる状況が与えられたとしよう。どの子でも任意に選んで訓練し、その子の才能、傾向、能力、適性、祖先の人種とはいっさい関わりなく、医者、弁護士、芸術家、商人に、いや物乞いや泥棒にでも、きっとしてみせよう。［ジョン・B・ワトソン『行動主義の心理学』安田一郎訳 河出書房 一九六八年］

ワトソンが誇張しすぎているのは間違いないけれど、生まれて間もない頃の環境がこのように強調されたことは、やがて福祉セーフティネットやヘッドスタート［米国で行なわれている恵まれない境遇の子どもに対する就学支援事業］といった重要な社会的プログラムの確立につながった。子どもの順応性がそれほど大きいのなら、素晴らしい社会を築くのにいちばんいい方法は、社会を構成する最も幼いメンバーの置かれた環境を改善することであるはずだ。

最近は針が大きく反対側に振れ、私たちは「遺伝子の時代」にすっかり絡《から》め取られている。分子生物学者たちは日々、アルコール依存症、アルツハイマー病、乳ガン、失読症《しつどく》［視覚に異常がないのに文字を読んだり理解したりできない障害］、性的指向など、いくつかのやっかいな病気や複合的行動を引き起こす染色体上の場所をどんどん絞り込んでいく。政府と国際協力によって進められたヒトゲノム計画では、個人の設計図を「解読」して、一人一人の強みと弱点がどこにあるかを見つければ、将来どのような問題を抱える可能性があるかが分かり、いずれ遺伝子疾患の治療法も発見されるのではないか、という期待が高まった。速いペースで進むこうした発見はもちろん刺激的だが、遺伝子がますます強調されるようになったことには当惑させられる面もある。『ベル・カーブ』や『子育ての大誤解』といった本によって、親や社会がどうであれたいして変わりはないとする傾向が強まった。こうした見方によると、子どもの運命は遺伝によってほぼ決まっており、私たちの努力で改善できる余地はほとんどないということになる。

神経科学者としてはこの立場を全面的に受け入れるのは難しい。もちろん遺伝子は重要だけれど、神経細胞がいかに可塑性《かそせい》［柔軟に変化する］に富んでいるかは研究した人なら誰でも知っている。脳そのものも文字通り経験によって形づくられる。見るもの、聞くもの、考えることの一つ一つが特定の神経回路に痕跡を残し、それ以後に見るもの、聞くもの、考えることの記録のされ方を修正する。脳のハードウェアは生きていて固定されておらず、その場での感覚、運動、感情、あるいは知的な面での必要性を満たすよう、絶えず自らを更新しつづけている。

神経の可塑性に惹かれる私の思いは、生まれたばかりのジュリアを腕に抱いていっそう強まった。経験がジュリアの脳を形づくる時期があるとすれば、これこそまさにその機会だった。成人の学習に関する研究から、脳には生涯を通じて順応性があることが知られているけれど、幼い頃の方がはるかに順応しやすい。幼児の大脳皮質の半球を外科手術で完全に切除しても（重いてんかんを治療するためにそうせざるを得ない症例が稀《まれ》にある）、身体機能や知的能力への影響は驚くほど少ない。

ジュリアと触れあうたびに私はこう自問するようになった。こうして撫《な》でたり、おむつを替えたり、子守歌を聴かせたりしているのは、ジュリアの脳に何をしていることになるのだろうか。どの回路は既にスイッチが入っていて、どの回路はまだ配線中なのか。六週目で急に微笑むようになったとき、一八週目で手を伸ばし、ガラガラをつかめるようになったとき、何が起きていたのか。私がコンピュータで作成して箱に貼り付けた模様は見えているだろうか。実験中のニューロン発火を知らせるスピーカーからの音は聞こえているのか。私が母親だと分かっているのかしら。嬉しさいっぱいの私たち両親は、ジュリアの神経回路の形成に何らかの責任があるのか。それとも食べ物、水、空気といった基本的な必要性を満たす以外に私たちが特に何かしなくても、つぼみが開くように、予定された通りに事が運ぶのだろうか。

いい換えると、私が知りたいのは次のような問いの答えだ。小さな頭の中で何が起きているのだろうか。ジュリアがすべてを組み立てていく間に、親として私はどんな影響を与えられるのだろうか。

この本は私自身の発見の旅から生まれた。妊娠の最初の瞬間から子どもの脳が組み立てられていく仕組みをたどり、発達していく心の能力——感覚、運動、感情、記憶、言語、そして「知能」——の一つ一つに対し、一連の構築手順がどのような意味を持つかを描き出してみたい。妊娠と育児に関する多くの書物にみられる大ざっぱな説明ではなく、脳の発達と環境や経験から受ける可能性のある影響について、実際のデータを提供しようと思う。ここに盛り込まれた情報は詳細なものだが、科学に通じていない読者にも理解してもらえる内容にすることを心がけた。

意識しているかどうかはともかくとして、親が下す判断はほとんどすべて、突き詰めれば子どもの脳の発達という問題に帰着する。妊娠中にワインを飲んでいいか、出産時に薬を使うかどうか、母乳をどれだけの期間与えるか、いつ職場に復帰するか、耳の感染症にどう対処すべきか、保育所に通わせるかどうか、どういうしつけをするか、テレビはどれだけ見せていいか、等々。私たちがこれほど悩むのは、こうした判断が子どもたちの心の働きに永続的な結果をもたらすかもしれないことを、何らかのレベルで知っているからだ。そして、長じてからどのような感情的・知的生活を送ることになるかを左右する心の働きはすべて、子どもたちの脳が自分自身をどのように形づくるかによって変わってくる。

私の考え方には生物学者としての偏《かたよ》りがある。つまり、脳の構造と生理が理解できるまで子どもの心は分からないという確信だ。しかし生物学は、もう一つ別の希望を提示している。それは、生まれか育ちかという古くからの論争を最終的に解決する方法となる。受精卵が最初に分裂するときから、脳は遺伝子と環境の精妙なダンスを通じて発達する。心の持つ素晴らしい面のどれを取り上げてみても、この微妙な相互作用を理解しなければ、遺伝と経験がどの程度まで私たちの人となりを決定しているかを把握することはできない。

神経科学は二十世紀の最後の二五年間に飛躍的な進歩を遂げた。技術の飛躍的な進展により、大きな神経回路からニューロン接合部の微細な間隙《かんげき》（シナプス）まで、生きて活動している脳の各部を視覚化したり、脳内にある個々の分子の電気的活動を記録したり、ヒトＤＮＡの膨大な情報の中から、初期の神経の発達や、精神遅滞《ちたい》、老人性認知症をはじめ、さまざまな神経科学的現象に関わる遺伝子を特定したりできるようになった。残念なことに、赤ちゃんは先進的な脳画像検査にまったく協力的でない。身をよじらせ、騒ぎ、泣きわめき、足をばたつかせ、いちばん寝てほしくないタイミングで眠ってしまう。それでも研究者たちはさ

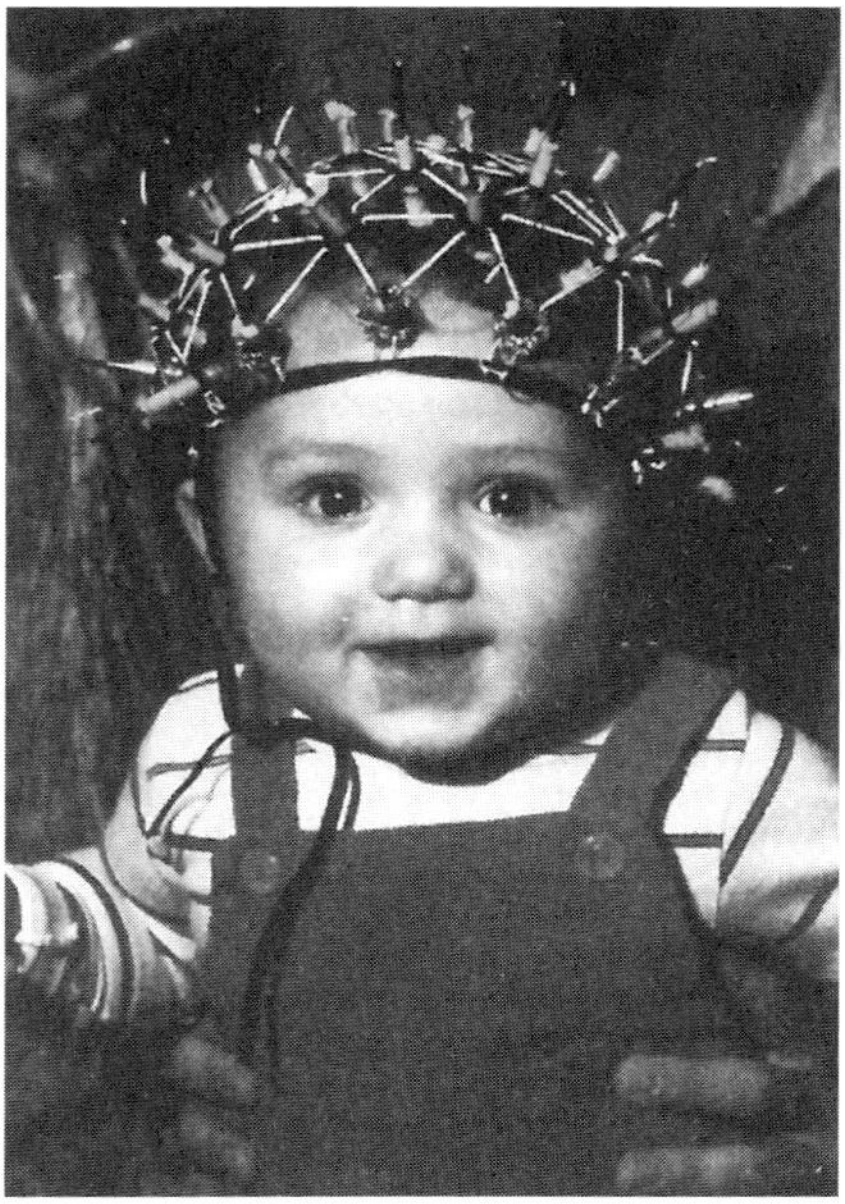

図1.1
非侵襲《ひしんしゅう》的に（体を傷つけずに）子どもの脳の活動を計測する方法の1つは、60個の頭皮電極がついたキャップを使うもので、電気的活動が行なわれている位置の情報を従来の脳波計よりもずっと詳しく記録できる。この楽しそうな表情の3歳の子は、ギスレーヌ・ドゥアンヌ＝ラムベルツ（Ghislaine Dehaene-Lambertz）とスタニスラス・ドゥアンヌ（Stanislas Dehaene）による、発達初期の言語認識に関する研究の被験者だ。

撮影者 Jack Liu の許可を得て転載。

まざまな検査方法を工夫して、発達し始めたばかりの感覚的、感情的、知的能力を調べてきた。なかなか楽しいことも多いこうした実験と、脳の機能や発達についての急激に拡大しつつある知識が相まって、子どもの脳の中で「何が起きているか」を以前よりはるかによく理解できるようになっている。

後で見るように、赤ちゃんは「白紙の状態」で生まれてくるのではない。あらゆる心的能力や素質、誕生直後の生存に必要な独自の能力を持ってこの世に誕生する。もちろん子どもの脳は小さいけれど、大人の脳のミニチュア版ではない。神経系は「尾」から頭へとプログラムされた手順に従って成長する。脊髄《せきずい》と脳幹《のうかん》（脳の下部にあり、生命を維持する身体機能のすべてをコントロールする）［図1・2を参照。「脳幹」は延髄《えんずい》、橋《きょう》、中脳を合わせた呼称］は誕生時にほぼ完全に発達していて、生き延びる、成長する、保護者との絆を結ぶといった新生児の基本的な必要性を満たしている。

脳の構築は誕生後も続き、次第に上位の領域が精神生活をコントロールするようになる。こうした領域には次のような器官が含まれている。運動に関係する小脳および大脳基底核［大脳皮質と視床、脳幹を結びつけている神経核の集まり］、感情と記憶を支配する大脳辺縁系（383ページ、図12・1を参照）、私たちが意志をもって行なう行為、意識的な経験、推論を行なう能力のすべてが宿る大脳皮質。脳のあらゆる部分の中で、誕生時に最も未発達な状態にとどまっているのが大脳皮質だ。最初の数カ月、数年で大脳皮質が徐々に成熟するにつれ、子どもは着実に能力を伸ばし、自分という存在を意識するようになる。

　誰に意見を求めても、こうした脳の発達過程は遺伝的にプログラムされているという答えが返ってくるだろう。世界中の子どもがほぼ同じスケジュールに従って、可愛らしい姿で重要な段階を乗り越えていく事実を説明しようとすると、そうとしか考えられないからだ。背負い籠《パプース》で運ばれようと、最新技術で作った「チャイルドシート」に収まっていようと、健康な赤ちゃんはみな、数週の差はあってもだいたい同じ齢《とし》で、ほぼ同じように歩き、言葉を発し、食べ物を投げつけるようになる。神経可塑性のことならすべて心得ているつもりの両親のもとに生まれながら、昼間、妙な環境に置かれているジュリアでさえ、まさに予想通りのコースをたどっているのは間違いない。

　しかし当然生じる疑問は、なぜ赤ちゃんがこれほど未熟な脳をもって生まれてくるのかというものだ。もし発達の過程があらかじめほぼ決まっているのなら、どうして最初から視覚や聴覚をしっかりそなえ、歩いたり、話したり、割り算ができたりする状態で人生をスタートしないのだろうか。一つの見方は、ヒトが直立して歩くようになったから、というものだ。二足歩行する場合、骨盤の大きさがいくらか制限されるため、女性が出産できる胎児の頭もそれだけ小さくなる。だから赤ちゃんは脳が部分的にしか発達していない状態で生まれてくるというわけだ。この説はある程度まで正しいのだろうが、哺乳類の中にヒトと同じように無力なまま生まれてくる動物は多い。たとえば、ラットやネコは誕生後の数日間、目を開けることさえない。

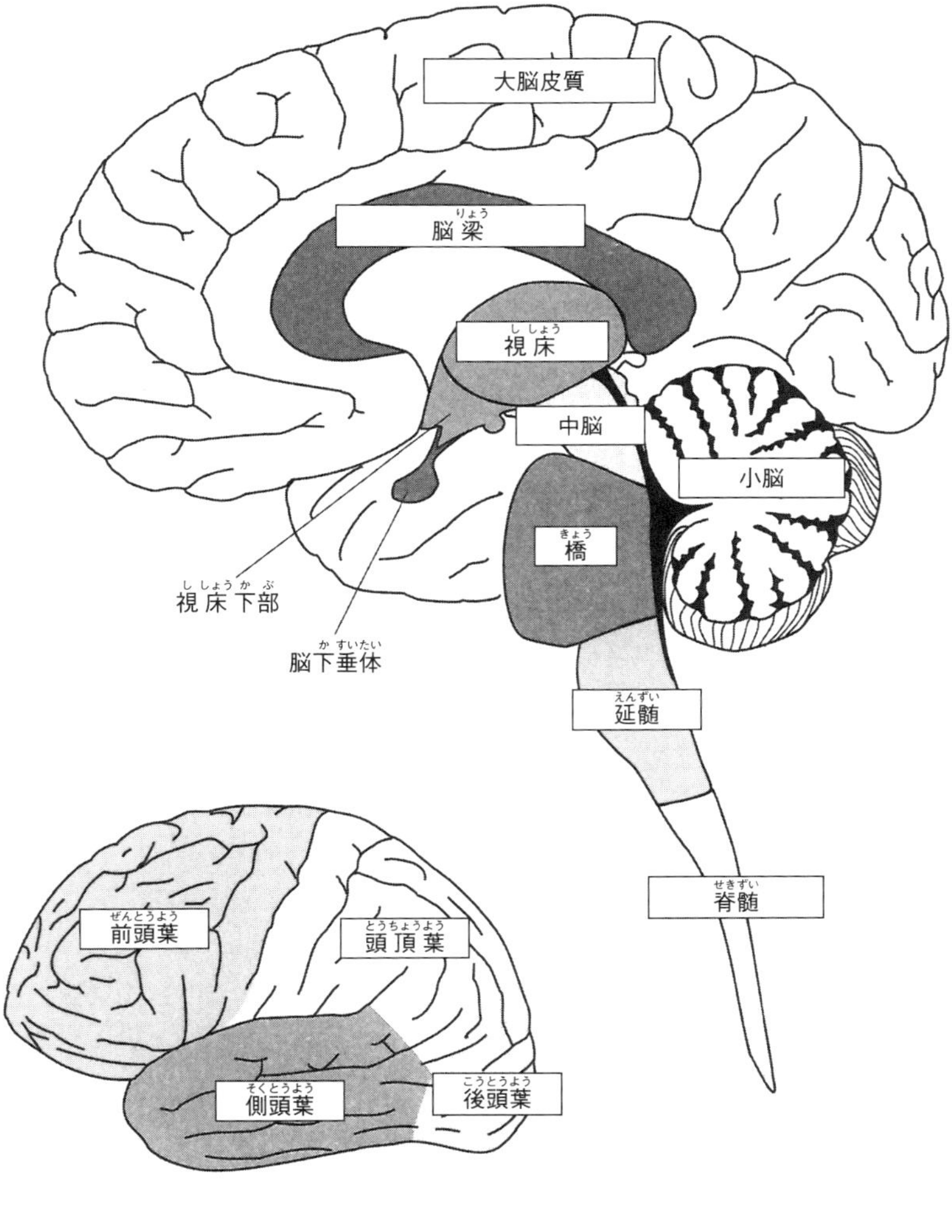

大脳皮質の4つの葉《よう》

図1.2
中枢神経系の主要な部分。中脳、橋《きょう》、延髄《えんずい》が脳幹を構成する。図では途中までしか描かれていないが、実際の脊髄はもっと長い。

確かにヒトは認知能力が完成するまでに長い時間がかかるけれど、それは心の機能をさらに多く追加しなければならないからだ。私たちはそれだけ遠くまで行く必要がある。

私たちヒトと、それ以外の比較的知能の高い種が、こんなに未発達な脳のまま生まれてくる理由についてのもっと合理的な説明は、学習を可能にするため、というものだ。赤ちゃんの脳は学習するマシンといっていい。脳は自分自身を組み立て、手近にある環境に適応する。脳をコンピュータになぞらえるよくあるたとえは適切なものだけれど、一つ大きく異なっているのは、脳が自分自身をプログラムするという点だ。買ってきたパソコンにまだソフトウェアを一つもロードしていないのに、電源コードを差し込むだけであとは自動的に全部やってくれるという状況を想像してほしい。コンピュータ自身がオペレーティング・システムを構築し、たまたま接続しているすべてのハードウェア（光学ドライブ、サウンドシステム、プリンタ、モデムなど）のドライバも組み込んでくれるとしたらどうだろう。少し時間が経つと、言葉を処理するプログラムがあれば便利だと自ら判断して、英語、スペイン語、ドイツ語、ヘブライ語など、どれでも外界といちばんうまくコミュニケーションできる言語を扱うソフトウェアを構築する。やがて文字を読んだり計算したりする必要を感じると、文字認識や表計算のプログラムをセットアップする。子どもの脳はこんなふうに、必要に応じて神経回路にアクセスして配線し、歩いたり、話したり、文字を読んだり、土の中のジャガイモを探したり、ピアノを弾いたりといった仕事をその場でこなせるよう磨きをかける。

こうした適応能力は発生の当初から脳にそなわっている。神経系を発達させる**シークエンス（手順）**は遺伝子にプログラムされているが、各段階における発達の**クオリティ（質）**は環境要因によって形づくられる。初期の段階における胚《はい》［卵割《らんかつ》開始以降の発生期にある個体］細胞は、頭や尾、脊髄、小脳になるよう指示を出す特定分子の濃度のわずかな勾配《こうばい》［生理的活性の段階的変化］に反応する。後には、特定の電気的な興奮のパターンが子どもの大脳皮質の中でシナプスを微妙に変化させる。脳の中ではこうした無数の微妙な相互作用が分子レベルで起きている。しかし、脳は互いにコミュニケーションする細胞の連なりなので、必然的に外界とリンクしている。接触、運動、感情の一つ一つが、電気的・化学的な活動に変換され、遺伝による方向づけを変化させ、子どもの脳内における配線を微妙に変える。

発達生物学者たちは、山の急斜面を転がり落ちるボールという別のたとえをよく使う。遺伝子は重力のようなもので、あくまでもボールを下方に引き寄せようとする。しかし、いろいろなところで選択や偶然が関わってくる。ボールが環境中のさまざまな要素――岩や穴や木――に行き当たると、特定の仕方で方向が変わる。変化が起こるたびに経路は明確になってくるけれど、それと同時に、その後どんなものに出合うかという可能性は限定されていく。坂を上って別の斜面を試してみることはできない。

大多数の健康な赤ちゃんが同じように発達するという限りでいえば、基本的な遺伝のプログラムが許容する「正常な」環境の幅はかなり広い。ベビー用モビールをどこに吊《つる》すのがいいか、生後六カ月の赤ちゃんに文字の「読み方」を教えるにはどうしたらいいか、といったことで悩んでいる両親にとって、このような柔軟性があるというのは安心できる材料だろう。同時に、初期にどういう経験をするかが子どもの脳の発達に重要な影響を及ぼすこともほぼ疑いようがない。遺伝も環境も両方とも重要だが、実際のところ私たちは遺伝子についてはほとんど何もできず、子どもに与える環境についてはできることがたくさんある。

＊＊＊

この後に続く章では、脳の重要な「システム」がそれぞれどのように発達し、遺伝子と環境がシステムの形成にどの程度まで影響するかを説明する。本書は妊娠から五、六歳の頃までを扱っているが、時間の流れに厳密に沿っているわけではない。感覚や運動能力の発達を説明する章は子宮内での最初の段階から始まるが、心の高度な機能に関する章は誕生時からスタートし、赤ちゃんのさまざまな心の能力が特定の時期になぜ、どのように生じるかを述べている。

第二章では脳の発達の基本的な過程を取り上げ、精子と卵子が合体しただけのものからどのようにして驚くほど複雑なヒトの脳が生じるか、特に多くの重要な回路が遺伝と経験から二重に影響を受けつつ「配線」されていく様子を説明する。感覚系、運動系、そしてもっと高度な脳のシステムについても同じ生物学上の原理が働いているので、第二章は残りの章にとっての基礎となり、妊娠中から小児期全体にまで関係する。

その後の各章で取り上げる内容はもう少し的を絞っている。第三章は子宮内での脳の発達を取り上げ、妊婦がどんな生活をして、環境内のさまざまな物質にさらされることでどんな影響を受ける可能性があるかを説明する。第四章は誕生すること自体が赤ちゃんの脳に及ぼす、良い影響と悪い影響について述べている。第五章から第十章までは一つ一つの感覚系の発達に焦点を合わせ、ほぼ成熟の順序──触覚、平衡《へいこう》感覚、嗅覚、味覚、視覚、聴覚──に従ってみていく。また、マッサージが赤ちゃんにとって好ましい理由や、母乳が脳の発達を促すことや、視覚および聴覚上の先天的な問題が子どもの感覚や認知能力の発達にとって危険である理由など、関連する話題も取り上げる。第十一章では運動能力がどのように発達するかを説明する。第十二章から第十七章では脳の高次機能に目を向ける。子どもの感情、記憶、言語、その他の認知能力がどのように生じ、プログラムされた脳の成熟と初期の経験との相互作用を通じてどのように発達するかをみていく。

生まれか育ちかという論争が最も激しさを増すのは、男性と女性で脳に違いがあるかという問題についてだ。この話題に興味がある読者は、第五章、第七章、第九章、第十章、第十二章、第十四章、第十六章をみていただきたい。遺伝子と環境、ホルモンと社会化がどのように相互作用をして、このような違いを生み出しているかについても述べている。

脳は間違いなく、私たちの体の中で最も魅力ある器官だ。子どもの頭の中にある多数の襞《ひだ》が刻まれた宇宙を形成するのに、両親、教育者、そして社会全体が途方もなく大きな力を持っている。その子がどんな人間になるかについても同様だ。私たちには、子どもたちができるだけ素晴らしい脳を発達させるよう手を貸す義務がある。

第二章
脳の発達

木曜の朝、ジェシカは生理が五日遅れているのにようやく気づいた。慌てて起き上がると、夫のデイブを揺すりながら、「ねえ、検査してみなきゃ！」と叫ぶ。妻に揺さぶられて心地よいまどろみを断たれたデイブも、不安と期待の入り交じった思いで体を起こす。検査というのは、数カ月前からジェシカが薬棚に置いている家庭用妊娠検査キットのことだと、デイブも分かっている。予定日を過ぎても生理がないのに、二人とも数日はあえて検査しようという気にならなかった。あまり早くから期待をかけるのもどうかと思ったからだ。

二人して息を詰めて見守っていると、青い線が現れた。パッケージに入っていた説明書の図と見比べる。やや薄いとはいえ、確かに青い線が出ている。「そう！　間違いなく陽性よ。陰性ならぜんぜん線が現れないんだから」。二人はもう一度、説明図と検査キットを見比べて確かめる。検査結果の意味がじわじわ心に染み込んでくる。

「やった！　赤ちゃんが生まれるんだ！」とデイブが言い、ジェシカを抱きしめる。二人はこれまで感じたことのない気持ちを味わっていた。ジェシカはデイブを見つめながらいう。「わあ！　私の中にちっちゃな命がいるんだわ！　今はどんな姿なのかしら！」

今では家庭用の検査キットでもかなり早い段階で妊娠を確認できるけれど、多くの場合、妊娠したと分かる頃にはびっくりするほど成長が進んでいる。ジェシカとデイブはこれまでのことを思い返す。「考えてみると、ここ二週間ばかり二人ともずいぶん忙しかったわね。だからきっと土曜の夜、ジョーのパーティの後だわ」とジェシカがいう。デイブは微笑んで、素早く計算してみる。「そうすると、僕たちの赤ちゃんは一九日目ってことだな」

実をいうと、受精胚《はい》の日齢《にちれい》は性交時でなく排卵日を起点に計算する。排卵日は前回の月経開始日からほぼ二週間後で、卵巣の一つが成熟した卵子を放出したときだ。卵子の寿命は排卵から二四時間しかないので、受精はこの日だったに違いない。しかし、精子は女性の生殖器内で最大四日間生きていられることから、ジェシカの排卵日がパーティから数日後だったとしても、パーティがあった夜のお楽しみが功を奏した可能性はある。

とはいえ、受精は排卵日に起こる確率が高い。排卵日の方が精子にとってずっと快適な環境が調《ととの》っているからだ。粘液がたっぷり分泌されていて、精子が目標に向かって楽に泳いでいける。翌日の日曜の朝、ジェシカとデイブが遅くまで眠っていたとき、夜中にデイブが放出した精子五億個のうちのたった一つが、ジェシカの左の卵巣から放出されたばかりの卵子に到達するレースで、競争相手すべてに打ち勝ったのだ。午前三時、精子は子宮を泳ぎ渡り、午前七時に左の卵管（いい選択だ！）の奥に行き着く。そこで精子が出合ったのは、自らと比べると巨大だけれど、それでも直径わずか一ミリメートルの卵子だ。ここまで到達した数十個の精子のうち一つだけが、**放線冠**（*corona radiata*）と呼ばれる卵子を被《おお》う粘り気のある層をくぐり抜け、強力な酵素で道を切り開き、**透明帯**（*zona pellucida*）として知られる次の層を通過し、ようやく脂質でできた薄い膜の中にもぐり込む。一つが侵入すると、卵子はただちに堅固な電気化学的防御機構を発動して、他の精子が入り込むのを防ぐ。複数の精子が侵入すると正常な発生過程の阻《さまた》げとなるからだ。そして午前十時十八分きっかりに、本当の受精の瞬間がきた。卵子と精子の核が融合し、ジェシカの染色体二三本とデイブの染色体（Y染色体を含む）二三本が一体化して、新しい個体（男の子だ！）が形成されていく。月曜の夜、二人が夕食をとっていたとき、未来の息子に最初の卵割《らんかつ》が起こる。受精から四日目の木曜までに、小さな胚《はい》［卵割《らんかつ》開始以降の発生期にある個体］は五回の分裂を経て、熟したブラックベリーの実のようになっている。これは三二個の丸い細胞の集まりで、全部あわせても最初の卵子より大きくはないが、決定的な分化の驚くべきプロセスが始まろうとしている。身体を構成するさまざまな細胞に分かれていくのだ。

この段階の胚は**胚盤胞**《はいばんほう》（*blastocyst*）と呼ばれ、マウスを使った実験で、これら三二個の細胞はどれ一つをとっても、それだけを取り出して分裂できるようにすれば完全な個体になる能力を具《そな》えていることが分かっている。しかし、そのままにしておくと（胚盤胞が自発的に二つに分かれて一卵性双生児になる途をたどらなかった場合）、胎児になるのは実をいうとそのうちの三個から五個だけだ。このわずかな数の細胞は胚盤胞の奥に移動して胎児の身体のすべての細胞になっていくが、外側にある残りの細胞は胎盤になる。胎児になるかならないかという重大な決定は、まったくの偶然によって支配される。特定の細胞がたまたまどの位置にあるかが重要なのだ。細胞の遺伝情報よりも、場所がその運命を決める。このことは、環境が発生に大きな影響を及ぼすという初期の例の一つだ。

この時期を過ぎると、胚盤胞に空洞が生じ始める。内《ない》細胞塊《かい》は外《がい》細胞の一部にのみ付着した状態だ。この変化は受精卵が子宮に向かってジェシカの卵管を移動しているときに起こる。移動の終わり頃、胚盤胞は透明帯（透明な卵膜）を「脱ぎ捨てる」が、このとき外側に露出する細胞の層は、子宮内壁に着床する準備が調《ととの》っている（図2・1）。

土曜の夜（受精から七日近く経過）、ジェシカとデイブが映画館に向かっている頃、小さな胚はいよいよ

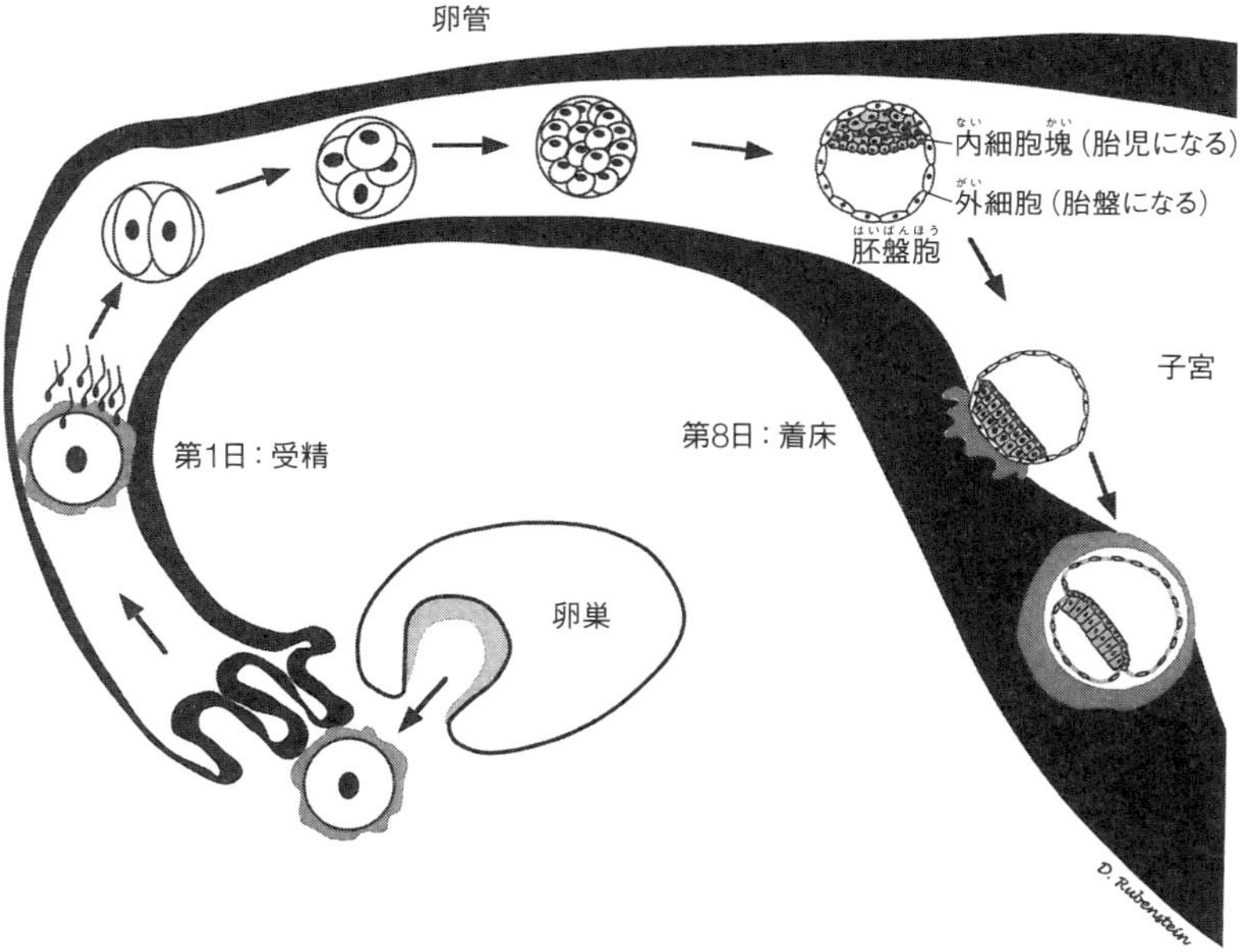

図2.1　ヒトの発生、最初の11日間

落ち着くべき場所に近づいている。ジェシカの身体の正中線《せいちゅうせん》［中央を縦にまっすぐ通る仮想の線］に沿った、子宮底の内壁だ。直径がまだ〇・二ミリメートルにもならない胚は、子宮内膜に文字通り侵入する。完全に着床してジェシカの血液から栄養が供給されるようになるまでには、さらに二週間を要する。それまでの間、胚はほとんど大きくならないが、驚くべき発生の過程が進行している。

月曜の朝までに内細胞塊は平たい円盤状になり、初めての分化を経て二種類の細胞群になっている。「下の」層は立方体の形をした小さい細胞からなる**内胚葉《ないはいよう》**（*endoderm*）で、「上の」層は大きな柱状の細胞からなる**外《がい》胚葉**（*ectoderm*）だ。内胚葉からは、腸、肺、肝臓、さまざまな腺《せん》など、内臓の大部分が形成される。外胚葉は皮膚や感覚器官になり、**神経胚形成**（*neurulation*）と呼ばれる重要なプロセスを経て脳と神経系を形成する。しかし神経胚形成の前に、第三の細胞群である**中《ちゅう》胚葉**（*mesoderm*）が作られなければならない（*meso*は「中位の」という意味）。中胚葉からは身体のすべての骨格、筋肉、結合組織と循環器系、そして消化管の平滑筋《へいかつきん》が形成される。

受精から一三日近く経った金曜の午後、ジェシカとデイブは仕事が終わった後どうしようかと電話で話し合っている。ジェシカの調子がどうも思わしくないので、二人はおとなしく家に帰って夕食をとることにした。食事をしているとき、二人の小さな胚の内胚葉と外胚葉の間に少し盛り上がったところが生じる。この盛り上がりは円盤の一方の端から始まって（こちらが身体の「尾」の側になる）、楕円形になった胚の中心に向かって伸びている。この中間の層が発育するにつれて、胚の中心部を貫く条《すじ》ができ、その部分に被《かぶさ》っている外胚葉が両側に堤のある長い溝《こう》を形成する。この溝は**原条《げんじょう》**（*primitive streak*）と呼ばれ、これが胚の垂直方向の軸となる。月曜日（受精からほぼ一六日）までに原条は胚の中央部へと伸びていて、原条を作りながら内部に移動する層が中胚葉になりつつある。

内胚葉と外胚葉の接するところから神経系のもとになる**神経板《ばん》**（*neural plate*）が生じる。内胚葉と外胚

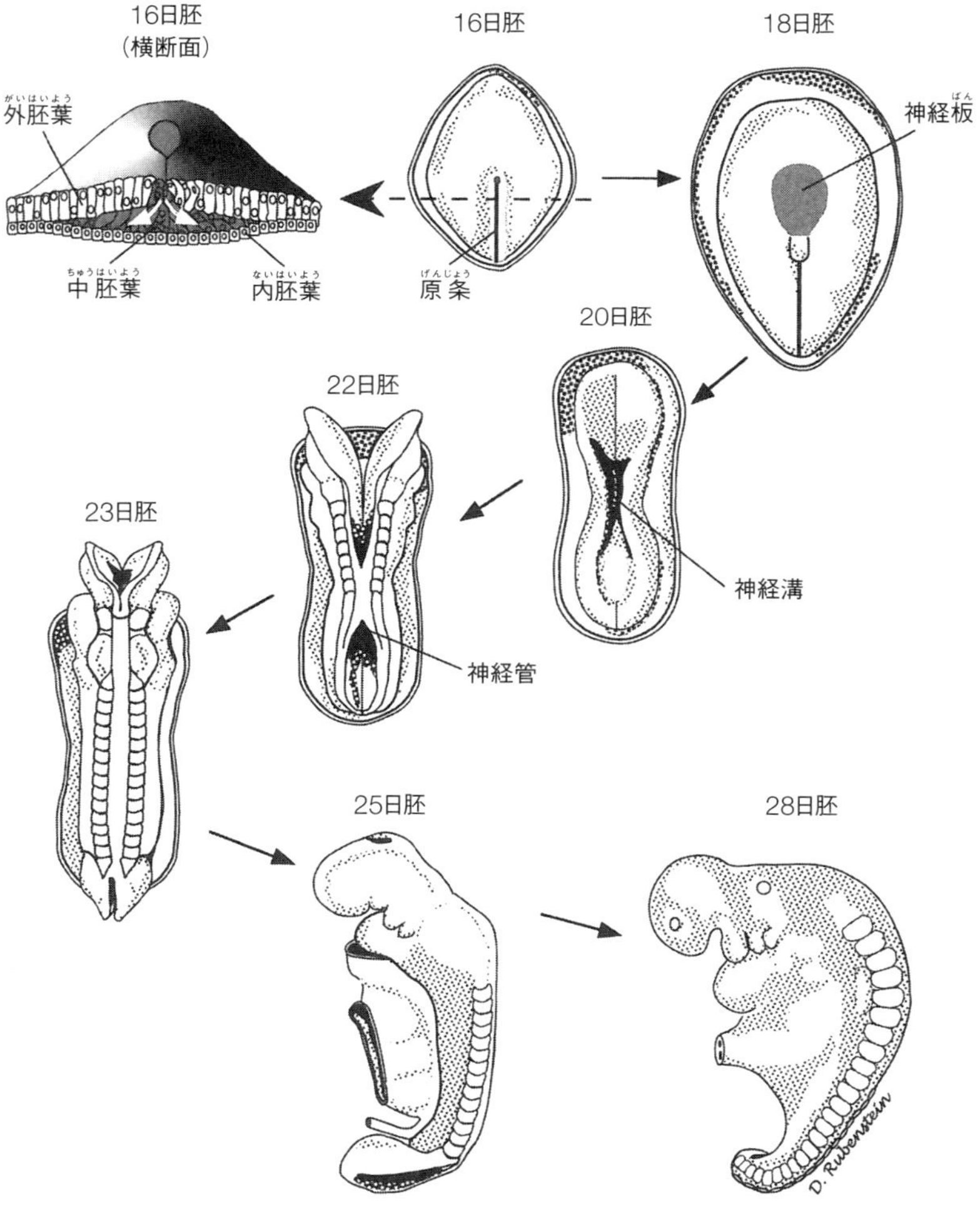

図2.2
神経管の形成と閉鎖。受精後ほぼ18日で、内胚葉と外胚葉の相互作用により神経系の原組織が形成される。まず神経板が神経溝になり、受精後ほぼ26日で神経管が端まで閉じる。どこかの段階で神経管が閉鎖しなかった場合、神経管閉鎖障害を発症する（第三章を参照）。

葉の間にできていく中胚葉から隣接する外胚葉の遺伝子スイッチを入れる化学的な信号が発せられ、将来の脳と脊髄《せきずい》になる運命を決めていくのだと考えられている。中胚葉と直接接触していない神経板外側の外胚葉の細胞は、引き金《トリガー》となるこの化学的な信号にさらされることなく、皮膚、毛髪、目や耳の神経系以外の組織になっていく。このように、皮膚と神経系はどちらも胚の外側の部分から生じるが、神経系はすぐに胚の表面から離れて内側に陥入し、皮膚になる部分とは別の運命をたどる。

神経板の形成は受精から一九日後に始まる。ジェシカとデイブが妊娠に気づいた頃だ。赤ちゃんを授かることを二人が確信したちょうどそのとき、胎児の脳細胞が形成され始めている。この楕円形をした板状の細胞から、子どもの心の宇宙――思考、感情、行動、夢のすべて――が生じることに、親になろうとする二人は突然、興味津々になる。

「赤ちゃんが生まれるのは五月ね。すてきな季節だわ！」と、ジェシカは思う。そして二人は、自分たちが生を与えた子どものことを考え始める。男の子かな、女の子かな。黒髪、それとも金髪？　身体は丈夫かしら。優しい子、それとも頭のいい子？　運動は得意？　音楽の才能は？　程度はさまざまだとしても、こうした素質はすべて、あの日曜の朝に生じた四六本の染色体上の遺伝子が受け継いだ形質によって既に決定されている。しかし、胚から将来の人間を形成するのは遺伝子だけではない。そう遠くないうちに、デイブとジェシカは自分たちの担う責任の大きさを痛感することになる。「生まれ」は既に決定された。残りの「育ち」については、大部分が二人の肩にかかっている。

脳はどのように作られるか

表面的には、脳の発達はずいぶん急速に見える。次の水曜（受精からほぼ二五日）までに、神経板に襞《ひだ》が生じて溝になり、溝の上端が融合して中空の管ができる。この管は二ミリメートルの胚のほぼ全長にわたって続いている。溝が閉じ始めるのは中央部からで、まず頭部が先に閉じ、そして受精から二四日で尾部が閉じ、二六日目までに神経管が完成する（図2・2）。閉じた神経管の頭部は既に大きくなっていて、ここに脳が作られる。神経管の残りの部分は尾部に向かって次第に細くなっており、これが脊髄になる。神経管から脊髄への変化は比較的単純で、神経管の壁が厚くなって四つの部分に分かれ、左右の感覚神経と運動神経になっていく。しかし、神経管頭部の変化はもっと複雑だと考えられる。まず、大きくなった頭部に三つの膨《ふく》らみができる。これは前脳、中脳、後脳になる部分で、深いくびれによって分かれているために、急速に成長する頭部の神経系全体が、まるで窮屈そうに身を縮めた幼虫のように見える（図2・3）。頭部の三つの膨らみは受精から四週間後の日曜までにできあがっている。この頃には眼も現れ、未発達の心臓が鼓動を始めている。腕や脚になる体肢芽《たいしが》も、これから伸びようとしている。胚は長さわずか三ミリメートルほどしかなく、ジェシカはひどく不快な感じを味わうようになっている。

　五週目、なんで子どもが欲しいなどと思ったんだろう、と気分の悪さに耐えかねてジェシカが考え込むようになる頃、胎児の頭の三つの膨らみはさらに大きくなって、今では五つの部分に分かれている。最前部は**端脳**《たんのう》（*telencephalon*）で、左半球と右半球になるべく、正中線で二つに分かれ始めている。六週目、それぞれの膨らみは脳の主要な部分へと分化し始めていて、橋《きょう》、延髄、小脳、視床《ししょう》、大脳基底核、辺縁系、大脳皮質の原組織になっている。またこの時期までに、眼、耳、鼻、顔、口、その他の身体各部と脳の間で、感覚情報や運動情報をやりとりする**脳神経**（*cranial nerve*）も現れているが、顔やその他の器官とはまだ接続されていない。

　受精から七週間後、ジェシカとデイブは初めて産科医の診察を受け、妊娠第九週だと聞かされて驚く。誕生前の妊娠週数の数え方は「最終月経開始日」を基準にするか、排卵から二四時間以内に卵子と精子が実際に合体した「受精日」を基準にするかで、いつもちょっとした混乱が起きる。医師や助産師は伝統的に最終月経開始日を基準に妊娠週数を決めてきたが、それは最終月経開始日なら確実に分かるからだ。現在では市販のホルモン検査キットや超音波画像診断で比較的簡単に排卵日を知ることができるけれど、その情報を知らずに妊娠する女性がほとんどなので、開業医はやはり最終月経開始日の二週間後に排卵があったと想定している。胎児の発育には平均して三八週かかるので、この方法で妊娠週数を計算する場合、最終月経開始日から平均して四〇週が妊娠期間ということになる。しかし、ここでは胎児の側から見た発生過程に関心があるので、本章では受精日を基準にした三八週の妊娠期間における妊娠週数を使うことにする。

受精から八週間経った頃の体長は五センチメートルほどで、もう胚というより胎児と呼ぶにふさわしい姿になっている。胚と胎児の時期はそれほど明確に分かれるわけではない。主要器官の系統はすべて準備されているが完成にはほど遠く、最小限の機能しか果たせない。胚の時期と胎児の時期の区分は、見た目が人間に近い姿になったかどうかだと考えておくのがよい。数週間前なら、ジェシカとデイブの赤ちゃんは他のどんな脊椎《せきつい》動物の胚ともほとんど区別がつかなかっただろう。しかし今、ちっぽけな胎児には長い指と短いつま先と正面を向いた目があり、尾の痕跡もなくなった。やはりもう赤ちゃんなのだ！

発生と進化

実際、いろいろな脊椎動物の胚は驚くほどよく似ている。一八〇〇年代初頭から、発生学者たちはさまざまな動物の発生初期段階における相似《そうじ》に気づき、このことを「個体発生は系統発生［ある生物種の進化の過程］を繰り返す」という言葉で表現した。もちろん、私たちは完全なヒトの形になるまでに実際に「トカゲ」の段階を通過するわけではない。しかし、進化の系統において関係の近い動物ほど、胚の発達過程で互いに似てい

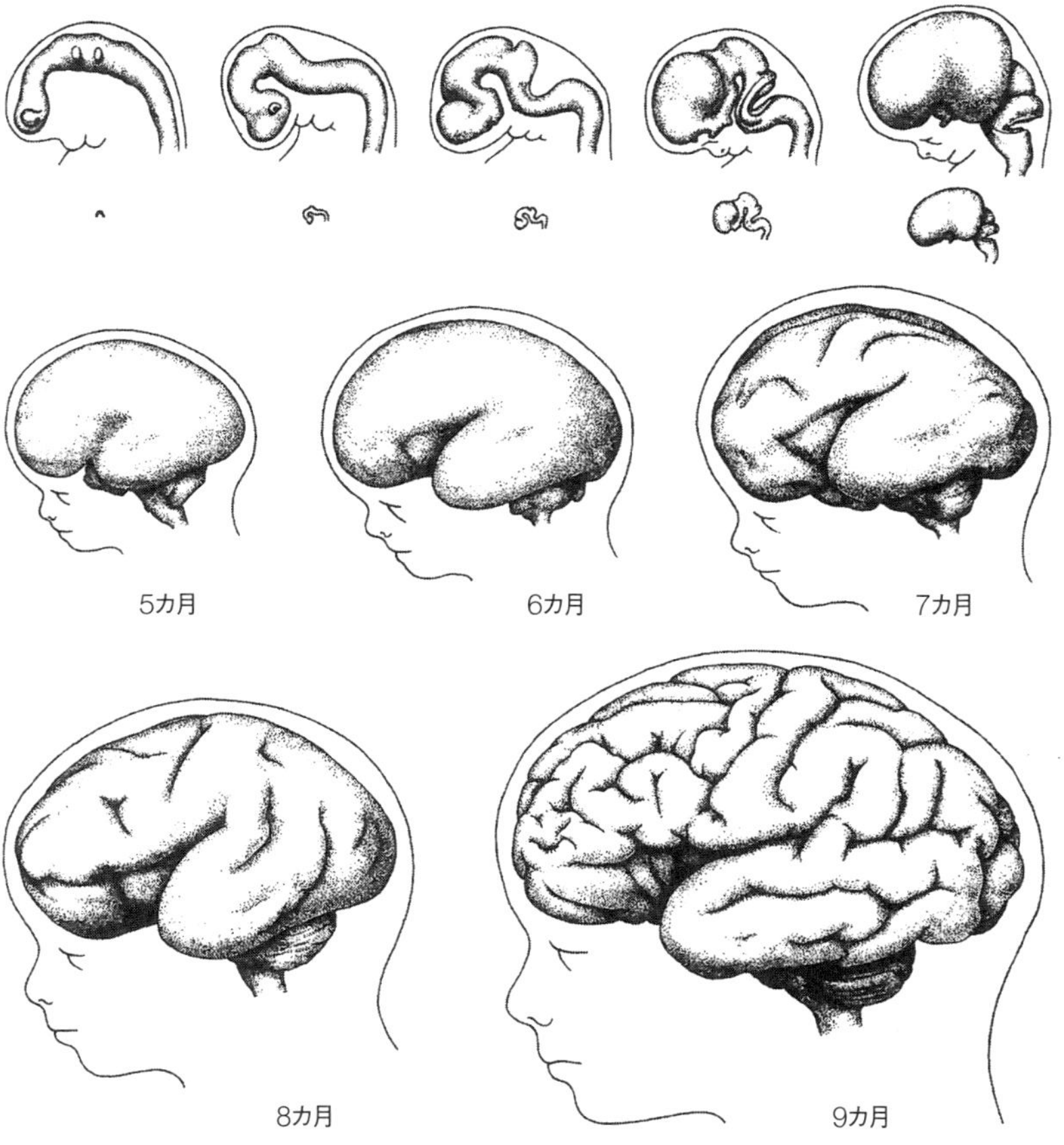

図2.3
誕生前の脳の発達。受胎後25日から100日までは細部を示す拡大図を添えた。2列目はそれ以後（5カ月から9カ月）の図と同じ比率で描かれている。

W. M. Cowan, "The development of the brain," *Scientific American*, September 1979. Nelson Prentissの許可を得て掲載.

る期間が長いのは事実だ。受精後四週間のヒトの胚［卵割《らんかつ》開始以降の発生期にある個体］は、他の脊椎動物――鳥類、爬虫類、哺乳類――の胚とほとんど区別できないが、六週間経った胚は他の哺乳類の胚としか似ておらず、七週間経つと、似ているのはサルなど霊長類の一部の胚だけになる（図2・4）。

個体発生と系統発生の類似は、発生初期の戦略が進化の中でかなり保存されてきたことを示している。このことは、一個の受精卵から多様で複雑なすべての器官系を作り出すために、一連の操作をどれだけ正確なタイミングで実行しなければならないかを想像すれば納得できる。すべてを最初からやり直すより、共通する発生の段階が終わったところで変更を加える方がずっと簡単なのだ。たとえば、神経管形成の初期におけるちょっとした手順が変わると、その後の微妙なタイミングを示すさまざまな合図が無効になり、脳の形成過程がすべてダメになってしまうかもしれない（二分脊椎《にぶんせきつい》症ではこういう問題が起きている。初期の神経管に欠損があって脊髄《せきずい》が完全に被われるに至らない異常で、比較的よく起こる）。それぞれの種ごとにまったく新しいプランで始めるよりも、前肢《ぜんし》を翼に変えるとか、霊長類の大脳皮質を拡大してヒトの脳にするとかいったふうに、既存の構造を利用する方が進化しやすい。進化はランダムな突然変異の淘汰によって生じる。こうした変化の起こるのが発生過程の後の方の段階であれば、それだけ優れた子孫を生み出す可能性が高くなる。実際、流産が妊娠初期に多いのはそのためだ。この点については次の第三章で詳しくみていく。

胎児の脳

個体発生と系統発生の関係から、神経系が完全に発達するのに――他の器官系の発達に比べて――これほど長い時間がかかる理由が説明できる。ヒトと他の霊長類の明確な違いは、ヒトの脳がきわめて複雑だということだ。たとえば循環器系や消化器系などと比べると、胚の状態から十分発達するまでに脳はずっと長い

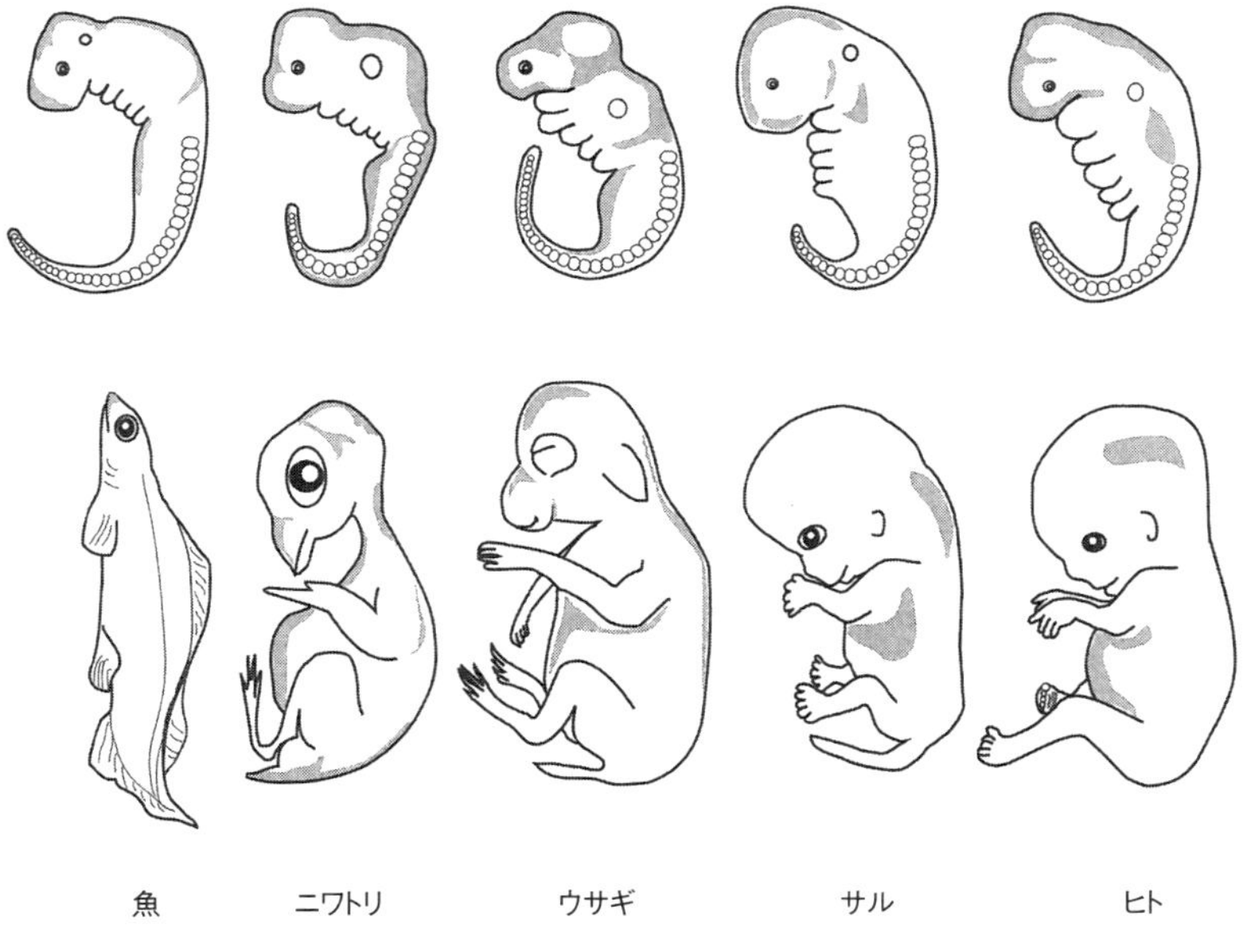

図2.4
「個体発生は系統発生を繰り返す」。脊椎動物のすべての種は進化の過程で共通するものを受け継いでいて、発生初期には互いによく似た段階を通過する（最初の列）。ここに示したヒトの例は受精後約4週間の胚と8週間の胎児。

時間がかかる。神経系の部分ごとに発達のスピードが異なることも、この関係によって説明される。呼吸や食物摂取など基本的な機能をコントロールする脳の構造は、言語や推論といった高次機能をコントロールする部分よりも早く成熟するのだ。胎児期の初期（九週目）、脳の形はまだ未発達だが脊髄は十分に形成され、機能し始めてもいる。まだ小さく弱い動きなのでジェシカは気づいていないけれど、胎児は既に頭や四肢を曲げたり、単純な反応を示したりしている。脊髄は早くもこうした運動をコントロールしている。

第一トリメスター（妊娠初期の一三週）が終わる頃、ジェシカの気分は良くなりかけているが、それでもまだ朝食がなかなか喉《のど》を通らない。第三章で取り上げるが、実のところ妊娠初期のつわりは胎児の脳を守るための仕組みなのかもしれない。この時期の脳は、小さく薄い大脳皮質の二つの半球が前方にあり、その後ろに視床《ししょう》（感覚の中継ステーションとして重要）が目立っている［25ページ、図1・2も参照］。視床の下には小脳があって、脳の下部、脊髄のすぐ上で後方に突き出ている。花に似た複雑な形状を作る**小脳回**（*folium*［複数形 *folia*］）もでき始めている。子宮内で三カ月を過ごした胎児は五インチ（約一三センチメートル）を超える大きさになり、中脳と後脳はかなり発達しているが、私たち人間の最も顕著な精神活動すべての座となる大脳皮質にはまだ皺《しわ》がなく、特殊化していない。

次の数週間で両大脳半球は劇的に発達し、厚みを増しながら頭頂部で互いに向かって肥大していく。このとき左右の半球をつなぐ重要な**脳梁**《のうりょう》（*corpus callosum*）が形成され始める。両大脳半球は脳の後方にも広がって視床を包み込む。最終的に視床は大脳半球の下に深く埋め込まれる。

妊娠から一六週間、ジェシカとデイブは超音波画像診断で初めて二人の赤ちゃんの姿を見る。小さな胎児は八インチ（約二〇センチメートル）ほどになっている。手足の指が揃っており、心臓の四つの部屋が鼓動していて、中枢神経系にも問題がないことを知って二人はほっとする（一〇〇パーセント確実とはいかないが、超音波画像診断によるスクリーニングはかなり進歩していて、特に母親の血液検査と組み合わせれば、主な神経系の異常は発見できる。第三章を参照）。通常の超音波画像診断でも脳と脊髄の全体的な形は分かるが、大脳半球に形成され始めたばかりの最初の溝——**外側溝**（*lateral fissure*）——のような細かい部分までは判別できない。それでも胎児の脚の間に突き出ている興味深い器官は十分見分けられる。「やあ、男の子だ！」と、デイブが興奮して叫ぶ。

それから一週間後、幼い息子（ジャック）が存在を主張し始め、ジェシカは初めて胎児の手足の動きを感じる。これを**胎動初感**（*quickening*）と呼ぶ。実際には受胎後六週間で胎児は動き始めるが、母親にも感じられるほど強い動きになるまでに、さらに一〇——一二週間かかる（二回目以降の妊娠の場合、妊婦はそれがどんな感じか分かっているので、この期間は少し短くなる）。ジェシカはやっとわが子の動きを感じるようになったばかりだが、じきに子宮の中でオリンピックの床運動競技でも始まったかと思うくらいになる。

二四週頃の胎児は一四インチ（約三六センチメートル）ほどになり、子宮外の環境に置かれても生きられる能力を身につけている。必要なら肺で呼吸でき、脳幹［延髄、橋《きょう》、中脳の総称。生命維持機能をつかさどる。23—25ページ参照］は規則正しい呼吸運動の指令を出せるようになっているが、大脳皮質はまだ機能していない。それは大脳皮質の構造がまだ成熟していないことに表れている。表面はまだ大部分が滑《なめ》らかで、ヒトの大脳皮質に特徴的な、あの皺《しわ》だらけの外見を作り出す**脳溝**《のうこう》（*sulcus*［複数形 *sulci*］）と呼ばれる主要な陥入《かんにゅう》部は、まだ形成され始めたばかりだ。溝《こう》ができることにより、成長を続ける脳は内部へと折り込まれ、頭蓋《とうがい》内に収まったまま表面積を飛躍的に増大させることができる。溝と溝の間の盛り上がった部分は**脳回**《のうかい》（*gyrus*［複数形 *gyri*］）と呼ばれる。私たちの脳で最も高度な処理が行なわれるのは、この灰色をした盛り上がった部分なのだ。

脳溝は大きさによって三種類に分けられる（一次脳溝、二次脳溝、三次脳溝）。一次脳溝は前頭葉《ぜんとうよう》と頭頂《とうちょう》葉《よう》を分ける中心溝などの大きな溝で、誰の脳にも共通して存在する。二次脳溝は人によって違い、それよりも小さな三次脳溝はさらに個人差が大きくなる。このことは、二次脳溝と三次脳溝が純粋に遺伝的に決定されているわけではないことを示唆している。一次脳溝は受精後二〇週を過ぎた頃に初めて左右半球の内側表面に現れ、七カ月頃になるとはっきりしてくる（図2・3を参照）。これに対し、三次脳溝が形成され始めるのは妊娠期間の最後の月あたりで、完全にできあがるのは生まれて一年経った誕生日の頃になる。

大脳皮質は表面に対して垂直に並ぶ、ニューロンが集まった円柱（コラム）構造の中で情報を処理する。数千個の細胞からなる個々の円柱は、コンピュータのチップのように別個の情報処理ユニットとして機能する。大脳皮質の表面積が大きくなればなるほど、それだけ多くの処理ユニットを保持できるということになる。たとえばネズミからネコへ、サルからヒトへと系統発生の梯子《はしご》を上がると、大脳皮質が脳の他の部分に比べて相対的に大きくなるだけでなく、脳の皺《しわ》の数や深さも増大し、表面積と脳の「チップ」の数もそれに応じて何倍にも増える。こうしたことが系統発生の過程で起きたように、子どもの発達過程においても妊娠後期から生後一年目にかけて大脳皮質の皺の数と深さが劇的に増大する。

このように、ジャックが湿った温かい場所から外に出る準備を調《ととの》え、いよいよ誕生の時を迎えても、大脳皮質にはまだ、その後作られる情報処理ユニットのごく一部しかできていない。脳の発達、特に大脳皮質の発達は、子宮内の九カ月が過ぎても完成には程遠い。生まれてからの一年間にジャックの脳はさらに成長する。脳の大きさはほぼ三倍になり、大人の脳の四分の一だった重さは四分の三近くにまで増える。機能の面でいうと、誕生後の脳の変化はこれまでみてきた胎内での複雑な脳の形成過程と同じくらい劇的だ。違うのは、大部分が微細なレベルで起きるということ。表面的には誕生後の脳はほとんど変化していないように見えないが、内部で重要な変化が起きていて、数十億の小さな細胞が成長している。

ニューロンの誕生と成長

何が脳を発達させるのか。神経板《ばん》はどのようにして閉じた管に変化し、最終的に脳と脊髄からなる中枢神経系となって、視覚、聴覚、運動、言語、感情など、私たちに具《そな》わっている複雑な認知機能を実現するようになるのだろうか。

生物学においてはたいていそうであるように、答えは個々の細胞のレベルにある。ヒトの脳には一〇〇〇億の**神経細胞**《ニューロン》（*neuron*）があり、一つ一つのニューロンは木のような形をしている。成熟したニューロンには、根のように広く張り巡らした**樹状突起**《じゅじょうとっき》（*dendrite*）と、**軸索**《じくさく》（*axon*）と呼ばれる「幹」がある。樹状突起は他のニューロンからの入力を受け取る。軸索は非常に長い場合もあり、最終的には分岐して、回路内の次のニューロンに情報を伝達する。これら二つの枝分かれ構造の中間にある広がった部分が**細胞体**（*cell body*）で、ここには細胞核があり、細胞の基本的な代謝機能を担っている（図2・5を参照）。それぞれのニューロン内部で情報は、**活動電位**（*action potential*）と呼ばれる短いインパルスによって電気的に伝えられる。しかし、インパルスが軸索の枝分かれした末端に到達したとき、情報が回路内の次の細胞に伝わるには、**シナプス**（*synapse*）と呼ばれる間隙《かんげき》を越えなければならない。軸索のシナプス前《ぜん》終末から**神経伝達物質**（*neurotransmitter*）と呼ばれる化学的メッセンジャーが放出されることにより、情報は間隙を越えて伝わる。シナプスの短い間隙に放出された神経伝達物質の分子は、シナプス後《こう》細胞［他の神経細胞（シナプス前《ぜん》細胞）からの刺激を受け取る細胞］のニューロンから伸びている樹状突起の特別な受容体と結びつき、情報を受け取るニューロンのそれぞれに電気的な反応を生じさせる。回路を構成するすべての細胞とシナプスで、同様にして電気的および化学的な情報伝達が繰り返される。

神経系の細胞には二種類ある。今説明したような形で情報処理回路を構成するニューロンと、神経系の構造を支えニューロンの代謝を維持する**グリア細胞**（*glia*）だ。グリア細胞は神経系の発達においても機能においても非常に重要だけれど（数はグリア細胞の方が多く、ニューロンの一〇—五〇倍もある）、思考に関する限り、中心になっているのはニューロンだといっていい［近年ではグリア細胞の役割が見直され、これまで考えられていたよりも積極的に脳機能に影響を与えているという見方もある］。

ニューロンは神経上皮《じょうひ》細胞——神経胚形成のときに神経系の一部となる運命が決まった神経前駆《ぜんく》細胞——が分裂して生じたものだ。皮膚や内臓を覆《おお》う上皮細胞と同じように、神経上皮細胞は胚と外界（この場合は羊膜《ようまく》［胎児を包む膜］内部の空洞）との境界に生じる。しかし、神経管が筒状に閉じると神経上皮細胞は内部に封じ込められ、神経管の内壁となる。受精から五週間後、神経管の内部は中枢神経系の五つの**室**《しつ》（*ventricle*）となっている。脳脊髄液に満たされた脳室［右側脳室、左側脳室、第三脳室、第四脳室］と、脊髄の末端まで続く脊髄腔《くう》だ（五つの室は互いにつながったままなので、腰椎穿刺《ようついせんし》によって髄液を採取して検査すれば、脳内の感染や化学的不均衡に関する情報を得ることができる）。この五つの室の内壁は、脳の発達初期に特別な役割を果たす。**神経発生**（*neurogenesis*）と呼ばれる過程で神経上皮細胞がニューロンとグリアに変わる最終的な細胞分裂は、この内壁で起こるからだ。

神経発生は神経管の形成（受精後三週間）とほぼ同時に始まり、七週目にピークを迎え、八週間でほぼ完了する。胎内での残りの期間と生後数カ月の間にも、わずかながらニューロンは作られ続ける（これに対し、グリア細胞は生涯にわたって少しずつ生み出される）。しかし、脳のこれらの基本的な構成要素は、大部分が妊娠四カ月までに形成される。ジャックがまだ九インチ（約二三センチメートル）の大きさで、重さが九オンス（約二五五グラム）しかなかった頃だ。さらに驚くべきは、これらのニューロン（の大部分）がジャックと同じだけ長く生き続け、孫が生まれる頃まで死滅しないことだ。肝臓、血液、骨といった他の組織は分裂する能力を失わず、その個体が死ぬまで新しい細胞を生み出し続けるが、脳はだいぶ様子が違う。

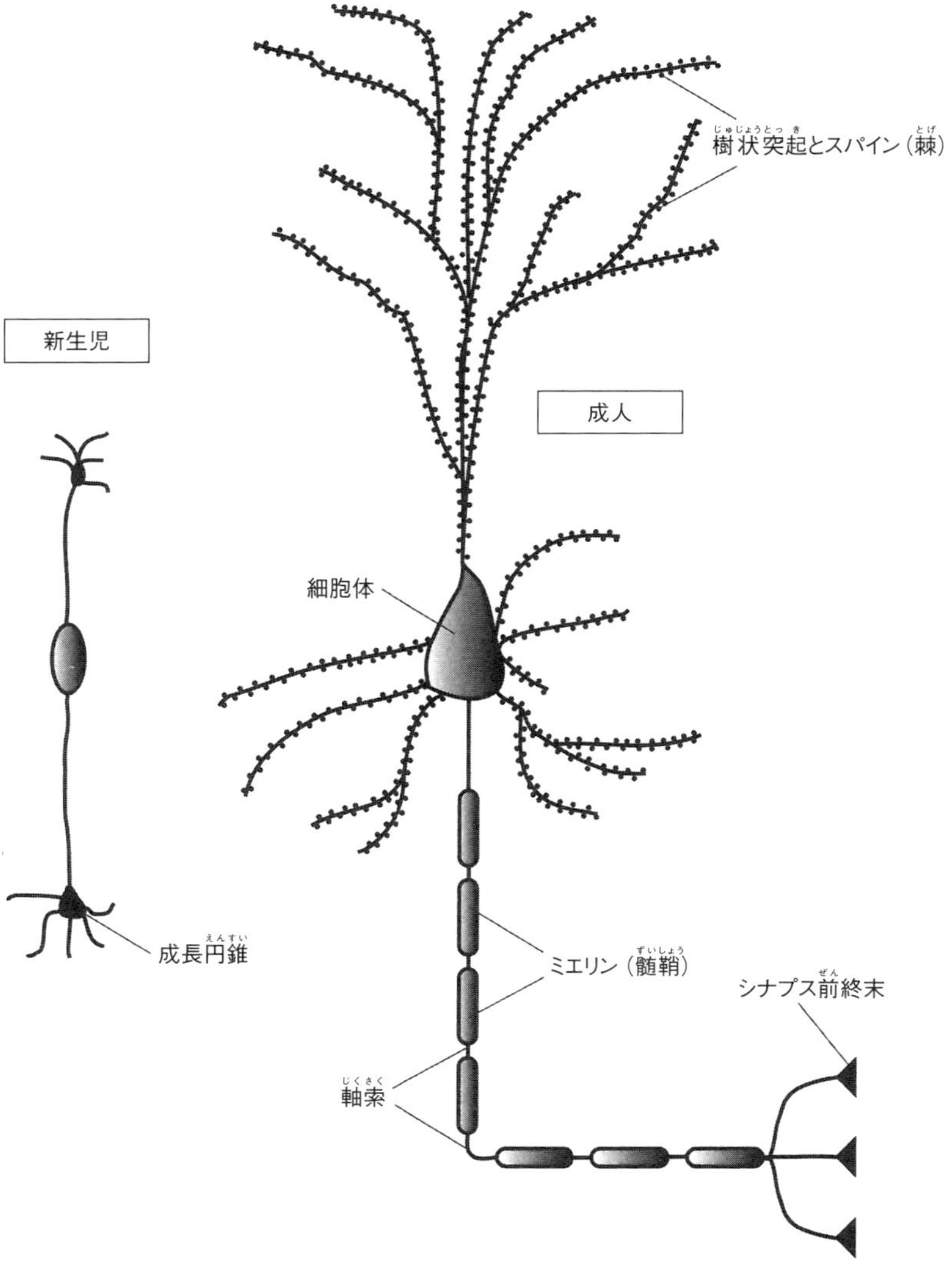

図2.5
新生児と成人の大脳ニューロンの構造。個々の脳細胞は乳幼児期にきわめて精巧なものになっていく。

ニューロンの分化は終わっていて、もうそれ以上の細胞分裂は起こらない。脳が傷つくと他の組織に損傷を受けた場合に比べてずっと重大な結果を招きやすいのは、このことから説明できる。特定の神経回路を構成する細胞がひとたび失われるともう取り替えがきかない（さいわいにも脳には、受けたダメージを別の形で補う仕組みがそなわっているけれど）。

神経発生のスピードは凄まじい。ヒトの脳にある一〇〇〇億個のニューロンを作るためには、九カ月の妊娠期間にならすと毎分二五万個も生み出す必要がある。ほとんどのニューロンは妊娠中期に生じるので、実際には一分間に五〇万個以上作られていることになる。

このきわめて大規模な神経細胞の分裂によって、脳の最初の領域形成が進む。しかし、その後で形成される複雑な脳の構造は、**神経細胞の移動**（*migration*）によって生じる。脳室で作られた新生ニューロンは、**放射状グリア**（*radial glia*）と呼ばれる細胞の作る経路に沿って外側へと移動する。放射状グリアは車輪のスポークのように脳室から外に向かって伸びる細長くて強い細胞だ。この段階では楕円形の細胞体の両端に毛のような突起がついているだけの新生ニューロンは、さまざまな**分子キュー**（*molecular cue*）［信号として働く分子］に導かれながら、増大しつつある脳のあらかじめ決められた領域へと動いていく。六層のニューロンからなる大脳皮質では、この移動が内から外へと順に波及する形で起こる。最初に移動する細胞は脳室に最も近い位置に留まるが、後に続く五回の移動では、それまでに移動し終えたニューロンの層を通過し、徐々に高い位置まで進んでから止まるようになる。

ニューロンは作られるとすぐに移動する。妊娠中期の神経発生が終わる頃、ほとんどのニューロンは最終的な位置に収まっていて、主要な脳の構造はできあがっている。しかし、ある意味でこれは脳の発達の出発点にすぎない。ニューロンは揃《そろ》ったが、まだ苗木のようなものだ。小さな細胞体といくつかの短い樹状突起があるだけで、シナプス接合はないに等しく、このままではまだ何の機能も果たせない。それはちょうど、地球上の六〇億の人がそれぞれ二〇台ほど電話を持っていながら、互いにまったく接続されていない状態のようなものだ。連絡を取れる潜在的な可能性はものすごく大きいけれど、まだ何も実現していない。

　脳の発達の核心は**シナプス形成**（*synaptogenesis*）にある。シナプス形成は胚発生の五週目に脊髄で、七週目には大脳皮質で始まる。しかし、神経発生や神経細胞の移動とは違って、シナプス形成は長期にわたって続くプロセスだ。大脳皮質では一〇〇億のニューロンが脳の他のどの部分よりも遅い時期にシナプスを形成することになるが、全妊娠期間と誕生後の一年のほとんどを通じて、さらに部位によっては誕生後二年目までシナプス形成が続く。ピーク時には、大脳皮質のニューロン一個あたり一万五〇〇〇個のシナプスが作られる。妊娠期間中の二カ月と生後二年の間、**毎秒**一八〇万個ものシナプスが新しく生まれている。

　シナプスは二つのニューロンが情報を伝達する接合部で、これほど膨大な数のシナプスを配置するために、ニューロンは樹状突起の表面を大幅に増やさなければならない。シナプスは最初、新しい樹状突起のブランチ（枝）およびブランチレット（小さい枝）の滑《なめ》らかな面に直接作られる。しかしまもなく、ブランチとの接点が小さく隆起し、樹状突起スパイン（棘《とげ》）と呼ばれるものになる（図2・5を参照）。樹状突起スパインは直径わずか一〇〇〇分の一ミリメートルながら、シナプス後《こう》ニューロンによる電気信号の処理に重大な影響を及ぼす。スパインは成熟した樹状突起の全体にわたって点々と存在し、その数はシナプスの急増と密接に関連して増加し、その後、同様に刈り込まれる。

　樹状突起の成長は八三パーセントまでが誕生後で、急増するシナプスに対応するために起こる。この時期の脳の発達は基本的に新しい森の成長と似ている。若木が日差しを求めて、さらに上へ、さらに外側へと枝分かれして、林冠《りんかん》が急速に厚みを増していくように、凄まじい樹状突起の発達の結果、ジャックの大脳皮質は誕生後一年間で密度が三倍になる（図2・6を参照）。

使わないものは消えていく――脳の配線における自然選択

数百億を超えるニューロンと数千兆のシナプスを作り出す必要があることから、脳を発達させるというのは恐るべき大事業となる。しかし、それ以上に驚異的なのは、これこそたぶん神経系の発達を理解するうえで最も難しい問題だろうけれど、これらすべてのニューロンとシナプスをどうやって適切につなぎ合わせているのかということだ。たとえば、網膜《もうまく》のニューロンはどうやって無数の他の標的を無視し、視床《ししょう》の視覚情報を中継する部位に正しく軸索《じくさく》を導くことができるのか。そしてそこからさらに、赤ちゃんの視野のわずかな部分に対応するシナプスを形成する、数百のニューロンをどうやって正しく見つけられるのか。聴覚を伝える神経はどうやって脳の言語野《や》の特定部位を見つけ、/p/という音にだけ活性化するような接続を実現するのか。無数にありそうな可能性の中から、それぞれのニューロンはどうにかして軸索と樹状突起を正確な場所へと伸ばし、配線とスイッチがでたらめに絡み合った状態に陥ることなく、視覚、言語、運動その他の機能を果たす、首尾一貫した回路を作り上げる。いったいどうしてそんなことができるのか。

神経科学者はまだこの難しい問題を解明し始めたばかりだが、既に分かっていることだけでも、子どもの育て方について大きな意味を持っている。脳の配線には生まれと育ちの複雑なダンスが関わっている。軸索と樹状突起をほぼ正しい場所へと導く指令を出すのは遺伝子だが、いったん神経がつながり合って機能し始めると、経験が後を引き継ぎ、未完成の回路を作り替えて洗練し、赤ちゃんの独自の環境に合うようハードウェアをカスタマイズする。

脳の配線は軸索の生成から始まる。新しく作られたニューロンが移動して不変の位置に固定されると、細胞体から、先端に**成長円錐**《えんすい》（*growth cone*）［47ページ図2・5参照］と呼ばれる膨らみのある細い軸索が伸びる。成長円錐の端からは十数本の枝が四方八方に出てレーダーのような働きをし、道案内となるあらゆる信号を捉《とら》

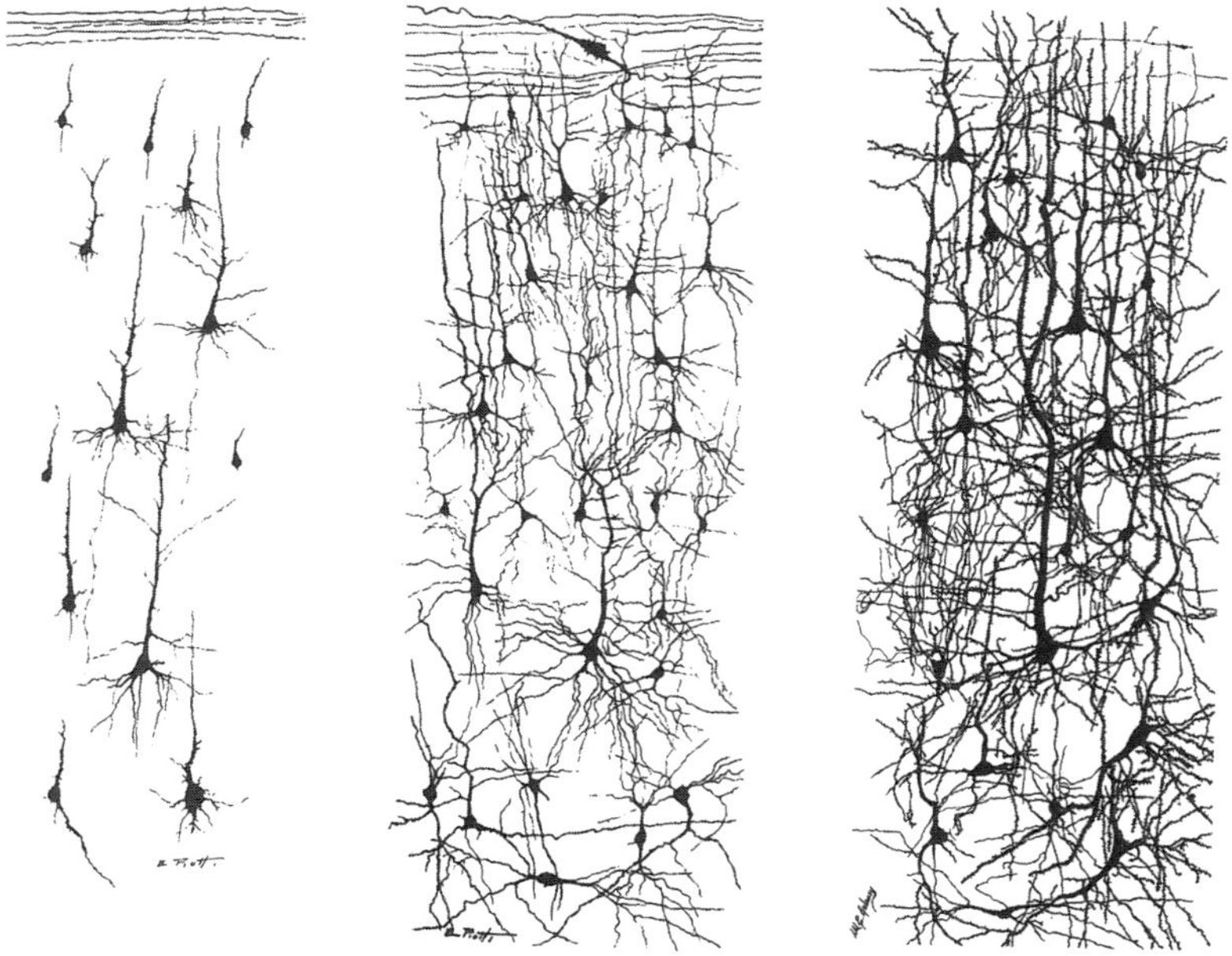

新生児　　生後三カ月　　生後二年

図2.6
生後二年間における大脳皮質の細胞の成長。誕生後に新しいニューロンが追加されることはないが、生まれてからわずかの間に新しい樹状突起とシナプスが猛烈な勢いで増え、大脳皮質の密度が上がって神経回路が凄まじく複雑化する。この図は記憶や感情の働きにとって重要な前頭葉前頭眼《がん》窩《か》野《や》の様子を示す。

J. L. Cornel, *The Postnatal Development of the Human Cerebral Cortex*, 8 vols., Cambridge, MA: Harvard University Press, 1939-75. より、出版社の許可を得て掲載。

える。この枝は軸索を伸ばすのに都合のいい表面テクスチャ（肌理《きめ》）を探り、化学的な手がかり《キュー》を見つけ、小さな電界［電圧のかかった空間］まで使って、軸索が適切な標的への経路を見出すのを助ける。軸索はかなり長く伸びることもあるが、遠く離れた場所との接続は非常に難しいため、二つの部分（脊髄と爪先など）の絶対的な距離がまだそれほど大きくない胚のうちに作業を始める傾向がある。軸索誘導には昆虫のフェロモンのような化学的誘引分子も使われる。これは結合相手のシナプスを比較的遠い場所から呼び寄せるために、標的となりうるニューロンから放出される。遺伝子コードによって規定された自身の受容体分子に導かれて、軸索は誘引分子の濃度が高まる方向へ伸び、誘引分子の放出源となっていた標的ニューロンに到達する。

軸索の伸長が（長くても短くても）完了すると多数の枝が生じ、同じ誘引物質を放出した数百の標的ニューロンに結合する。そこにシナプスが形成されるが、初期の接続は乱雑で、かなり無差別かつ過剰になっている。乳幼児期の大脳皮質ではシナプスが過剰に形成され、最終的に必要とされる数の二倍にもなる。このように初期の配線計画はかなり散漫で重複が多く、情報伝達は不正確で非効率的だ。数十億台の電話がすべてパーティライン［複数の加入者が一つの回線を共同で使用する電話システム］につながっているようなもので、無数の番号のどれをダイヤルしてもおばあちゃんに電話をかけられるけれど、おばあちゃんが最初に応答するとは考えにくい。

脳はなぜ、わざわざこれほど過剰にシナプスを形成するのだろうか。なぜ時間と労力を省いて、最初から正確に配線しないのか。これらの質問に対する答えは、まさに生まれか育ちかという問題の核心につながっている。

ここまでの段階で脳の配線を決める役割の大部分を担っていたのは遺伝子だった。遺伝子が初期の標的の手がかり《キュー》をすべて指定していた。あるクラスの軸索を特定のクラスのニューロンへと引き寄せる「フェロモン」も、誘引物質（ある場合には反発物質）を感知する細胞表面受容体も、軸索の成長とシナプス生成のガイドとなる、化学的なキュー、テクスチャのキュー、電気的なキューも。実のところ、数千兆のシナプスをすべて正確に規定しようとすると、ヒトゲノムに含まれる遺伝子の数ではまったく十分ではない。私たちの染色体にある長いＤＮＡにはたぶん八万個の遺伝子が点在しているが、たとえ気前よくその半分を脳の配線という繊細な仕事に割り当てたとしても（遺伝子によって実現しなければならない身体の重要な機能は他にもたくさんある）、脳全体の正確な配線図を規定するにはぜんぜん足りない。

ここで「育ち」が介入して仕上げを行なう。脳は過剰に生成したシナプスを競わせ、生物の進化や自由市場と同様、競争によって「最適」あるいは最も有用なシナプスが選択されるようにする。神経の発達における有用性は、電気的な活動によって定義される。活動的なシナプス、つまり電気的インパルスをより多く受け取り、神経伝達物質をより多く放出するシナプスは、シナプス後《こう》［シナプス前《ぜん》終末（47ページ図2・5参照）と相対する、刺激を受け取る細胞側］の標的をより効果的に刺激する。電気的活動の高まりはシナプスを安定させる分子変化を引き起こし、その場所にシナプスを固定することにつながる。これに対し、それほど活動的でないシナプスでは自らを安定させるだけの電気的活動が起こらず、結局は退縮する（図2・7を参照）。「使うか、さもなければ消滅させる」という原則を最初から貫いている。他のダーウィン的な選択と同じように、このシナプスの刈り込みは、個体の神経回路を環境からの要求に正確に適応させるきわめて効率のいい方法だ。

経験がシナプス選択のガイドになるということの最良の証拠として、視覚の発達に関する研究があり、これは第九章で扱う。しかし、劇的な証明は他にもある。実験室でのラットを使った古典的な研究がいくつかあり、これらはチャールズ・ダーウィンによる一八六八年の研究に刺激されたものだ。

常に注意深く観察することを怠らなかったダーウィンは、多数のウサギを集めて頭と体の大きさを計り、ケージで飼われているウサギは野生のウサギに比べて、体重に対する比率でみた脳の大きさがずっと小さいことを発見した。ダーウィンの考えによると、飼われているウサギは野生のウサギに比べて「さまざまな危険から逃れることや、食物を探すという点で、知能、本能、感覚、自発的運動を働かせる機会がなかったはず」で、そのために「脳があまり鍛えられず、結果的に十分に発達しなかった」という。

それから一〇〇年経って神経科学者たちはようやく、厳しい環境がいかに脳の発達に刺激を与えるかを理解し始めた。ダーウィンのウサギと同じように実験室のラットでも、広いケージにさまざまな「玩具」がいくつも置いてあって、それを見たり、匂いを嗅いだり、いじったりできる「豊かな」環境で育てられた個体は、狭くて何もないケージに入れられて孤立し、社会的刺激がまったくなく、感覚経験もほとんどないという「貧しい」環境で育てられた個体に比べて脳が大きく、大脳皮質が目に見えて厚い。調べてみると、大脳皮質が大きいのはニューロンが大きいからで、貧しい環境のラットの脳に比べて細胞体が大きく、樹状突起やスパインが多く、シナプスの数も多かった。いい換えると、豊かな環境で育ったラットでは感覚刺激や社会的刺激が実際に脳の接続を増大させ、たぶんそのために頭も良くなっていて、貧しい環境で育ったラットよりも、エサを置いた迷路を抜ける方法をずっと速く学習する。

こうした実験が示唆することをヒトの発達に当てはめて考えるのも、そう的外れではない。幼児の環境は脳の構造と働きに直接、永続的な影響を与える。子どもが見るもの、触れるもの、聞くもの、触れるもの、味わうもの、考えること――そうした物事のすべてが、シナプスのサブセットにおける電気的活動に翻訳され、その神経回路が長く維持される傾向が強まる。一方、めったに活性化しないシナプス――まったく耳にすることのない言語、演奏しない音楽、楽しむことのないスポーツ、見ることのない山、感じることのない愛情などに関わるもの――は、やがて衰退し、消えてしまう。適切な電気的刺激がなければ競争に勝ち残れず、申し分のないロシア語の能力、絶対音感、テニスの絶妙なバックハンド、自然に対する深い敬意、健全な自尊心などを生み出すはずだった神経回路も、完成することなく終わってしまう。

こうしたシナプスの選別は膨大な規模で行なわれる。幼児期から思春期までの間に、子どもは**一日あたり**

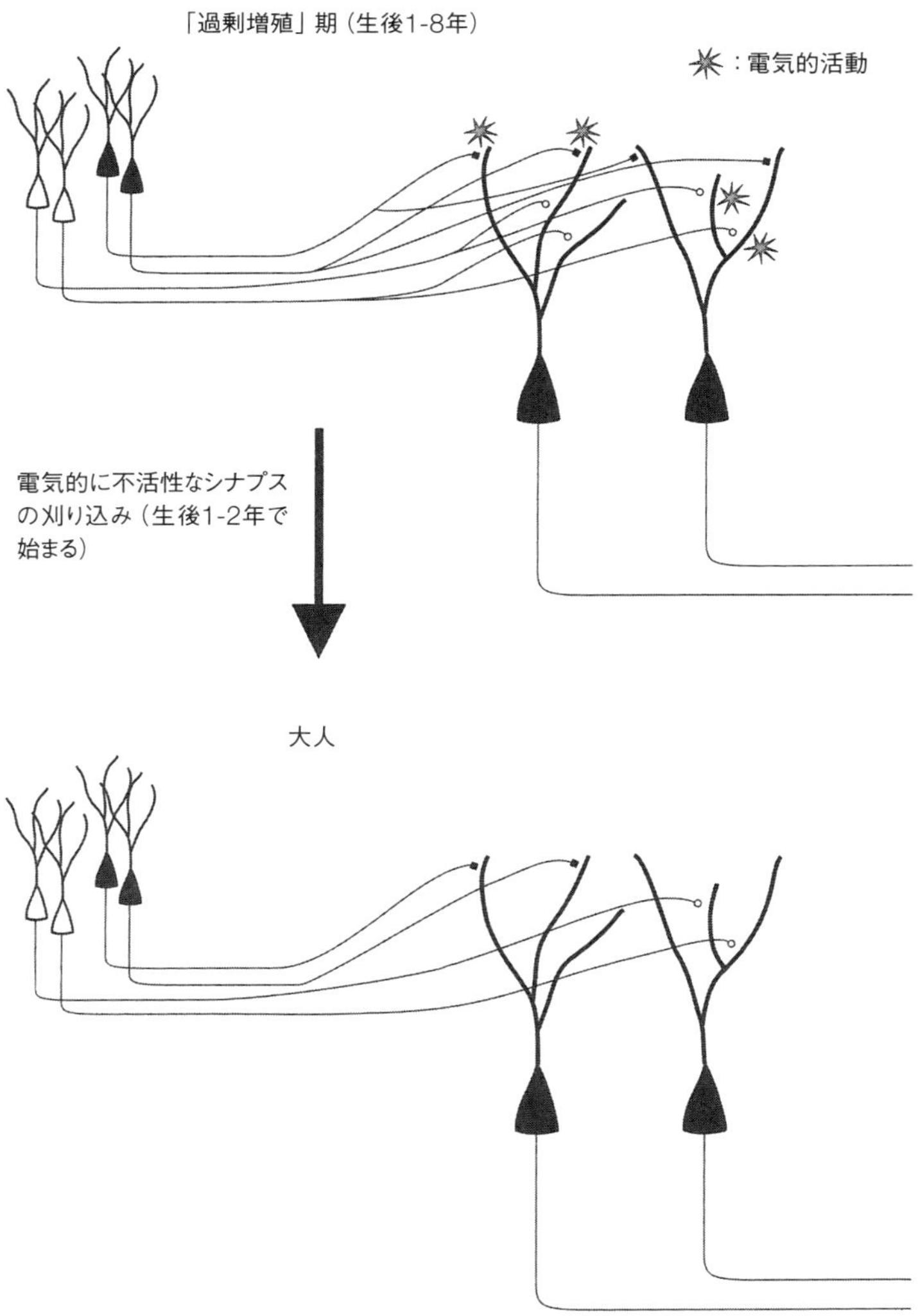

図2.7
脳の発達における「過剰増殖」期には、最終的に必要となる数の約2倍のシナプスが作られる（図中の○と■）。どれを残し、どれを除去するかを決めるのは、経験——電気的活動——だ。

二〇〇億のシナプスを失う。というと残酷に聞こえるかもしれないが、総じてこれはとても良いことだ。成長するにつれて役に立たないシナプスが取り除かれ、残ったものが強化されることにより、心の働きが一貫した無駄のないものになる。いわばパーティライン自身が回路を整理してプライベートな効率のいいチャンネルを選別し、情報を明確に伝えられるようにしていくわけだ。またこのことは、成熟するにつれて心の働きの柔軟さや創造性が失われる理由の説明にもなるだろう。大人になっても脳はある種の精妙な可塑性を示し続けるが（私たちが何かを学んだり記憶したりできるのは、要するにまだ可塑性が残っているからだ）、子どもの頃ほどの柔軟さはない。

髄鞘《ずいしょう》形成――配線を絶縁する被覆《ひふく》

長期にわたって続く神経突起の発達やシナプスの精選と同時に進行するもう一つの重要な神経の発達過程が**髄鞘形成**《ずいしょうけいせい》（*myelination*）だ。成人になると、ほとんどのニューロンの軸索は**髄鞘**《ミエリン》（*myelin*）と呼ばれる脂質の層に覆《おお》われている（47ページ、図2・5を参照）。髄鞘は情報が正しく伝わるために欠かせない、電気的絶縁の役割を担っている。脳や神経の神経線維は数千本の軸索からなっていることがあり、びっしりと束ねられているため、互いに電気的に干渉し合う恐れがある。電線にゴムやビニールの被覆《ひふく》をかぶせて短絡《ショート》を防ぐのと同じように、神経線維の軸索も髄鞘に覆われることで、それぞれの情報が混線しないようになっている。

髄鞘形成のさらに重要な機能は電気信号の伝導速度を高速化することだ。ニューロンは電子ではなくイオン――塩《えん》が溶解したナトリウム、カルシウム、カリウム（正の電荷を帯びる）、塩素（負の電荷を帯びる）――の流れによって信号を伝える。しかし、イオンは神経細胞の細胞膜を出入りする。電気信号が軸索の端まで伝わる間にイオンの一部が外に出て行くため、伝導効率は低下する。髄鞘形成によってイオンの漏れがなくなり、この問題は解消する。実際、髄鞘形成が起こるまで、神経線維の多くはインパルスを神経線維の末端にあるシナプスにまで伝導できない。途中で失われるイオンの流れが多すぎるからだ。また、髄鞘に覆われていない軸索は活動電位を十分速く次々と高めることができず、意味のある情報を伝えられない。したがって、ニューロンが枝を伸ばしてシナプスを形成し、基本的な脳の神経回路が完成しても、軸索の髄鞘形成が終わるまではうまく機能しない。

髄鞘の重要性は脱髄《だつずい》疾患の患者の症状を見れば、痛切に理解できる。最も広くみられる脱髄疾患は、髄鞘が自己免疫系によって破壊されることで起こる多発性硬化症（ＭＳ）だ。多発性硬化症が進行すると神経が活動電位をうまく伝導できなくなり、重度の感覚障害や運動障害――視力障害や麻痺――が生じることがある。

脊髄《せきずい》の神経線維では妊娠五カ月目に髄鞘形成が始まるが、脳では妊娠九カ月になってからだ。これも非常に緩慢なプロセスで、数カ月かかって髄鞘は厚みを増し、成熟した構造に変わっていく。また、脳の部位によって髄鞘形成のペースは明確に異なる。特定部位が機能するようになるには、シナプス形成の急増とともに髄鞘形成の開始が決定的に重要で、髄鞘形成の速度がその機能の発達する速度をコントロールする。第十一章で取り上げるが、このことはさまざまな運動技能の発達において特に顕著にみられる。

脳の部位によって異なる髄鞘形成の順序は概ね遺伝的にコントロールされていて、ほぼ系統発生の順序に従っている。基本的な自律神経［呼吸や鼓動などの、無意識に行なわれている生命維持活動をつかさどる神経］や反射の機能をつかさどる古い脳の部位にある神経線維では、洗練された知的能力をつかさどる部位の神経細胞よりも、ずっと早く髄鞘が形成される。しかし、髄鞘形成のタイミングは遺伝子によってコントロールされているけれど、栄養不良のような環境要因が髄鞘形成の程度に悪影響を及ぼすことも分かっている。つまり、個々の軸索を覆う鞘《さや》の厚さが影響を受けるのだ。子どもの環境や経験が髄鞘形成に良い影響を与えるかどうかはまだ分かっていないが、魅力的な研究テーマになる。

髄鞘は約八〇パーセントが脂質（うち約一五パーセントがコレステロール）、約二〇パーセントがタンパク質でできている。特殊なグリア細胞で作られるが、この細胞の数は生まれて間もない時期の栄養状態に左右される。成人や年長の子どもの場合は脂肪の摂取量を減らすのが一般的な傾向だが、二歳頃までの子どもに脂肪（全乳など）をたくさん摂《と》らせるよう小児科医が勧めるのは、髄鞘形成に役立つというのが主な理由だ。実際、小児てんかんの一部については、極端な高脂肪食による治療が行なわれている。髄鞘形成が不十分でニューロン間の電気的な混線がひどくなったことが、こうした病気の発作を引き起こしている可能性がある。

発達する心の地図としての局所的な脳の発達

神経発生、移動、シナプス形成、シナプス刈り込み、髄鞘形成――ジャックの神経系のあらゆる部分で同じことが起きているけれど、その時期は異なることが多い。実際、ヒトの脳の発達における驚くべき特徴の一つは、著しく不均一であることだ。妊娠期間の終わりが近づいている今、ジャックの神経系の一部は既にほぼ完全に成熟しているが、別の部分は思春期を過ぎても発達が続く。こうした順序の存在は、これから生じるジャックの知的能力にとって大きな意味を持っている。

一般的にいって、神経系は尾部から頭部へと段階的に成熟する。脊髄と脳幹は誕生までにほぼ完全に組織され、髄鞘形成されている。中脳と小脳では誕生後すぐに髄鞘形成が始まる。前脳の皮質下《ひしつか》［大脳皮質のすぐ下］の組織（視床、大脳基底核、辺縁系の各部など）では少し遅れて、誕生後一年目（一部では二年目）に成熟する。最後が大脳皮質で、脳全体の中で最も成熟が遅く、成熟の仕方が最も不均一だ。大脳皮質の感覚野《や》は比較的早い時期に成熟し、運動野《や》がそれに続くが、高次機能をつかさどる「連合野《や》」として知られる、頭《とう》頂葉《ちょうよう》、側頭葉《そくとうよう》、前頭葉《ぜんとうよう》（25ページ、図1・2を参照）の広い部分では、誕生後一〇年を過ぎて二〇歳近くになるまでシナプス刈り込みと髄鞘形成が続く。この部位の神経回路は、言語、注意、判断、計画、感情、推論など、私たちの最も高度な心の機能をつかさどっている。ヒトが本当に成熟した心のレベルに到達するのにこれほど長い時間を要するのも、何ら不思議はない。

　脳が成熟していく過程は主に解剖学的な方法によって解明されてきた。死体を解剖するだけでなく、最近ではＭＲＩ（磁気共鳴映像法）スキャンも使われ、これは髄鞘の検知に特に適している。しかし、赤ちゃんの脳の活動を実際に計測することでも、同じように脳の成熟が確認される。古くからあるのは脳波計（ＥＧ）を使う方法で、赤ちゃんの頭皮に無害な電極を貼り付け、脳が発する微弱な電気信号を捉《とら》えるというものだ。新生児では脳幹においてかなりの活動が記録されるが、大脳皮質の活動はごく少ない。生後二、三カ月頃になってようやく、「アルファ波」の徴候——覚醒して注意を払っている状態と関連づけられる、周期の短い尖った波形——を示すようになる（図2・8を参照）。しかし単純な感覚刺激に対する反応を除くと、乳児期と小児期の大部分を通じて大脳皮質の電気的リズムの成熟は著しく遅い。

　脳波計は神経が行なう処理に関する、特に赤ちゃんを対象とする研究に今も広く使われている。対象者がじっとしていなくてもきちんとデータを集められるからだ。しかし、脳の**どこが**活動しているかを正確に判別することはできない。このため研究者たちは、ＰＥＴ（陽電子放射断層撮影）や機能的ＭＲＩといった高度な新しい画像診断技術を採り入れてきた。ＰＥＴスキャンでは、脳の最も重要なエネルギー源であるグルコース（ブドウ糖）に寿命の短い放射性トレーサーを加えて被験者の体内に注入する。電気的に活発な脳の部位は不活発な部位よりも多くのグルコースを消費するため、スキャナーでトレーサーの発する放射線を計測することにより、脳の各部の活動量を視覚的に捉《とら》えることができる。トレーサーに用いられる放射性物質は比較的害のないものだが、PETを子どもに使うのは医学的に明確な理由がある場合に限られる――つまり、脳に損傷があるかどうかを診断する場合のみだ。機能的MRIでは放射性物質を使わない。しかし、どちらの検査法でも被験者がじっとしていなければならないため、残念ながら子どもの脳を研究するのに適した方法とはいえない。

それでもカリフォルニア大学ロサンゼルス校の研究者たちは、生後五日から一五歳までの子どもをPETで調べる大規模な調査を実施した。小児科の患者一〇〇人以上を検査したが、そのうちの二九人は神経発達に異常がないことが分かった。したがってこの二九人のPETデータは、通常の脳の発達においてグルコースの利用がどう推移するかを示すと考えてよい。この研究から、発達の段階ごとに脳のさまざまな部位で、グルコース利用のレベルとシナプスの組織化の度合いが密接に関連していることが明らかになった。新生児の場合、脳の活動は概ね、脳幹、小脳の一部、視床など、皮質下の組織に限られている。新生児反射――探索《ルーティング》反射、把握反射、吸引反射、足踏み反射、驚愕反射――はこれらの部位の働きによるものだが、大脳皮質が発達してその活動が優位になると、こうした反射はまったくみられなくなる。新生児では大脳皮質が利用するグルコースはごくわずかで、このこともまた、生後一カ月ほどは大脳皮質があまり活動していないことを示している。

ところが、それから数カ月のうちに状況は劇的に変わる。誕生後二、三カ月経つと、大脳皮質のいくつかの部位で活動レベルが急増する。最も顕著なのは、脳の後ろ側にある視覚をコントロールする部位だ。そして生後六カ月から八カ月で、前頭葉のグルコース利用が上昇し始める。前頭葉の中でも系統発生的に古い部位の方が新しい部位よりも早く活動するようになる。新しい部位は生後一年目の最後の数カ月まで目立った活動を示さない。いずれ詳しく取り上げるが、八カ月を過ぎる頃に赤ちゃんが初めて高度な認知機能を示し、記憶、感情、一般的な意識が生じるのは、前頭葉が活動を始めることによる。

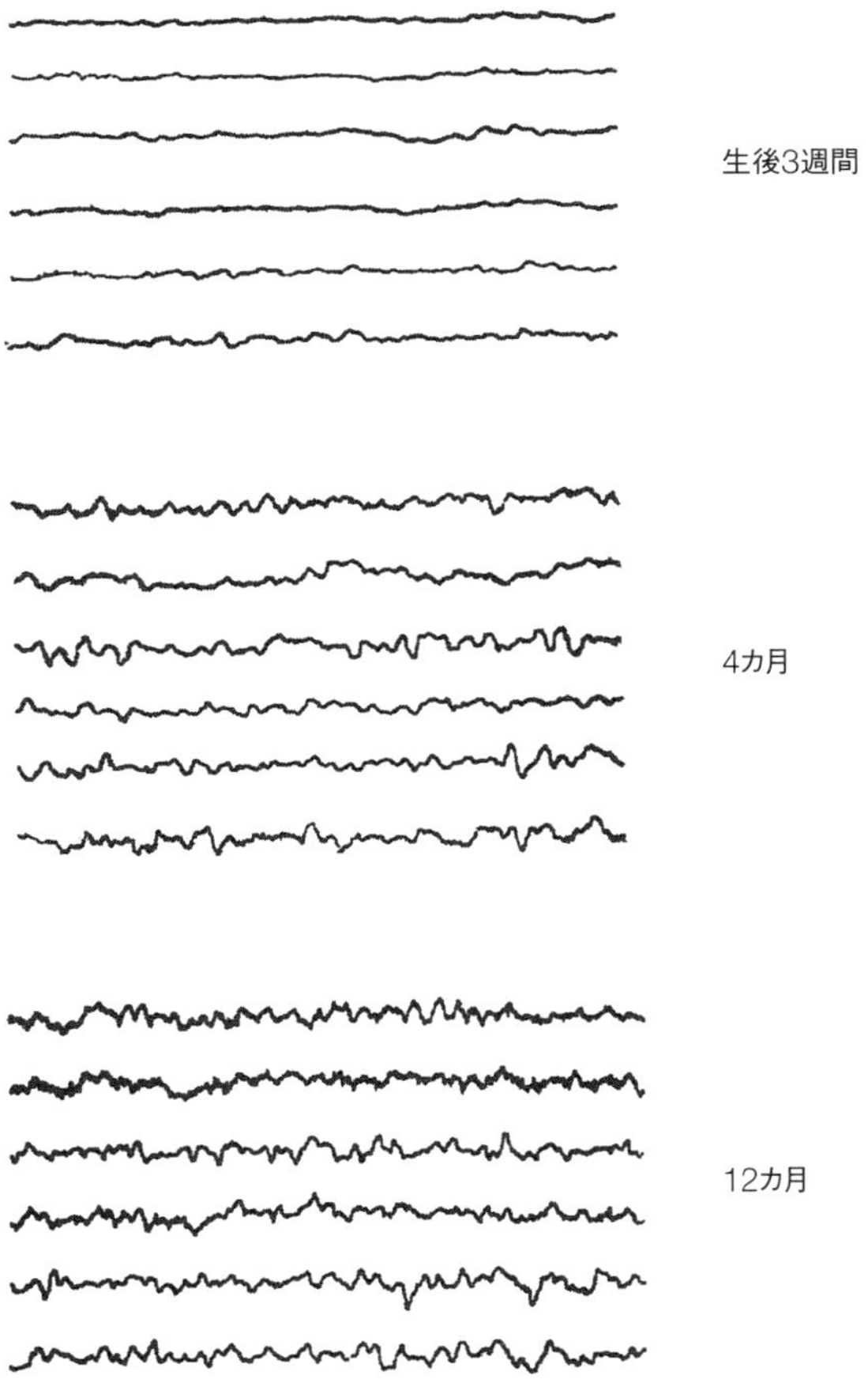

図2.8
3つの異なる時期に同じ子どもの頭皮から記録した覚醒時の脳波。乳幼児期を通じて脳波はどんどん「尖った」複雑な波形を示すようになるが、最も著しい変化が生じるのは生後の1年間だ。

I. Hagne, "Development of the waking EEG in normal infants during the first year of life," in P. Kellaway and I. Petersen, eds., *Clinical Electroencephalography of Children*, Stockholm: Almqvist and Wiksell, 1968. より。

グルコースの利用は幼児期に増加し、脳の部位によって四歳から七歳の間にピークに達する。ピーク時の大脳皮質のグルコース利用は成人の脳に比べて約二倍のレベルだが、その後は思春期にかけて徐々に減少する。最初はレベルが低く、それから急激に増大し、やがて成人のレベルまで徐々に減少するというグルコース利用のパターンは、発達過程の大脳皮質におけるシナプス数の変化ときわめてよく似ている。発達途上の脳は、どのシナプスを残してどれを除去するかを決める重要な刈り込みの時期に、最も多くのエネルギーを使うようだ。

脳の配線増大の臨界期

ジャックは、今眠っていたかと思えばおなかを空かしておっぱいを欲しがる。脳の発達過程を知ることは、ジャックのような生まれたばかりの赤ちゃんの心に何が起きているかを理解するのに役立つ。しかしその知識は、どうしたらジェシカとデイブがジャックの心を十全に開花させる手助けができるかを知るためにはなおさら重要だ。なぜなら、それぞれの段階が心の発達におけるいくつもの臨界期を規定しているからだ。永続する成熟した心の能力を形づくる過程で、ジャックは心の窓を通していろいろな経験をする機会を得るのだけれど、この窓が狭まる時期もあれば大きく開く時期もあり、そのことがジャックの運命を左右する。

脳の配線を洗練されたものにする基本的な過程は――樹状突起の発達、スパイン（棘《とげ》）の形成、シナプスの淘汰、さらには髄鞘形成も――すべて子どもの経験に影響される可能性がある。しかし、脳の特定部位が洗練の段階を過ぎると、重大な時期を通過してしまったことになり、配線をやり直す機会はかなり限定される。視覚や聴覚のような基本的な感覚能力にとっての臨界期は、基盤となる神経回路でのシナプス刈り込みや軸索の髄鞘形成が小児期を通じて長く続く、言語や感情のように複雑な能力の場合よりもずっと早く終わってしまう。それでも、すべての臨界期は、脳のあらゆる部位でシナプスの発達が増加から減少に転じる、生後四年までに始まるはずだ。

子どもの能力を発達させる可能性を考えると、シナプスを洗練させる過程の重要性はいくら強調しても足りない。脳の特定部位に作られる最初の配線（シナプスが過剰に作られる時期）によって、特定の能力の原形が決まる。視覚については最初の数カ月、言語能力については生後二年目だ。しかし、その能力の包括的な質を確定するのは、もっと長く続く刈り込みの時期になる。というのも、経験が――神経の活動に翻訳されて――どの接続を脳に残し、特定の考え方や感じ方や行動の仕方を永続的な配線とするかを決めるのが、この時期だからだ。過剰なシナプスがある限り、脳の可塑性は最大限に維持され、さまざまな仕方で発達する可能性が残っている。しかし、ひとたび過剰なシナプスがなくなってしまえば、臨界期は過ぎ去り、残された神経回路でなんとかやっていくしかない。もっと高速なコンピュータと取り替えることはもうできないのだ。

＊＊＊

第三章以降では脳の主要な神経回路の発達をそれぞれたどり、子どもが成長していく中で最初の配線がどのように行なわれ、髄鞘形成がいつ起こり、臨界期がいつ始まり、改良を加えたり衰退させたりする可能性がいつまで残るかをみていく。多くの能力については臨界期が幸いにも長く、小児期全体から思春期の初めまで続く。しかし、誕生後の数カ月で変化の可能性が失われ、子どもの心の発達が何らかの形で脅《おびや》かされているうちに、しばしば両親が気づかないまま過ぎてしまう能力もある。脳の発達を理解すれば、こうした臨界期の多様さが明らかになり、すべての子どもにとってかけがえのない神経系の可塑性を、最大限に役立てることができる。

第三章
出生前の脳への影響

「吐き気と頭痛、アスピリンもアルコールもダメ、カフェインにも注意——妊娠するってほんとに大変！」と、ジェシカは既に出産を二度経験した姉のメラニーに愚痴をこぼす。「そうね、でも我慢する価値はある」とメラニーは答える。「生まれた赤ちゃんを見たとたん、発育の妨げになることをしなくて本当に良かったと思えるわ」

遠い昔から、身ごもった娘に母親が語り聞かせてきたのは、妊娠中にどう身を処するかが胎児の発達に影響するということだ。しかし、母親の食べるもの、健康状態、精神状態、環境中のさまざまな物質が、どのタイミングでどのように胎児の成長に影響を与えるか正確に分かってきたのは、ここ数十年のことでしかない。胎児の器官のうちで出生前のさまざまな影響を最も受けやすいのは、おそらく中枢神経系［脳と脊髄を指す］だろう。というのも、中枢神経系の発達過程はかなり長く、妊娠第三週から誕生まで（さらに思春期に至るまで）続くからだ。

ある意味でこの弱点は、脳の発達に不可欠な、経験が及ぼす積極的な影響の裏面でしかない。子どもの感覚、感情、行動、能力、思考を形成するために、脳は外界に依存せざるを得ないからだ。これからの各章では、胎児がいつ、どのようにして環境を感じ取り、反応するようになるかを考え、手足その他いろいろな器官の形成から初期の記憶や言語に関する能力まで、発達のあらゆる側面にこうした出生前の経験がどう影響するかをみていこう。

確かに胎児期の経験は重要だけれど、子宮内での生活を最もよく表す特徴は、比較的**刺激に乏しい**ということだ。丈夫な卵の殻と同じように、子宮は内部をしっかり保護している。暗いところに温かく包み込まれていて、たいてい外界よりも静かだ。早産で生まれた赤ちゃんにみられる多くの問題から判断すると、こうして隔離されているのは初期の脳の発達にとって適切なことのようだ。現代の新生児学は目覚ましい発展を遂げているが、それでもなお八週間以上早く生まれた赤ちゃんは、心や神経に多くの問題——視覚、聴覚、運動の障害、感情をうまくコントロールできない、注意障害、言葉の遅れなど——を抱えるリスクが高い。出生時の体重が一五〇〇グラム未満だった子は——たいてい早産で——満期出産で生まれた子に比べて小学校での成績がふるわず、ＩＱスコアが約六ポイント低い傾向がある。もちろん早産は感覚環境の違いにとどまらず（呼吸、感染への抵抗力、栄養の獲得などに）いろいろな困難をもたらすけれど、早産児でも「子宮に似た」環境にいた——暗くて静かな保育器の中で特別な布にくるまれ、胎児のように手足を曲げた姿勢で心地よく納まっていた——場合は、従来の新生児用集中治療室で広すぎる保育器に寝かされ、明るい照明と騒がしい音にさらされていた赤ちゃんに比べて、健康状態が良好で発育も早く、その後の知能検査で高得点をとることを示す証拠が増えている。

子宮は明らかに胎児が成長するのに最も安全な場所だ。また、外界から隔離することだけによって胎児を守っているわけでもない。ある説によると、多くの女性が妊娠初期に経験する疲労や吐き気も胚や胎児を守るための手段だという。こうした症状がいちばんひどくなるのはすべての器官が最初に形成されるときで、胎児の最も傷つきやすい時期だ。疲労を感じた女性は体を動かす危険な活動を控える傾向があるし、「つわり」が苦しいと淡白なものしか食べられず、変わった食べ物や傷んだものを遠ざけることで自然の毒素を取り込まないで済む（つわりは「朝の吐き気（早朝嘔吐）」ともいうが、一日中続くこともあるので正確な名称ではない）。こうした症状は、胎盤ホルモンHCG（ヒト絨毛性《じゅうもうせい》ゴナドトロピン）によって引き起こされると考えられる。このホルモンは妊娠の一週間後に早くも妊婦の血液から検出できる（家庭用妊娠検査キットも尿中のHCGを検出する）。HCGのレベルは妊娠初期に急激に上昇して、一〇週（完全に着床してから八週間）頃にピークに達し、妊娠中期にかけて急速に低下する。これに応じて、妊婦の吐き気や疲労の程度も変化することが多い。つわりは苦しいけれど、実際には妊娠が順調であることを示す徴候だと受け止められている。なぜなら、胎盤がうまく発達していることを意味するからだ。つわりを経験した妊婦の方がそうでない妊婦よりも流産の恐れが少ないという研究もいくつかある。

＊＊＊

この点でジェシカはいいスタートを切ったといえる。今は日に二度、食べたものをもどし、午後の会議では起きているのがやっとという状態だ。ただし、胎盤はこのようにして小さなジャックを環境中の悪い影響から守ろうとしているが、残念ながらそれでもう大丈夫ということにはならない。子宮の中はいちおう外部と隔てられているけれど、完全に遮断《しゃだん》されているわけではないからだ。薬、ホルモン、代謝物質、感染因子その他、ジェシカの血流に入った物質はほとんどすべて、何らかの仕方で胎盤を通過する。

一九六〇年代のサリドマイド禍《か》［妊婦がサリドマイド製剤の睡眠薬などを服用したことにより、生まれた子どもに先天的障害が生じた］以来、さまざまな化学物質にさらされると胎児が悪影響を受ける可能性があることを、女性たちは知るようになった。統計的に有意な数の症例において胎児に奇形を引き起こすことが明らかになったものは**催奇《さいき》物質**（*teratogen*）と呼ばれる。しかし、特定の化学物質が催奇物質であることを証明するのは驚くほど難しい。先天性欠損症［子宮内で生じた身体的・精神的な異常。軽度のものから重度のものまで広範囲を指す］のリスクは本来かなり高く、そうしたケースと比較しなければならないからだ。全体的にみて、一〇〇人の赤ちゃんのうち二、三人は何らかの先天的欠損があり、外見、発達、知能、能力に影響が出る。一方、最も強い催奇形性《さいきけいせい》を持つことが証明された化学物質の一つであるサリドマイドの場合、第一トリメスター〔妊娠初期の一三週〕でこれにさらされた胎児の二〇パーセントに手足その他の奇形が生じる。たとえよく知られている催奇物質であってもその影響は確率的に生じるものなので、特定の欠損が特定の化学物質によって引き起こされたのか、あるいはもともと高い割合で生じる先天的欠陥の一例なのかを厳密に判断するのは困難だ。

　実のところ、先天性欠損症の多く――推定で六五パーセント――は、明確な原因もなく生じている。他の二〇ないし二五パーセントは染色体あるいは遺伝子のはっきりした異常によるものだが、このうち遺伝からくるものはごく一部で、残りは自然に生じている。すべての先天性欠損症のうち、環境中の化学物質や病原体が原因になっているものは一〇パーセント未満でしかない。それでも、こうした原因についての知識がもっと深まれば、先天的欠損の見つかった胎児を産むかどうかという難しい判断や責任から両親を守ることができる。

　さまざまな器官がすべて形成途上にある妊娠三カ月から四カ月の間に催奇物質にさらされた場合、胎児は特に強く影響を受けるようだ。しかし脳に関しては、その後の妊娠期間や出生後も常に注意を払う必要がある。神経系の発達はそれだけ長くかかるからだ。外見に現れる外表《がいひょう》奇形とは違い、脳への影響は子どもがある程度成長するまではっきり分からないこともある。また、催奇物質は外表奇形を引き起こすことが知られている量よりもずっと少ない量で脳にダメージを与えるため、原因を突き止めることが難しい。こうした微妙な影響には、感覚、運動、言語に関する能力の発達の遅れ、行動障害、注意障害、睡眠障害などがあり、単に学業成績がふるわないという場合もある。こうした「神経発達障害（*neurodevelopmental disorder*）」は、外表奇形や精神遅滞《ちたい》〔知的機能が全般的に平均より低く、環境（日常生活）に独力で適応することが困難な状態〕ほど甚《はなは》だしくはないにしても、両親にとっては同じように気がかりなものだ。

こうした微妙な影響を及ぼすかどうかについて実際にテストが行なわれた薬物や化学物質はごくわずかなので、医療従事者は「大事をとる」ことを基本とし、リスクが確認されているかどうかに関わりなく、影響が疑われる物質に大量にさらされることを防ぐようアドバイスするのが普通だ。公衆衛生の観点からいってこのアプローチは正しい。特定の物質にさらされた赤ちゃんのうち悪影響を受けるのはほんの一部という場合でも、すべての女性がその物質を避けるようにすれば、集団の中での欠損症や発達障害の総数は目に見えて減少するからだ。また、多くの催奇物質が累積的に影響を及ぼすという点でも意味のあることだ。ある化学物質にさらされるリスクがかなり低くても、いくつかの物質やリスク要因が重なる場合、胎児にとっての全体としてのリスクはそれだけ増大するかもしれない(たとえば妊婦の喫煙によって、胎児は他のいろいろな催奇物質の影響を受けやすくなることが知られている)。個々の女性が抱えるリスク要因の組み合わせはそれぞれ少しずつ異なるので、「大事をとる」のがやはり社会全体を守るうえで賢明なやり方だ。

しかし、この一般的な注意事項をあまりにも生真面目に受け止めて、妊娠していることを知った数週間前にカクテルを何杯か飲んだり、ダイニングルームの壁を塗り替えたりしたことを極度に気に病むのは問題だ。密閉された空間に閉じこもって過ごすのに九カ月は長すぎるし、(本章の後の方で書いているように)無数の細かいリスクを避けようとするストレスは、そうしたリスクをすべて合わせた以上に胎児にとって危険かもしれない。「大事をとる」方針には別の副作用もある。胎児へのリスクを過大に恐れた結果、本当は子どもが欲しいのに中絶してしまうカップルも少数ながらいるのだ。一九八六年のチェルノブイリ原発事故の後にヨーロッパのいくつかの国で、その地域に到達した放射性物質の量は先天性欠損症の発生率を目に見えて増加させるほど多くはなかったにもかかわらず、中絶の動きがまるで感染していくように広がった。

今日の女性は有害物質についてかなりよく聞かされているものの、どれだけ摂取したりさらされたりすると問題が起きるかという点では、正確な知識を欠いていることが多い。理論的にはほぼどんなものでも——ピーナッツ、ブロッコリー、食塩、飲料水でさえも！——過剰に摂取すれば害になりうる。逆に、放射性物質、鉛、ＰＣＢ〔ポリ塩化ビフェニル化合物（*polichlorinated biphenyl*）の総称〕のようなきわめて危険な物質でも、摂取した量がきわめてわずかなら重大な脅威とはならない。したがって、実際のリスクがどれだけけかを知ることが重要だ。

本章の目的は、胎児への影響に関する実際のデータを示し、どの化学物質をどれだけ摂取したら危険だと分かっているか、そしてどの程度なら安全と思われるかを、確かな科学的証拠に基づいて、妊娠している女性に伝えることだ。大部分は私自身が妊娠しているときに書いた。一般的な解説書はどれも、そのあたりにあるものをすべて避けるようにと指示するばかりで納得がいかなかったからだ。もちろん、妊婦を取り巻く危険因子の組み合わせはそれぞれに異なるし、胎児に対する影響についての情報も絶えず更新されている。したがって本章の記述は、気密室と現実世界の中間のポジションを見つけるのに役立つ情報を提供しようとするものだが、特定の化学物質や危険因子の組み合わせがどのくらい心配かということは、常に産科医や助産師に相談するようにしてほしい。

神経管閉鎖障害（ＮＴＤ）

脳の発達において最も注意が必要なのは初期の形成期だ。きちんと封じられた空間に中枢神経系を形成するために、神経管は受精後二二日から二八日の間に端までふさがれなければならない。第二章で見たように、神経管はまず脳になる部分の上端が閉じ、数日のうちに下端まで癒合《ゆごう》して脊髄の末端まで形成される（35ページ、図2・2を参照）。

神経管がうまく閉じていないと、いくつかの欠損が生じることがある。脊髄の位置に癒合していない箇所があれば、脊髄の一部が脊柱《せきちゅう》の外部に出て、たいていは背中に突き出た大きな嚢胞《のうほう》に入り込む**二分脊椎**《にぶんせきつい》（*spina bifida*）と呼ばれる異常になる。上端が癒合していない場合は、脳幹より上の脳の大部分がまったく形成されない**無脳症**（*anencephaly*）となる。二分脊椎はまったく症状の出ない軽度のものから、麻痺、腸や膀胱《ぼうこう》の失調、ときには二次感染による精神薄弱を伴う重度のものまでさまざまだ。しかし、無脳症は命に関わる。このような赤ちゃんはたいてい死産となり、どうにか生まれた場合も数日か数週間以上は生きられないことが多い。

こうした神経管閉鎖障害（ＮＴＤ）は米国で妊娠一〇〇〇件に一件の割合（〇・一パーセント）で起きており、男より女の胎児に多い。自然流産した胎児では二・五パーセントに何らかのＮＴＤがみられるとする研究もあり、実際にはもっと高い割合で生じているのかもしれない。ＮＴＤは妊娠のごく初期に起きることから、比較的数の多い初期の流産に紛れて知られないままになっている可能性もある。

ＮＴＤは、遺伝、人種、栄養、薬物、環境など、いろいろな要因と結びつけて考えられてきた。おそらく、こうした要因のいくつかが合わさって特定の胎児に異常を引き起こすのだろう。遺伝的素因が関わっている可能性を示唆《しさ》するのは、ＮＴＤのある子を出産したことのある女性が次に妊娠したとき、胎児にＮＴＤが生じる確率は通常の二〇―三〇倍（つまり、リスクは二―三パーセント）あるという事実だ。ＮＴＤは特定の人種集団、特定の地域に多くみられる。英国は発生率が高く、フィンランドは特に低い。米国内では東海岸の一部地域の発生率が高く、カリフォルニアはずっと低い。黒人やユダヤ人にＮＴＤはあまりみられないが、ネイティブアメリカンでは発生率が高い。さらにＮＴＤの発生率が季節によって変わるという報告まであって、冬に生まれる――つまり、春に妊娠した――子どもはＮＴＤの発生率が高いという。

母親が妊娠期間に特定の病気にかかっているとＮＴＤが生じやすくなる。インスリン依存型糖尿病（1型糖尿病）の女性はかなりリスクが高いが、病気をうまくコントロールできていれば、胎児にＮＴＤやその他の異常が生じるリスクもそれだけ軽減される。てんかんの女性も胎児にＮＴＤが生じるリスクが高いけれど、妊娠中に服用する抗痙攣《けいれん》薬の種類によっても異なる。バルプロ酸やカルバマゼピンではどちらもＮＴＤのリスクが一〇倍になるが、幸いにも抗痙攣《けいれん》薬は他にもある。メトトレキサートやアミノプテリン（いずれも抗がん薬）も、受精後四週間以内に母親の体内に入るとＮＴＤを引き起こすのではないかと考えられている。

さらに広く懸念されるのは、母親の体温上昇によってＮＴＤのリスクが高まる可能性があることだ。すべての研究が同じ結論に達しているわけではないけれど、妊娠初期に母親が病気にかかって高熱が出たり、熱い風呂やサウナに入ったりした場合、第一トリメスター〔妊娠初期の一三週〕に体温上昇を経験しなかった母親に比べて、胎児にＮＴＤが生じるリスクがほぼ二倍になることを示す研究が多数を占めている。動物でもヒトでも摂氏で一・五度を超える体温上昇があると初期の発達がうまくいかないことが知られている。もし神経管が閉じようとしているときに体温が上昇すると、ＮＴＤが発生しやすくなる。

ＮＴＤに関する最近の喜ばしい展開は、多くの場合、第二トリメスター〔妊娠一四週―二七週〕初期までに検知できるようになったことだ。出生前診断には二つの方法を組み合わせて使う。母親の血液か羊水（羊水穿刺《せんし》により採取）中の**αフェトプロテイン**（ＡＦＰ）のレベルを測定する方法と、超音波画像診断により胎児を直接観察する方法だ。αフェトプロテイン（*alphafetoprotein*）はその名の通り胎児（*fetus*）が作るタンパク質で、胎児の脳室や脊髄内にある脳脊髄液に高い濃度で含まれているが、通常なら羊水中の濃度はごく低い。しかし神経管が閉鎖していない場合、このタンパク質の一部が羊水中に漏れ出て、胎盤を通って母親の血液の中に入る。したがって、母親の血液か羊水中のＡＦＰレベルが高いということは胎児の神経管が開いていることを示唆する（二分脊椎症で脊髄に欠損がありながら皮膚に覆われている症例も、少ないながら――六例中一例ほど――ある。αフェトプロテインが羊水中に出ないため、この方法では検知できない。このような「閉鎖性」ＮＴＤの場合、障害は比較的軽くなる傾向がある）。

この血液検査は、ＡＦＰレベルの異常を検知できる可能性が最も高い、妊娠一六週から一八週の間に実施するのがよい。ただし、この検査はＮＴＤを発見するための予備的なスクリーニングでしかない。実際には思った以上に妊娠が進んでいたとか胎児が複数だったとか、別の理由でＡＦＰの値が高くなっていた擬《ぎ》陽性の可能性もある。したがって、母親の血液の値が陽性だった場合はさらに羊水穿刺《せんし》を行なって、ＡＦＰおよび胎児の脳にある別の酵素**アセチルコリンエステラーゼ**のレベルを調べ、最初の検査結果が正しかったかどうかを確認するのが普通だ。最終的には詳細な超音波画像診断により、脳と脊髄の障害を慎重に判断する。どの検査法でも判断を誤る可能性はある程度存在するが、妊娠期間前半に複数の方法を組み合わせて検査することにより、ＮＴＤはほぼ九三パーセントまで発見できるようになっている。

こうしたきめ細かなスクリーニングにより、ＮＴＤを持って生まれてくる赤ちゃんの数はこの一〇年ほどで激減している。いくつかの検査で重篤《じゅうとく》なＮＴＤだと確認された場合、たいていのカップルは妊娠中絶を選択している。幸いにも、ＮＴＤを**予防**する方法が進歩し、両親がこの困難な決断をしなければならないケースがどんどん減っている。

一九八一年に初めて発表され、一九九二年までに広く確認されたのは、妊娠時と初期の数週間にビタミンＢ複合体の葉酸《ようさん》を摂取すると、そうでない場合に比べて胎児にＮＴＤの発症する率がかなり低くなるということだった。初期の研究は以前の妊娠で胎児がＮＴＤを発症した経験のある妊婦を対象に行なわれた。この場合、そうした経験のない女性に比べてＮＴＤのリスクがずいぶん大きいからだ。葉酸を含む総合ビタミン錠を服用するという単純な方法で、次の妊娠でＮＴＤが発症する率は七六パーセントも減少した。この発見の後、対象を一般の女性に拡げて研究が行なわれ、葉酸を摂取すると最初の妊娠でのＮＴＤ発症を約六〇パーセント防げることが分かった。

この研究結果は多くの国で再現された。データは強力で効果は非常に大きく、対処法がとても簡単なので、現在では公衆衛生機関が妊娠可能なすべての女性に対し、毎日〇・四ミリグラム（四〇〇マイクログラム）の葉酸摂取を推奨している。これは多くの市販されている総合ビタミン錠で摂取可能な量だ。妊婦に処方されるビタミン剤では一般に一日あたり〇・八ないし一・〇ミリグラムの葉酸が含まれている。これくらい量が多い方が効果的だという証明もないが、安全だと思われる。葉酸は多くの食物にも含まれていて、特に葉菜類、豆類、柑橘《かんきつ》類の果物、レバー、全粒小麦粉のパンに多いが、自然に存在する葉酸は一部しか体が利用できないことが多く、調理した場合も不安定になる。このことから、いくらがんばっても一日あたり〇・四ミリグラムの葉酸を食物だけで摂取するのは不可能だとする専門家もいる。

葉酸を確実に摂取できるようにしようとする際に大きな問題となるのは、全妊娠例のうち約半数（米国とカナダの場合）が計画された妊娠でないということだ。神経管の閉鎖はごく初期――月経停止のわずか八日後――に始まるので、実際に必要となる時期に葉酸を摂取できていない女性が多い。このため多くの国では公衆衛生機関が、広く消費される食品への葉酸の添加を義務づけるようになってきている。米国では一九九八年以来、女性の一日あたりの推定摂取量が平均で〇・一ミリグラム増えるよう、小麦粉、トウモロコシ粉、パン、パスタ、米、シリアルなど、すべての穀物製品への葉酸強化が義務化されている［日本では義務化はされていない。二〇一七年現在、厚労省等で検討中］。このような食物への対策によって人口あたりのＮＴＤの発症率は減少するだろうが、それでも少なくとも妊娠一カ月前から第一トリメスターまで、一日に〇・四ないし〇・八ミリグラムの葉酸サプリメントを使用するのが適当だろう。

発達中の脳に対する栄養の効果

神経管閉鎖障害（ＮＴＤ）に対する葉酸の効果は、脳の発達が母親の栄養状態にいかに敏感かを物語っている。また、出生前のどんな種類の影響についてもタイミングが何より重要だということを示している。何らかの欠乏や特定の薬物の存在がどんな影響を与えるかは、その時点で神経発達において何が進行中かによってすべて決まる。一般的にいって胎児期に受ける損傷の影響は、ニューロンの分裂と移動によって脳の基本構造が作られる途中の妊娠初期に最も大きくなる。基本構造ができあがり、そして特に、すべてのニューロンが形成されてしまえば（受精後約一八週）、それでも脳は有害な影響を受けやすいけれど、それほど深刻なことにはならない。

母親のもっと一般的な栄養状態——全カロリー摂取量——についていえば、妊娠三カ月か四カ月までの間、脳は**あまり影響を受けない**。この時期の胎児は大変な変容を遂げるにもかかわらず大きさの変化は驚くほど少なく、母親が食べるものに成長が左右されることはあまりない（このことはおそらく偶然ではない。第一トリメスターの妊婦は吐き気のせいであまりカロリーを摂取できないことが多いからだ）。しかし、妊娠中期から生後二年頃まで、脳の成長は摂取する栄養の量と質に大いに影響される。この影響を受けやすい期間は、シナプスの発達、樹状突起の成長、髄鞘形成が盛んに行なわれ、脳の配線が進むとともに脳全体の重さが増大する時期と一致する。この時期の栄養の質は、子どもの将来の知能、感情、神経の機能に多大な影響を及ぼす。

この感受性の高い期間は出生前から始まるので、母親の食物が赤ちゃんの脳の発達を左右することになる。そして生まれてからの乳幼児期も続くので、生後二年間は子どもに与えるものに特別な注意を払う必要がある。栄養欠乏は、ヨウ素、鉄分、ビタミンB_{12}など、特定の成分だけが不足している場合があり、影響されやすい期間にかなり長くその状態が続くと脳や知能の発達に永続的な変化が生じる恐れがある。しかしもっと多いのは、妊娠中と生まれてからの早い時期に赤ちゃんが摂取するカロリーが少なく、栄養が全般に足りなかったために、脳の発達が永続的に損なわれてしまうという事例だ。栄養欠乏は影響されやすい期間のどの時点で起きても脳に影響を与える恐れがあるけれど、敏感な期間の早期であればあるほど、長く続けば続くほど、そしてタンパク質の摂取が足りずカロリー不足が重なっていると、影響はそれだけ深刻なものとなる。

栄養不良の影響は動物実験で徹底的に研究され、脳の良好な発達に必要な栄養素の種類とそれが必要になるタイミングがかなり詳しく分かってきている。痛ましいことに、ヒトについても多くのデータが存在する。世界には、飢饉《ききん》、貧困、戦争、その他の天災や人為的な惨禍によって栄養不良に陥っている子どもたちがたくさんいる。こうした子どもを対象にした研究により、初期の栄養不良が脳の機能を永続的に損ねてしまうことが知られるようになった。胎児や乳幼児の時期に栄養が不足した子どもは、同じ文化の中で十分栄養が足りていた子どもに比べて、知能検査の点数が低く、言語発達が遅れ、学校での成績がふるわず、感覚統合［さまざまな感覚を処理したりまとめたりする脳の働き］や細かな運動技能にさえ困難を抱える傾向がある。栄養不良の始まった時期が早ければ早いほど（妊娠中期）、長く続けば続くほど、結果として生じる問題はそれだけ大きくなり、後に克服できる見込みは少なくなる。これに比べて成人の場合は、極度の飢餓を経験しても知能に障害が起きることはない。つまり、子どもの脳には栄養状態にとりわけ敏感な時期があり、それは膨大なシナプスの発達や軸索の髄鞘形成の段階に対応していて、いずれもかなり多くの代謝エネルギーを必要とするということだ。

栄養不良の母親から生まれる赤ちゃんは子宮内で十分栄養が足りていた赤ちゃんよりも小さく、頭もそれに応じて小さい。出生時の体重と頭の大きさは通常の範囲内なら成長後の知能と大きく関係することはない。しかし、出生時体重が四・五ポンド（約二〇四〇グラム）に満たない一〇パーセンタイル以下の赤ちゃんは［パーセンタイルは、計測値の分布を数字の大きさで並べたとき、どこに位置するのかを示す］、もっと大きい赤ちゃんに比べて神経障害や知能の問題を抱えるリスクが高い。そして、栄養不良の赤ちゃんはこの最も小さいグループに属する場合が多い。

出生時の体重は、他の多くの特徴と異なり、遺伝よりも母親の栄養状態にずっと大きく影響される。妊婦にとって最適なのは、妊娠期間中に約二〇パーセント体重が増えることだ（一三〇ポンド（約五九キログラム）の女性なら二六ポンド（約一二キログラム）の増加）。一般に赤ちゃんが大きいのはいいことだが、限界もある（583ページ、図17・3を参照）。あまりにも大きいと分娩が困難になりやすく、難産で最も損傷を受けやすい器官は脳だ。赤ちゃんの発育を最適にするために母親が余分に摂取しなければならないカロリーは、妊娠期間中は一日あたり三〇〇キロカロリー、授乳期間は五〇〇ないし六〇〇キロカロリーだ。余分なカロリーの多くは、脳の発達にとって特に重要なタンパク質で摂《と》るのがいい。妊娠中は一日あたり一〇ないし一二グラム、授乳期間は一二ないし一五グラムのタンパク質を余分に摂取するといい。

妊婦が栄養不良だと胎盤が十分に発達せず、そのため胎児の栄養状態も不十分になる。栄養状態に問題がない妊婦でも、ときには他の理由で胎盤が正常に形成されず、胎児に**子宮内発育遅延**（ＩＵＧＲ *intrauterine growth retardation*）が生じることがある。栄養不良の胎児と同様に、子宮内発育遅延の胎児も心と神経にさまざまな問題を抱えるリスクが高くなる。

複数の胎児を身ごもった場合もほぼ同じで、胎盤からの栄養を奪い合うことにならざるを得ない。ラットの仔を使った研究で、出生時の体重が一腹子《ひとはらご》の数に反比例することが分かっている。同時に生まれる数が多いと、少ない場合に比べて仔は小さく、脳もそれに応じて小さい。迷路その他のテストの成績から判断すると知能も低い。ヒトの双子の場合も同様に、単生児と比べて出生体重がかなり低く、知能検査の得点が平均で七点低いことが知られている。さらに、双子の出生時の体重に大きな差があるとき、出生時に体が小さく、胎盤からの血流が少なかったとみられる子は、後の知能検査の得点が低くなる傾向がある。

解剖による研究によって、栄養状態が脳にどう影響を与えるかがさらに詳しく分かってきた。栄養不良の子は栄養が行き届いている子に比べて明らかに脳が小さく、樹状突起の成長や髄鞘形成が不十分だ。ニューロンは主として妊娠期間の前半に作られるため、一般にその数が出生前の栄養不良によって影響を受けることはない。しかし、髄鞘形成に関わるグリア細胞は妊娠期間と乳幼児期を通じて作られるため、その数は栄養不良によって大幅に減少する。ラットでは出生前と出生後を通じて栄養不良の状態だった場合、正常な栄養状態だった場合に比べて、ニューロンあたりのシナプスの数とスパイン（棘《とげ》）の数が少なく、髄鞘もかなり少なくなる。こうした研究結果を考えあわせると、栄養不良だった子の脳は通常よりも発達が遅れ、発達の程度も低いとみられる。

　出生後の栄養状態が知能に与える影響の研究では、食物摂取が適切でないことの影響を環境に含まれる他の側面から切り離すのが難しいことが多い。栄養不良の赤ちゃんは良好な栄養状態の赤ちゃんに比べて、成長を支え刺激になることの乏《とぼ》しい環境で育てられているケースがほとんどで、栄養不良以外にも脳の発達に影響する要因が複合的に存在する。世話をしてもらえずにいたり、病気だったり、虐待を受けたり、単におなかが空いていたりするため、新しい技能を身につけて試してみるエネルギーや動機づけがほとんどないこともある。逆に、出生後の栄養状態が不十分でも、その他の点で環境が強い支えになっていれば子どもを守れる場合もある。たとえば、嚢胞性線維症《のうほうせいせんいしょう》［主に消化器や呼吸器の正常な働きを損なう遺伝性の疾患］などの病気があって食物をうまく吸収できず、その結果として栄養不良になっている赤ちゃんでも、刺激があって成長を支えてくれる環境で育てられた場合は認知能力に問題は生じない。つまり脳の成熟に関していうと、栄養不良はシナプスの成長に悪影響を与えるが、豊かな環境があればそれが刺激となってシナプスを成長させ、栄養不良を補えるようだ。

　また、栄養不良の状態から早期に救い出すことができれば希望はある。摂取する栄養を申し分のないものにして感情面での支えと知的な刺激を与えれば、知的能力の大部分を回復できるのだ。ただし、このリハビリテーションはごく早い時期に始めなければならない。二歳を過ぎてしまうと、十分な栄養と刺激を与えても知能に問題が残ってしまう。回復の可能性の窓が開く期間は、ここでもやはりシナプスの急激な増大と髄鞘形成の時期に対応し、こうした細胞の活動が続いている限り脳は回復できることを示唆している。それでも、胎児期や乳幼児期に十分な栄養を得られなかった赤ちゃんは、知的能力を余すところなく開花させる可能性を本当に回復できるのだろうかという疑問は残る。この点については、たとえば、米国の中流階層の夫婦が朝鮮戦争で孤児になった女の子を二歳になる前に養子にした事例を調べた有名な研究がある。小学校に入る年齢になったとき、この女の子たちはみな知能検査のスコアが正常な範囲に収まっていたが、乳幼児期に特に甚《はなは》だしい栄養不良の状態にあった子は、良好な栄養状態だった子に比べて明らかにスコアが低かった。

初期の栄養状態がその後の脳の機能にとって大事だということは三〇年近く前から認識され、米国その他の国では乳幼児や妊婦に十分な栄養を与えることが政府の重要な仕事だと考えられてきた。初期の栄養状態が後の認知機能に果たす役割についての知識が増えれば増えるほど、脳の発達における敏感期に適切な栄養をすべての子どもに確実に提供できるようにすることがますます重要になっている。

母親の摂取する薬物と化学物質の影響

今日では、安全だという証明が得られない限り妊娠中に薬物を摂取するのは危険だと見なし、どんな薬だろうとできるだけ避けるのがよいと妊婦は指導を受ける。しかし、妊娠していても慢性病や生命に関わる病気の治療に医薬品を使用せざるを得ないケースも間違いなくあり、胎児へのリスク以上に妊婦が受ける利益《ベネフィット》が大きければ使用を容認するというのが一般的な原則となる。リスクとベネフィットの関係は個々の医薬品ごとに大きく異なるので、少しでも判断の助けになるようにと、米食品医薬品局（FDA）は妊娠中の医薬品の使用について次のような分類を示している。

カテゴリーXには、重傷のにきび治療薬として経口投与されるビタミンA誘導体［元の化合物の構造・性質を大幅に変え

胎児危険度分類	リスク／ベネフィットに関する研究の一致した見方
A	ヒトについての対照を設定した研究で、第1トリメスターの胎児に対するリスクのあることが見られず、胎児にとって有害であるリスクがほぼないと見られるもの。
B	ヒトおよび動物での実験データで有意のリスクが見られないもの。
C	適切な研究が存在しないか、動物実験で胎児への有害な作用が見られるがヒトについてのデータが得られていないもの。
D	胎児へのリスクは明らかに存在するが、リスクを上回るベネフィットがあるもの。
X	リスクがベネフィットを上回るもの。 妊婦に使用することは禁忌とされる薬物。

ない程度の改変がなされた化合物］イソトレチノイン（商品名はアキュテイン　Accutane）などが含まれる。イソトレチノインを第一トリメスターに使用すると、この薬物にさらされた胎児の少なくとも二八パーセントに特に耳の重大な奇形が生じる。にきびは生命に関わる問題ではないので、妊娠中にイソトレチノインを使用することは禁忌《きんき》［普通なら適切な療法だが適用できないこと］となる。実際に製薬会社は妊娠可能年齢の女性に対し、イソトレチノイン製剤の使用開始から二週間以内に妊娠していないことを確認し、二種類の受胎調節法を実行することに同意するよう推奨している。ビタミンAの大量摂取（二〇〇〇〇IU［国際単位］超）も発達中の神経系その他の器官に重大な問題を引き起こす危険がある。しかし、関連医薬品のトレチノイン（商品名はレチンA　Retin-A）はにきびやしわの予防に広く使われていて局所に塗布されるが、母親の皮膚から吸収される量は無視できるほどわずかなので通常の使用なら胎児へのリスクはない。

他にも極限の状況を考えると、がん、てんかん、糖尿病、臨床的抑鬱《よくうつ》［はっきりした外因のない強度の抑鬱状態］、高血圧、ある種の感染症などで、薬物による適切な処置をしなければ母親も胎児も生命の危険にさらされる場合がある。こうした疾患の治療法として確立されているものの一部は、胎児にとって危険であることが知られているが、たいていは妊娠期間中にもっと安全に適用できる別の治療法が存在する。たとえばてんかんの場合、三種類の一般的な抗痙攣《けいれん》薬は先天性欠損症の原因となることが分かっている。既に述べたようにバルプロ酸やカルバマゼピンを使用すると神経管閉鎖障害（ＮＴＤ）のリスクが一〇倍になるし、フェニトイン（商品名はダイランチン、ジランチン　Dylantin［日本国内ではアレビアチン、ヒダントール］）にさらされた胎児の五―三〇パーセントには、成長遅延、頭部や四肢の異常、さまざまな程度の精神遅滞などの症状が現れる。母親がてんかんを抱えている場合は、エトサクシミドやベンゾジアゼピンなど、もっとリスクの少ない薬で痙攣を抑えるようにすればよい（このような母親の場合、できれば妊娠する前から使用する薬を変更しておくことが望ましい。痙攣それ自体も胎児にとって危険であり、新しい薬でうまく痙攣を抑えられるかどうか、使ったことがなければ分からないからだ）。しかし、胎児にとってのリスクが分かっていながら妊娠中に薬を**服用せざるを得ない**場合でも（カテゴリーＤ）、出生前診断を注意深く実施すれば神経管閉鎖障害のような重大な障害を九〇パーセント以上の精度で発見できる。

一般に市販薬は処方薬に比べて安全だが、それでも母親の体調がきわめて悪いのでなければ避けるべきだ。アセトアミノフェン（商品名はタイレノール　Tylenol）は解熱剤、鎮痛剤として推奨されるが、アスピリンやイブプロフェンは第三トリメスター［妊娠二八週以降］で疾患を併発すると考えられている。特に出生前の一週間にアスピリンにさらされた胎児では脳室内出血の発生率が高くなるが、これはアスピリンに血液凝固を抑制する作用があるためだ。ある予備的研究によると、出生前にアスピリンにさらされたことと四歳児における知能障害や注意欠陥との間に関連があるという（アセトアミノフェンにこの問題は認められない）。また別の研究は、アスピリン、イブプロフェン、あるいはいくつかの鬱血《うっけつ》除去薬の一つを第一トリメスターに使用すると**胃壁《いへき》破裂症**（*gastroschisis*）——胚の成長段階で胃壁がうまく閉じない異常——のリスクが高まることを示唆している。この他の市販薬——制酸薬［胃酸を中和する薬］、抗ヒスタミン薬、緩下《かんげ》薬［便通を促進する薬］、咳止め薬、外用薬の多くなど——は安全と考えられるが、どうしても使う必要がある場合だけに限定すべきだ。市販薬はいくつかの薬剤を組み合わせていることが多いので、妊娠している女性は必ず使用説明書を注意深く読み、**どんな薬でも**使う前に医療者に相談することが重要だ。

▼アルコール

アルコールは私たちの文化の中で「特別な催奇物質」と見なされてきた。多くの女性は大量の飲酒が胎児に悪影響を与える可能性があることを知っているが、顔面や頭部の欠損、成長遅延、精神遅滞、心臓その他の器官の異常などが起きる**胎児アルコール症候群**（ＦＡＳ—*fetal alcohol syndrome*）は、今も新生児一〇〇〇人のうち二人にみられる。実際、米国では出生前にアルコールにさらされることが精神遅滞の主要な原因の一つになっている。流産、早産、出産合併症［出産が原因となって起こる別の病気］のリスクもアルコールによって高まる。アルコールは胎盤を容易にくぐり抜けるので、胎児の血液中のレベルも母親の血液中のレベルに近くなる。母親が酔っていれば、胎児も同じように酔っている。

ヒトと動物を対象にした研究で、脳はアルコールによって最も成長を阻害されやすい器官だということが明らかになっている。アルコールは胎児の脳のニューロンを直接破壊する。また、ニューロンやグリア細胞の移動も妨げるため、特定の脳の構造が正常でない場所に作られたり、そもそも形成されなかったりする。少量なら脳の重大な奇形にはつながらないが、それでもアルコールは、樹状突起の成長やスパインの発達、シナプスの正確な接続を阻害する。アルコールにさらされるタイミングによって、影響を受ける脳の領域は異なる。たとえば、ニューロンが最後に作られるのは小脳で、ラットを使った実験では、ヒトの第三トリメスターに相当する時期にアルコールにさらされると、小脳で生き残るニューロンおよびグリア細胞の数が永久に減ったままになってしまう。

胎児に対するアルコールの影響の程度は明らかに摂取量に依存する。一日に六杯飲む母親から生まれる子どもでは、三〇ないし五〇パーセントに重篤《じゅうとく》なFASが生じる（ここでいう「一杯」とは、飲み物の種類にかかわらず純粋なアルコール〇・五オンス（約一五ｃｃ）を含む分量とする。ビールなら一二オンス（約三五五ｃｃ）、ワインなら五オンス（約一四八ｃｃ）、蒸留酒なら一・五オンス（約四四ｃｃ）だ）。また、赤ちゃんに見たところ異常がなくても、将来、知能に問題が生じるリスクはかなり大きくなる。アルコール漬けの母親から生まれた子どもでは、最大で八〇パーセントに何らかの程度の精神遅滞、注意欠陥障害、言語障害が見つかっている。

出生前にさらされたアルコールの量がそれほど多くなければ、はっきりした胎児アルコール症候群を発症するリスクはごくわずかだが、それでも知的能力にいくらか問題が生じる可能性はある。たとえば、妊娠中に平均して一日に約三杯飲んでいた母親から生まれた子は胎児期にアルコールにさらされなかった子と比べて、母親の喫煙、食事、教育程度、母乳で育てたかどうか、といった要因を考慮して補正してもなお、ＩＱのスコアが約七ポイント低い。この程度のＩＱの低下があっても正常な範囲からはずれはしないが、出生前にアルコールにさらされることがなければ、この中流家庭の子どもたちは明らかにもっと頭が良くなっていたはずだ。

控え目なアルコール摂取の影響は論議を呼んでいる。妊娠中、一日に一杯か二杯飲んでいた母親の子どもに、奇形、新生児の行動異常、認知能力の遅れの発生率が増えるとする研究はいくつかあるが、証明されてはいない。しかし、週に四杯あまり飲んだだけで流産のリスク、一日に二杯までの飲酒で**胎盤剥離**《たいばんはくり》

（*placenta abruptio*――子宮の正常な位置に付着している胎盤が早期に剝離してしまうこと）のリスクが高まるという報告もある。また別の報告によれば、わずか月に一杯から三杯の飲酒でも口唇裂《こうしんれつ》のリスクがわずかに増加し、月に四杯から一〇杯まで着実に増え、それ以上でも同様にリスクが高まるという。一部の不一致は、明らかに妊婦のアルコール摂取量の区分が研究者によって異なることによるものだ（たとえば「月に四杯かそれ以上」というのは、ごくわずかな飲酒は別として、あとは実際に飲む量に大きな開きがあっても一括《ひとくく》りにされてしまう）。また、地域による違いも目立っていて、米国で行なわれた研究は控え目なアルコール摂取量でも影響が認められるとする傾向があるのに対し、ヨーロッパやオーストラリアでの研究は影響がないとする傾向がある。つまり、控え目な量のアルコール摂取――ときおりの飲酒、あるいは毎晩の食事時にワインを一杯飲む程度――で胎児の健康や後の認知能力への影響があるかどうか、まだ結論は出ていない。

「暴飲」が胎児にとって特に有害かどうか、という問題もある。暴飲とは一度に五杯以上飲むことを指しており、したがって毎週一回「暴飲」している女性も、ならせば「控え目な」飲酒と見なされるかもしれない。しかし量が同じでも一気に飲むと、数日に分けて飲んだ場合よりも血中のアルコール濃度は何倍も高くなる。シアトルでのある研究は、妊娠中に一度か二度の「暴飲」と、七歳の子の学習、注意、記憶、感覚、運動技能の障害、さらに一四歳になってからの読み書き能力の障害との間に関係を認めている。しかしデンマークで行なわれたある研究は、生後一八カ月および四二カ月での認知能力のテスト結果に暴飲の影響はみられないとしている。

妊娠中、あるいは子作りを試みている時期の女性は、大量の飲酒を（おそらく控え目な飲酒も）避けた方がよいのは明らかだ。妊娠中、完全に禁酒すべきかどうかはそれほどはっきりしていない。まったく飲まないのがいちばん安全なのは明らかで、医師や公衆衛生当局も今ではそれを推奨しているけれど、控え目な量のアルコール摂取が胎児の心身に有害な影響を与えるかどうかは、やはりまだ分かっていない。たいていの催奇物質と同じように、おそらくアルコールにも、それ以下なら胎児の発達に影響を与えない閾値《いきち》［影響を及ぼす最小の値］が存在するのだろうが、それがどれだけのレベルかはまだ分からない。したがって、妊娠したらできるだけ早く――できれば妊娠する前から――アルコールを断つのが最も賢明なやり方ということになる。しかし、控え目な量の飲酒の影響が定かでないのは、ある意味で安心材料でもある。妊娠していると分からないでいた間、一日に二杯くらいまで飲んでいた女性は、この量のアルコール摂取が胎児に有害だと証明されていないという事実に、いくらか慰められるだろう。

妊娠中の禁酒が奨励されているのは、個人的なリスクを知るというより公衆衛生の観点からだ。米国では一九九五年の時点で、妊娠している女性の一六パーセントが調査前の一カ月に飲酒をしたと回答し、三パーセントが少なくとも一度「暴飲」したことを認めた（この種の調査ではアルコール摂取量を少なめに答える人が多いことがよく知られている）。出生前のアルコール摂取は、米国で毎年少なくとも四〇〇〇例の精神遅滞と、たぶんその一〇倍の、学習と行動にやや問題を抱えた子どもたちを生み出していると考えられる（出生前のアルコール摂取による軽度の影響は、一般に誕生から数年経つまで表面化しないため、別の要因のせいにされているケースもあるかもしれない）。妊娠中のアルコール摂取は社会にとって大きな負担となることから、米国議会は一九八九年、酒瓶への警告文表示を義務づけた。妊娠中のアルコール摂取は一九八〇年代にかなり減少したが、一九九一年から一九九五年にかけては逆に**増加**している。

▼タバコ

多くの女性は妊娠中の喫煙もよくないことを理解している。しかし困ったことに、子どものことをきちんと考える親にとっても、喫煙の習慣を断つのはすごく難しい。喫煙は大量の飲酒ほど胎児の脳の発達に害を及ぼすわけではないが、心臓や肺など多くの器官に作用し、後々まで赤ちゃんの健康に悪影響を与える。ヘビースモーカーの親から生まれた赤ちゃんは非喫煙者の赤ちゃんに比べてかなり小さく、平均して約〇・五ポンド（約二三〇グラム）軽い。実のところ、低出生体重を防ぐには禁煙するのが手っ取り早い。喫煙が原因の場合が多いし、妊娠中に喫煙している女性は二五パーセントと推定されるからだ（喫煙していた女性の赤ちゃんは、妊娠期間中に母親の体重がどれだけ増えたかにかかわらず出生時の体重が少ない。したがって、非喫煙者よりも喫煙者の母親の方が食べる量が少なかった、と単純に考えることはできない）。胎盤の問題によって生じる流産や早産のリスクも喫煙によって高くなる。早産も低出生体重も、子どもが精神や神経に障害を抱える可能性を高めてしまう。

　妊婦がタバコを吸うとニコチンが胎児循環［胎児特有の循環機能（呼吸、消化、排尿等）の働き方。へその緒と胎盤を通じて行なわれる］に入り込む。このことによって呼吸リズムが劇的に変わり、無呼吸と極端に速い呼吸が交互に生じる。妊娠中に喫煙していた母親の赤ちゃんは乳幼児突然死症候群（ＳＩＤＳ）のリスクが高いが、これは子宮内での呼吸パターンの変化に関係している可能性がある。

　妊娠中に喫煙していた母親の子どもを長期にわたって調べたいくつかの研究は、子どもの脳の発達と機能に影響があることを示唆している。新生児の吸綴《きゅうてつ》［母乳やミルクを吸引すること］能力、一歳から二歳の子どもの言語能力と運動能力、四歳から七歳の子どもの活動過多および聴覚的注意における障害、七歳から一一歳での学習能力と、出生前の喫煙を結びつける報告がいくつもある。また、六歳から一七歳の少年の注意欠陥多動性障害や、それ以外の原因の分かっていない精神遅滞と結びつける研究も二つある。こうした研究の一部には議論の余地があり、喫煙者は平均すると非喫煙者よりアルコール摂取量が多く、社会経済的な地位が低い傾向があるという事実も話を複雑にしている。しかし全体的にみて、これまでに得られた証拠は確かに、妊娠中の大量の喫煙が認知能力に長期的な影響を及ぼすことを示唆している。これはおそらく、子宮内での脳の発達が損なわれたためだと思われる。

タバコの煙には発達中の脳にとって有害かもしれない化学物質が非常に多く含まれている。このうち影響がよく分かっているのはニコチンと一酸化炭素のみだ。これはどちらも喫煙者の母親から生まれる子の低出生体重の原因になる。ニコチンは血管を収縮させ、胎児に供給される血液の量を減少させる。一酸化炭素は母親と胎児の血液中にある酸素と置き換わってしまう。つまり、どちらも胎児の利用できる酸素の量を減少させるわけで、酸素が少ないとすべての器官の成長が遅れることになる。

とりわけニコチンは神経に損傷を与えると考えられている。ニコチンは神経伝達物質アセチルコリンの受容体に特異的に作用する（実際、この種の受容体は「ニコチン性」と呼ばれる）。多くの神経伝達物質は、シナプスの情報伝達におけるこの役割に加え、発達中にニューロンの成長を促進する働きをする。したがって子宮内でニコチンにさらされると、通常はアセチルコリンによって伝達される成長のシグナルが妨げられる恐れがある。ラットを使った実験では出生前のニコチン投与によって、アセチルコリンを作って保存する脳領域でニューロンの構造や生化学的特徴に影響がみられた。出生前にニコチンにさらされたラットは、ヒトの場合と同じように、覚醒、注意、運動機能などの行動異常が後に現れた。これはおそらく神経が攪乱《かくらん》されたためだろう。

妊娠中の女性には禁煙を強く推奨する。喫煙は第三トリメスター〔妊娠二八週以降〕の胎児の成長にとって特に有害だけれど、もっと早く妊娠一六週までに禁煙した女性の赤ちゃんは正常な出生体重になる。分娩の一カ月前になって禁煙した場合でも、赤ちゃんの脳に損傷を与える最も一般的な原因の一つである、誕生時の酸素不足の危険性が少なくなる。出生前の喫煙によるそれ以外の悪影響がいつ生じるかは分かっていないが、禁煙するのが早ければ早いほど、赤ちゃんの脳が損傷を受けない可能性は高まるはずだ。完全に禁煙するのが無理な場合も、せめて吸う本数をできるだけ減らした方がいい。ほとんどの有害物質と同様に、タバコの影響も摂取量に依存するからだ。

この観点から、受動喫煙でさえ知能の発達にとって有害であることが明らかになってきている。ある研究では、六歳から九歳までの子どもを対象に会話と言語の能力、視覚／空間的な能力、一般的な知能をテストしたところ、妊娠中に間接喫煙にさらされていた母親の子は、喫煙者の母親から生まれた子と、妊娠中タバコの煙がない家で過ごした母親の子の中間の成績であることが分かった。つまり妊娠中、あるいはその前もできるだけ早いうちに禁煙すべきなのは母親に限らない。父親やその他の家族も、喫煙をやめることによって赤ちゃんの脳の発達に貢献することができる。

▼非合法な薬物

非合法な薬物について、単独でどれだけの影響があるかを推定するのは困難なことが多い。妊娠中に非合法な薬物を使用する女性は、他の薬物やアルコールを摂取し、喫煙し、きちんと食事をとらず、出生前のケアをほとんど、あるいはまったく受けず、胎児を流産、先天性欠損症、発達上の問題といったリスクにさらす生活をしているのが普通だからだ。少なくともいくつかの研究はこの難点を念頭に置いて、ほぼすべての薬物乱用を脳の異常や発達遅延の高い発症率と結びつけている。広く乱用される薬物（非合法でないアルコールやタバコも含む）はすべて、流産や早産のリスクも高めてしまう。

コカインは特定のパターンで胎児に奇形を生じさせることはないが、妊娠中に正常な脳の発達を妨げる問題と関連がある。コカインの使用は胎盤を剥離《はくり》させ、早産を引き起こす可能性がある。コカイン常用者の母親から生まれた赤ちゃんは、早産かどうかにかかわらず小さく、小頭症《しょうとう》——頭が異常に小さい状態で、しばしば精神遅滞の原因となる——のリスクが高い。胎児の脳における卒中や出血のリスクも高まり、いずれも損傷の影響はずっと続く可能性がある。コカインにさらされた赤ちゃんは環境にうまく反応できず、介護者との正常なふれあいもない。行動の異常は子宮内にいるときから明らかで、母親のコカイン使用によって胎児の動きや睡眠パターンが乱れることが知られている。

ヘロインも長期にわたる成長および行動の問題と関連づけられている。母親がヘロイン常用者だと胎児もヘロイン中毒になっており、誕生とともに激しい禁断症状が現れ、高率で新生児死亡に至る。新生児突然死症候群（ＳＩＤＳ）のリスクも高い。妊娠中にヘロイン依存の治療に用いられるメタドンでさえ、新生児に深刻な禁断症状を引き起こすことがある。それでも妊娠中にヘロインを使用していた場合と比べると、メタドンを使用していた母親から生まれた赤ちゃんは出生時の体重も長期的な発達もかなり良好だ。

マリファナの使用は、薬物の影響と煙を吸うことによる酸素不足の両方の問題をはらんでいる。マリファナに含まれる陶酔感を生む成分――テトラヒドロカンナビノール（ＴＨＣ）――は胎盤を容易に通過し、胎児循環から抜けるのに長い時間がかかる。喫煙と同じように、マリファナ吸引も胎児の血中の一酸化炭素レベルを増大させ、脳の発達に欠かせない酸素を奪ってしまう。母親のマリファナ使用は、新生児の視覚反射や驚愕《きょうがく》反射の異常、学齢期の行動障害、四歳児の言語や記憶の障害と関連づけられている。

▼カフェイン

カフェインは多くの飲料に含まれ、他にもいろいろなものに添加されている。中枢神経系を刺激して覚醒させ、注意力を高め、心拍数や代謝速度を増大させる。カフェインを大量に摂《と》ると（六〇〇ミリグラムを超える量）、動悸《どうき》、不安、不眠、吐き気、抑鬱《よくうつ》を引き起こすことがある。淹《い》れ方にもよるが、六オンス（約一七七ｃｃ）のコーヒー一杯には六〇―一五〇ミリグラム、一オンス（約三〇ｃｃ）のエスプレッソには三〇―八〇ミリグラム、六オンス（約一七七ｃｃ）の紅茶一杯には二〇―一〇〇ミリグラムのカフェインが含まれる。カフェイン入りソフトドリンク一缶には、ブランドにもよるが三二―七二ミリグラムが含まれ、ミルク抜きのチョコレート一オンス（約二八グラム）には、カフェインと関係のある化合物テオブロミン二〇ミリグラムが入っている。また、市販薬にもカフェインを含むものが多い――エキセドリン（Excedrin 一錠あたり六五ミリグラム）、アナシン（Anacin 三二・五ミリグラム）、デキサトリム（Dexatrim 二〇〇ミリグラム）など。

カフェインは胎盤を通過し、胎児循環の中で濃縮されもする。胎児の発達に与える影響への懸念は動物を使った研究に基づいている。妊娠しているラットにカフェインを大量に与えた結果、催奇形性《さいきけいせい》が認められたのだ。一日に強いコーヒー一五〇杯を飲むのに相当する量のカフェインをラットに投与したところ、胎児に手足や指が欠損する奇形が生じた。しかし、カフェインはヒトに対する催奇物質ではなさそうだ。平均的な妊婦は一日に一四四ミリグラムのカフェインを摂取していると推定されるが、これは胎児の発育にとって危険ではない。妊娠中にかなり多くのカフェイン（一日あたり四〇〇ミリグラムを超える量）を摂《と》る女性でも、胎児に先天的欠損が生じるリスクは増えない。年配の女性から注意されるかもしれないが、出産前にカフェインにさらされても胎児の成長が妨げられることはない。また、妊娠中にカフェイン入り飲料を飲んだ母親から生まれた七歳児を調査したある研究によると、その後の子どものＩＱに影響はみられないという。

ただ、カフェインが先天性欠損症や認知能力の問題を引き起こすようには見えないとしても、妊娠中にかなり多くのカフェインを摂取した女性は、妊娠期間が長く、流産する率が高くなるという研究もいくつかある。また、大量のカフェイン摂取があると、出生時の赤ちゃんに禁断症状が生じる可能性もある。こうした研究や、動物実験で大量摂取の影響が見つかっているという気がかりな点を踏まえると、妊娠している女性は一日に三〇〇ミリグラムのカフェイン（中くらいの濃さのコーヒー三杯分、マグカップなら二杯分）を超える量を摂取しない方がいいだろう。

▼アスパルテーム

人工甘味料アスパルテーム（商品名はニュートラスイート NutraSweetやイコール Equal）［日本では「パルスイート」などの人工甘味料に含まれる］は、人体のあらゆる組織に普通に存在する二種類のアミノ酸――アスパラギン酸（アスパルテート）とフェニルアラニン――から合成される。体内に入るとアスパルテーム一分子は二つのアミノ酸一分子ずつに分解され、同時にメタノール一分子ができる。メタノールは大量に摂取するときわめて危険だが（たとえば、ワニスや不凍液を誤飲するなど）、ダイエット炭酸飲料一缶から摂取することになるメタノールは、バナナ一本、フルーツジュース一缶に自然に含まれているメタノールの量よりも少ない。アスパラギン酸は胎盤を通過できない。フェニルアラニンは通過し、胎盤の胎児側でいくらか濃縮されもするが、通常のレベルなら害はない（ただし、アスパルテームの使用全般についていえることだが、遺伝的疾患のフェニルケトン尿症（ＰＫＵ）にかかっている場合はフェニルアラニンの代謝が阻害されて危険なレベルまで体内に蓄積するため、アスパルテームを摂取してはいけない）。

人工甘味料に対する懸念はおそらく、チクロ（シクラメート）その他の甘味料に出生前にさらされることと、活動過多や神経過敏のような行動上の問題を関連づけた、一九七一年に発表された予備的研究に基づいているのだろう。しかし、アスパルテームはこのグループに属していない。米国でアスパルテームの使用が承認されたのは一九八一年だからだ。注意欠陥障害のある子どもに対するアスパルテームの影響を調べたもっと新しい研究では、通常の一〇倍の量を摂取した場合でも行動や認知能力に変化はみられなかった。出生前にアスパルテームにさらされた場合の、身体および精神の機能のさまざまな面に対する影響を調べた動物実験もいくつか行なわれている。こうした研究の多くは、母親にかなり大量のアスパルテームを与えた場合でも、仔の発達、反射、視覚、行動、記憶に変化はみられなかったとしている。

これまでに明らかになっている証拠は、妊娠中にアスパルテームを摂取しても、胎児や、その後の子どもの能力にとってリスクにならないことを示している。広く使われている別の人工甘味料サッカリン（商品名はSweet'N Low）も妊娠中に摂取して問題ないと考えられるが、アスパルテームほど徹底して調べられたわけではなく、動物実験では大量に摂ると膀胱《ぼうこう》がんの原因になることが分かっているため、保健衛生の専門家の中には疑いの目を向ける人もいる。

▼グルタミン酸ナトリウム（MSG）

グルタミン酸ナトリウム［グルタミン酸のナトリウム塩。「味の素」「ハイミー」などの化学調味料に含まれる］も一般的なアミノ酸であるグルタミン酸をもとに、ナトリウム一原子を結合させて作られる。ナトリウムを大量に摂取することの健康リスクはよく耳にするが、脳の発達に関して気がかりなのはグルタミン酸ナトリウムに含まれるグルタミン酸だ。グルタミン酸は風味を増すためにアジアの料理によく使われ、多くの加工食品や調理食品にも含まれている。特にスープ、サラダドレッシング、ソース、マリネード（マリネの漬け汁）、ランチョンミート、冷凍食品、味付けしたポテトチップスやクラッカー、米やパスタに混ぜて使う即席ミックスなど（実のところ平均的な米国人は、たまに外食で食べる中華料理よりも家庭料理で摂取するグルタミン酸の方が量は多い）。グルタミン酸ナトリウムに限らず、グルタミン酸が「植物タンパク質加水分解物（ＨＶＰ）」という形で食品に添加されることはよくある。ＨＶＰにはグルタミン酸が一〇ないし三〇パーセント含まれ、食品表示では「ＨＶＰ（hydrolyzed vegetable protein）」、「調味料（flavoring）」、さらには「天然調味料（natural flavoring）」などと記されることもある。

グルタミン酸への懸念は、大量に摂取すると脳細胞が破壊されることが知られているところからきている。特に幼い動物はグルタミン酸の毒性の影響を受けやすい。既にみてきたように、ニューロンはシナプスの間《かん》隙《げき》を神経伝達物質が越えることで情報を伝える。この化学的メッセンジャーには興奮性のものと抑制性のものがある。グルタミン酸は興奮性神経伝達物質の一つで、脳内で特に重要な役割を果たしている。グルタミン酸によってニューロンが（てんかん発作が起きたときの脳の領域のように）過剰に興奮すると、ニューロンの損傷や壊死《えし》が起こる。電気製品に過大な電流が流れると壊れてしまうようなものだ。

このシナリオは恐ろしいが、妊娠中にグルタミン酸ナトリウムを摂取する母親が胎児の脳に損傷を与える可能性はずいぶん低い。グルタミン酸ナトリウムを安全だと考える主な理由に、グルタミン酸は胎盤を通過しにくいということがある。さらに、女性が普通に口にする食物からタンパク質という形で摂取するすべてのグルタミン酸のうち、食品添加物から摂取する量はわずか（二―三パーセント程度）でしかない。アスパラギン酸やフェニルアラニンと同じように、グルタミン酸はあらゆる種類のタンパク質を構成する二〇種類のアミノ酸の一つで、体内でタンパク質を合成するのに使われる。グルタミン酸ナトリウムや「天然調味料」を避けている人でも、毎日大量のグルタミン酸を摂取している。最後に、グルタミン酸ナトリウムを大量に摂取している（アジアなどの）人々の間で、あまり摂取していない人々に比べて脳の損傷や精神遅滞の発症例が多いという証拠はない。現在の疫学《えきがく》的知識と常識を組み合わせて判断すると、妊娠中にこれらのアミノ酸を摂取しても、ほどほどの量なら胎児の脳の発達に害はないといえるだろう。

▼乳幼児期におけるアスパラギン酸とグルタミン酸

妊娠期間中とは違って、出生後にグルタミン酸やアスパラギン酸にさらされることにはもっと大きな懸念がある。関門となる胎盤がないため、どちらのアミノ酸も容易に赤ちゃんの脳に到達する。特に、調節機能の多くを担《にな》う**視床下部**《ししょうかぶ》（*hypothalamus*）は、大部分が血液脳関門の外側に位置しているため到達しやすい。若いラットやマウスにグルタミン酸を大量に与えると視床下部のかなり多くのニューロンが壊死し、後にはその個体にホルモン異常が起きて、肥満、不妊、性的成熟の遅れが生じた。アスパラギン酸にもグルタミン酸と同様に脳の活動を亢進《こうしん》させる作用があり、ラットの視床下部ニューロンに損傷を与えることが知られている。

グルタミン酸とアスパラギン酸の過剰摂取によって子どもの脳に損傷が起きることを示唆する臨床的あるいは疫学的な証拠はないけれど、こうした調味料があらゆる種類の食物に使われているのは潜在的にかなり危険だと一部の研究者は考えている。乳幼児の場合、ニューロンが大人の場合よりグルタミン酸に対して敏感だということが知られている。また、同じ食品（たとえば即席カップ麺など）を食べても、体重一五〇ポンド（約六八キログラム）の大人より三〇ポンド（約一四キログラム）の子どもの方が摂取するグルタミン酸の体重に対する割合がずっと大きいため、乳幼児は特に影響を受けやすい。三〇年近く前、食品メーカーは自発的にベビーフードへのグルタミン酸ナトリウム添加を中止したが、これまでのところ米食品医薬品局（ＦＤＡ）は加工食品へのグルタミン酸の添加を規制していない。シュガーレスのヨーグルト、チューインガム、炭酸飲料に含まれるアスパラギン酸の量はかなり少ないけれど、子どもたちの食べるものの多くにグルタミン酸がかなり含まれていて、両方が重なると神経系の健康に危険を及ぼす可能性がある。

▼その他の化学物質

医薬品、乱用される薬物、食品添加物だけでなく、胎児の脳の発達に潜在的なリスクのある化学物質は数多くある。一般に、母親が職業を通じて化学物質にさらされる場合は問題の生じる可能性がずっと高く、催奇物質だと判明しているものを使わなければならない作業を妊婦が行なうにあたっては、たいてい厳しいガイドラインがある。しかしこれまでみてきたように、催奇形性があるかもしれない物質の大多数はほとんど研究されていない。したがって、工場、農場、病院、研究所、美容室、ドライクリーニング店など、日々どうしても化学物質にさらされる職場で働いている女性は、妊娠中は特に注意し、労働環境に存在する化学物質についてできるだけ詳しく調べ、危なそうなものにはできるだけ近づかないようにする必要がある。

これまでに分かっていることから考えて、妊娠中は次の化学物質にさらされないようにすべきだ。有機溶剤（トルエン、ベンゼン、麻酔用のガスなど）、油性塗料（ラテックス塗料や、その他の水性塗料は安全）、あらゆる種類の除草剤および殺虫剤、PCB（ポリ塩化ビフェニル――米国では一九七〇年代に禁止されたが、多数の埋め立て地、湖沼、そこに棲む魚の体内に蓄積している〔日本でも一九七〇年代に禁止された〕）、塩化ビニル（プラスチック製造業で使われる）、一酸化炭素、炭化水素（ガソリンを含む）、水銀化合物*（特に防カビ剤として使われるメチル水銀）、カドミウム（タバコの煙にも含まれる）、ニッケル、鉛などの重金属。

*体温計や歯科用アマルガムには分子化合物でない水銀が含まれている。これは胃腸系ではそれほど吸収されないため、このような形の水銀を妊婦が誤って呑み込んでも、胎児が甚だしく危険にさらされることはない。

催奇物質を吸入したり経口摂取《けいこうせっしゅ》したりした場合のリスクは非常に高い。そのため、溶剤や油性塗料など揮《き》発性《はっせい》の化合物は風通しのよい場所で扱い、手と口の接触はどんな化学物質を扱う場合も避けるべきだ。トルエンを吸ってハイになるなど、溶剤を常用している妊婦の場合、明らかに揮発性の催奇物質と先天性欠損症が関連づけられる。職業上の必要から溶剤にさらされる女性の場合はそれほどはっきりしたデータがないけれど、美容師、手術室に入る医師や看護師、ある種の工場労働者は、溶剤にさらされる機会のない女性に比べてやや流産しやすく、子どもに先天性欠損症や発達遅延が生じる率がいくぶん高いことを示唆する研究がある。職業に関連する場合に比べると、自分でガソリンを給油したり赤ちゃんの部屋を油性塗料で塗ったりしてたまに揮発性の催奇物質にさらされる程度なら、胎児に悪影響を及ぼす可能性はきわめて低い。

▼鉛

鉛は環境中に広く存在するので、その危険性については特別に取り上げて議論する価値がある。鉛にさらされる危険が最も高いのは、自動車や飛行機の塗装、印刷、金属精錬やバッテリー製造、ステンドグラスや貴金属アクセサリーを作る仕事などだ。こうした職場だけでなく、塵《ちり》や水も鉛で汚染されていることがしばしばあるし、料理に使われる陶器や器具にも鉛が使われていることがある。一九七〇年代以前は家庭用塗料の主要な成分でもあった。

　鉛は体内で多くの酵素の働きを阻害する。ミネラルの吸収、エネルギーの利用、ＤＮＡの合成――いずれも細胞が成長し分裂するための段階――を妨げるため、成長過程においては特に問題となる。このことから、鉛にさらされた女性は、不妊、流産、死産、早産のリスクが高くなり、生まれた子には軽度の欠損が生じやすくなる。こうした問題のいくつかは、父親だけが鉛にさらされた場合にもみられる。

　さらに広い範囲で懸念されるのは、出生前に鉛にさらされた子どもたちの間で精神機能に微妙な影響が生じることだ。最近の研究では、以前は安全と考えられていた一〇μg／dL（マイクログラム毎デシリットル）を超える鉛にさらされた胎児（出生時に臍帯血《さいたいけつ》で濃度を計測）の間で、後にわずかながら有意の精神障害が生じるというデータがある。出生後に鉛にさらされることがなければもとに戻り、四、五歳でのＩＱは正常になるようだ。しかし、出生後も鉛にさらされる状態が続いたり（そういうケースは多い）、他の点で不利な環境に置かれていたりすると、子どもの知能はそのまま回復しない（出生後に鉛にさらされるようになったケースも危険性はあるが、血中濃度がある程度高い場合に限られる）。このように、鉛の影響は栄養不良の影響とよく似ている。始まった時期が早いほど、そして継続期間が長いほど障害は大きくなるが、子どもの早期の環境が刺激に満ちていて成長を支えてくれるものであれば、ある程度の鉛の影響は克服できる。

　子どもたちへの知的障害のリスクがきっかけとなり、米環境保護庁（ＥＰＡ）は一九七三年に無鉛《むえん》ガソリンの製造と使用を普及させた。自動車から排出される鉛が減少すると、空気、土、塵に含まれる鉛の量はこの二五年間で激減した。この法律と、食品用の缶に使われる溶接素材から鉛を取り除いたことにより、学齢前の子どもの平均血中鉛濃度は一九七六年から一九九一年までにほぼ八〇パーセント下がった。しかし、こうした改善にもかかわらず、血中鉛濃度が米疾病予防管理《しっぺい》センター（ＣＤＣ）の推奨する上限値――一〇μg／dL（マイクログラム毎デシリットル）――を超える子どもは多い。特にリスクが高いのは黒人の子どもで、二一パーセントが上限値を超えている。これに対し、白人の子どもでは六パーセントだ。

空気や土に含まれる鉛のレベルはかなり改善されたが、水や古い家の塗料に含まれる鉛はなおも妊婦や乳幼児にとってかなり危険だ。鉛を含む塗料が使われていると、子どもが塗料片を口に入れたり舐《な》めたりするかもしれないし、はがれた塗料が塵となって空中に舞い、それを妊婦や乳幼児が吸い込む恐れもある。一九七八年以前に建てられた建物は特に注意すべきで、一九九二年に議会を通過した法律は対象となる家屋の所有者に対し、その物件の購入や賃借を検討している人に、鉛を含む塗料の使用について情報を提供することを義務づけている。鉛を含む鑞着《ろうちゃく》材はもう配管に使われていないが、古い配管や継ぎ手が残っていると飲料水が鉛に汚染される可能性がある。妊娠中や幼児のいる家庭では、飲料水に鉛が含まれていないかどうか検査してもらうのもいい考えだ。鉛が高い濃度で含まれていた場合は（ＥＰＡが定める飲料水中の最大許容値は五〇μg／dL）、家庭用の鉛除去フィルターを取り付けるか、鉛が入っていないことが確認されている飲料水を購入するといい。

電離《でんり》放射線

子どもの誕生を心待ちにしている親にとっては**放射線**（*radiation*）という言葉自体恐ろしいものに思える。原子爆弾と、胎児はもちろん誰にとっても危険な放射性降下物を思い起こさせるのだ。確かに放射線は催奇物質だが、あらゆる有害物質と同様に、危険性の程度は浴びた放射線の量に比例する。また、放射線の種類によって危険度は大きく異なる。

有害なのは**電離《でんり》放射線**（*ionizing radiation*）と呼ばれるもので、X線、ガンマ線、放射性崩壊［ウランなどの放射性元素の原子核が放射線を放出し他の種類の原子核に変化する現象］によって放出される粒子などが含まれる。このような放射線は非常に高いエネルギーを持ち、原子や分子から電子をはじき出す作用がある（**電離作用** *ionization*）。こうした放射線は体を構成する分子に直接損傷を与え、組織を傷つけたり、（DNAの重要な部分を変化させた場合は）個人の遺伝子コードに突然変異を生じさせたりする。大人が過剰に電離放射線を浴びると、一部の突然変異ががんを引き起こすことがある。胎児が被曝《ひばく》すると、突然変異によって成長のプログラム全体が変わり、胎児死亡や、特に脳に影響を与える先天的異常を引き起こす可能性がある。

妊娠中の放射線被曝のリスクに関する知識は、日本に投下された原爆の被爆者やX線が使われ始めた頃に医療用に照射を受けた女性たちの辛い経験によってもたらされた。どちらのケースでも子宮内で被曝して生き残った赤ちゃんの多くは、頭が異常に小さかったり（小頭《しょうとう》症）、ある程度の精神遅滞を示したりした。被曝した線量が大きければ、それだけ流産、小頭症、精神障害の生じる割合が高くなる。広島の爆心地から一・二マイル（約一・八キロメートル）以内にいた母親から生まれた五六人の赤ちゃんのうち、二三人が小頭症だった。これは通常予想されるより二二人も多い。

発達中の脳が電離放射線によって最も傷つけられやすいのは、妊娠後八週間から一五週間の時期だ。脳内でニューロンが最も盛んに作られるこの時期に放射線を大量に浴びると精神遅滞が起こりやすくなる。妊娠後二週間までに放射線にさらされるのは、胚［卵割《らんかつ》開始以降の発生期にある個体］にとってほぼ完全に致命的だ。妊娠後二週間から八週間までの時期に被曝した場合は、精神遅滞を引き起こすことはないが、脳以外の器官に損傷が生じる可能性が非常に大きい。妊娠後一六週間から二五週間の時期も電離放射線は胎児にとって危険だが、精神遅滞のリスクは妊娠後八週間から一五週間の時期に比べて四分の一か五分の一になる。

こうした発見により、妊娠中の放射線被曝に関するガイドラインが整備されてきた。X線その他の放射線による妊娠中の医療被曝について勧告されている上限値は五レムだ（**レム**は生体組織による吸収を考慮した線量当量の単位）［現在はSI単位のシーベルトが使われる。一レムは〇・〇一シーベルト（一〇ミリシーベルト）に相当するので、五レムは五〇ミリシーベルト］。この値は精神遅滞と関連づけられている最小レベルの一〇分の一だ。X線技師、研究所の技師、原子力分野の労働者、その他、職業上電離放射線にさらされる女性の（妊娠中の被曝）上限値は〇・五レム（五ミリシーベルト）で、精神遅滞を引き起こす閾値《いきち》と思われるレベルの一〇〇分の一だ［国際放射線防護委員会（ICRP）は二〇〇七年の勧告（Pub.103）で、放射線作業者（職業人）について実効線量限度を二〇ミリシーベルト／年（五年間の平均線量）、最大五〇ミリシーベルト／年を超えないこと、妊娠している女性の職業被曝については一ミリシーベルト／妊娠期間としている。公衆に対しては実効線量限度を一ミリシーベルト／年としている］。

これらの数値を考えるとき、母親が妊娠期間中にさらされる自然な環境中の放射線量は平均〇・一八レム（一・八ミリシーベルト）であることを覚えておくといい。この**バックグラウンド放射線**（*background radiation*）には太陽や宇宙から降り注ぐものと、岩石、土、空気、さらには建材に含まれる自然の放射性物質からくるものがある。そのレベルは地域によって異なり、高度や緯度が高いほど大きくなる。たとえば、飛行機の乗務員は太陽や宇宙からの放射線にさらされ、年に〇・〇八レム（〇・八ミリシーベルト）ほど多く被曝する。低レベルの放射線が健康にどれだけの影響を及ぼすかは今もよく分かっていないが、バックグラウンド放射線が平均より一〇倍高い地域に生まれた赤ちゃんの間でも先天的欠損は増えていない。

医療で電離放射線を使う目的は診断と治療の二つだ。X線、CTスキャン、血管造影法などを使った診断による被曝は、治療目的の放射線照射に比べるとかなり少ない。放射線治療では非常に強いX線やガンマ線を腫瘍《しゅよう》に集中させたり、がん治療のために放射性の薬剤を注射したりする。妊娠中に治療目的の放射線照射を行なうことはまず奨められない。母親の健康上どうしても放射線照射が必要なら、妊娠中絶を考えるべきかもしれない。

診断のための放射線利用は別の問題だ。五レム（五〇ミリシーベルト）という上限値では胎児の奇形の発症率がわずかに増加するが、妊娠中というだけの理由で診断に必要な放射線利用を否定すべきでないと医療関係者は考えている。母親の健康上差し迫った必要性があれば使っていいし、使うべきだろう。ただし、わずかとはいえ胎児へのリスクが認められる以上、必須でない放射線照射（歯科でのX線診断、職場の健康診断など）は出産後まで延期した方がいい。

妊娠中なのに診断のためにX線検査が必要だと言われたり（すべての妊娠例の一五パーセント）、妊娠を知る前にX線検査を受けてしまったりした女性には、次のいくつかのポイントを念頭に置いてほしい。第一に、X線にさらされる時期が重要だということ。受精から一五週間（妊娠第一七週）を過ぎてからX線検査を受けるようにできれば、胎児が脳に損傷を受けるリスクはかなり軽減される。第二に、医療用X線はかなり焦点が絞られている。そのため、子宮に向けずに撮影すれば胎児がさらされるX線の量はかなり少なくなる。たとえば妊婦の頭部を撮影するのであれば、骨盤部分を撮影する場合（この場合の線量は、妊娠中の医療被曝について勧告されている上限値の二五分の一）に比べて、胎児の受けるX線の量は二〇〇分の一になる。第三に、子宮を直接放射線にさらす必要がない場合は、鉛の遮蔽《しゃへい》板で腹部を覆うことにより胎児はほぼ守られる。最後に、放射線被曝のリスクは累積的で、五レム（五〇ミリシーベルト）という上限値は九カ月の妊娠期間における**すべての**被曝をあわせた量を表しており、一回の上限値ではない。

非電離《でんり》放射線

電離放射線のリスクはよく理解されているが、**非電離《でんり》放射線**（*non-ionizing radiation*）のリスクについてはほとんど分かっていない。非電離放射線とは生体を貫いても組織の分子を破壊するに至らないエネルギー

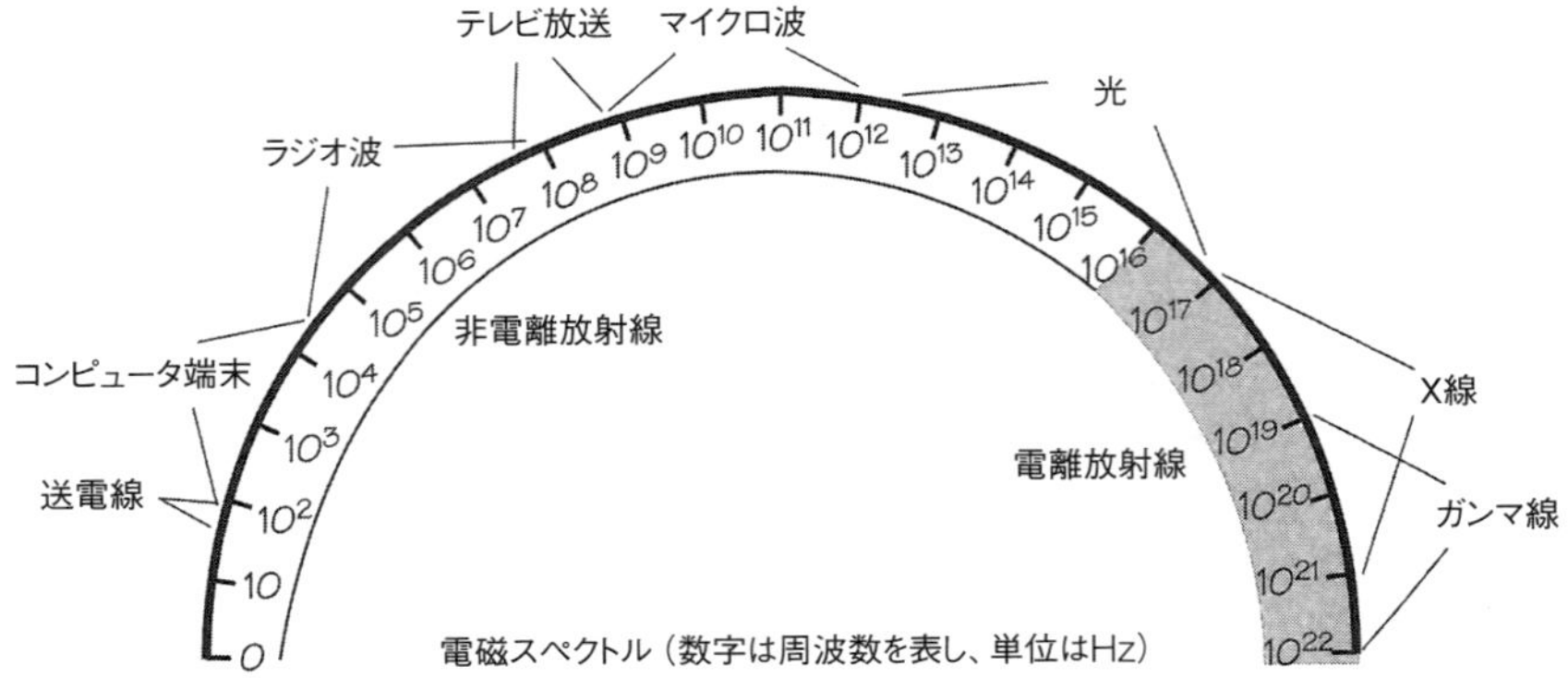

図3.1
電磁スペクトル　胎児の発達に影響を及ぼすことが証明されているのは電離放射線の領域——周波数が10^{16}Hz以上——のみ。

で、音波や超音波となって分子がぶつかる物理的な波と、中程から下にある周波数領域のエネルギーの波の両方をひっくるめた用語だ。非電離放射線の電磁波は（周波数［電磁波など周期的に変化する現象が一秒間に何回繰り返されるかを示す数。単位はHz（ヘルツ）］の高い方から）、あらゆる光（紫外線、可視光線、赤外線）、マイクロ波（電気通信、調理器具、レーダーに広く利用されている）、ラジオ波（FM放送やAM放送の電波、短波、テレビ放送のVHFおよびUHF）、電源や電気器具から生じる低周波や、電場、磁場までが含まれる（図3・1を参照）。

周波数が低く、エネルギーも低い非電離放射線は、電磁スペクトル［あらゆる電磁波の周波数帯域］の上方にある電離放射線——X線、ガンマ線、宇宙線——とは異なり、分子を直接傷つけることはない。しかし、強い被曝の場合は間接的に損傷を与える可能性がある。非電離放射線の安全性に限界があるのは、胚あるいは胎児の温度を上昇させるからだ。温度上昇が長引くと自然流産や胎児の奇形——特に脳や目——の発症率が高まる（妊婦がサウナ、熱い風呂、電気毛布を避け、高熱を下げ、運動時も体温が上がりすぎないようにと指導を受けるのはこのためだ）。マイクロ波、ラジオ波、超音波にはいずれも、かなりの強さで比較的長い時間浴びると体温を上昇させる効果がある。さまざまな種類の非電離放射線についての一致した見解は、胎児の体温を摂氏三九度よりも上昇させない限り安全というものだ。通常の照射なら、あるいは産業界と行政機関が決めた上限値での非電離放射線照射を受けても、胎児の体温がそこまで上昇することはありそうにない。

ただし非電離放射線は生体組織に対して謎めいた仕方で影響を与えることが知られている。この仕組みについてはほとんど分かっていないし、現代世界では環境中に非電離放射線の発生源が急速に増えていることから、先天的欠損のうちこれまで原因が知られていないものの多くに、目に見えないけれどどこにでもある無害そうな非電離放射線が関与しているかもしれないと、一部の研究者はなおも考えている。

▼非電離《でんり》性電磁放射

近年、電磁放射が健康に害を及ぼす可能性について不安が高まっている。特に懸念されているのはコンピュータのモニターと高圧送電線で、どちらも電磁スペクトルで最も周波数の低い領域に属する非電離放射線の発生源だ。同時に私たちの社会では、もっと周波数の高い電磁波もどんどん利用されるようになってきている。衛星通信その他の通信、ラジオやテレビの放送、携帯電話、侵入検知アラーム、車庫の自動開閉装置、電子レンジ、その他至るところで日常生活を便利にする機器に使われているラジオ波、マイクロ波、赤外線などだ。文明生活にどんどん電子機器が増え、遠くの場所と接続されていくにつれ、私たちはみな、ますます高いレベルの非電離放射線にさらされるようになっている。問題は、こうした非電離放射線が胎児の発達に危険を及ぼさないかということだ。

電磁スペクトルは周波数が一〇の二二乗ヘルツ（Ｈｚ）ときわめて高い宇宙線から三〇ヘルツ以下の超低

周波まで非常に広範囲にわたっている。周波数が低いほど電磁波の持つエネルギーは小さい。X線の周波数（ほぼ一〇の一七乗ヘルツ）以下の電磁波は生体物質を直接電離するほどのエネルギーを持たないが、それでも加熱その他の作用で組織に損傷を与える可能性がある。

非電離放射線の範囲では紫外線が最も高いエネルギーを持っている。紫外線を浴びたとき、目や皮膚にどういうダメージがあるかは誰でも知っているけれど、幸い、紫外線も赤外線も胎児に害を与えるほど深く皮膚に浸透しない。周波数が可視光のすぐ下に位置するマイクロ波にしても、そのスペクトルの上端に位置する周波数帯（衛星通信、テレビ、携帯電話など）は組織にそれほど浸透しない。しかし、周波数が低い方のマイクロ波はかなり浸透するので、食品を加熱するために多くの家庭で使われている。

▼マイクロ波とラジオ波

ラット、マウス、ヒヨコを使った研究から、妊娠中に強いマイクロ波やラジオ波にさらされるのは危険だということが明らかになっている。非常に強いレベルでは胎児死亡や——特に脳や頭蓋骨《とうがいこつ》に——奇形が生じる。マイクロ波やラジオ波にさらされるとかなり体温が上昇するので、こうした影響がみられるのも不思議ではない。それほど強くないレベルでは体温上昇が起こらず、一般に悪影響はみられない。いずれにしても、こうした実験に使われた動物に照射されたラジオ波やマイクロ波のレベルは、たいていの女性が通常さらされるよりもずっと強い。

しかし、いつも私たちの周囲にある電磁波よりずっと強いマイクロ波やラジオ波にさらされる職業もある。電磁放射のエネルギーは距離が遠くなると指数関数的に減衰する。つまり、電波塔の上のように電磁波の発生源に近ければ、少し離れた場所よりもエネルギーがかなり高い。電波塔の保守やレーダーの操作、あるいはプラスチック溶着など電磁波で加熱する作業に携わる人は、平均的な人よりもずっと高いレベルのラジオ波やマイクロ波の放射にさらされる。こういう仕事の多くは男性が担ってきたため、強いラジオ波やマイクロ波照射を妊娠中に受けた場合のリスクについてはほとんどデータがない。しかし、このような作業に携わる労働者に別の健康リスクがあることは知られている。たとえば、長年にわたって強いマイクロ波にさらされた男性の間で生殖不能がかなり生じている。

女性でも強いラジオ波やマイクロ波にさらされる機会が多い職業の一つは理学療法士だ。**ジアテルミー**と呼ばれるマッサージ療法では、患者の痛めた筋肉を温める目的でかなり強いマイクロ波や波長の短いラジオ波を使う。いくつかの研究によると、妊娠初期にジアテルミー装置を操作した理学療法士の女性で、わずかながら流産、死産、生まれた子の先天性欠損発症率の増加がみられるという。こうした女性から生まれるのは男の子よりも女の子が多いという奇妙な発見もあった。たぶん男の子の胚の方が女の子の胚よりも一般に弱く、流産する率が高いからだろう。ジアテルミー装置にマイクロ波の漏れがあるかを調べてみたら、最大許容限度（職業上の被曝に関する自主基準）を超えるものが見つかったという例もある。こうした知見はたぶん理学療法の安全規定を改善することにつながるのだろうが——最も簡単な対処法は作動中の装置から一メートル以上離れていることだ——強いラジオ波やマイクロ波にさらされることは胎児の発達に有害な影響を及ぼす可能性があることを、研究結果は明らかにしている（もちろん、妊婦はジアテルミー療法を受けることも避けた方がいい。患者の被曝量——そして胎児の温度が上がりすぎるリスク——は理学療法士より何倍も大きいからだ）。

ほとんどすべての妊婦の家にある電子レンジについてはどうだろうか。高いレベルの被曝も**起こり得る**けれど、そうした事態を防ぐために電子レンジにはいくつもの安全機構が組み込まれている。前面の窓からマイクロ波が漏れるのを防ぐためのシールドメッシュや、ドアが開く前にマイクロ波の照射を止める仕組みなどだ。米国では放射医学局（U.S. Bureau of Radiological Health）が電子レンジの規制を行ない、新品と最長五年間使用した製品の両方について電磁波漏洩《ろうえい》の許容レベルを定めている。古くなった電子レンジはドアの蝶番《ちょうつがい》が緩くなったり、ドアが歪《ゆが》んだりへこんだりして電磁波が漏れやすくなる。しかし、電磁波のエネルギーは発生源からの距離に応じて急速に減衰するため、たとえ漏れがあっても一、二メートルも離れれば被曝量はごくわずかになる。電子レンジは妊婦が使っても安全だと考えられているが、やや古くなった製品なら動作中は近づかないようにし、加熱が終わらないうちにドアを開けるのも避けた方がいい（まず「取消」ボタンを押してから開けるようにする）。

▼テレビやコンピュータ・ディスプレイ

テレビやコンピュータのモニター（ＶＤＴ）は、ラジオ波やマイクロ波の周波数帯よりもずっと低い周波数で変化する電場［電圧のかかった空間］と磁場［磁力が働く空間］を発生させる（電離放射線も発生するが、一九六〇年代初期に鉛ガラスでブラウン管を製造するようになって、この危険性は解消された）。テレビの場合は数メートル離れて見る人がほとんどだが、コンピュータはモニターのすぐ前に座って使うことが多く、低周波の電磁波にさらされることによる健康への影響について懸念が生じる。

数年前、仕事でＶＤＴを使う女性の間で流産、早産、先天的欠損、新生児の病気がしばしばみられるという報告がいくつも出た。コンピュータ・ディスプレイの前で一日に数時間も過ごす妊婦の数が増えていることを考えると、こうした発見は気がかりなことだった。しかし、コンピュータ・ユーザーの数が多いことは疫学研究にとって都合がいい。疫学者たちは巧みに構成されたその後の研究で、妊婦がＶＤＴを使用しても実際には流産や先天的欠損の発症率が増えていないことを発見した。特に規模の大きい研究の一つは、米国南東部で二つのグループの電話オペレーターを対象にＶＤＴの影響を調査したものだ。当時、二つのグループは同一の会社で働いていて、一方はＶＤＴを使って番号案内を担当し、もう一方はＶＤＴを使わない通常の電話オペレーターである点を除けば、実質的に同じ仕事をしていた。番号案内を担当するオペレーターのグループはVDTから発生する磁場にさらされていたにもかかわらず、通常のオペレーターと比べて流産率は高くなかった。

その後、VDTユーザーの間で流産や先天的欠損が多発しているという当初の報告を専門家らが再検討したところ、そのほとんどはランダムに生じた事例で、すべての妊娠例のうち一〇から二〇パーセントは流産し、二から三パーセントは先天的欠損があり、多くの女性が妊娠中にVDTを使っているという事実から、統計上そう見えるだけと判断した。当初の報告の中には**想起バイアス**（*recall bias*）の影響がみられるものもあった。流産したり、赤ちゃんに先天的欠損があったりした女性は、正常に生まれた場合に比べて、VDTを使ったことを思い出しやすいのだ（想起バイアスはこの種の疫学調査にはよくある問題で、異常な妊娠を経験した両親は二度とそういうことが起きないよう願うあまり、原因を決めてかかる傾向がある）。したがって、妊娠中にVDTを使う女性は安心していい。胎児に悪影響はないはずだ。

▼超低周波電磁放射――送電線と電気毛布

近年、スペクトルの最も低い領域の電磁波に懸念が集まっている。世界中の家庭や事業所に供給される電力は五〇ヘルツまたは六〇ヘルツの交流で、それに応じて変化する電場と磁場が発生する。この周波数は非常に低いので、VDTや送電線からの放射に生体組織の温度を上昇させるほどのエネルギーはない。高周波の電磁放射で有害性が明らかになっているのはこの加熱作用だけだ。それにもかかわらず一九八〇年代の疫《えき》学《がく》調査で、高圧線の近くの住民や「電気に関わる仕事」をしている人たち（送電線や電話線の架線作業員、電子機器を扱う技術者、電車の保線員など）は一般の人々に比べて白血病や脳腫瘍《しゅよう》になる率が高いという報告がいくつか出たことにより、電力にさらされることへの懸念が高まった。高圧線は強い電場を発生させるが、通常は室内にいれば遮蔽《しゃへい》される。送電線、電車、一部の日常的な電器製品は強い磁場も発生させるが、これは建物や車体によって遮蔽されないため、大きな懸念を招いているのは主として磁場の方だ。

最近になって行なわれた多数の研究では、磁場にさらされることとがんとの関係はほとんど確認できていない。たとえリスクがあるとしても当初推定されたよりもずっと小さく、こうした種類のがんが稀《まれ》だということを考えると、そのために増える年間のがん発症数はごくわずかだろう。それでも、送電線と悪性腫瘍に関連があるかもしれないと示唆されたことにより、胎児の発達に影響があるかどうかについて調査が進むようになった。早期流産が増えるというものから何も影響はないとするものまで、研究結果はさまざまだ。家庭用電気器具のうち、特に人を強い磁場にさらすといえそうな電気毛布の影響についても、研究結果は一致していない。最近のある研究は、妊娠初期に電気毛布を使用すると流産のリスクがやや高くなるとしているが、それが電磁放射のせいか、それとも熱を加えること自体のせいかは分かっていない。

この種の研究で最も重大な問題は、超低周波の磁場が発達に影響を与えたり悪性腫瘍を発生させたりするとした場合、どうしてそうなるのか納得のいく生物学的な仕組みを誰もまだ突き止めていないことだ。通常こうした機序《きじょ》（仕組み）は動物の研究で発見されるが、動物実験ではヒトを対象にした研究以上に、リスクの存在する証拠が見つかっていない。要約すると、低周波の電磁放射は発達中の胎児にとってリスクがなさそうだ。しかし、この分野はまだ比較的新しく、低周波の磁場が生体組織に影響を与える可能性があるとしたらそれはどういう仕組みか、そして人工的な電磁場にさらされることに「安全性の閾値《いきち》」があるとすればそれはどれだけかを、研究者たちは今、盛んに探究しているところだ。

▼磁気共鳴《きょうめい》映像法（MRI）

磁気共鳴《きょうめい》映像法（ＭＲＩ）は非常に強い磁場（地球の磁場の二万五〇〇〇倍）と約六〇メガヘルツのラ

ジオ波エネルギーを組み合わせて使い、体内の高精細画像を構成する診断技術だ。この磁場自体は均一で、体内で分極してそれぞれが小さな磁針のようになった水素原子を整列させる。これらの水素原子はラジオ波による励起《れいき》〔原子や分子が外部からエネルギーを与えられ、安定した状態から、より高いエネルギーをもつ状態に移ること〕に共鳴してコヒーレントな（位相がそろった）信号を発するが、水素原子のある組織の物理的・化学的特性によって信号が変わるため、コンピュータ・スキャナーで信号のわずかな違いを捉《とら》え、患者の体内の詳細な画像を得ることができる。

磁場のリスクがまだ分かっていないため、妊娠中にＭＲＩ診断を受けても安全だと確信を持っていえる人は誰もいない。実験室での動物を使った研究の多くは、ＭＲＩが生殖にとって有害だという結果を得ていない。ある研究者によると、子宮内でＭＲＩにさらされたマウスは成長が遅く、目に奇形が発生するリスクが高まったが、このマウスには遺伝的にこうした奇形が生じやすい傾向があり、ヒトに対してもこの研究結果が当てはまるかどうかは分からないという。また、ＭＲＩ装置を操作する女性は流産のリスクがわずかに高いことを示唆する別の証拠もあるが、この研究は予備的なものと考えられている。産科でのＭＲＩ使用は、胎児の姿勢、奇形、その他の併発症の診断用途に限定されるようになってきている。ＭＲＩが胎児にとって危険だという確実な証拠はないが、英国放射線防護委員会（National Radiological Protection Board）は、本当に安全だと宣言できるまでにはさらに研究が必要で、第一トリメスターの間はＭＲＩ診断を避けた方が良いと述べている。

▼超音波

大多数の女性は妊娠中に少なくとも一度は超音波を使った検査を受ける。超音波画像診断は、人間には聞こえない周波数の超音波を子宮に送り込み、反射してくる様子を特殊な検知器で記録する。組織の種類によって超音波を吸収する度合いが異なるため、コンピュータに接続したスキャナーで反射波の違いを捉《とら》えると、生きている胎児と子宮内環境の画像を構成できる。原理としては船が水中にある対象物の位置を測定するのに使うソナーと非常によく似ている。ポータブル式ドップラー心音計や胎児モニタリング装置でも、妊娠中や分娩時に超音波を使って胎児の心拍数を計測する。

超音波は電磁放射ではないが、マイクロ波やラジオ波と同じように、強くさらされると生体組織に害を及ぼす可能性がある。理論上、超音波を大量に浴びたために胎児に生じる影響はいくつかあるが、最も懸念されるのは組織の温度上昇だ。胎児の温度が摂氏三九度より低ければ、超音波に測定可能なリスクはなく、通常の診断では十分この範囲に収まっているはずだ。ただし妊婦に熱がある場合は、胎児の温度が上がりすぎるリスクを最小限に抑えるため、熱が下がるまで超音波検査を延期した方がいいだろう。

疫学的研究は超音波の安全性について安心できる証拠を提出している。超音波画像診断の利用は一九七〇年代から着実に増えているが、重い奇形を持って生まれてくる赤ちゃんの割合は変化していない。さらに、妊娠中に超音波を浴びた例とそうでない例を比較した特定事例の研究が行なわれたが、流産、早産、先天的欠損の発症率や、一二歳になるまでの認知能力の発達に、何の違いも認められなかった。妊娠中に問題があるかどうかを超音波で診断できることを考えると、わずかなリスクに比べてずっと大きなメリットがある。しかしその一方で、新しい技術の発展によってそれまで知られていなかったリスクが浮かび上がる可能性は常にあり、赤ちゃんの画像が早く欲しいというだけの理由で超音波を使うのは、慎重さに欠けるといえる。

超音波技術はどんどん進んでいて、特に胎児に当てる超音波の強さに関しては、スキャナーに安全装置を取り付けることを推奨する医師もいる。たとえば、超音波の発生する時間を制限するシャットオフ・タイマーや、胎児の温度を推定する特殊なプローブ（探針《たんしん》）などを使って、技師が胎児に超音波を当てすぎないようにすることができる。

最後に指摘しておくべきなのは、超音波を治療目的で使う場合もあることだ。電離放射線と同じように、超音波も治療目的で使うときは診断目的の場合よりも強度がかなり大きい。強い超音波を使う目的は、深部をマッサージする理学療法として組織を加熱することだ。胎児の温度を上げる危険が大きいことから、妊娠中の超音波マッサージは絶対にお勧めできない。

母親の感染症

　今では化学物質や放射線が胎児にとって危険だということを妊婦の多くが理解しているけれど、害がなさそうに見える病気のリスクを熟知している人は少ない。実際、タバコを吸わず、酒を飲まず、薬物に手を出さず、X線検査の必要もなく、仕事で有害な化学物質や放射線にさらされることもない大多数の妊婦にとって、最も大きなリスクは感染症だといっていい。出生前、いくつかのウイルスその他の病原体にさらされた赤ちゃんに、脳の奇形やその後の知的障害が発症することが知られている。特に危険なのは、主要な器官が最初に形成される時期で、感染に立ち向かう胎児自身の免疫系がまだ十分働いていない妊娠初期だ。

　医療関係者の間では、胎内感染すると特に危険な病原体の簡便な覚え方として、TORCHというものがある。トキソプラズマ症（toxoplasmosis）、風疹（rubella）、サイトメガロウイルス（cytomegalovirus）、性器ヘルペス（herpes）、その他（others）――梅毒、水痘《すいとう》（水ぼうそう）、たぶんインフルエンザも――だ。小児や大人の場合は比較的症状は軽いかもしれないが、胚や胎児にはいずれも重大な害を及ぼす恐れがあり、将来の心や神経の健康にとって大きな脅威となる。

▼風疹

「ドイツはしか」とも呼ばれるウイルス感染症の一種［日本では「三日はしか」ともいう］。妊娠初期に感染すると脳や特殊感覚器官［特殊感覚は、視覚、聴覚、嗅覚、味覚、前庭感覚（平衡感覚）のそれぞれをいう］の奇形の原因となり、精神遅滞、白内障、聴力障害を引き起こすことがある。胎児にとってのリスクが最も大きいのは、母親が妊娠してから一カ月の間に感染した場合で、重大な奇形の発症率は五〇パーセントにもなる。リスクはやがて減少し、三カ月では一〇パーセント、四カ月、五カ月では六パーセント、その後はごくわずかになる［一九六四年に米国で風疹が大流行した際の調査では、感染した母体から生まれた子どもが自閉症スペクトラム障害になった割合は一三％、統合失調症となった割合は二〇％であった（非感染の母体の場合はいずれも一％）。出典：Estes, M. L. and McAllister, A. K. "Immune mediators in the brain and peripheral tissues in autism spectrum disorder." *Nature Reviews Neuroscience* 16(8) 469-86.］。

幸い、米国女性の八五パーセントは早いうちに感染するか、一九六九年から始まったワクチン接種を受けるかして、妊娠するまでに風疹への免疫ができている。風疹に免疫があるかどうかは簡単な抗体検査で分かるので、妊娠中の最初の健康診断で調べるのが普通だ。風疹ウイルスに感染した妊婦の約三分の一は症状が現れず、感染に気づかない可能性があるので、抗体検査は重要だ。免疫がない場合、妊娠期間中にワクチンを接種することはできない。ワクチンから感染するリスクも理論上はあるからだ。それでも、出産後はすぐワクチン接種を受け、今後の妊娠時に感染しないようにした方がいい。予防接種が広く行なわれるようになったおかげで、今では先天的な風疹感染は稀になっている。妊娠初期に風疹への感染が確認された場合、重い先天的欠損の発症リスクが非常に高いため、中絶を選択する女性が多い。

▼サイトメガロウイルス

脳に重大な奇形を引き起こす可能性のあるその他の病原体として、非常に広くみられるヘルペスの一種であるサイトメガロウイルス（ＣＭＶ）がある。ＣＭＶは通常、大人や乳幼児期を過ぎた子どもにはほとんど症状が現れないが、第一、第二トリメスターの胎児には重大な影響を及ぼす。ＣＭＶは誕生前の胎児にとって感染の機会が最も多く、かつ最も危険な病原体の一つだ。米国ではＣＭＶが感染症による先天性難聴と精神遅滞の主要な原因になっている。胎児期の感染はてんかんや重大な目の疾患を引き起こす恐れもある。良いニュースは、多くの人（五〇―八五パーセント）が大人になるまでに感染していることだ（ただし、十代の母親についてはそうでもない）。サイトメガロウイルス症は以前に感染した人に再発することがあるが、胎児への危険は初感染に比べてかなり小さい。悪いニュースは、まだ免疫のできていない幼児からCMVに感染する例が多く、特に二度目以降の妊娠で母親が感染しやすいことだ。

妊娠中にCMVに初感染する女性は一―二パーセントで、この感染例のうち約三五パーセントは胎児にも感染する。感染した胎児のうち約一〇パーセントには、出生時にそれと分かる重大な欠損が生じる。他の一〇パーセントには、生後二年のうちに神経、聴覚の障害や知的障害が生じる。つまり、全体として一〇〇〇人にほぼ一人の赤ちゃんが、CMVへの胎児感染によって脳や感覚器官に重い障害を持って生まれてくることになる。

妊娠中にCMVへの一次感染の診断を受けた場合、羊水穿刺《せんし》によって胎児への感染を評価できる。妊婦の感染が分かっていない場合でも、超音波画像診断の結果から胎児のCMV感染が疑われることもある。CMVに感染している胎児は在胎期間の割に小さく、小頭症のような脳の異常や、既に神経に損傷を受けていることを示す石灰化の特徴的なパターンがしばしばみられるからだ。この場合、さらに羊水穿刺を行なって確認することになる。超音波画像診断の結果しだいでは、中絶を勧める場合もあるだろう。

CMVの胎児感染の危険を最小限に抑えるには、妊娠前の女性にワクチン接種を徹底するのが理想的だが、これはまだできていない。ワクチン開発は行なわれているが、十分にテストされておらず、誰でも利用できる状態にはまだなっていない。実用化されるまでの間、妊婦はCMVに感染しないよう衛生状態に注意すべきだ。CMVは、唾液、尿、血液、精液、母乳などの体液を通じて感染する可能性がある。デイケアセンター〔保育所、託児所〕で働いている女性や既に乳幼児がいる女性は、このことが特に重要だ。おむつを替えた後はよく手を洗い、唾液が移るようなキスに注意し、子どもたちと食器やスプーンを共用しないこと！

▼トキソプラズマ症

同様の脳欠損の多くは胎児がトキソプラズマに感染して起きることがある。トキソプラズマはコンマのような形をした寄生虫で、動物、特にネコやネズミの糞から、また生肉や生卵、低温殺菌していない牛乳から感染する。サイトメガロウイルス（CMV）感染と同様、母親にはせいぜい軽い症状が出る程度なので、妊娠中に感染しても気づきにくい。妊娠中にトキソプラズマに感染する女性は一〇〇〇人のうち一―八人ほどだ。幸いなことに、深刻な影響が出やすい第一、第二トリメスターでは、胎児感染の確率は低い（約二〇パーセント）。第三トリメスターでは胎児感染の確率は六〇―六五パーセントに上昇するが、それほど重大な結果にはつながりにくい。

トキソプラズマに胎児感染した赤ちゃんの約二〇パーセント、新生児一〇〇〇人のうち一人か二人は重い障害を抱えることになり、精神遅滞、てんかん、痙性麻痺《けいせいまひ》、失明、難聴などが生じる。また、一〇〇〇人中他の八人にもやや軽い中枢神経系（CNS）損傷が生じる。出生時にはトキソプラズマ感染の徴候がみられないこともあるが、小児期のうちに軽度の難聴や知能障害がみられるようになる可能性がある。幸い、妊婦に投与できる駆虫薬《くちゅうやく》があって、胎児が重大な損傷を受けるリスクを大幅に減らすことは可能だが、完全になくせるわけではない。しかし問題は、この治療を必要とする妊婦をどうやって判別するかだ。大人がトキソプラズマに感染してもめったに症状が出ないため、妊娠中に感染しても気づかない女性が多い。

フランスでは米国に比べて感染例が多く、妊婦に対してトキソプラズマ症への免疫の検査が普通に行なわれてきたが、米国ではコストに見合う効果があると見なされていない。トキソプラズマに感染したかもしれないと思った場合は血液検査で確認でき、胎児も感染したかどうかを羊水穿刺《せんし》で調べることもできる。超音波画像診断の結果から、トキソプラズマ症が疑われることもある。やはり石灰化や脳室拡大（水頭症）など、脳の異常の特徴的なパターンがみられるためだ。

先天性トキソプラズマ症に対しては予防措置を講じる方がいい。免疫のある米国の女性は約四分の一なので、卵や肉を生や火の通っていない状態（摂氏約六〇度以下での調理）で食べることを控え、こうした食材に触れたときは手や調理具の表面をよく洗う。さらに、ネコを飼っている場合は排泄させている砂に触れないようにし（手袋を使うか、誰かに取り替えてもらう）、できればネコにも感染の機会を与えないため、家の外に出さない方がいい。庭いじりをするときは手袋を使い（ネコが排泄しているかもしれない）、子どもの砂箱も使わないときは覆いをかけ（よそのネコが好んでトイレに使うこともある）、室内のノミやゴキブリを駆除する（汚れた土やネコの糞を食物のある場所へ持ち込む可能性がある）。妊娠中のトキソプラズマ感染を減らすのに、こうした予防措置が非常に効果的であることが分かっている。

▼性器ヘルペス

性器ヘルペス（単純ヘルペスウイルス2型――HSV―2）に感染している女性は妊娠期間中に胎児にも感染させてしまうことが稀にあって、皮膚、脳、目に重大な異常を引き起こし、しばしば新生児死亡に至る。それよりも多いのは、産道を通って生まれるとき、赤ちゃんと接触する部位にヘルペスによる病変があって感染してしまうケースだ。このようにして感染した新生児は重篤《じゅうとく》になることが多く――ヘルペスに感染した大人よりもずっと重い――ただちに治療しないと脳に重い損傷を受ける可能性が高い。したがって、感染した性器ヘルペスが出産予定日に活性化していることが分かった場合、赤ちゃんが産道を通らないよう帝王切開による出産とし、感染の機会をなくす方法がとられる。母親の病変が見逃されて新生児が感染してしまった場合、抗ウイルス薬を使うことによって感染の影響を大きく軽減し、神経系が損傷を受ける確率を下げられる。

▼水痘《すいとう》

妊娠期間前半に水痘《すいとう》（*varicella-zoster* 水痘帯状疱疹《たいじょうほうしん》ウイルス）に感染した場合、約二パーセントの赤ちゃんに目や脳の損傷など重度の欠損が生じる。幸いにも約九〇パーセントの女性は子どもの頃にこの病気にかかって妊娠前に免疫ができている。このウイルスが再活性化する可能性はあり、**帯状疱疹**《たいじょうほうしん》（*shingles, zoster*）と呼ばれる痛々しい症状が出ることもあるが、妊娠中にこうした再活性化が起きても胎児の先天的欠損の原因となることはない。水痘に免疫ができていない一〇パーセントの女性の場合、新しい水痘ワクチンを接種して妊娠前に十分守りを固めておくことができる（ただし、このワクチンは比較的新しいので、以前に接種を受けていても、子どもを産む可能性のある年代を通じて有効かどうかはまだ分かっていない。さらに、妊娠中のワクチン使用は禁忌《きんき》とされる［生ワクチンなので妊娠前に打つ必要がある］）。

▼梅毒

梅毒は**スピロヘータ**（*spirochete*）と呼ばれる細菌の一種によって引き起こされ、何も治療をしないでいると、胎児の脳、目、骨、皮膚、肝臓に損傷が生じる可能性がある。先天性梅毒の赤ちゃんが誕生することは、かつて大きな公衆衛生上の問題だったが、現在では妊娠初期の梅毒検査によるスクリーニングが普及している。感染が見つかった場合、胚または胎児にスピロヘータが移動して損傷するのを防ぐには、ペニシリンによる治療が効果的だ。残念なことに、出産前のケアを受けていない女性にはこうしたスクリーニングが行なわれず、一九八〇年代の初めから、コカインを常用していて薬物を得るために売春する妊婦の増加にともない、梅毒に感染する新生児の数が増えている。治療すれば完治する病気だということを考えると、実に残念なことだ。

▼インフルエンザ

最後に、母親がインフルエンザに感染すると胎児の脳に長期的な影響が生じることを示唆する研究がある。これまでみてきた他の感染症ほどの危険はない――特定の奇形や早産など、妊娠に対するその他の明らかな悪影響と関連づけられていない――にもかかわらず、後に知的障害が生じるリスクが高まるのではないかと考える研究者もいる。たとえば、ある研究は出生前のインフルエンザ感染と統合失調症の関連を認め、特に妊娠六カ月頃に感染するとニューロン移動が妨げられ、後の認知機能や感情機能に悪影響が出ると示唆している。また別の研究は、第二トリメスターにインフルエンザに感染すると、たぶん同じようにニューロンの発達に支障が出て、子どもが失読症になるリスクが高まると示唆している。さらに別の研究によると、妊娠前の一カ月または妊娠後の三カ月の間にインフルエンザに感染すると、たとえ母親に熱が出なかったとしても、神経管欠損の生じるリスクが高まる可能性があるという。

こうした見方はいずれも、まだ推測の域を出ていない。しかし、他のウイルスが胎児の脳の発達に及ぼす影響を思えば、インフルエンザ感染が神経系の発達を撹乱《かくらん》すると考えるのも不合理ではない。さらに研究が進めばこうした問題も解明され、インフルエンザにかからないよう、妊婦がどのくらい注意すべきかということも明らかになっていくだろう。

母親のホルモン、感情、ストレス

女性たちは苦しみを通して、さまざまなものが胎児に及ぼす影響を学んできた。X線、ドラッグ、アルコール、タバコは、胎児の発達への影響が疑われ、やがて証明されるまで、妊娠期間中も普段と同様に用いられていた。しかし、歴史上ほとんどすべての文化において大事だとされてきた別の種類の問題があって、科学はこの面での研究にようやく取りかかったばかりだ。それは母親が満ち足りているかどうか——幸福感、ストレス、不安、健康、行動、社会的つながりの水準——が、胎児の発達や健康に影響するという考えだ。母親の感情や生活の仕方が胎児に影響を与えるという見方は遠い昔からある。しかし、漠然としたものに思えるこういった要因が、発達しつつある脳と心も含め、胎児の成長のあらゆる面をどのように左右するか私たちが理解できるようになってきたのは、ここ数十年のことにすぎない。

一九八二年にイスラエルで行なわれた研究は、母親の感情が胎児にどう影響するかを見事に示している。研究者たちは妊婦にヘッドホンでさまざまな種類の音楽を聴かせ、そのときの胎児の動きを超音波で調べた。胎児の多くは音楽がかかっていると活発に動き、特に——ポップミュージックでもクラシックでも——母親が好きな音楽を聴いているときの動きが顕著だった。胎児に音楽が聞こえているわけではないことから、母親の感情の変化に反応しているに違いない、と研究者たちは結論した。問題は、まだ生まれていない胎児がどうやって母親の感情を察知するのかということだった。

心理的体験はみなそうであるように、感情は脳の活動によって生じる。感情体験は**大脳辺縁《へんえん》系**（*limbic system*）と呼ばれる脳の領域によって処理される。第十二章で見るように大脳辺縁系〔383ページ、図12・1を参照〕は大脳皮質《ひしつ》、特に前頭葉および側頭葉といった上方の領域と、血流、代謝、体温調節、水分平衡《へいこう》〔水分・電解質の摂取と排出の状態〕、食欲、成長、性衝動など、基本的な体の機能を調和させる脳の下部とを結び付け、心と体の両方における感情の表れを統合している。大脳辺縁系の最も重要な器官が頭部の中心——脳の下側、脳幹の前——にある**視床下部**《ししょうかぶ》（*hypothalamus*）で、これは小さいが強力な調節能力を持っている（25ページ、図1・2を参照）。視床下部は神経活動をホルモンの信号に変換する機能の中枢で、視床下部から小さい梨の実のように下がっている**脳下垂体**《のうかすいたい》（*pituitary*）を通じてコントロールを行なう。視床下部と脳下垂体の組み合わせは、赤ちゃんが母親の乳房を吸ったときなどのように、純粋に生理的な刺激によって活性化することがある。乳首からの感覚入力が視床下部を活性化すると、視床下部が脳下垂体に働きかけて**オキシトシン**（*oxytocin*）——射乳《しゃにゅう》反射（乳汁分泌《にゅうじゅうぶんぴつ》）を促すホルモン——を分泌させる。しかし、視床下部が感情刺激のみによってホルモン反応を引き出すこともある。母親が赤ちゃんのことを考えただけで、同じように射乳反射が起きるのだ。

　視床下部—脳下垂体系は、乳汁分泌だけでなく、生殖、代謝、成長、ストレスへの体の反応など、ホルモン分泌のほとんどをコントロールしている。これらのホルモンの多くは何らかの形で胎児の発達に影響を与える。胎盤を通過して胎児循環に入り、細胞分裂と成長に直接影響を与えるホルモンもある。たとえば、甲状腺《こうじょうせん》［喉《のど》仏の下にある腺］ホルモンはニューロンの産生と生き残り、シナプス形成、樹状突起の成長、髄鞘《ずいしょう》形成に欠かせない。胎児が自ら甲状腺ホルモンを分泌し始めるのは妊娠期間の中程になってからだが、母親の甲状腺ホルモンは二カ月目にはもう胎盤を通過するようになる。甲状腺ホルモンは神経発達にきわめて重要なので、甲状腺に障害のある女性（あるいは甲状腺ホルモンに欠かせないヨウ素を食物から摂取していない女性）から生まれた子どもは、精神や神経に重い障害を抱えることがあり、**クレチン症**（*cretinism*）と呼ばれる。*

　母体のホルモンが胎児の生理機能や行動を変え、間接的に胎児の脳に影響を及ぼすこともある。脳の発達は脳自体の電気的活動に強く影響されるため、行動の変化——胎児の運動の劇的な増加や減少など——が脳

*パプアニューギニアのヨウ素欠乏症が多くみられる地域を対象にしたある研究によると、母体の甲状腺ホルモンのレベルが少し——正常な範囲の低いレベルに——下がっただけでも、子どもの将来の知的能力にわずかながら影響が出る可能性があるという。

の配線とその機能に永続的な影響を及ぼす可能性がある。母体のホルモンは胎児循環に入らなくても発達に影響を与え得る。たとえば、多くのホルモンは胎盤への血液の流れを変え、それによって胎児に送られる酸素や栄養に変化を生じさせる。酸素も栄養も胎児の成長にとってきわめて重要なものだ。

母体のホルモンと、発達中の脳にそれが及ぼす影響に関する知識が増えるにつれて、科学者たちは大昔から語り伝えられてきた民間の知恵に、生物学的な仕組みがどう関わっているかを提示し始めた。たとえば最近のある研究は、子どもの人見知りの度合いが、部分的には妊娠中の母体のホルモン変動によって決まると示唆している。米国とニュージーランドで就学前の幼児数千人を面接した結果、極端な人見知りや抑制（知らない人を極端に怖がり、不安になって引きこもる行動）と母親が妊娠期間中に浴びた日光の量との間に有意な関係が見出されたという。米国の場合、十月、十一月、十二月に生まれた子どものうちで人見知りが激しいと判断された子は一二パーセントだったが、四月、五月、六月に生まれた子どもでは一八パーセント近かった。日照時間の長短が米国と逆になるニュージーランドでは子どもの人見知りのパターンも逆で、四月、五月、六月生まれよりも十月、十一月、十二月生まれの方が人見知りの子の割合が大きかった。メラトニンなど、ある種のホルモンの産生はそれぞれの季節の日照量に応じて変動することが知られていたので、大脳皮質の基本構造を作るために大量のニューロンが移動する重要な妊娠中期の脳の発達に、こうしたホルモンが影響を与えるのではないかと研究者たちは考えている（他にも、女性の食物、運動、風邪やインフルエンザなど、季節による違いが関係している可能性もある）。

▼母親のストレスの影響

母親の感情とホルモンが胎児の発達にどのようにして影響を与えるかについてはさまざまな説があるが、ストレスの場合はつながりがはっきりしている。恐怖、ストレス、不安はいずれも有用な感情で、危険な状況にすぐさま効率よく反応できるよう、数百万年かけて進化してきたものだ。捕食者に追われている、交尾の相手をめぐって激しく争っている、あるいは締め切りが迫っているといった場合、ストレスに対する体の反応はどれも同じだ。心拍数が上がり、瞳孔《どうこう》が開き、筋肉に血液が流れ込んで、警戒を怠らず、興奮している。このとき、消化、成長、組織の修復といった通常の機能は後回しにされる。

ストレスに対する**闘争逃走反応**（*fight-or-flight*）と呼ばれるこの反応は、左右の腎臓それぞれの上部にあるピラミッドの形をした副腎《ふくじん》と、文字通り体のすべての器官を調節する**自律神経系**（*autonomic nervous system*）の一部である**交感神経系**（*sympathetic nervous system*）によってコントロールされている。副腎は**カテコールアミン**（*catecholamine*）から合成したホルモン、アドレナリン（エピネフリン）とノルアドレナリン（ノルエピネフリン）を分泌する。交感神経もノルアドレナリンを放出する。就寝中に妙な物音を聞いて起き上がり、立ち向かうべきか逃げるべきかと考えるときなど、恐怖を感じて急に心臓がドキドキするのは、こうしたホルモンの作用が関係している。ストレスがかかると、副腎からは**副腎皮質《ひしつ》ホルモン**（*corticosteroid* コルチコステロイド）という別の種類のホルモンも分泌される。これはコレステロールから合成される一群のホルモンで、脳や筋肉にエネルギー（ブドウ糖）を動員する作用がある。副腎と交感神経は中枢神経系〔脳と脊髄〕の外にありながら、中枢神経系によって密接にコントロールされており、そのためストレスの多い事態を知ったり考えたりしただけで、体に大きな変化を生み出す。

胎児が母親のさまざまなホルモンの変化に敏感であることは間違いなく、これは必ずしも悪いことではない。ストレスホルモンはいずれも母親の血液の中に存在するのが普通で、ある程度は胎盤を通過する。代表的な副腎皮質ホルモンである**コルチゾール**（*cortisol*）は、胎児の概日《サーカディアン》リズム〔生物の体内時計によって起こるおよそ二四時間周期の規則的反復〕を維持する有用な働きもしている。コルチゾールの血中濃度は早朝に最も高く、午後遅くから夕方に最も低くなる。赤ちゃんは誕生後よりも胎内にいるときの方が、規則的なリズムで活動的な時期と静かな時期を繰り返す傾向がある。これは母親のホルモン分泌の変化を通じて胎児も昼と夜の周期に順応するからだ。新生児の脳が自分の概日《サーカディアン》リズムを設定するのは誕生後数週間経ってからなので、それまでは昼夜を問わず活動と睡眠を繰り返し、親になったばかりの夫婦をくたくたにさせてしまう。

ただし、母親が胎児に与える影響はどれもそうだが、ホルモンのレベルが高くなりすぎると問題が生じる。母親が妊娠中に過度のストレスを受けていたり、不安になりやすい性格タイプだったりすると、胎児は慢性的に副腎皮質ホルモンやカテコールアミンの「過剰投与」を受けるかもしれない。妊娠中に受ける過度のストレスとさまざまな問題とを結びつける数多くの観察——厳格なものもあれば、そうでないものもある——を説明するうえで、これが主要な仮説となっている。母親のストレスがきわめて強い場合、口唇裂《こうしんれつ》［唇の一部に裂け目が生じる奇形］やダウン症候群のような奇形、神経障害、湿疹、呼吸困難、胃潰瘍《いかいよう》、耳の感染症などの原因になったり、新生児死亡のリスクを高めたりすると考えられている。その他にも母親のストレスや不安と、流産、低出生体重、早産の発生率に関係があるとする研究は多い。最後に、妊娠中のストレスが胎児と新生児の脳の機能を妨げ、ストレスや不安の大きい母親から生まれた赤ちゃんは癇癪《かんしゃく》を起こしやすく、知能や運動の発達が遅れがちになるという証拠がある。

動物実験によって、母親のストレスが発達中の胎児に影響を及ぼすという最も強力な証拠が得られている。妊娠中のマウスにコルチゾールを大量に与えると、高い割合で仔に口蓋裂《こうがいれつ》［口内の上側の壁（口蓋《こうがい》）が縦に裂けている奇形］が生じることは何十年も前から知られている。この効果を引き起こす明らかな臨界期があり、それは妊娠九日目から一五日目（ヒトの場合だと第一トリメスターの終わり頃に相当）で、最も催奇形性が強いのは妊娠一二日目から一三日目だ。コルチゾールを注射する代わりに、この時期の妊娠中のマウスをストレスの多い状況に置くと、注射の場合ほど高率ではないが、やはり仔に口蓋裂の生じる割合が高まる。口蓋裂や口唇裂はヒトの場合も胎児期のストレスによって増加するようだ。最近の研究によると、チリのサンチャゴで大地震が起きて六カ月の間に生まれた赤ちゃんの間で、発症率が二倍になったという。この研究は、ヒトの場合も第一トリメスターに母親のコルチゾールが増加すると同じ効果が生じる可能性を示唆している。

副腎皮質ホルモンも、胎児期のストレスに対して動物が示す脳と行動のさまざまな混乱に関係しているのは間違いない。この種のホルモンを大量に与えると、ニューロンとグリア細胞の生成から、樹状突起の成長、シナプス形成、髄鞘形成、生化学的分化まで、脳の発達のほぼ全段階に問題が生じる。妊娠期間後半のラットを毎日約三〇分拘束してストレスを与えると、その仔にさまざまな行動異常が発生する。対照群の個体と比べて探索行動も鳴くことも少なく、学習能力が劣り、不安が大きく、感情的な反応を示す。また、すぐ後で取り上げるように、オスの性行動に変化が起こる。こうした行動異常の多くは胎児期のストレスが脳の組織に与える影響で説明できるかもしれない。胎児期のストレスによって海馬《かいば》（383ページ、図12・1を参照）（学習や記憶において重要な役割を果たす）の成長が阻害され、いくつかの神経伝達系に混乱が生じ、仔のストレス反応系に異常が起きることは十分確認されている。ヒトの脳の発達も同様で、胎児期のストレスに弱いようだ。最近のある研究によると、強いストレスを受けた母親から生まれた赤ちゃんは、ストレスのない母親の赤ちゃんに比べて（出生時の体重が少ないことを勘定に入れても）明らかに頭が小さく、母親の副腎皮質ホルモンのレベルが高いと神経細胞の成長と分裂を妨げることを示唆している。

胎児期のストレスには、副腎皮質ホルモンだけでなくカテコールアミンも関係している。超音波を使った検査も、不安になりやすい母親の胎児はそうでない母親の胎児に比べて高いレベルのカテコールアミンにさらされているという見方を支持している。不安の強い妊婦が軽度の心理的ストレス（録音された赤ちゃんの泣き声を聞くなど）にさらされただけでも、胎児の動きが増え、心拍数が大きく変わる。これはどちらも交感神経系が活性化していることを示す徴候だ。ストレスの高い職業に就いている女性も――少なくとも集中治療室で働く妊娠中の医師や看護師と、肉体的・精神的にそれほどきつくない職業の女性を比較したある研究によると――カテコールアミンのレベルがかなり高いという。

高レベルのカテコールアミンは何通りかの仕組みで脳の発達を阻害する可能性がある。カテコールアミンは子宮への母親の血流を抑えることが知られている。これにより胎児に送り届けられる酸素や栄養の流れが減少し、脳の成長が妨げられる。さらにその栄養も、過剰なカテコールアミンの刺激を受けて胎児の活動が増え、それに消費される割合が増える。アドレナリンのレベルが高い場合も子宮の収縮を引き起こすことがあり、これはストレスと早産につながりがあることの説明になるかもしれない。最後に、不安になりやすかったり強いストレスを受けたりしている母親の赤ちゃんは、子宮の中でカテコールアミンのレベルが高い状態が普通になってしまい、出生後も自分で高いレベルを維持すると考える研究者もいる。そうした赤ちゃんが不安の少ない母親の子どもに比べて落ち着きがなく、すぐに苛立って癇癪《かんしゃく》を起こしやすいのはそのせいかもしれない。胎児期に受けたストレスが後の人生にどういう影響を与えるかはまだよく分かっていないが、カテコールアミンや副腎皮質ホルモンが胎児の脳の発達に及ぼすいくつかの影響から、こうしたストレスは子どもが大きくなってからのさまざまな行動異常や精神疾患の一因になるのではないかと考えられている。

胎児期のストレスを評価するうえで一つ問題になるのは、貧困や妊娠中のケアがないといった他のリスク要因がたいてい絡《から》んでいることだ。また、ストレスを受けている女性は満足な食事を摂らず、喫煙や飲酒にふけり、ドラッグを使用している可能性も高い。こうした要因はいずれも、ストレス下にある妊婦から生まれた赤ちゃんに障害が発生する率を高める方向に働くが、こうした要因を排除するように構成した多くの研究でも、少ないながら確かに母親のストレスが胎児の健康とその後の発達に影響を及ぼすことが分かっている。もちろん、誰でも日常生活においてある程度のストレスを受けているが、次のような場合はリスクが高くなるようだ。(一) 妊娠中にきわめて大きなストレスを受ける出来事――離婚、別居、失業、レイプ、愛する人、特に夫の死——を経験した女性。（二）病気、貧困、社会的支援の欠如、要求が厳しく、自分でそれをほとんどコントロールできない仕事などで、いつも強いストレスを受けている女性。（三）強いストレスや不安を感じやすい性格の女性。

▼胎児期のストレスと性的志向

胎児期のストレスについて議論の的になりやすい考えの一つは、男子の同性愛の原因になる可能性があるという説だ。この説の起源はラットの性行動の神経的基盤に関する初期の研究にある。性衝動その他の生殖機能も含め、さまざまな本能的行動には視床下部が重要な役割を果たしていることを思い出してほしい。研究者たちは二〇年ほど前、ラットの視床下部の前面近くでオスとメスでかなり構造の異なる小さな領域を発見した。「視索前野《しさくぜんや》の性的二型《にけい》核」（SDN―POA）と名付けられたこの領域は、オスのラットではメスの約二倍の大きさがあり、ニューロンの数も約二倍だ。

さらに研究が進むと、この性による違いは発達中のごく短い臨界期に男性ホルモンであるテストステロンが存在するかどうかに依存することが明らかになった。ラットのオスでは妊娠期間の後期から誕生後の最初の数日まで、精巣から分泌されるテストステロンが急激に増え、それが脳に到達して、SDN―POAのニューロンの生き残りを促す。メスのラットではこのようなテストステロンの急増が起こらず、脳は「女性化」したまま発達の経路をたどる。短期のテストステロン急増はオスのラットの視床下部を永続的に変えるだけでなく、その後の性行動まで決めてしまう。たとえば、胎内のメスをテストステロンにさらす（母親に注射）実験を行なうと、生まれたメスは通常のメスに比べて攻撃的になり、他のメスにマウンティングしようとし、オスにマウンティングされることに抵抗する傾向が強まった。反対に、臨界期にオスのラットの精巣を切除するかテストステロン分泌を阻害する薬を与えるとメスのように振る舞い、他のオスに対して**前彎**《ぜんわん》

姿勢（*lordosis*）として知られる性的に相手を受け容れる姿勢をとるようになる。

ヒトの場合も、脳の性的分化をテストステロンが決定している。ただし、テストステロン急増期が出生前後にまたがっているラットとは異なり、ヒトの場合は大部分が胎児期で、妊娠四カ月頃がピークになる。男性と女性の脳の複数領域が一貫して異なることが明らかになっているが、こうした二型《にけい》性が胎児期に生じることはまだ証明されていない。それでも、胎児期にテストステロンにさらされると後の性行動に多大な影響が生じることが知られており、これは脳自体における性の違いを反映しているに違いない。

明らかな例の一つが**先天性副腎皮質過形成**（ＣＡＨ——*congenital adrenal hyperplasia*）として知られる、稀に女性に起こる遺伝的障害だ。副腎はストレスホルモンを分泌するだけでなく、卵巣や精巣に比べると量は少ないが、主要な性ホルモンもすべて分泌する。しかしＣＡＨの場合、副腎が男性ホルモン（テストステロンも含む）を過剰に分泌してしまう。この過剰分泌は誕生前から始まるので、この異常を抱えている女の子は性器の外見と行動の両方で男性化する。誕生後すぐに異常に気づいた場合、副腎皮質ホルモンのレベルを変え、外性器を外科的に修正することでＣＡＨは完治できる（ＣＡＨは内性器の形成に影響を与えないため、幼いうちに治療すれば将来子どもを産めるようになる）。しかし、早期に治療を受けて女の子として育てられても、行動面では出生前に脳がいくらか男性化してしまっていることがうかがえる。たいていは自分でも「おてんば」だという自覚があり、体を動かすことが得意で、男の子と遊ぶことを好み、「女の子らしく」人形遊びをしたり着飾ったりすることよりも外で遊ぶことに興味を示す。ＣＡＨのホルモン治療を受けた女の子の大多数は異性愛者になるが、同性愛者や両性愛者の割合が通常よりも高い。

妊娠中にある種の薬による治療を受けた母親から生まれた女の子にも、同じような男性化がみられる。たとえば、テストステロンのような振る舞いをする**ジエチルスティルベストロール**（ＤＥＳ——*diethylstilbestrol*）だ（ＤＥＳはもう処方されていないが、かつて流産を防ぐ目的で広く使用された）。反対に、遺伝的には男でも**アンドロゲン不応症候群**（*androgen insensitivity syndrome*）があると、テストステロン受容体が先天的に欠けているため女性的になる。テストステロンは分泌されるものの、標的となるさまざまな組織がそれに反応できないことから、この障害を抱える男の子は女性器を持って生まれ、自分は女性だという意識を持ち、典型的に女性的とされる行動をとることが多い。女の子として育てられた場合、たいていは女性の異性愛者としての性的志向を示す。

　では、こうしたことは妊娠中の母親のストレスと関係があるのだろうか。コルチゾールやアドレナリンなど主要なストレスホルモンの多くは、大量に投与するとテストステロンの分泌を阻害することが分かっている。たとえば、大きなストレスを受けた男性はテストステロンの循環レベルが低下する。母親のストレスホルモンは胎盤を通過するので、高いストレスを受けている妊婦は、男の胎児に通常起きるテストステロンの急増を妨げるほど多くの副腎ホルモンを分泌し、それによって胎児の脳が女性的な行動をする方向に変化して同性愛などの傾向が強まるのではないかと言われている。

　概《おおむ》ねこの説はラットを扱った研究からきている。妊娠中にストレスを受けた母親から生まれたオスのラットは、テストステロンにさらされないようにしたラットと同じ、メスのような行動パターンを示す。ストレスを受けていない母親から生まれたオスのラットに比べて、子どもの時期はきょうだいと取っ組み合いをして押さえつけたり飛びかかったりすることが少なく、成長してからもあまりマウンティングや射精を行なわず、前彎《ぜんわん》姿勢をとることが多い。さらに、ラットの母親のストレスは胎児のテストステロン急増を妨げることも明らかになっている。このため、妊娠中にストレスを受けた母親から生まれたオスの場合、ストレスを受けていない母親から生まれたオスに比べて「視索前野の性的二型核」（SDN―POA）の大きさが約半分になる。しかし、胎児期のストレスはメスの仔に影響を及ぼさない。

　ラットでの証拠はかなり説得力があるが、ヒトにおける胎児期のストレスと性的志向とのつながりはほとんど明確になっていない。成人男子の異性愛者と同性愛者の間で脳の構造に三カ所――前交連《ぜんこうれん》［両脳半球の各部を結ぶ線維束］と視床下部の二つの核――大きさの違いがあることは分かっているが、それが性行動に関わっているのか、その違いが胎児期のストレスに影響されたのか、発達の初期にこれらの領域がどう分化したのかは分かっていない（構造上の違いは同性愛志向の**原因**というよりむしろ**結果**だという可能性もある）。もう一点つながりが発見されていないのは、胎児期のストレスがテストステロンに及ぼす効果だ。ヒトの胎児のテストステロンが母親のストレスや不安にどう影響されるか、計測を試みた研究者はまだいない［胎児のテストステロンと自閉症スペクトラム障害との関係についても大きな注目が集まっているが、確かなことはまだ解明されていない］。

胎児期のストレスが男子の同性愛傾向を高めるということを最も強く示唆しているのは、一九八〇年代に発表されたドイツでの二つの研究だが、データはかなり疑わしいようだ。最初の研究は古い医療記録を調べ、戦争を挟んだ一九四一年から一九四七年の時期に生まれた男性には、その前や後の時期に生まれた男性に比べて驚くほど同性愛者が多い――二倍以上――ことを見出している。もう一つの研究は二〇〇人の男性――半数は異性愛者で、半数は両性愛者または同性愛者――を対象に、母親の人生において大きなストレスとなった出来事について聞き取り調査を行ない、劇的な違いを発見した。母親が妊娠中にレイプや連合軍の爆撃に遭い、配偶者を失ったり、難民となったり、望まない妊娠をしたりと、苦しい体験をしたという回答の割合は、異性愛者の男性より同性愛者の男性の方がかなり高かった。

これらの研究は方法論の点で広く批判されてきた（最も重要なのは、どんな仮説を検証しようとしているかを被験者が知っていたらしいことだ）。米国でのもっと新しい二つの研究は、この問題を克服するため、大人になった子どもではなく母親を対象に、研究目的が分からないような質問を用意して妊娠期間のストレスの強さを調べようとした。どちらの研究もドイツでの研究結果を確認できなかったが、一方の研究は第二トリメスターに母親が受けたストレスに限って男性の同性愛と多少の関わりを見出し、もう一方の研究は、ストレスを受けやすい母親の方がそうでない母親よりも息子が女性的になる傾向があるとしている。

胎児期のストレスは、同性愛の生物学的基礎に関するいくつかの説の一つでしかない。性的志向は発達の初期に遺伝的要因と環境要因の組合せによって決定されるという見方に、今ではほとんどの研究者が同意している。これまでに得られた証拠はごく弱いけれど、一部の男の子に同性愛傾向を後に生み出す要因の一つが胎児期のストレスである可能性は残っている。

▼母親の運動は有益か、それともストレスになるか

ストレスというと私たちは心や感情に関わるものとばかり考えがちだけれど、上司との軋轢《あつれき》であろうと、家族についての心配事であろうと、あるいは公園でのジョギングであろうと、それが引き起こす体の反応に大差はない。感情面で苦しい出来事を経験したときとまったく同じように、体を激しく動かしたときもカテコールアミンが分泌され、それによって心拍数と血圧が上昇し、体全体の血流パターンが変わる。

胎児は明らかに母親の身体運動に反応する。妊娠している母親がサイクリングやランニングマシンなどで運動する前とすぐ後で、胎児の動きと心拍数を計測した研究がいくつかある。一般的にいって、軽い運動や中程度の運動に胎児はよく反応し、母親の運動量が増えるにつれて胎児の心拍数も増加する。しかし、非常にきつい運動になってくると、胎児の心拍数と呼吸回数は減少し始める。母親の運動量の増加とともに、胎児のその他の動きも減っていく。

妊娠中の運動が懸念される理由は主に二つだ。一つは、他の種類のストレスと同じように、運動すると子宮への血流が減少するため、赤ちゃんに供給される酸素が少なくなる恐れがあること。もう一つは体温が上昇しすぎるリスクだ。既に見た通り、胎児の発達は温度にきわめて敏感で、摂氏で二度以上（あるいは摂氏約三八・九以上に）温度が上がると流産のリスクが高まり、脳や目の形成に影響が出る。

理論的にはこうした懸念もあるけれど、活発に体を動かし、よく運動をする女性であっても、妊娠したとき何か問題が起きるという証拠はほとんどない。ほとんどの研究は、運動をする母親の胎児と静かにしている母親の胎児で、早産やアプガー指数（新生児の健康状態を、出生一分後、五分後に評価するもの）に違いはみられないとしている。出生体重への運動の影響については、互いに相容れない報告が出ている。運動をする母親から生まれる子どもはかなり小さいとする研究もあれば、こうした見方に反対する最近の研究もいくつかあって、ある研究は実際には母親が運動しているほど子どもも大きい傾向があるとしている。ここで鍵になる要因は、母親の体重がどれだけ増えるかということらしい。運動をすることで妊婦の体重が順調に増えることが妨げられると、低体重の赤ちゃんが生まれやすくなる。しかし、運動をする妊婦でも体重が十分に増えていけば、赤ちゃんの脳や体の発達に害はないようだ。

運動の良いところは潜在的な害を緩和できることで、これは運動によって母親の**β―エンドルフィン**（*beta-endorphin*）のレベルが高まるという事実に多くは帰する。β―エンドルフィンは生体が作り出すモルヒネのような物質で、痛みの刺激をブロックして脳に到達しないようにする。さらに、妊婦が運動するとストレスホルモンであるコルチゾールのレベルが実際に下がる。こうしたホルモンの変化は、運動がなぜ他のストレスによる感情への影響を軽減させることが多いかを説明している。一般に、運動することで自分が健康だという感覚が高まる。不安やストレスについて分かっている知見に基づいていえば、このことは胎児に良い影響を及ぼすはずだ。

最も多く記録されている運動のメリットは陣痛と分娩に関わるものだ。運動する習慣のある女性はそうでない女性に比べて、出産がかなり順調に進む。あまり苦痛を感じず、実際に苦しくない可能性もある。ある研究によると、妊娠中に運動をしなかった女性の分娩第二期（娩出期）が五九分だったのに対し、運動をしている女性では二七分しかかからなかったという。一般に、分娩にかかる時間は短いほど赤ちゃんにとって好ましい。脳に酸素が十分行き渡らないといった問題が起きるリスクが軽減されるからだ。

医師は昔から妊娠中の運動に関しては保守的な立場をとってきた。しかし、現在得られている証拠からすると、たいていの女性にとって運動は安全で、特に妊娠前から健康状態の良かった女性なら問題ないようだ。運動量は「ほどほど」にしておくべきで、心拍が一分間の最大心拍数（二二〇から年齢を引いた数値）の七〇パーセントを超えないように注意する。たとえば、三〇歳なら一分あたり一三三回だ。第三トリメスターでは酸素摂取予備能が下がることが分かっているので、妊娠期間の終わりに近づくにつれて――特に体重負荷のかかる種類の――運動を減らしていく方がいい。どちらにしても、たいていはあまり運動したくなるのだけれど。その他、次のようなことは避けておきたい。（一）標高の高い場所（高度三〇〇〇メートル以上）での運動。ただでさえ胎盤は低い酸素濃度を埋め合わせなければならなくなっているため。（二）暑い日の運動。これは胎児の温度が上がりすぎるリスクを避けるため。（三）スキューバダイビングやシュノーケルでの潜水。胎児の組織に窒素その他のガスが過剰に蓄積するリスクを避けるため。しかし、普通の水泳や水中歩行といったプールでの運動はとりわけ妊婦に適している。水が余分な熱を逃がし、体温上昇を防いでくれるからだ。

▼胎児期のストレス――まとめ

胎児期のストレスについて、こうもいろいろな情報を与えられると、妊娠している女性は不安でたまらなくなるかもしれない。しかし、妊娠したという事実そのものが、ストレスの多い生活からくるホルモンの変動をどうにか乗り越えたことを示しているともいえる。実際、胎盤にはある程度まで母親のストレスホルモンから胎児を守る能力があり、副腎皮質ホルモンとカテコールアミンの濃度がいくらか上昇してもそれをブロックしてくれる。妊娠自体がストレスの多い期間で、吐き気や不快感や疲労を感じることもあれば、出産についての不安や、生まれた後の赤ちゃんの世話についての心配もあるだろう。それでも多くの女性が妊娠期間を楽しんでいることを覚えておいてほしい。ストレスホルモンが増えようと、その他のいろいろなホルモンの分泌も高まって――とりわけエンドルフィンが妊娠期間を通じて着実に増加する――母親の人生の容易ならざる事態から発達中の胎児を守る。よく言われるように、そこには妊娠という体験の「輝き」が感じられる。

妊娠期間中、女性はさまざまな細かいリスクを抱えることになるけれど、ストレスがとりわけ大きな影響を及ぼすかもしれないことを理解することは重要だ。妊娠初期に胸部のX線検査を受けたとしても、そのことを繰り返し思い出して胎児を九カ月間ストレスホルモンにさらすくらいなら忘れてしまった方がいい。一方で、女性が自分の体を信頼し、ストレスに対処できると確信することも必要だ。妊娠はごく普通のことであり、何百万年という時間をかけて進化した私たちの体は精妙にできていて、赤ちゃんを作るという生物にとって最も大事な役割を立派に果たせるのだと。

以下の表に、胎児期のリスク要因をまとめておく。

胎児にとって明らかに有害な薬品／状態

薬品／状態など	リスク	推奨される対処法
葉酸《ようさん》の欠乏	神経管欠損症	妊娠してから第1トリメスターまで、サプリメントにより1日あたり400マイクログラム摂取する。
栄養不良	脳が十分大きくならない、認知障害	20パーセントという妊娠中の理想的な体重増加を目指し、1日に摂るタンパク質を10—12パーセント増やす。
処方薬	薬の種類によってさまざま	カテゴリーXの薬を避ける。妊娠中はどんな薬であっても使う前に医療者に相談する。
非処方薬	薬の種類によってさまざま	妊娠中はどんな薬であっても使う前に医療者に相談する。
アルコール	（大量摂取）精神遅滞と奇形、（中程度の摂取）認知能力の遅れ	受胎・妊娠期間の禁酒。控えめな量の飲酒（1日1杯程度）の有害性は証明されていない。
違法薬物（コカイン、ヘロイン、マリファナ）	さまざまな認知障害と行動障害	受胎・妊娠期間にけっして使用しないこと。
喫煙	低出生体重、認知障害と行動障害	妊娠前の禁煙、妊娠後もできるだけ早く禁煙する。二次喫煙も避ける。
有機溶剤、炭化水素、油性塗料、ワニス	流産と奇形（溶剤吸引者、曝露を避けられない職業の場合）	できるだけ曝露を避ける。風通しのいい場所で使用。
PCB（ポリ塩化ビフェニル）	成長遅滞、認知能力の遅れ	過去にPCB汚染のあった地域では淡水魚をあまり摂らないようにする。
殺虫剤	薬の種類によってさまざま	局所的にのみ使用（燻蒸《くんじょう》剤を避ける）、妊婦以外の誰かに作業してもらうこと。

胎児にとって明らかに有害な薬品／状態　つづき

薬品／状態など	リスク	推奨される対処法
電離放射線（X線、ガンマ線、放射線）	大線量では脳の発育阻害や精神遅滞	どうしても必要な場合を除いて、X線検査やCTスキャンを避ける。飛行機での移動は安全。
体温上昇	神経管欠損症	解熱剤はアセトアミノフェンを使用。（特に第1トリメスターで）サウナ、熱い風呂、運動時の体温上昇を避ける。
TORCH——トキソプラズマ症、風疹、サイトメガロウイルス、性器ヘルペス、水痘《すいとう》（水ぼうそう）、梅毒	さまざまな先天性欠損症、感覚障害、精神遅滞	出産年齢の女性は妊娠前に風疹と水痘のワクチン接種を受けるべき。ネコの糞、十分加熱していない肉や卵を避ける。幼い子どもがいるときは特に、衛生状態を厳しく管理する。

発達中の胎児にリスクがあるかもしれないもの

薬品／病原体など	考えられるリスク	推奨される対処法
カフェイン	（高用量で）流産や生殖能力低下	妊娠中、あるいは受胎を試みている期間は、摂取量を1日あたり300ミリグラム以下にする。
インフルエンザ	神経管欠損症、統合失調症、失読症	流行するシーズンは衛生状態に注意する。
強いストレス	流産、早産、口唇裂《こうしんれつ》、口蓋裂《こうがいれつ》、行動障害、認知能力の遅れ、男性の同性愛の可能性	定期的に運動、リラックス法、社会的サポートの得られる強力なネットワークにより、ストレスがもたらすさまざまな影響を軽減する。

胎児へのリスクが証明されていないもの

化学物質／電子機器など	説明
アスパルテーム（人工甘味料）	妊娠中も利用できる。幼い子どもについては摂取を制限。
グルタミン酸ナトリウム（MSG）などのグルタミン酸	妊娠中も利用できる。幼い子どもについては摂取を制限。
コンピュータ・ディスプレイ	流産との関係を示唆した初期の研究には問題があった。新しい証拠によればリスクはない。
電子レンジ	古くなった製品からはマイクロ波が漏れる可能性がある。1メートル離れればマイクロ波の強度は無視できる程度になる。
高圧線	高圧線から25メートル以内で暮らしている女性のデータはほとんどない。それ以上の距離なら安全と思われる。
電気毛布	研究結果は一致していない。流産と小児がんのリスクがわずかに増えることを示唆する研究もある。
MRI	胎児の診断にますます多く使われるようになっているが、もっとはっきりしたことが分かるまで、第1トリメスターでは利用しない方がいい。
超音波画像診断	超音波の強度が増した新しいスキャナーについては、安全性にさらなる注意が必要だろう。熱のあるときは使用しないこと。

第四章
出産が脳に与える影響

ついにその日がきた！　ゆうべベッドに入るとき、ジェシカは少し突っ張るような感じがした。そして今朝早く目が覚めると、陣痛が始まっていた。正午には子宮収縮がかなり規則的に起こるようになり、これまで想像していた以上に苦しくなった。どういうわけか、病院に着いたらきっと楽になるとジェシカは思った。しかし、硬膜外麻酔《こうまくがい》［脊髄近くの硬膜の周囲に行なう局所麻酔］による無痛分娩は見合わせると決めていたのだから、ジェシカはこれから本物の出産を経験することになる。「体が裂けてしまいそう」な、産みの苦しみと喜びを！

胎内のジャックはどうなのだろうか。私たちはつい母親の陣痛にばかり気を取られてしまいがちだけれど、赤ちゃんが経験しようとしていることを想像してみてほしい。子宮の収縮が何時間も続き、締めつけが次第に強まっていく。頭の直径よりも小さい穴を抜けて、狭い産道を進むことを強いられる。頭蓋《とうがい》が変形し、肩が歪む。そして肺の中にあった液体をすっかり吐き出す。

この世に生まれ出ること自体、私たちの経験する最も衝撃的な出来事かもしれない。その衝撃を受け止めるのは赤ちゃんの脳だ。赤ちゃんの頭は体の他の部分に比べて大きく、産道を真っ先にくぐり抜けていくため、子宮の強い収縮力がすべて頭部に集中することになる。頭が最後に出てくる逆子《さかご》の場合はさらに問題で、顎《あご》が子宮頸《けい》に引っかかり、頭部が出てくるまでに首が大きく引っ張られてしまう恐れがある。

赤ちゃんの人生におけるこの重大な時点には、さまざまな問題が生じる可能性がある。体に傷を負うこと以外に、分娩時の状態によって赤ちゃんの脳に十分な酸素が供給されず、長期的に深刻な影響を残す可能性がある。幸いなことに赤ちゃんの脳は、短時間なら**低酸素状態**（*hypoxia*）に、大人の場合よりもずっとよく耐えることができる。しかし、分娩があまりにも困難な状態に陥った場合、酸素不足が長引いて最大の危機をもたらすことになる。実際、現代の産科学における技術的革新と予防手段の多くは、低酸素症からくる脳の損傷を避けるためのものだ。

それでも大多数の赤ちゃんが誕生の試練をどうにか乗り越えることを覚えておくことは重要だ。また、胎児が子宮外での生活に慣れるのに誕生時のストレスが実は役に立っていることを示す証拠が増えてきている。本章では、赤ちゃんの脳の側から出産を捉《とら》え、子どもの心の発達に対する誕生のプロセスのリスクと有益な面を考えていく。

胎児の脳が分娩のきっかけを作る？

妊娠と胎児の発達に関する知識は増大しているが、それでも誕生そのものはまだまだ謎に包まれている。分娩のきっかけとなるのは何かということを、私たちはやっと実験動物で理解し始めたばかりだ。そうした発見がヒトにも当てはまるとすれば、やはり胎児の脳が決定を下しているように見える。

この問題ではヒツジを対象にした研究が最も進んでいる。ヒツジの誕生のプロセスは、胎児の脳から始まる複雑なホルモンの連鎖によって引き起こされる。まず、胎児の脳下垂体《のうかすいたい》から**副腎皮質《ひしつ》刺激ホルモン**（ＡＣＴＨ――*adrenocorticotropic hormon*）が分泌され、副腎を刺激する。すると副腎からコルチゾールが分泌され、胎児の血流によって胎盤に到達する。コルチゾールのレベルが上昇したことがきっかけとなって、それ自体も重要な内分泌器官である胎盤にいくつかのホルモンの変化が生じ、このことが母ヒツジに分娩の準備を促す。第三章で見たように、脳下垂体は視床下部《ししょうかぶ》――重要な調節機能を担う脳の領域――によって活性化される（116ページ参照）。つまり、あらゆる種類の感覚情報と生理的情報を統合して誕生の時がきたと判断するのは、実は胎児の神経系だということになる。

出産までの過程はゆっくりと進行する。妊娠末期の約三週間にコルチゾールの濃度が上昇し、ヒツジの胎児が外部環境で生きられるよう、肺、肝臓、腸、腎臓その他の器官の準備を整える。胎児の成熟における最終段階と、出産の開始そのものの両方を同じホルモンがコントロールしているのは偶然ではない。コルチゾールの増加が胎児の発達と分娩の始まりを調和させることによって、胎児は生理学的に成熟した最適なタイミングで生まれる。早すぎれば胎児はまだ母親の体に依存しているし、遅すぎれば胎盤が胎児をうまく支えられなくなってしまう。

胎盤ホルモンは妊娠を維持する働きを担っているが、妊娠末期にコルチゾール濃度が上昇するとホルモンの組み合わせがいろいろと変化する。エストロゲンが増加してプロゲステロンが減少すると、子宮の収縮力が強くなる。エストロゲンによって別のグループのホルモンである**プロスタグランジン**（*prostaglandin*）の合成量が増えると、これによって子宮頸の準備が進み、子宮の収縮性がさらに強まる。エストロゲンはまた、個々の収縮を引き起こすホルモン、**オキシトシン**（*oxytocin*）受容体の数を子宮筋内で増加させる。* こうした変化が相まって、妊娠後期に不規則に起こる弱い収縮（ブラクストン・ヒックス収縮）から、胎児を子宮から押し出す強さのある本当の収縮へと徐々に移っていく。

*オキシトシン――合成されたものは**ピトシン**（*pitocin*）――は妊婦の陣痛促進剤として広く使われるが、意外にも自然分娩の引き金としては機能していない。

霊長類の場合はホルモンの連鎖が少し異なる。ヒトでもサルでも、妊娠末期にヒツジの場合と同じような、胎児のコルチゾール増加と母体のプロゲステロン減少はみられない。妊娠後期のサルの胎児ではＤＨＥＡＳという別の副腎ホルモンが急増することが知られており、これがコルチゾールと同じように振る舞い、胎盤のエストロゲン合成を促進する。またＤＨＥＡＳの分泌もコルチゾールと同様に、胎児の視床下部―脳下垂体系によってコントロールされている。ヒトにおいても同様の仕組みがあるとすれば、いつ誕生すべきかを最終的に決定する器官はジャックの脳だということを、それは示唆している。

出産が赤ちゃんの脳に及ぼす良い影響

ひとたび陣痛が始まると、ジャックの脳は大きく翻弄《ほんろう》される。もちろん、肉体的なストレスもある。子宮が収縮するたびに頭も体もますます強く締め付けられる。また、そのつど胎盤と臍帯《さいたい》（へその緒）を通ってくる血流も圧迫されるため、一時的に胎児への酸素供給量も減少する。

荒っぽく聞こえるけれど、実のところ分娩のストレスは、正常に妊娠期間の終わりを迎えた赤ちゃんにとって有益かもしれない。大人の闘争逃走反応（第三章、119ページを参照）と同じように、妊娠末期の健康な胎児は分娩のストレスに反応して、副腎皮質ホルモン（カテコールアミン）であるアドレナリンやノルアドレナリンの濃度を急増させる。出産時に赤ちゃんの頭が産道によって締め付けられることがきっかけとなって、カテコールアミンの濃度は約二〇倍になる。ただし、増加した血流中のカテコールアミンへの反応は、大人の場合と大きく異なる。大人ではカテコールアミンによって心拍数が上がり、筋肉への血流が増加して機敏に行動できるようになるが、赤ちゃんの場合は逆の効果をもたらし、心拍数が低下して呼吸活動も緩慢となり、ある種の運動は止まってしまう。* このような変化は、繰り返される低酸素状態において赤ちゃんがエネルギーと酸素を節約し、最も重要な組織である脳と心臓に限って血流を確保する助けになる。分娩時にもっと甚《はなは》だしい酸素不足に陥った赤ちゃんは、カテコールアミン濃度をさらに——通常の一〇〇倍にまで——高めて、潜在的に危険な状況に対処しようとする。

＊大人と胎児でストレスへの反応が異なる理由の一部は、アドレナリンとノルアドレナリンの分泌比率が異なっていることだ。心拍数と末梢《まっしょう》の筋肉への血流に関して、この二つのホルモンはいくぶん対立する効果を持っている。

ジャックのカテコールアミン濃度は生まれてから三〇分ほどは高いままだけれど、それから急速に低下し、出生後二時間で平常の濃度に落ち着く。誕生時の最も大きな危険が過ぎ去っても、最初の二時間が重要な調節のための期間で、増加したカテコールアミンがいろいろな方法でこの調節を促しているようだ。

ストレスホルモンと誕生に関する私たちの理解は動物での研究から得られたものがほとんどだけれど、経《けい》膣《ちつ》分娩と帝王開腹《かいふく》分娩で生まれたヒトの赤ちゃんの比較から、重要な裏づけが得られている。カテコールアミン増加の引き金になるのは陣痛と膣による圧迫を実際に経験することなので、帝王切開で生まれた赤ちゃんは経膣分娩の赤ちゃんほどのストレスとカテコールアミン増加を経験していない。帝王切開の場合、母親の麻酔方法によって異なるが、アドレナリンとノルアドレナリンの濃度は二分の一から一〇分の一程度になる。しかし、数時間の陣痛を経て帝王切開となった場合——つまり、帝王切開が予定されていなかったり、自然分娩が始まるまで帝王切開を故意に遅らせたりしたときは——カテコールアミン濃度が経膣分娩の場合とかなり近くなる。

「出生時のストレス」は、新生児の呼吸について特に有益であることが分かっている。帝王切開で生まれた赤ちゃんと比較すると、経膣分娩の赤ちゃんは最初の呼吸をするまでの時間が短く、血中酸素濃度は生まれるとすぐに上昇し、誕生後の数時間に呼吸に関する問題が生じにくい。帝王切開でも数時間の陣痛を経ていた場合、経膣分娩の赤ちゃんほどではないにしても、陣痛が始まる前に切開して生まれた赤ちゃんよりはかなり良好だった。「ストレスを経験した」赤ちゃんが呼吸の面で有利であることは、カテコールアミン濃度の高さでほぼ説明できる。これらのホルモンは誕生時の肺にある余分な液体の吸収と**肺サーファクタント**（*lung surfactant*）――**肺胞**《はいほう》（*alveoli* 小さなブドウ様の中空の器官）でのガス交換に必要な洗剤のような分子――の分泌を促す。コルチゾールなど、その他のストレスホルモンも、たぶん最終段階での肺の成熟に寄与している。最後に、経膣分娩は純粋に機械的な仕方で呼吸の開始を助けている。赤ちゃんが産道をくぐり抜ける間に圧迫されることが、余分な液体を肺の外に絞り出すのに役立つ。

カテコールアミン濃度が高いことは、経膣分娩の赤ちゃんをまた別の形でも有利にしている。カテコールアミンは代謝速度を増大させるため、経膣分娩の赤ちゃんは体温を維持しやすく、帝王切開による赤ちゃんよりもブドウ糖などのエネルギー源を多く保持している。また、生後二日までの反射、筋緊張、感覚反応のテストで高得点をとることから判断して、子宮外の生活に対して神経がうまく適応できている。出生時のストレスが赤ちゃんに及ぼすこうした良い影響を考慮して、帝王切開を考えている女性にはまず、少なくとも陣痛の初期段階を経験してからにするよう勧める産科医もいる。

出産がもたらす良い影響の中で最も興味深いのは、赤ちゃんの神経系に対するものだ。ヒツジの場合で、子宮の収縮は――陣痛より前のブラクストン・ヒックス収縮でさえ――脳の発達を促進している証拠がある。たぶん収縮によって接触と動きの刺激が増え、そのことが妊娠後期にシナプス結合を向上させ、髄鞘《ずいしょう》形成を促すのだろう。そうして真性分娩に至ると、赤ちゃんの高いカテコールアミン濃度が神経系を強く刺激する。大人の場合、アドレナリンが増えると興奮し、満足感が強まるが、カテコールアミンは新生児に対して同じ影響を及ぼすらしく、誕生後の二時間は、数日経った後よりも敏感なようだ。

誕生直後は親子の絆を育《はぐく》む重要な時間？

通常の分娩で誕生した赤ちゃんが非常に敏感な状態にあるという事実から、新生児が健《すこ》やかで安心していられるために、親と子の絆を育《はぐく》むことが重要だと考えられるようにもなった。一二時間も続いた苦しい時間が終わり、やっと訪れた待ちに待った瞬間、ジェシカはジャックを胸にそっと抱く。ほんの一、二時間、母親、続いて父親に代わる代わる抱きすくめられながら、ジャックはあらゆる感覚を鋭敏に研ぎ澄ませ、新しい環境の中の最も重要な刺激に注意を向けている。もちろん両親も興奮しているけれど、カテコールアミンのおかげでジャックの愛らしさは一段と強まる――ホルモンの作用によって瞳孔《どうこう》が開くのだ。両親はジャックがそこにいる奇跡にますます深く引き込まれる。

一九七〇年代の初頭に一部の科学者たちは、生まれた直後の最初の時間が親子の絆にとって、非常に特別で「敏感な時期」だという考えを提示した。この時間は、密接な接触――できれば肌と肌を触れあわせること――によって、母親の子どもに対する愛情をうまく育むのに必要なのだという。早期に絆を深めるべきだという考え方は動物の行動の研究からきている。哺乳類のいくつかの種では（特によく研究されたのはヤギとヒツジ）誕生後数時間から数日の間に「母性インプリンティング（刷り込み）」が起こり、子どもの姿や匂いによって強く持続的なつながりが母親に生じる。ヒトに近い霊長類にもこうした刷り込みが起こる証拠はほとんどないにもかかわらず、出産直後の気持ちが高ぶっている時間をともに過ごすうち、母親と新生児の間で同じような愛着が生まれると研究者たちは確信するようになった。

初期の研究では、出産直後の接触が母親の子育ての力や子どもの認知能力を伸ばすという説得力のある証拠が示された。しかし、こうした発見のうちで後の検証に耐えたものはほとんどなく、一九八〇年代の初めになると、母と子の絆を深める重要な時間という考え自体が否定された。誕生直後、即座に両親と子どもの結びつきができるのではない。両親の愛情は最初の一年かそれ以上の時間をかけて次第に深まっていく。養子縁組みの場合や、ただちに治療が必要だった場合など、出産直後に接触の機会がなかった両親も多いが、その機会があった両親に比べて子どもへの愛着が薄いという証拠はない。

ただ、親子の絆に欠かせないかどうかを別にしても、出産直後の接触に良い面がないわけではない。早期の接触によって、その時期――つまり病院で過ごす期間――の親子の愛着や子どもを世話する技量が向上することは、絆作りに関するすべての研究が一致して認めている。これは驚くようなことではない。実際にそばにいない赤ちゃんと両親が絆を作るのが難しいのは明らかだ。この問題が研究に取り上げられるようになって初めて、病院で行なわれる通常のケアの方法が変わり、両親は誕生後まもなく赤ちゃんに触れられるようになった。体をきれいにしたり、体重を計ったり、注射したり、目薬をさしたり、といった通常の処置は後回しにして、最初の一時間に親子が肌と肌を触れあわせたり、直接授乳したりできるようになり、早々と子どもが新生児室に移されるようなこともなくなった。つまり、この意味で親子の絆の研究は、多くの赤ちゃんの人生における最初の素晴らしい時間を確保するという肯定的な影響を与えたことになる。

赤ちゃんの脳に対する出生時の危険

出生過程で赤ちゃんにある程度のストレスがかかるのは自然なことで、むしろ良い面もあるけれど、分娩の間に永続的な損傷を受ける可能性も、少ないながら常にある。赤ちゃんのすべての器官のうちで脳は最も傷つきやすい。サイズが大きく、大量の酸素を必要としていて、いったん形成されたニューロンは取り替えがきかないからだ。

現代の産科医療には、出生過程での脳に対するリスクを減らすために多くの技術が採り入れられてきた。

たとえば出生前の超音波画像診断では、胎盤の問題や、分娩をことのほか困難にしかねない胎児の姿勢を発見できる。分娩時の頭皮血液を採取する検査も深刻な酸素不足に陥っていないかどうかを知るのに役立つ。そして近年、いろいろと議論を巻き起こしつつも帝王切開がよく行なわれるようになったのは、結局のところ、困難を伴う可能性のある経膣分娩によって脳に損傷を受ける可能性がわずかにでもあるのなら、何とかそれを避けたいという医師や両親の思いがあるからだ。結果の重大さを考えれば、理解しがたい反応とはいえない。

さまざまな問題をはらんでいるにもかかわらず、赤ちゃんの脳は出生時の圧迫や低酸素状態に対して、たいていの場合は驚くほど回復力がある。ちょっと考えてみれば、それも当然だと分かるはずだ。自然淘汰によってわざわざ大きく洗練された脳を作っておきながら、子宮から外に出るときに大部分が損なわれてしまうなどということはありそうもないからだ。回復力の一部は、既に見たように、分娩時に胎児がストレスホルモンを分泌するという形で組み込まれている。また、たとえ出生時に何らかの神経の損傷が生じても、若い脳に驚くほどの可塑性があるおかげで、大人が脳に同様の損傷を受けた場合に比べると新生児はずっと多くの機能を回復できる。

▼分娩時外傷

出生時に赤ちゃんの神経系が損傷を受ける可能性の一つは、物理的な外傷《がいしょう》による直接的なものだ。経膣分娩がスムーズに進んだ場合でも、赤ちゃんの頭に傷があったり変形したりしているのを見ると、必ずしも全員が脳に損傷を受けるわけではないのが不思議なくらいだ。それでも、ほとんどの赤ちゃんは分娩時に締めつけられながらも、脳に損傷を受けることなく生まれてくる。頭の変形は自然なことで（応形機能《おうけい》）、赤ちゃんの大きな脳を安全に産道を通過させるのに都合がいい。このように変形できるのは、出生後二年まで

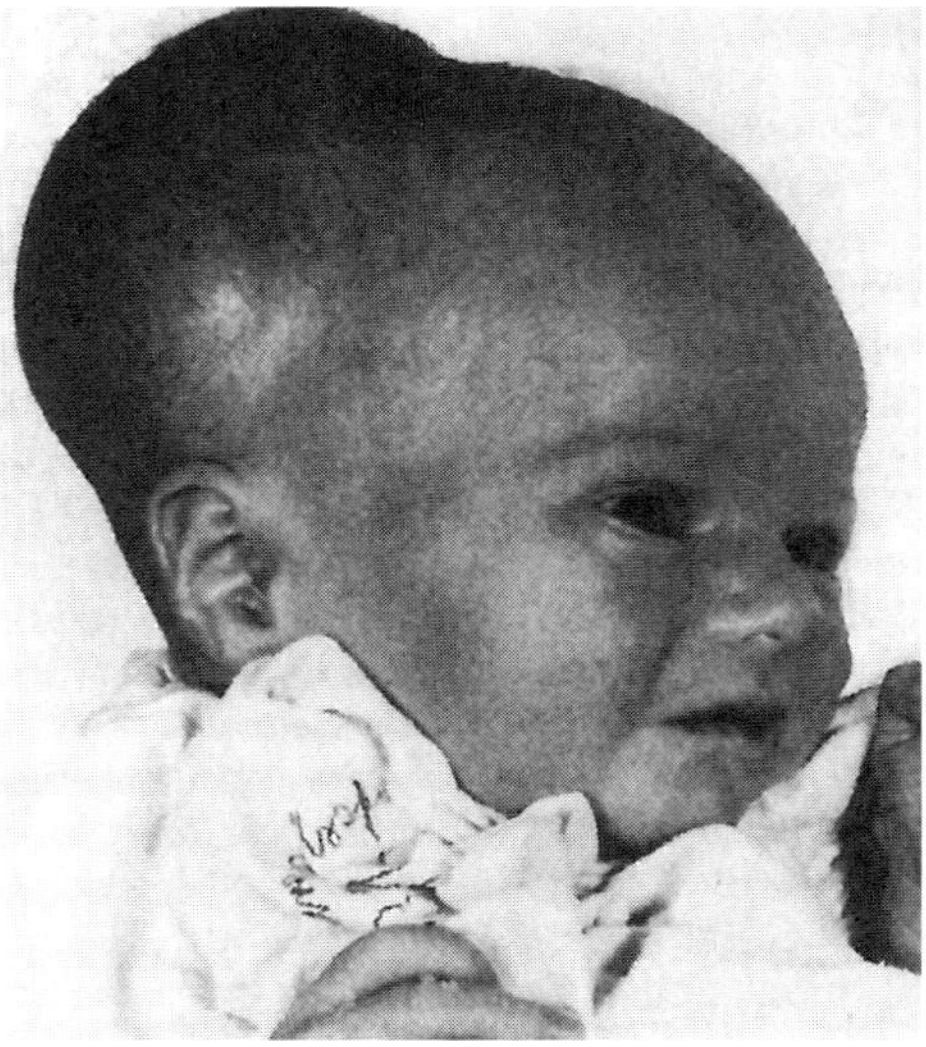

図4.1
頭血腫《とうけっしゅ》のある新生児。この種の分娩時外傷が脳に損傷を与えることはめったにない。

D. G. Vulliamy and P. G. B. Johnston, *The Newborn Child*, 7th ed., Edinburgh, Scotland: Churchill Livingstone, 1994. より、出版社の許可を得て転載。

頭蓋骨《とうがいこつ》が固着しないからだ。頭蓋骨の前部と後部に**泉門**《せんもん》（*fontanel*）——膜で覆《おお》われた柔らかい間隙——があり、骨格の各部がずれるように動くことで、内部の傷つきやすい神経組織を強く圧迫しないようになっている。

それでも、胎児が好ましくない姿勢だったり、母親の骨盤よりも大きかったり、鉗子《かんし》や吸引娩出器を使って産道から引き出さなくてはならなかったりして、神経系に損傷を受けることがときどきある。ここ五〇年ほどの間に、産科医が胎児の大きさや姿勢を推測しやすくなり、鉗子のデザインや使い方も改善され、特に難しいケースでは帝王切開が行なわれるようになったため、このような分娩時外傷はかなり起こりにくくなった。それでも皆無というわけではないけれど、脳にずっと損傷が残る例はめったにないことを知っておくといい。

分娩時外傷で比較的多いのは、頭部が膨らむ**頭**《とう》**血腫**《けっしゅ》（*cephalohematoma*）だ。頭皮と頭蓋骨の間に血がたまることによってできるこの瘤《こぶ》は、最初

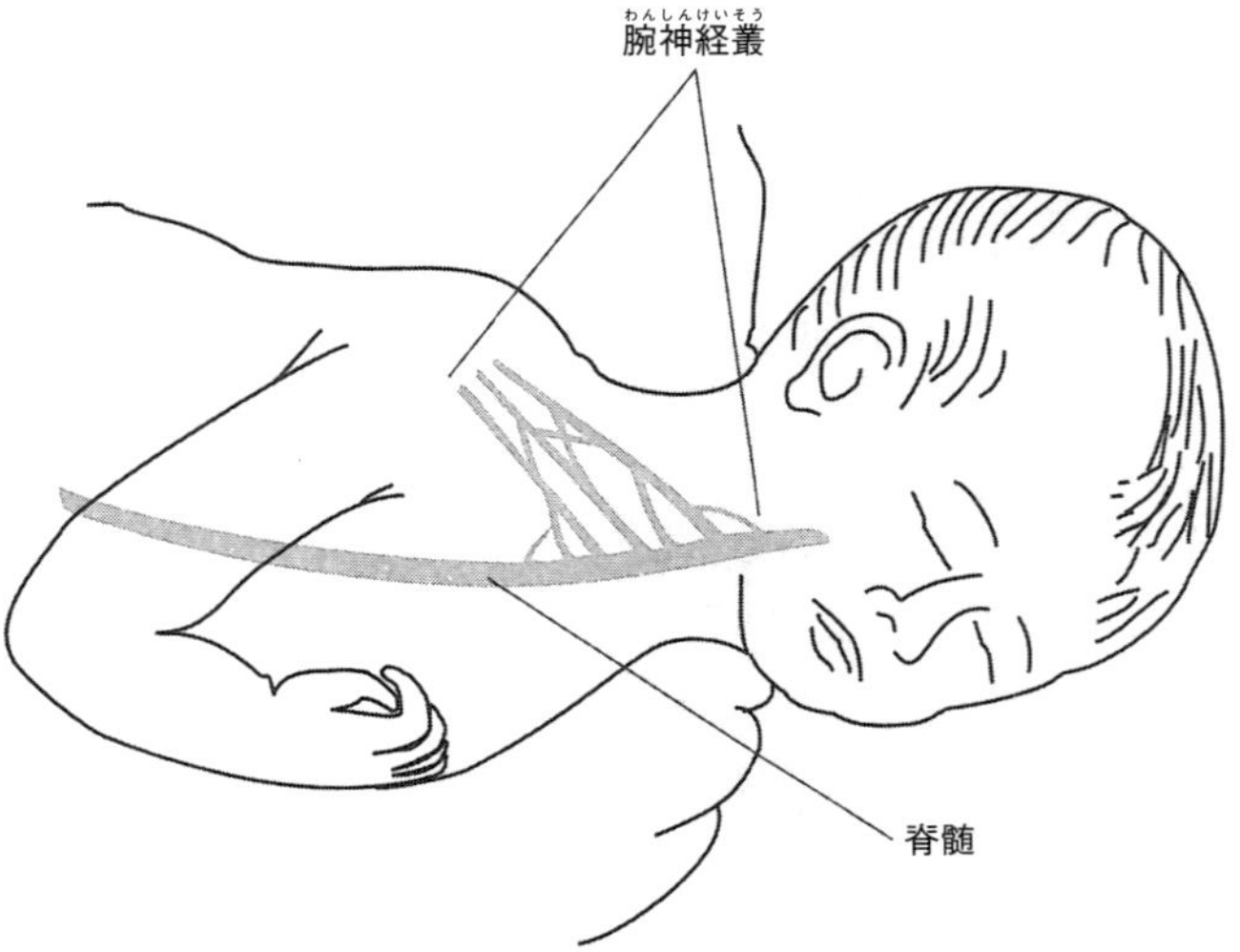

図4.2
産道を出ようとする胎児。肩がつかえると損傷を受けやすい腕神経叢の位置を示す。

の数日間にだんだん膨らんでかなり大きくなることもある。原因は母親の恥骨《ちこつ》の間を通過したときの外傷で、新生児出生の一、二パーセントに起こる。鉗子や吸引娩出器を使った場合はさらに起こりやすい。見かけは深刻そうだけれど、出血と腫《は》れは脳を覆って保護している膜の外側に限られるので（ただし、稀に頭蓋骨の割れを伴うことがある）、赤ちゃんの脳に危険はない（図4・1を参照）。たいていの場合、出生後三カ月以内に頭の形は正常に戻る。

　赤ちゃんの脳は比較的よく守られているけれど、身体のさまざまな筋肉や器官に張り巡らされた神経は、物理的な力によって損傷を受けやすい。分娩時外傷で比較的よくみられるものの一つに、**腕《わん》神経叢《しんけいそう》**（*brachial plexus*）の外傷がある。これは首のすぐ下で脊髄から分かれ、腕につながる神経の束だ（図4・2を参照）。一〇〇〇例の出産のうち二例ほどで、この神経叢の一部が損傷を受け、腕と肩が麻痺したり、力が入らなかったりする。最も一般的な症状は**エルブ麻痺**（*Erb's palsy*）の名称で知られる。この種の外傷は赤ちゃんが特に大きかったり（四五〇〇グラム以上）、好ましくない姿勢で産道を降りてきたりして、出口で肩がつかえやすくなるとよく起こる。

幸いなことに、脳と脊髄の外に出た神経への損傷が永続的になることはめったにない。中枢神経系の神経線維とは異なり、末梢《まっしょう》神経［中枢神経系（脳と脊髄）以外の神経］は損傷を受けた後も標的に向かって再生できる。このため、腕神経叢に損傷を受けた赤ちゃんの九〇パーセント近くは生後四カ月までに回復する。

損傷を受けやすいもう一つの部位は顔だ。赤ちゃんの顔面神経が傷つくと片麻痺《へんまひ》が起こり、損傷を受けた側の眉をひそめたり、目を固く閉じたり、口を動かしたりすることができなくなる。この種の外傷は、顎骨《がっこつ》後部付近の顔の側面が母親の尾骨《びこつ》や鉗子のブレードで圧迫されることが原因で、一〇〇〇例の出産のうち八例ほどに起きる。多くの胎児は後ろにある母親の仙骨《せんこつ》の方に左耳を向けて産道を降りてくるため、右側よりも左側に多く起こる。神経根《こん》［脊髄の両側から出て合一した神経線維の束］から顔面神経までの距離が比較的短いため、損傷を受けた神経はかなり急速に標的に向かって再生する。たいていの場合、生後一週間から三週間で麻痺はなくなる。

赤ちゃんの神経系は分娩の物理的ストレスに対して驚くほどの回復力を持っている。しかし稀には、脳に重大な損傷や永続的な影響をもたらすケースもある。たとえば、脳を包む厚い**硬膜**《こうまく》（*dura*）を破るほどはなはだしい外傷の場合だ。このようなケースでは**硬膜下《か》出血**（*subdural hemorrhage*）と呼ばれる出血が起きることが多い。これは脳を保護する硬膜の内側で出血するため、一般的な頭血腫では起こらないようなニューロンの損傷に至る場合がある。硬膜下出血を起こした赤ちゃんは、裂傷の部位によって、死亡したり、永続的な脳の損傷を受けて脳性麻痺や精神遅滞が生じたりする。

非常に重大な分娩損傷の例としては、他にも赤ちゃんの脊髄損傷がある。末梢神経とは違い、脊髄の神経線維は適切につながった標的との連絡を再生することができない。大人の場合と同じように新生児の脊髄損傷も元には戻らず、死亡したり、さまざまな程度の麻痺が残ったりする。脊髄損傷のリスクが最も高いのは骨盤位分娩《こつばんいぶんべん》（逆子《さかご》）で、頭部が引っかかって九〇度以上後ろに曲げられた場合だ。個々の分娩でこれほどの損傷が起きる可能性はわずかだけれど、もし起きれば重大な結果を招くため、逆子の場合は帝王切開を行なう産科医が多い（１５３ページを参照）。

▼出生時仮死と脳性麻痺

赤ちゃんの脳は出生時に受ける物理的な力に対して優れた回復力を持っているが、難産の生化学的な影響に対してはそれほど耐性があるわけではない。分娩時の最大の危険は、赤ちゃんの出生時仮死——二酸化炭素と酸素の交換がうまくできなくなった状態——だ。分娩時に臍帯《さいたい》（へその緒）が圧迫されたり、胎盤の損傷や機能不全があったりすると仮死状態に陥ることがある。脳は短時間なら低酸素状態に耐えられるが、酸素の少ない状態が長く続いたり短時間でも完全に無酸素（*anoxia*）状態になったりするとニューロンが死滅し、脳の一部が回復不能な損傷を受けることがある。物理的外傷の多くと比較すると、酸素不足は精神や神経に永続的なハンディキャップを負わせる原因になる可能性が高い。

赤ちゃんが分娩中のある程度の低酸素状態に耐えられる仕組みについては既に取り上げた。子宮が収縮するたびに、胎盤への血流は一時的に減少し、胎児循環に送り込まれる酸素の量が減る。健康な胎児はカテコールアミンを分泌してこの一時的な酸素不足に対処する。カテコールアミンは手足など末梢の器官への血流を制限し、その分を心臓と脳にまわす。しかし、酸素不足がはなはだしいと対処能力を超えてしまい、さまざまな問題が生じる。血圧を上げてなんとか脳への血流を維持しようとするため、脳の毛細血管床《しょう》の血圧が高くなりすぎて出血が起きることがある。同時に、仮死が続くとやがて心臓が脳への適切な血液循環を維持できなくなって、局所的に血流が減少する**虚血**《きょけつ》（*ischemia*）が起き、血が流れなくなった血管がつぶれて損傷を受ける。出血でも虚血でも脳細胞が壊れる可能性があり、低酸素状態がはなはだしくなると、精神や神経に永続的な損傷の生じる可能性がかなり高くなる。

仮死の危険は程度問題だ。サルの胎児を使った実験では、完全な無酸素でも八分までは耐えられることが分かっている。一〇分から二〇分も無酸素が続くと脳に損傷が生じる。二〇分以上になると胎児はおそらく死亡する。低酸素状態ならもちこたえられる時間がかなり長く、一時間から三時間なら何も害はないようだ。しかし、低酸素状態がそれ以上長く続いたり繰り返し起きたりすると脳に損傷が生じ、死に至ることもある。

分娩時にすべての赤ちゃんの約二パーセントが多少の仮死を経験するが、大多数は悪影響を受けず、出生時仮死の症状が現れるのは四分の一だ。このうち、最もはなはだしい影響を受けた赤ちゃん（約一二パーセント）は死亡し、一五パーセントに永続的な障害が生じる。残りの赤ちゃんは精神や神経にはっきりした問題が現れることなく成長する。全体として、出生時仮死の結果、生き残りはしても脳に重い損傷が残る赤ちゃんは一〇〇〇人のうち一人未満だ。

重い出生時仮死を経て生き延びた赤ちゃんについて最も心配なのは、脳性麻痺（ＣＰ）の問題だ。脳性麻痺とは一連の症状からなる症候群を指し、胎児期や新生児期に受けた脳の損傷によって引き起こされる運動や姿勢の障害をともなう。成長しても損傷を受けた脳の部位や障害の程度が悪化することはなく、つまり進行性の麻痺ではない。ただし、新生児では随意運動［自己の意思に基づく運動］の範囲が限られているため、脳性麻痺があってもよちよち歩きの年齢になるまで分からないことがある。病変のある脳の部位やその度合いによって、障害の程度はさまざまに異なる。四肢すべてに麻痺や痙攣《けいれん》が生じる場合もあれば、脚だけ、体の左右どちらかの側だけ、という場合もある。脳性麻痺になった赤ちゃんの約半数には精神遅滞、三分の一にはてんかんもみられる。また、多くは視覚や聴覚にも障害がある。

こうした障害の原因を、満期出産で生まれた赤ちゃんの出生時仮死の間に起こる、ごく一般的なパターンの脳虚血に求めることもできる。出生時、赤ちゃんの脳の血管は独特な発達段階にあって、脳への血圧が下がると特定の毛細血管床がまず「干上がった」状態になる傾向がある——一次運動野《や》（第十一章、３４５ページを参照）の、特に下肢《かし》と脊椎《せきつい》下部をコントロールする運動野、それから大脳皮質の視覚と聴覚に関わる部位の毛細血管床だ。損傷が大脳皮質の広範囲に広がると精神遅滞が生じる。

何年も前から、脳性麻痺は難産の結果として起こるというのが当然のことと受け止められていた。しかし現在では、脳性麻痺の全症例のうち、出生時仮死が原因になっているのは一〇—二〇パーセントにすぎないことが分かっている。脳性麻痺は新生児一〇〇〇人のうちほぼ二人に発症し、多くは出生前の脳の損傷によって引き起こされる。高血圧、重度の貧血、発作など母親の要因による低酸素症や、胎児の先天的な問題による低酸素症に原因が見つかる場合もあるけれど、まったく予測不能であることが多い。また、低酸素症は発達の遅れの原因ともなることから、脳性麻痺は在胎期間の割に小さな赤ちゃんに多くみられる。早産児にも脳性麻痺が多いのは、頭蓋骨《とうがいこつ》が弱くて脳内出血を起こしやすいためだ。このいずれの場合も、胎児期に受けた損傷に分娩時の損傷が加わって複雑化することがある。もともと弱点を抱えている場合、健全な胎児のようにうまく出生時のストレスに耐えることができないからだ。

▼胎児モニタリングの利点と問題点

脳性麻痺やその他の脳損傷の原因を出生時の出来事に求められる例は少ないにもかかわらず、現代の産科医療は胎児が分娩時仮死になる可能性を察知して予防する方向に力を注いでいる。もちろんこれは価値のある目標だし、ここ三〇年ほどの産科医療に数多くの改善をもたらしたのも確かだ。しかし残念なことに、このような予防措置によって、脳性麻痺やその他の神経障害を持って生まれる赤ちゃんの数が減少したという証拠はほとんどない。このため一部の研究者は、多くても数百人の赤ちゃんに手を差し伸べるために何百万人もの女性に予防措置を講じるのは行き過ぎではないかと考え始めている。

特に議論の多いのは電子機器による胎児モニタリングだ。赤ちゃんの心拍を計測する胎児モニタリングは、分娩時に赤ちゃんの状態を評価するため、広く実施されている。米国では一九九二年の時点で、すべての出産例のうち七四パーセントにおいて胎児モニタリングが行なわれた。たいていの場合、母親の腹部に心拍数計を付けて外部のモニターで記録する。しかし、赤ちゃんに「高いリスク」やその他の問題があることがあらかじめ分かっている場合、破水《はすい》後に胎児の頭皮下に電極を装着し、臨機応変に心拍をさらに正確に検出することもある。多くの場合に用いられる外測法《がいそくほう》［子宮壁の力学的変位を信号として取り出すことによって子宮収縮を測定する方法］は基本的に非侵襲《ひしんしゅう》的［体を傷つけない］だけれど、結果的に帝王切開の割合がかなり増えるという主要な「副作用」を考えたとき、この胎児モニタリングにはたして利点があるのかどうか、議論の余地はかなりある。

原則として、胎児の心拍をモニターすれば、胎児への酸素供給と神経系の機能について貴重な情報が得られる。胎児の血圧や酸素―二酸化炭素の比率の変化は、胎児の心拍にある種の予測可能な変化を生じさせる。さらに、脳幹《のうかん》と自律神経系が心拍をコントロールしているので、ある種のパターンは脳のこうした部分が正常に機能しているかどうかも物語っている。しかし、心拍数はこうした重要な変数をごく間接的に示しているだけなので、特定のパターンがみられるからといって本当にその赤ちゃんに問題があるかどうかは分からない。さらに厄介なのは、こうした心拍パターンの読み取り方にかなり主観が入っていて、同じパターンでも誰が解釈するかによって判断内容が変わることだ。胎児モニタリングは少なくとも二〇年前から普通に使われているが、いろいろな心拍パターンの意味については意見が一致していない。

いくつかの研究によると、胎児モニタリングを実施しても赤ちゃんが健康に生まれる率が高まるわけではない。死産になったり、新生児集中管理室（ＮＩＣＵ）に送られたり、脳性麻痺になったりする赤ちゃんの割合は、胎児モニタリングが行なわれなかった場合と変わらないというのだ。生後一八カ月から九歳までの子どもを対象にした別の研究では、分娩時に心拍数をモニターしていた子どもの方が認知能力の面で有利ということはないという。新生児の発作がモニタリングによって減少するという研究はいくつかあって、こうした発作は出生時仮死によって引き起こされることが多く、脳に損傷を与える可能性がある。しかし、モニタリングをしたかどうかで脳性麻痺の発症率や後の認知能力に差がみられないことからすると、新生児発作に関するこの発見も神経学的に重要ではなさそうだ。

心拍のパターンが「疑わしい」、さらには「危ない」とされた場合でも、大多数の赤ちゃんは何も問題がなかったことが分かっている。ある大規模な調査では、胎児の心拍モニタリングに基づいて脳性麻痺の予測をしたところ、擬《ぎ》陽性が九九・八パーセントだった。つまり、モニタリングで異常とされた赤ちゃんで実際に危険だったのは一〇〇〇人に二人の割合でしかなかったということだ。「大事をとった」と思えば、このこと自体は容認できるかもしれない。しかし胎児に問題があると診断されたら、多くの医師は分娩を中止して緊急帝王切開に切り換えようとする。帝王切開の手術自体はかなり安全だけれど、出血や膀胱《ぼうこう》損傷など深刻な合併症［手術や検査が原因となって起こることがある別の病気］になる例が四パーセントあり、緊急手術で死亡する妊婦も一万人あたり四人いる。赤ちゃん二人に利益をもたらす可能性のために約一〇〇〇人の女性が帝王切開を受けているとなると（体の負担と費用はもちろん）、このリスクをよく考えてみる必要がある。

一九九五年現在、米国の赤ちゃんのうち帝王切開で生まれた割合は二一パーセントだが、一九六五年には五パーセントにすぎなかった。ここまで増えたのは、同じ時期に胎児モニタリングが広く使われるようになったことに関係があると、多くの人は考えている。帝王切開の実施例のうち四分の一はたぶん、臍帯《さいたい》が絡《から》まったり、胎盤に異常があったり、母親の骨盤をくぐり抜けられないほど胎児が大きかったり、母親に重い病気があったりと、きちんとした理由があってのことだった。しかしそれ以外は、胎児の心拍のパターンに「異常」があるとか、「陣痛が進まない」とか、胎児の体位が普通でないとかいった、議論の余地のありそうな理由で行なわれた。しかし多くの研究により、帝王切開で生まれた場合でも、経膣分娩で生まれた子どもに比べて脳性麻痺その他の神経障害の発症が少ないわけではないことが分かっている。

電子機器による胎児モニタリングは本当の有効性をまだ証明できていないけれど、産科医が使用を控えるということはありそうにない。この便利な装置はたいていの病院に備え付けてあるが、もしこれを利用しないとすれば、看護師が三〇分ごとに聴診器やドップラー心音計で胎児の心拍を測定しなければならなくなる。とはいえ、本当に出生時仮死を減らすために胎児モニタリングを使おうとするのなら、その使い方を改善する――特にパターンの解釈の仕方を標準化する――ことが必要だと、多くの研究者は感じている。それでも、胎児モニタリングが潜在的な力を発揮することができるのは、胎児の状態を評価する他の方法と組み合わせた場合のみだ。一九八〇年代後半から帝王切開の割合が徐々に減少しているというのは心強いニュースで、胎児モニタリングが賢明な使われ方をするようになったことを示唆している。

出産時の選択――産科医療に広く使われる薬や処置

妊娠の末期になると奇妙な感覚にとらわれる。大きなおなかを見下ろしながら、まだ会ったことのない小さな人間がもうじきそこから出てきて、自分の生活が一変することを想像しようとする。長い時間をかけて慣れてきたこの状態がいきなり終わるなんて、どういうことなんだろう。この赤ちゃんはどうやって出てくるのかな。ボウリングのボールみたいなこの膨らみと外にある世界――不釣り合いなほどの大きさの違いがなんだか不思議に思える。そして、このときになってようやく思い知らされる――楽な期間はほとんど終わったのだと。いよいよこれから、生まれるまでがいちばん大変なんだ！

なかなか現実感が湧《わ》かないながらも、ジェシカとデイブは差し迫った誕生のときにそなえてできるだけのことをしようと努力する。出産準備教室にも通ったし、解説書を読みまくって子宮の収縮や子宮頸管《けいかん》拡張や呼吸法や分娩姿勢といったことも学んだ。ジェシカは母親と話すうち、自分が生まれた頃とは出産の方法がずいぶん変わったことを理解する。最初の収縮が起きて大慌てで病院に向かい、長い陣痛にくたびれ果てるのではなく、もっと積極的な姿勢で出産に臨みたいというのがジェシカの考えだ。デイブにもそばについていてもらい、心と体の両面で支えになってほしい。そして、新たな生命の誕生という神秘的な出来事にふさわしい体験ができたら、と願う。

強い要望を受けて、親が自分の子を出産する体験の中で実際にもっと積極的な役割を果たせる方向での変化が起きている。現在、産科医や助産師は親の希望を尊重し、処置を決めるにあたって親とかなり突っ込んだ話し合いをするようになっている。しかし、親の責任もそれだけ大きくなる。親が子どもを産む経験にもっと意味のある形で関われるようになるには、さまざまな産科の処置法をよく知り、それぞれの方法における母子に対しての利益と不利益を把握しておくことが必要だ。本章の残りの部分では、赤ちゃんの脳にどんな影響を与える可能性があるかという観点から、産科で広く使われる薬や処置について検討する。

▼逆子の場合の最も安全な出産方法は？

妊娠中のほとんどの期間、胎児は子宮の中で動きまわり、発達中の筋肉を曲げたり伸ばしたりしてさまざまな姿勢をとる。しかし最後の数週間、胎内はかなり窮屈になっていて、多くの赤ちゃんは生まれ出るのに適した胎位をとる。その時がくれば拡張する子宮頸《けい》を押し広げてくぐり抜けやすいよう頭を下に向けた、**頭**《とう》**位**《い》（*cephalic presentation*）または**頭頂位**（*vertex presentation*）と呼ばれる姿勢だ。いわゆる**逆子**（*breech baby*）というのは、少数ながら姿勢転換をせずに予定日を迎え、足や尻、腕が子宮頸のそばに位置する、子宮から出るのに不向きな胎位をとっている胎児のこと。月満ちた赤ちゃんで逆子になっているのは一〇〇例のうち三、四例だけれど、早産の場合は姿勢転換する前に陣痛が始まるので逆子の割合がずっと多くなる。月足らずの胎児はただでさえ虚弱なので、外傷、脳出血、低酸素症のリスクを下げるため、逆子なら帝王切開すべきだという産科医が多い。しかし、月が満ちていて逆子の赤ちゃんの場合どうするのが最適かという点では大いに議論がある。

逆子の場合に起こりやすい、赤ちゃんの脳にとって危険な問題については既に触れた。逆子では脳に損傷を受けるリスクが高いとされる。後から出てくる頭部が子宮頸につかえて外傷を受けやすいということが一つ、頭部より先に出てくる臍帯《さいたい》（へその緒）が圧迫されたり、胎盤が機能しなくなるのが早すぎたりしても呼吸を始められないというのがもう一つの理由だ。帝王切開の危険度が高かった頃は、逆子の赤ちゃんでも多くは経膣分娩とされ、死亡したり長期にわたって神経の障害（脳性麻痺、知的障害、精神遅滞など）を抱えたりするリスクが、頭を下にして生まれてくる赤ちゃんに比べて現に高かった。一九六〇年代の終わり頃から、多くの産科医や病院は、すべての逆子の赤ちゃんに帝王切開を適用するようになった。今日、米国では逆子の赤ちゃんの九〇パーセントが帝王切開で誕生する。

逆子の場合に帝王切開が普通に行なわれるようになって、脳の損傷が減少したことはほとんど疑いようがない。逆子の経膣分娩を避けるようになったことで、赤ちゃんが死亡したり神経障害になったりする事例は少なくなった。しかし、帝王切開を逆子の事例の一部――たぶん三分の一以下――に限定しても効果は同じだとする最近の研究がある。逆子の赤ちゃんでも次の条件を満たしていれば、経膣分娩でも帝王切開でも同じように問題なく生まれるという。まず、「単殿位《でんい》」（お尻が下になっていて、片方または両方の脚がお尻より先行していない姿勢）であること。平均的な大きさであること（体重が五・五ポンド（約二五〇〇グラム）から八・五ポンド（約三八〇〇グラム）程度）。母親の骨盤を（ＣＴやＭＲＩで）測定し、十分な大きさだと判明していること。赤ちゃんの頭が前屈していて、（臍帯損傷のリスクが高まる）後方への過伸展［関節の可動域以上に伸びている状態］がないこと。赤ちゃんの大きさ、正確な姿勢、頭部の屈曲は、分娩の直前に超音波を使って確認できる。

こうした研究結果にもかかわらず、多くの医師は逆子の赤ちゃんの経膣分娩に消極的だ。幸い、帝王切開を減らすのに役立ち、比較的多くの医師が実行したいと考えている処置法がある。それは予定日前の数週間に手を使って逆子の赤ちゃんを頭位に変える方法だ。この方法は**頭位外回転術**《がいかいてんじゅつ》（ECV——*external cephalic version*）と呼ばれるもので、通常は子宮収縮を抑制する薬の助けを借りて超音波で観察しながら行なう。ECVの試みは普通、まだ胎児を動かす余裕のある妊娠三七週目に行なわれる。少なくとも一部は三七週目を過ぎてから胎児が自然に頭位に変わる可能性もあるが、それは考えないとして、ECVを施した例の五〇パーセントから七五パーセントはうまくいくようだ。もっと多くの医師がECVの技術を身につければ、一〇〇例のうち三・五例という満期出産の逆子が一・五例まで減少することも考えられる。

ただ、すべての逆子の分娩が悪影響なしにうまくいくようになったとしても、やはり頭位の赤ちゃんと比べると神経その他の障害の発症率がかなり高いことは指摘しておかなければならない。そもそも何らかの先天的な異常があるために逆子になっている例もあるからだ。逆子の場合、重大な異常を抱えている赤ちゃんの割合は約六パーセントだが、頭位の赤ちゃんでは二・五パーセントだ。運動障害や神経障害のある赤ちゃんは誕生に適した胎位をうまくとれないため、特に逆子になりやすい。

▼鉗子《かんし》

鉗子《かんし》（*forceps*）という言葉を聞いただけで、傷だらけになった新生児の頭を思い浮かべてしまうという人もいるだろう。鉗子の使用は分娩時外傷——特に頭血腫《とうけっしゅ》、顔面神経や上腕神経の損傷——のリスク増加と関連づけられている。さらに心配なのは、出生時仮死、頭蓋骨骨折、脳出血など、もっと重大な合併症と関連づける報告があることだ。このような問題は永続的な脳損傷につながる恐れがある。自然分娩の場合と比較して、鉗子を使って生まれた子どもの知能指数はやや低いとする研究が一部にある（すべてがそうではない）のは、そのためだろう。しかし、この分野の研究を評価するのは非常に難しい。こうした問題の原因が鉗子そのものにあるのか、鉗子を使う必要性をもたらした状態——胎児が産道でつかえてしまったこと——にあるのか、誰も確実な判断はできないからだ。もっと適切な調査方法は、同じようなタイプの難産で鉗子を使った例と帝王切開をした例とを比較することだ。こうしたアプローチによる研究では、鉗子の使用が原因と考えられる長期的な神経障害や知的障害があることを実証できていない（経膣分娩を補助する器具としては他に吸引娩出《べんしゅつ》器があり、米国よりもヨーロッパで多用されているが、この器具についても同じような調査結果と議論がある）。

一致した見方がないにもかかわらず、安全性に対する懸念から、産科医は数年前に比べてかなり鉗子の使用に慎重になっている。ここ三〇年の間に、鉗子を使った分娩の事例は二五パーセントから五パーセント以下に減少し、逆に帝王切開はちょうど同じ割合で増えている。鉗子は女性の骨盤の高い位置から赤ちゃんを引き出すのにはもう使われず、産道をかなり下がってきてから使われる（**出口《しゅっこう》鉗子、低位鉗子**と呼ばれる）ケースがほとんどだ［二〇一七年現在、日本においては産婦人科のガイドラインで鉗子分娩はいわゆる出口鉗子のみとされており、使用の割合は１％に満たなくなっているといわれている］。しかし、帝王切開の割合が増えているのは、いわば「たらいの水といっしょに赤ちゃんを流してしまって」いるのではないかと疑問に思う産科医もいる——赤ちゃんの命を救い、母親の健康を守るのに、鉗子を使うのが賢明で手っ取り早いかもしれないときでさえ、帝王切開に頼っているのではないかと。

▼産科用医薬品——鎮痛薬と麻酔薬

数十年前から「自然なお産」が盛んに語られているにもかかわらず、米国女性の大部分は出産の痛みを軽減するために何らかの薬を投与されている。こうした薬は、多くの感覚刺激が脊髄と脳に伝わるのをブロックする鎮痛薬と、痛みの感覚だけを軽減する麻酔薬に大別できる。母親の痛みを軽減するのに使われるさまざまな薬が赤ちゃんの脳に影響するかどうかは、医療の専門分野によっても大いに意見が分かれている。当然ながら、麻酔医は赤ちゃんへの影響はほとんどないといい、小児科医は最も強く懸念を抱き、産科医はその中間的な意見を持つ傾向がある。

　産科麻酔がどうしても必要な状況があることは間違いない。胎児を間違いなく安全に取り出す手段となる帝王切開は麻酔なしだとまったく不可能だし、オキシトシン〔陣痛促進剤〕注射、会陰《えいん》切開術、鉗子分娩も、麻酔を使わなければかなり難しい。さらに、痛みを和らげることによって出産の過程が大いに改善される場合がある。母親が子宮収縮の痛みを恐れるあまり、分娩が長引いて赤ちゃんへの酸素供給が危うくなることもあるからだ。こういうとき、母親の痛みをどうにかして軽減できればうまくいくことが多い。はなはだしい難産では、麻酔薬がむしろ赤ちゃんの脳を保護する役目を果たす場合もある。麻酔薬が脳の代謝を遅くすることにより（また、有害になりかねない神経伝達物質の放出を妨げることにより）、重度の低酸素症に陥った赤ちゃんが永続的な脳損傷を受ける可能性が低くなるかもしれない。

　一部の出産事例で麻酔が役に立つのは明らかだとはいえ、問題は麻酔薬や鎮痛薬が産科で広く使われることが多くの赤ちゃんの利益になるかどうかだ。一般に女性は昨今、妊娠中に体内にどういうものを摂り込むかに注意を払っているけれど、妊娠最後の日になると慎重さをすっかり失ってしまう人が多いのはいささか奇妙なことだ。それ以降、赤ちゃんは自力で生きる状態に移行して、もはや薬物の排出を母親の循環系に頼れなくなるのに。確かにここ数十年の間、産科医療に使われる薬は大いに改良され、赤ちゃんにとっての安全性が重視されるようになった。それでも、出産時に使われる鎮痛薬や麻酔薬は**すべて**厳しく統制されている薬物で、妊娠中の多くの女性が心配するタイレノール〔アセトアミノフェンを成分とする頭痛薬〕や抗ヒスタミン剤をときおり服用するのとわけが違う。だから、こうした強力な薬が赤ちゃんの健康――特に脳や行動――にどんな影響を及ぼす可能性があるか、両親によく理解しておいてもらわなければならない。

出産時、多くの妊婦に投与される鎮痛薬／麻酔薬は次の三種類のうちのいずれかだ。痛みを抑える最も単純な方法は全身に作用する痛み止めを使うことで、通常はオピオイド（モルヒネの誘導体）を血管または筋肉に注射する。これらの薬は純粋な鎮痛薬で、つまり痛みを軽減するけれどすべての感覚をブロックするわけではない。もう少し侵襲《しんしゅう》［体を傷つけること］の度合いが高いのが硬膜外《こうまくがい》ブロック*で、母親の脊髄周囲の間腔《かんくう》に鎮痛薬と麻酔薬を注入することにより、腰から下の感覚を麻痺させる。最も極端な方法は全身麻酔法で、できるだけ迅速に母親を外科的処置が受けられる状態にし、緊急に帝王切開を行なうためにのみ用いられる。母親にとって、合併症のリスクもこの順で高くなる。全身性鎮痛薬はいちばん副作用の心配が少なく、その次が硬膜外ブロックだけれど、それでも全身麻酔よりは安全性が高い。赤ちゃんにとっても全身麻酔のリスクが最も高いけれど、硬膜外ブロックと全身性鎮痛薬の比較はそう簡単ではなく、個々のお産のさまざまな条件に依存する。

*その他、あまり一般的でない局所麻酔法に、**脊髄ブロック**（*spinal block* 160ページの注で説明）、会陰《えいん》部のみを麻痺させる**陰部神経ブロック**（*pudendal block*）、今もごくわずかな病院で行なわれているが、赤ちゃんの心拍を低下させるため多くの病院では奨励されなくなった**傍《ぼう》子《し》宮頸管《きゅうけいかん》ブロック**（*paracervical block*）がある。

▼全身性鎮痛薬

出産時の痛み止めに最も一般的に使われるのは全身性鎮痛薬だ。場合によっては鎮静剤（バルビツール剤）や精神安定剤（ジアゼパム［米国での製品名はValium］など）ということもあるけれど、陣痛を和らげるのに最もよく使われるのは鎮痛薬だ。かつてはモルヒネが使われたが、新生児の呼吸を阻害する恐れがあるため、もっと好ましい特性を持つ合成鎮痛薬に多くは取って代わられている。現在、出産時に最も広く使われている鎮痛薬は**メペリジン**（*meperidine*）で、**ペチジン**（*pethidine*）とも呼ばれる（製品名はデメロール）。その他、**塩酸ナルブフィン**（*nalbuphine* ヌベイン）、**ブトルファノール**（*butorphanol* スタドール）、早く効き、長く残らない誘導体［元の化合物の構造・性質を大幅に変えない程度の改変がなされた化合物］**フェンタニル**（*fentanyl* サブリメーズ）などがある。これらの薬剤は陣痛の初期や後期に投与して子宮収縮の痛みを和らげるが、硬膜外ブロックのように感覚を完全に遮断するものではない。

赤ちゃんの側からすると、母親が鎮痛薬の投与を受けるのはできるだけ陣痛の早期の方がいい。モルヒネよりも新しい誘導体の方がよいが、いずれも赤ちゃんの呼吸を抑制する可能性があり、特に母親に鎮痛薬を注射して一時間から四時間後に生まれた場合にそうなりやすい。鎮痛薬は神経線維による痛みの伝達をブロックするのと同じように、用量が多い場合は呼吸をコントロールする神経の中枢をブロックする可能性がある。鎮痛薬は容易に胎盤を通過し、胎児も母親の血流中とほぼ同じ濃度で薬剤にさらされる。たいていの鎮痛薬は筋肉注射をしてから母親の血流中の濃度がピークに達するまでに一時間近くかかるので、それまでに生まれれば高濃度の薬剤にさらされることはない。注射してから四時間以上になると、胎児の体から薬を排出するのを母親の循環系が助けるため、それより後で生まれた赤ちゃんも呼吸が抑制されにくい。しかし、鎮痛薬の濃度がピークになる一時間から四時間後に生まれた赤ちゃんは、未完成の体が母親ほど効率よく薬剤を弱めることはできないのに、誕生後の数時間、鎮痛薬にさらされ続けることになってしまう。たとえばメペリジンの場合、注射後三時間で投与量の約半分が母親の体内からなくなるが、新生児の場合は二〇時間ほどかかってそのレベルになる。さらに、メペリジンの主要な代謝産物（ノルメペリジン）は赤ちゃんの体からなくなるまで**何日も**かかる。新生児の行動にかなり長く影響が残る理由の一部は、このことから説明できるかもしれない。

赤ちゃんに対する鎮痛薬の最も危険な影響は呼吸抑制だ。幸いなことに、生命を危険にさらすこの問題は、鎮痛薬の受容体をブロックするナロキソン（ナルカン）を注射することで迅速に対処できる。しかし、呼吸抑制がみられない場合でも、メペリジンにさらされた赤ちゃんには生後数日間、神経と行動に微妙な影響が出ることがある。鎮痛薬の影響を受けなかった新生児に比べると寝ている時間が長く、あまり行動的でなく、それほど反応を示さない傾向がある。また反射の抑制があったり、授乳が困難だったり、世話を受けてもなかなか安堵しなかったりする。

　鎮痛薬が赤ちゃんの脳や行動の発達に長期的な影響を及ぼすかどうかは議論の余地がある。鎮痛薬にさらされた赤ちゃんとそうでない赤ちゃんの違いは一般にそれほど大きくなく、生後数日間に限られている。しかし行動の違いが出生後六週間続くという研究も一部にはあって、出生後数日間の赤ちゃんの活発さや行動におけるわずかな変化が親と子の相互関係に好ましくないパターンを定着させ、後の発達に長期的な影響を与えることも考えられる。たとえば、生後の一週間に赤ちゃんをなかなかうまくあやせないと母親は失望し、赤ちゃんの本当の気性について間違った捉《とら》え方をするかもしれない。そのために、それから数週間の子どもとの関わり方が変わってしまう可能性がある。親と子の関係において第一印象がどのくらい重要かを正確に述べることは難しいけれど、場合によっては影響が長く残ることもあり得る。

▼硬膜外《こうまくがい》ブロック

　全身性鎮痛薬が母親の全身に作用するのと対照的に、硬膜外《こうまくがい》麻酔は局所麻酔で、体の一部——大まかに下半身——の痛みを感じなくさせるものだ。感覚インパルス〔神経線維を伝わる活動電位〕、特に痛みの情報の伝達をブロックする薬を脊髄下部の周囲にある間腔《かんくう》に注入する。全身性鎮痛薬とは違い、硬膜外麻酔は麻酔医によって行なわれる。麻酔医は脊椎下部の二つの椎骨《ついこつ》間にカテーテルを慎重に挿入し、脊髄を包む保護膜——**硬膜**（*dura*）*——のすぐ外側にその先端を届かせる。そして、痛みを抑える薬をカテーテルを通して持続的に、あるいは短時間にまとめて――**ボーラス投与**（*boluse*）で――注入する。麻酔医はカテーテルを使った硬膜外麻酔にさまざまな薬剤の組み合わせを試してきたが、現在、最もよく使われるのはフェンタニル（鎮痛薬）と局所麻酔薬**ブピバカイン**（*bupivacaine*）を混合したものだ。この二つを合わせるとよく効き、運動神経をほとんどブロックすることなく痛みを抑えることができる。つまり、母親の下肢が麻痺しないということだ。さらに、この二種類を混合して使う場合、それぞれの濃度をかなり下げることができ、母親と赤ちゃんにとっての全体的なリスクを低減できる。

＊局所麻酔の別の方法に**脊髄麻酔**（*spinal anesthesia*）というものがあるが、こちらは硬膜に針を刺して同じような薬剤を直接脊髄下部に注射する。硬膜外ブロックに比べて効果が早く、より完全に感覚をブロックできることから、予定外の帝王切開にしばしば用いられる。ただし母親への副作用のリスクが高く、特に脳脊髄液が漏れることで激しい頭痛を引き起こす場合がある。

母親にとって硬膜外麻酔は多くの利点がある。注意力が低下することはなく、ほとんど痛みを感じないし、脚と下腹部の動きが鈍ることも驚くほど少ない。こうした利点から、硬膜外麻酔はここ一〇年ほどの間に急速に広まった［分娩時に硬膜外麻酔（および脊髄麻酔）を行なう割合は国によって差が大きく、欧州（フランス）で八割、米国で六割、日本では五―六％とされる］。大多数の妊婦に、特に初産の場合、硬膜外麻酔を施すという病院は多い。硬膜外麻酔が母親に大きな恩恵をもたらしたことは間違いない。問題は、赤ちゃんの健康や急速に発達する脳に悪影響がないかという点だ。

硬膜外麻酔が赤ちゃんの脳に影響するとしたら二つの形が考えられる。薬剤が胎児の血流に入って直接脳の機能に影響するというのが一つ、もう一つは、母親の生理機能や分娩の進行に影響を与え、間接的に赤ちゃんの状態に影響するというものだ。硬膜外麻酔に使われる薬剤は硬膜外腔《くう》［脊髄の外膜と脊椎管との間の間腔］から外に拡散し、母親の血流に入る可能性がある。それが胎盤に到達して、胎児循環に入り込むかもしれない。硬膜外麻酔についての良いニュースは、胎児に到達する薬剤の総量が、全身性鎮痛薬に比べてかなり少ないという点だ。それでも、母親の血流に入った薬剤はけっこう効率よく胎児循環に入っていく。フェンタニルの場合、胎児循環での濃度は母親の循環系における濃度の少なくとも三分の二、ブピバカインの場合は約三〇パーセントだ。さらに、モルモットを使った実験で、分娩中に硬膜外投与されたブピバカインが胎児の脳に到達することが確認されている。

硬膜外麻酔薬は赤ちゃんの脳の機能に明らかな影響を及ぼすのだろうか。研究結果は議論の余地がある。多くの研究は、アプガー採点法［出産直後の新生児の健康状態を指数《スコア》で評価するもの］でも簡略な神経のテストでも硬膜外で使用したブピバカインによる影響はみられないとしているが、まったく投与を受けていない母親を対照群とした研究はほとんどない。もっと微妙な赤ちゃんの行動を指標にしたいくつかの研究によると、硬膜外麻酔薬を使用した母親から生まれた新生児は、使用していない母親の赤ちゃんに比べて、注意力や刺激のくる方向を向く能力と運動能力の成熟度が低いという。また、さらに多くのブピバカインにさらされた赤ちゃんは神経質で癇癪《かんしゃく》を起こしやすい。影響が最も目立つのは生後一日目だが、生後六週間まで持続したとする研究もある。薬物自体が赤ちゃんの循環系に留まるのは生後一日から二日だが、ブピバカインによって初期の親と子の関わり方が変わり、赤ちゃんの脳と行動に長期的な影響が及ぶという証拠もある。

硬膜外麻酔薬は赤ちゃんに間接的な影響を及ぼす可能性もある。最も一般的な副作用は母親の血圧が低下することだ。硬膜外麻酔薬を注射した直後に赤ちゃんの心拍数が下がることが多いという事実は、母親の血圧低下が少なくとも原因の一部になっている。母親の血圧が大きく低下し、それが長時間続くと、胎盤への血流が危険なほど減少し、胎児への酸素供給量が低下する。この深刻な副作用は、静脈注射で母親に輸液して血液量を増やし、血圧を上げてから硬膜外麻酔を行なうことによって防げる。この対策がうまくいかない場合は、**エフェドリン**（*ephedrine*）［交感神経興奮剤］を使って血圧低下を防ぎ、赤ちゃんを危険にさらさないようにする必要がある。

硬膜外麻酔が赤ちゃんに影響を及ぼすもう一つの可能性は、分娩の過程が変わることだ。今では多くの研究により、硬膜外麻酔を受けた母親は、平均すると全身性鎮痛薬を使った母親に比べて分娩が長くなることが明らかになっている。これは特に分娩第二期（娩出期）に当てはまり、初産で硬膜外麻酔を使用している場合、ほぼ二倍の時間がかかる。硬膜外麻酔を受けた母親では、全身性鎮痛薬を使用したか、痛みの緩和策をまったく適用しなかった場合に比べて**異常分娩**（*dystocia*）——分娩が進まなくなった状態——になる率が高く、鉗子を使用しなければならなくなる率が四倍、帝王切開になる率が二、三倍になる。

硬膜外麻酔を受けた女性は複雑分娩になりやすいという見方に多くの医師は同意する。しかし、何が原因でどんな影響が出るかについては大きく意見が分かれる。こうした研究の問題点の一つに、硬膜外麻酔を受ける女性は既に困難な問題を抱えているということがある。たとえば、赤ちゃんの胎位が好ましくないために、分娩の進行が遅く、痛みも大きい、といったことだ。実際、ある研究によると、硬膜外麻酔を選択する女性はそうでない女性に比べて赤ちゃんが大きい傾向があるという。赤ちゃんが大きいと、一般に分娩はそれだけ困難になる。また、既に硬膜外麻酔をしている場合、産科医はさらに鉗子の使用や帝王切開に踏み切りやすい傾向があるかもしれない。そのため、こうした研究では対照群と比較して「手術分娩」の割合が高くなっている可能性もある。

しかし、硬膜外麻酔の研究が実際には悪影響を**過小評価**しているという議論も成り立つかもしれない。多くの場合、何らかの鎮痛法——たいていは全身性鎮痛薬——を適用した対照群を使っているからだ（臨床研究の対象になる「自然」分娩の事例があまりにも少ない！）。さらに、硬膜外麻酔が実は分娩の進行を直接遅らせていると考えるべき理由もある。麻酔薬は骨盤筋を弛緩させ、胎児を押し出す母親のいきみと力を減少させ、赤ちゃん自身の動き——分娩に適した姿勢になるよう頭を回旋し、体をねじる運動——を抑制する可能性がある。胎児の下降が緩慢になる理由が何であれ、母親が硬膜外麻酔を受けた場合は分娩が長びくという事実によって、外傷や低酸素症のリスクが高まる可能性がある。

結局のところ、赤ちゃんにとって硬膜外麻酔はどれだけ悪い影響があるのだろうか。全身性鎮痛薬の場合と同じように、硬膜外麻酔薬の効果も微妙で、たぶん多くの赤ちゃんには影響がないだろう。たとえば、子どもの行動や知的能力に永続的な影響を及ぼすという証拠はない。また現在では、新生児の行動に関する研究の多くが行なわれた頃に比べて、麻酔医はかなり少ない量のブピバカインを使うようになっている（母親の「突破痛」はたいてい大きくなる）ことも指摘しておくべきだろう。* 麻酔薬の注入時期を少し遅く――頸管拡張が約五センチメートルになった後に――して、分娩第二期（娩出期）までにやめると、硬膜外麻酔が分娩の進行を遅らせる効果を最小限にできる証拠がある。多くの女性は出産を怖がっているので――無理もないことだが――痛みを効果的に抑える方法がある（そして保険会社が適用に制限をかけていない）ことを知っているだけでも、心理的、肉体的なストレスはかなり軽減される。それは赤ちゃんにとっても、分娩の経過にとっても良いことだ。

*ただし、少ない投与量が認められるのは鎮痛薬を併用する場合だけで、この鎮痛薬は赤ちゃんにそれなりの影響を及ぼす。

それにもかかわらず、硬膜外麻酔の研究から新生児学者の多くが引き出した結論は、現在行なわれているほど広く実施する必要はおそらくないということだ。ほとんどの赤ちゃんはそれほど影響を受けないけれど、病気、早産、難産などで既にリスクを負っている少数の赤ちゃんは、硬膜外麻酔によって健康が損なわれるかもしれない。より多くの女性に薬剤を使わない分娩をするよう勧めるのは赤ちゃんにとって良いことだし、母親にとっても副作用が少なく、分娩が短くて済み、体調が損なわれないので出産直後に赤ちゃんに授乳して絆を深められるという利点がある。

▼全身麻酔

私たちの母親の世代だとごく普通の分娩でも「意識をなくす」のが珍しくなかったけれど、現在、全身麻酔は帝王切開にしか使われず、硬膜外麻酔や脊髄麻酔を行なう時間的余裕がない場合に限られる。全身麻酔が硬膜外麻酔その他の局所麻酔にほぼ置き換えられたという事実は、赤ちゃんの立場からすると間違いなく良いことだ。というのも、全身性鎮痛薬や硬膜外麻酔が潜在的に持つ悪影響の多くは全身麻酔にも当てはまり、しかもリスクはより高いからだ。

全身麻酔には少なくとも三種類の薬物が必要になる。まず、バルビツール剤［鎮静薬の一種］と筋弛緩薬を静脈注射し、それからガス吸入による麻酔を行なう。普通は全身麻酔の開始から三分以内に赤ちゃんが取り出されるが、この短い時間でもバルビツール剤と麻酔ガスは胎盤を通過し、胎児に影響を与え始める（この時間が長引くと、赤ちゃんへの影響もそれだけ大きくなる）。全身麻酔で生まれた赤ちゃんは、薬剤にさらされることのなかった赤ちゃんや硬膜外麻酔で生まれた赤ちゃんに比べて、行動と注意のレベルが低い傾向がある。そして、反射と感覚反応に障害が起きている可能性がある。また出生後数日間、授乳に困難をきたし、最初の体重増加が損なわれることもある。

母親の全身麻酔で生まれた赤ちゃんに神経の抑制傾向がみられても不思議はない。麻酔医は、そもそも母親が眠ったままで覚醒した子を産める方が不自然だと考えている。全身麻酔を避けられるなら、母親にとっても赤ちゃんにとってもその方が望ましい。局所麻酔で行なう帝王切開が増えている現在の傾向は誰にとっても都合がいい。

▼母親への麻酔についての考え方

母親への麻酔は産科医療に欠かせない役割を担っていて、出産が女性の命を脅《おびや》かす出来事でなくなったのはそのおかげだといっていい。しかし赤ちゃんの側からすると、麻酔はおそらく使いすぎで、分娩中に薬剤を使う女性が少なくなればもっと健康な赤ちゃんが増えるだろう。少なくとも母親は、麻酔が赤ちゃんに影響を及ぼす可能性を認識すべきだ。もし薬剤の使用を選択するのであれば、生後数時間から数日間の赤ちゃんの様子を見誤らず、絆を結ぶこの最も重要な時期に間違った方向に進まないようにしなければならない。

まとめ

誕生というのは赤ちゃんの脳にとってきわめて重大な出来事だ。一方では分娩のストレスが、たとえわずかであっても脳に損傷を与えかねない、きわめて現実的な脅威となる。重大な外傷や酸素欠乏が生じれば、将来の認知能力に破壊的な影響を与えるかもしれない。他方で、出生時の通常のストレスは積極的な役割も担っていて、赤ちゃんが子宮外の生活に適応するのを助け、喜びに満ちた両親との最初の重要な出会いに向けて準備をととのえさせる。個々の赤ちゃんが出生の試練をうまく乗り切るか、それともダメージを受けるか、分娩開始時にはほとんど予測がつかない。それでも、親がどういう選択をするかによって、バランスを少しでも良い方に持っていくことはできる。

分娩にはさまざまなドラマがつきものだけれど、誕生をめぐる最も驚くべき事実の一つは、赤ちゃんの脳の機能がほとんど変化しないということだ。新しい感覚が突然押し寄せてきて、母体から独立して生きなければならなくなるのだから、誕生直後の赤ちゃんの脳にはさぞかし大きな変化が起きるはずだ、と私たちは思う。だが実際はそうでなく、新生児の精神活動は驚くほど変化しない。これからの章で見るように、胎児のときとほとんど同じ行動パターンを示している。感覚や運動の発達のペースも、誕生という大きな出来事に意外なほど影響を受けない。

第五章

触れることの重要性

生まれたばかりの赤ちゃんを抱く喜びに誰が抵抗できるだろう？　細くて可愛い手足、膨らんだ小さいおなか、ほとんど目につかないくらいの乳首、形の整った小さな耳、信じられないほどちっちゃな手と指先の爪。そして、びっくりするほど滑《なめ》らかで繊細な肌。あまりにも柔らかくて、目を閉じていると触れているかどうかほとんど分からないくらい。

でも、新生児はあなたが撫《な》でているのを感じている。生まれてすぐの赤ちゃんの最も発達した能力の一つが触覚だから。生後一週間のフィービは、目がまだよく見えておらず、部屋の中にあるものは何もかもぼやけているけれど、腕に抱かれるのがお気に入りだ。自分がお母さんの頭のすぐ下に寄り添っていて、お母さんの手がお尻を支えてくれているのが感じられる。頬のそばにある温かくて心地よいおっぱいも。

出生時、触覚はけっして完全に発達しているわけではない。さまざまな触感の違いを区別し、体のどの部分に触れているかが正確に分かるようになるまでの道のりは遠い。しかし、**体性《たいせい》感覚系**（*somatosensory system*）——中枢神経系の中で触覚をつかさどる部分——の発達によって、生まれたばかりの赤ちゃんは、視覚、聴覚、味覚のどれよりも、触覚を働かせて周囲を感じることができる。そして、体性感覚系の発達の仕方について明らかになっていることからすれば、何かに触れ、また触れられる初期の経験が、フィービにとって信じられないほど重要だということが分かる——触覚の感度や、運動能力や、物質的世界の理解を確立するためだけでなく、フィービ自身の健康と感情の安定のためにも。

触覚の仕組み

触覚にはそれぞれ独自の神経伝達路に基づく四つの感覚能力が関わっている。まずはもちろん、皮膚の一部が誰かに、あるいは何かに接触しているという感覚——**皮膚感覚**（*cutaneous sensation*）——がある。体性感覚系はまた、温度、痛み、**自己受容感覚**（*proprioception*）——自分の体の姿勢と動きについての感覚——をも監視している。触覚、温度覚、痛覚は、それぞれのモダリティ（感覚の様相）に特化した受容器のある皮膚から始まる。自己受容感覚は皮膚からの情報だけでなく筋肉や関節からの信号も使って、私たちの手足が特定の時点にどの位置にあるかを脳に伝えている。たとえば自分の腕が交差しているかどうか、脚が動いているかどうかが目を閉じていても分かるのは、筋肉や関節からの情報があるからだ。

脳は私たちの体が感じていることをどうやって知るのだろうか。生後八カ月のジェイソンは今、右手を伸ばしてお気に入りの冷たいおしゃぶりをつかんだ。プラスチックの輪の圧力が指にある触覚の受容器を活性化する。この受容器は触覚の感覚ニューロンの終末にあり、機械的圧力を遠くまで伝わる電気信号——活動電位——に変換する。この電気信号がジェイソンの指から感覚神経の細い軸索《じくさく》に沿って腕を上り、脊髄の右側に入って脳幹に達する。脳幹に到達したところで、触覚の一次感覚神経は最初の中継細胞の組にシナプス結合する。信号をリレーするニューロンの軸索は脳幹の左右反対側に交差し、視床の左側に達する（視床はほぼすべての感覚情報の中継ステーションとなっている）。中継ニューロンの活動電位が視床に達すると、触覚を伝達する第三区間のニューロンが活性化される。その軸索は大脳皮質左側の体性感覚野《や》――頭頂葉《よう》の最前部、縦に伸びる帯状の領域――につながっている。長い経路を中継されてきた活動電位によってこの体性感覚野が活性化すると、ジェイソンはプラスチックの輪の感触を得る。

しかし、この過程はまだ半分でしかない。圧力の感覚と並行して、ジェイソンの右手にある温度の受容器がおしゃぶりの冷たさによって刺激される。この受容器も独自に感覚ニューロンと中継ニューロンにつながっており、脊髄で交差して視床でシナプス結合し、左側の体性感覚野に到達する。神経の興奮が大脳皮質の「触覚中枢」に到達してようやく、二つの感覚――圧力と温度――が組み合わされ、ジェイソンの意識に冷たいプラスチックの輪の知覚を与える。つまり、圧力と冷たさの唯一の違いは、異なる経路を通って脳に到達するというところだ。痛みと自己受容感覚についても同じことがいえる。それぞれのモダリティ（感覚の様相）は非常に違うものとして**感じられる**けれど、実は並行して走る地下鉄の路線程度の違いでしかない（図5・1を参照）。

ジェイソンの触覚の能力は、脳の左右に一つずつある細長い体性感覚野にある。左右それぞれの領域には、体の表面の整然とした地図が含まれている。人差し指の触覚で活性化するニューロンは親指の触覚で活性化するニューロンの隣にあり、頬の領域は唇の領域の隣にある、といった具合だ。ジェイソンがおしゃぶりをつかんで顔のところへ持っていき、嬉しげにくわえるとき、冷たい輪、動いている手、柔らかい樹脂のほっとするような感触などは、ある意味で、脳の中にある体の地図上で規則正しく発火するニューロンによって生み出された幻想にすぎない。

体性感覚地図には秩序があるけれど、ジェイソンの体の表面を完璧に再現しているわけではない。まず、地図は左右半分ずつに分かれている。感覚の伝導路が上行《じょうこう》する途中で交差しているため、体の右側の感覚は左の体性感覚野に、体の左側の感覚は右の体性感覚野に興奮を伝える。つまり、左右それぞれの体性感覚

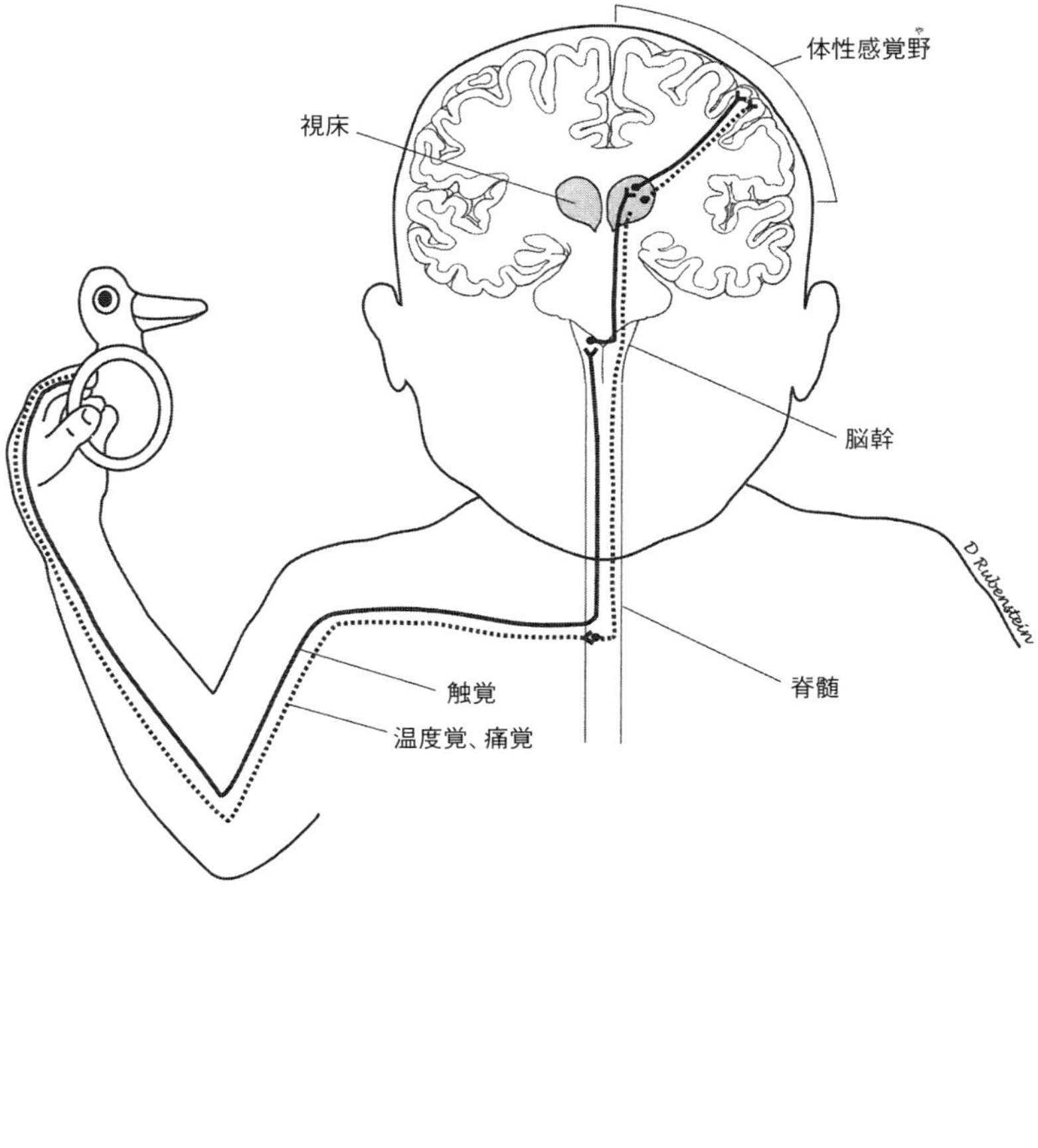

図5.1
触覚に関わる神経伝達路。指にある皮膚感覚と温度覚の受容器を冷たいおしゃぶりが活性化し、そこからの電気的興奮が脊髄、脳幹、視床を経て体性感覚野に伝えられ、そこでおしゃぶりが意識的に知覚される。それぞれの経路にあるギャップは、シナプスの位置を示している。

野は反対側の半分についてのみ体の地図を持っている。また、こうした地図は体の表面を正確に写し取っておらず、驚くほど歪《ゆが》んでいる。唇や指先のように感覚の鋭い部分は体性感覚野で不釣り合いなほど広い部分を占めているのに対し、背中や脚のような部分は体性感覚野では比較的わずかな面積にしか対応していない（図5・2を参照）。

体性感覚地図を形成する際に初期の経験が果たす役割

こうした地図がどのようにして歪んだかというのは、神経学者にとって大いに興味のある話題だ。というのも、遺伝子と経験がどのような相互作用をして脳を形成したかということを通じて、「生まれか育ちか」の問題を直接調べる機会が得られるからだ。歪みの主要な源泉は遺伝的なものだ。ヒト（とその他の霊長類）が得意とする微妙な動きを実現するため、高い感度が必要な指先などの部分に感覚受容器を多く発達させるよう、私たちの体はプログラムされている。感覚受容器が多いというのは大脳皮質に到達する伝導路も多いということで、いうなれば「ケーブルが太く」なる。特定のタイプの感覚神経線維が大脳皮質に多く集中すれば、それ以外の体の部分に比べて広い領域を占めることになる。

しかし、遺伝子は要因の一部にすぎない。齧歯《げっし》類と霊長類で幅広く研究が行なわれた結果、体性感覚地図が作られる過程では、信号を送り込む感覚神経線維の電気的活動も大きな影響を及ぼすことが明らかになった。大脳皮質の領域を体の各部が奪い合う最終的な争いでは、感覚経験の相対的な量によって勝負が決まる。たとえばマウスはヒゲの動きや触覚にきわめて敏感で、ヒトの指先にもたとえられそうなほどだ。マウスの大脳皮質にはヒゲに対応する非常に広い領域があり、顔に並ぶヒゲとよく似た並び方でニューロンのクラスターが列を作り、地図を構成している。これらのクラスターはそれぞれ大脳皮質の奥に伸びており、**バレ**

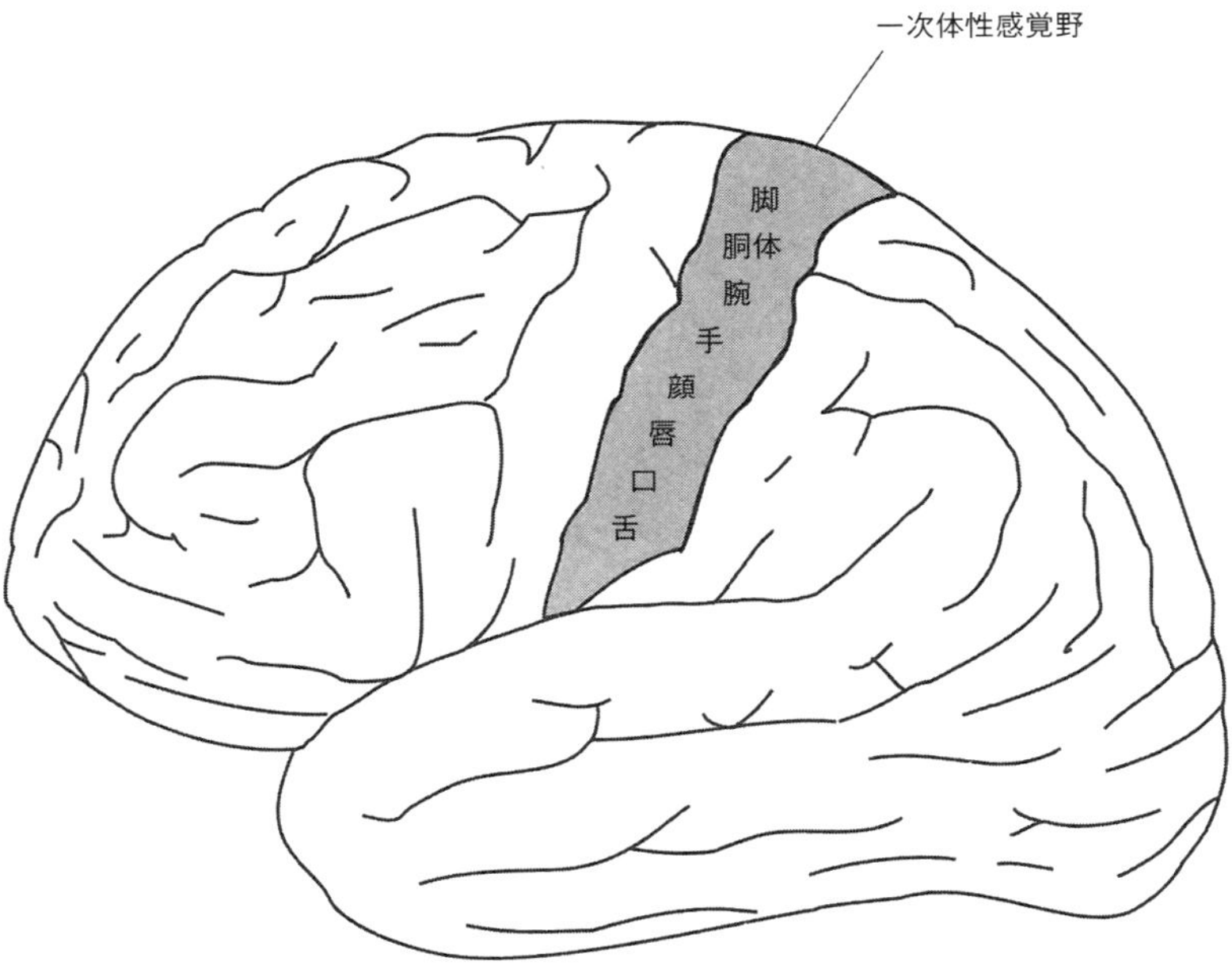

図5.2　大脳皮質の一次感覚野（一次体性感覚野）

ル（*barrel*）と呼ばれている。バレルは普通、マウスが生まれて数日の間に形成される。しかし、この時期の初めにヒゲの毛包《もうほう》［毛根を包む組織］を一つ取り去っておくと、それに対応する大脳皮質のバレルが発達しない。その代わり、隣接するバレルが拡張してそのスペースを埋めてしまう。失われたヒゲのために使われるはずだったニューロンを、他のヒゲが「征服」する格好だ（図5・3を参照）。

マウスの体の地図をヒゲの感覚伝導路がどのようにして形成するのか、正確なメカニズムについてはまだ議論の余地があるが、電気的活動が中心的な役割を果たしていることは分かっている。マウスの脳にヒゲの正常な表現を形成するためには、誕生前から始まって生後五日あたりまで、ヒゲの**感覚**（*sensation*）が必要だ。ヒトの脳の場合、生まれたときには齧歯類よりも成熟しているので、この時期は妊娠期間の中頃にあたる。つまり、胎児が子宮の中で感じるすべての感触が、後に体の感覚を確立するために重要だということになる。

幸いなことに、この初期の重要な時期が体性感覚系の可塑《かそ》性を利用する最後のチャンスというわけではない。私たちの脳内にあるさまざまな知覚地図はすべて生涯にわたって感覚により微調整され続けるという十分な証拠が得られている。誕生まで基本的な体性感覚地図が保持されるとしても、その後は技能の変化や経験を通じてさらに発達していく。

それでも、幼い頃にいろいろなものに触れる経験をすることが、触覚がどこまで鋭敏になり**得るか**を決定する。また、全体的な脳の発達の質を高めるうえでも幼い頃の経験が驚くほど大きな役割を果たしている。既に第二章で、豊かな環境で育てられたラットは標準的な実験室の環境で育ったラットよりも頭がいいことをみた（54ページ参照）。この豊かな環境のかなりの部分が触覚に関わっている。新しい遊び道具を与えられた幼いラットは、興奮して前足でつつき、鼻をすりつけ、上に乗り、それによって体性感覚野の電気的活動を増大させ、結果的にその領域が拡がる。同じ遊び道具を何日もケージに入れたままにしておくとラット

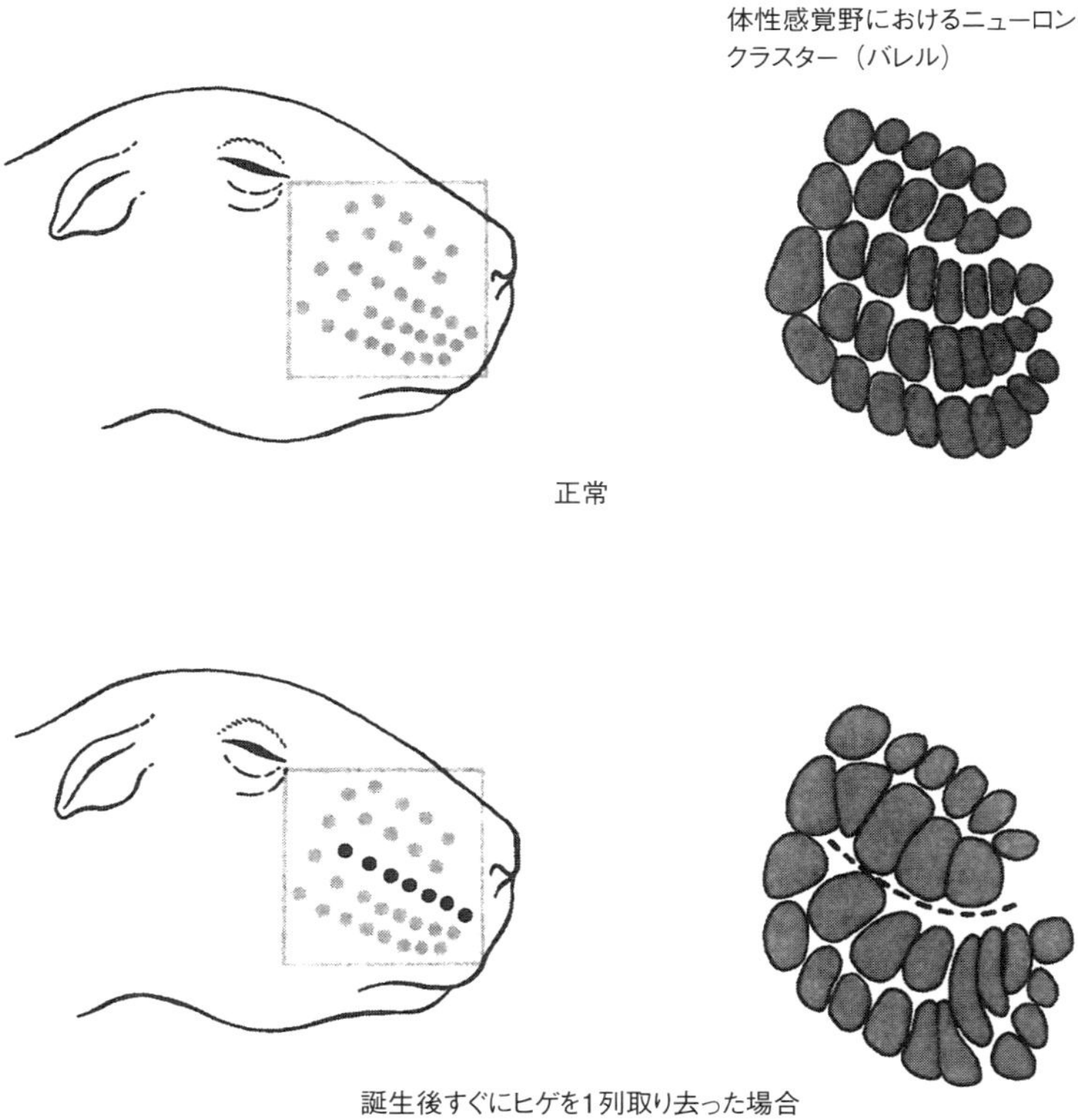

図5.3
マウスのヒゲの配列と、大脳の体性感覚野におけるニューロンのクラスター（バレル）。誕生後すぐにヒゲを1列取り去ると、大脳皮質でそれに対応する列の発達がブロックされる。

D. Purves and J. W. Lichtman, *Principles of Neural Development*, (Sunderland, MA: Sinauer Associates, 1985) より出版者の許可を得て修整し転載。T. A. Woolsey とその同僚の研究に基づく。

は飽きてしまい、拡張された大脳皮質はまた元の大きさに戻り始める。しかし、少なくとも二週間に一度、玩具を入れ換えてやると、皮質の大きさは維持される。

（玩具メーカーではなく）親の立場でこの実験の意味を考えるとけっこう恐ろしい。いろいろなものに触れる経験は、触覚だけでなく知的能力全般の発達にとっても重要ということだからだ。幸いにも、このような変化を引き出す触覚への刺激になるのは玩具だけではない。生まれて数週間の間に母親がグルーミングしたり、研究員が撫でてやったりすることも、ラットの脳と心の能力に同じような効果を及ぼす。つまり、子どもたちに適切な刺激を与える玩具を買い揃えるために貯金箱を壊す必要はない。赤ちゃんの触覚に与える刺激のバリエーションを増大させるものなら何でも、脳と心のさまざまな面を拡張するのに役立つはずだ。

触覚はどのように発達するか

自分は妊娠して三週間になるとジャネットが知った頃、まだ二センチメートル足らずの胎児は触覚刺激に反応するようになる。触覚は最初に現れる感覚で、受精後五・五週の胎児でも唇と鼻に触れるものを感じることができる。触覚はそれから急速に全身に広がり、九週になると顎《あご》、瞼《まぶた》、腕に触れるものが感じられる。一〇週では脚、一二週ではほぼ全身の表面が触感に反応するようになる。唯一の例外は頭頂部と側頭部で、妊娠中はずっと感覚がない。このことは、赤ちゃんの頭が産道をくぐり抜けなければならないときになれば、とても都合がいいと分かるはずだ。

胎児はごく初期から触感に反応するが、大人が触れられたときに意識するような感覚とはまったく違う。それは、初期の反応が中枢神経系の最も低いレベル——脊髄と脳幹——でのみ起きているからだ。神経系全体と同様に、触覚を伝える神経回路も最も低いレベルから始まって、視床へ、そして最終的に大脳皮質へと順次発達する。何かに触れたときに頭や四肢《しし》を引っ込めるといった単純な反射は、脊髄内の感覚神経と運動回路だけに関係するので早い時期に生じる。もう少し後になると感覚線維が脳幹に到達し、そこで触覚情報が平衡感覚や聴覚など他の感覚と統合される。第三トリメスター［妊娠二八週以降］には、この統合によってもっと高度な反射が現れる——首を軽く撫《な》でられると、その方向に頭を向けて口を開ける**ルーティング**（*rooting*）反射のように。

触覚入力が神経系を繰り返し上行するうちに、脊髄の感覚線維は神経の分布する体の部分に応じて整列し、まず脳幹で、それから視床の中継ニューロンの間で、体の地図を作る。受精後一五週で視床のニューロンは大脳皮質のシナプスを形成し始める。しかし、こうした初期の接続は、いわば練習でしかない。早い段階で皮質のもとになる層に到達して位置を占めるようになっても、いずれは消えてしまう。最後に、二〇週頃になると視床の軸索はこの待機状態を脱し、成熟した皮質の標的にシナプスを形成し始める。この過程は第三トリメスターまで数週間続く。こうした接続が完了して初めて、胎児は何かに触れる経験を知覚するようになる。

こうした視床の軸索は触覚情報を脳に送る単なるワイヤーではなく、実は大脳皮質上の標的を体性感覚野に定める役割を担っている。この皮質上の領域は、視覚、聴覚、味覚など、他の感覚を担うようになる可能性もあったけれど、主に触覚入力を受け取ることによって、この体性感覚野固有の特徴を持つようになる。妊娠後半、ジャネットの活発な赤ちゃんは、子宮の中で足で蹴ったり体を曲げたり、自分の顔や脚に触ったり、あちこち体をぶつけたりして、大量の体性感覚入力を自分で作り出す——その電気的活動が触覚に関わる視床ニューロンを刺激して大脳皮質に場所を確保させる。

視床ニューロンが大脳皮質に成熟した接続を確保すると、胎児は触覚の経験をぼんやりと意識し始める。受精後二五週という早い時期に胎児が触覚刺激に反応し、体性感覚野に電気的活動が現れることが分かっている。しかし、こうした反応はきわめて緩慢で未熟なものだ。それが妊娠の最後の数週間に劇的に高速化し、分娩直前には成人とあまり変わらなくなる――視覚的・聴覚的刺激によって引き起こされる電気信号よりも、ずっと先へ進んでいる。実際、脳の画像を用いた実験で、新生児の大脳皮質で重要な活動が認められる唯一の領域は、一次感覚野の触覚に関わる部分と一次運動野であることが明らかになっている。つまり、まだ成熟していない心――新生児の心――で何かが起きているとすれば、それは触覚の意識と関係があるということだ。

それでも、誕生直後だと触覚は成熟にはほど遠い状態だ。脊髄に入る感覚神経の軸索は生後六カ月まで髄《ずい》鞘《しょう》形成が完成しない。視床から大脳皮質に入る軸索は誕生の一カ月前から軸索形成が始まるが、完成するのは生後一年経ってからだ。生まれてからの一年で軸索形成が進むにつれて、体性感覚野における触覚の電気的反応は強まり、高速化していく。

ジェーンの赤ちゃんのアリシャは、一歳の誕生日を迎える頃までに、誕生直後と比べて四倍速く触覚情報を処理できるようになる。六歳の頃にはさらにその二倍、大人とほとんど変わらない速度になっている。幼児期を過ぎる間にアリシャの触覚はだんだん正確さも増していく。というのも、体性感覚野への初期の投射〔感覚器官や低次中枢からの電気信号が大脳皮質の各領域（投射領野）で受容されること〕はかなり大まかで、体の各部の間で重複が多く、地図上の境界がぼやけているからだ。時間が経って何かに触れる経験を重ねるうちに触覚は着実に鋭くなって、触れている場所が体のどこかを正確に知ることができるようになっていく。

赤ちゃんは何を感じているか

赤ちゃんは口を使って何かに触れてみるのがいちばん得意だが、それも不思議はない。触覚は頭から爪先に向かって順番に発達する。最初に敏感になるのが口で、どの親も知っているように、赤ちゃんは何でも——大きいものや不快なものも、小さいものや危険なものも——口を使って調べようとする。五歳になってもなお、子どもの触覚は手よりも顔の方がまだ敏感だ。

それでも、赤ちゃんがいかに巧妙に口を使うかを知るとびっくりする親もいるかもしれない。ある実験では、新生児が形の違う乳首を探るとき、口と舌の動きが異なることが分かった。つまり、触感だけで対象物を判別できるということだ。また別の実験では、一歳児がそれまで口だけで探っていた対象物を視覚的に認識できることが分かった。この研究では、赤ちゃんに二種類のおしゃぶり——表面が滑らかなものと凹凸のあるもの——の片方だけを（目では見えないようにして）吸わせた。それから、二つのおしゃぶりを拡大したものを見せた。結果は明らかだった。赤ちゃんは触れたことがないおしゃぶりではなく、それまで吸っていた種類のおしゃぶりを見ることを好んだ。つまり、赤ちゃんは口で形を探れるだけでなく、対象物の抽象的な知覚——触覚から視覚へと飛躍する心的イメージ——をも実際に作り上げていることになる。

新生児は手をそこまでうまく使えない。凹凸のある同じおしゃぶりを（見えないようにしたまま）生後一週間のフィービに握らせ、後でそれを見せても認識できないはずだ。新生児は物をつかむけれど、まだ積極的に手で対象物を調べることはしない。それでも、フィービは手を忙しく動かしている。赤ちゃんは誕生前から自分の体のあらゆる部分——特に顔——を手で触り始めている。フィービは生後一〇週間で手を使って物の形を区別できるようになる。生後六カ月で、さまざまな質感も感じ取れるようになる。しかし、普通の立方体と切り欠きのある立方体など、微妙な違いのある対象物を区別できるようになるのは、生後一八カ月近くになってからだ。

触覚については、左右の手の選好も最初の二年で劇的に変化する。乳幼児は左手でも右手でもうまく物を判別できない。しかし二歳になると、右手より左手の方が少し対象物を区別しやすくなる。これは、この研究の対象になった子どもたちがみな右利きだという事実に照らせば、とりわけ驚くべきことに思われる。しかし実をいうと、若くても年長でも、たいていの人は左手を使う方が物をうまく判別できる。赤ちゃんの年代だけ、左右の違いがない。私たちの多くは文字を書くときも食べるときも右手を使うけれど、物の形や空間的特徴に関する情報を処理するには大脳の右半球――つまり左手の側――を使う傾向がある。どうやらもっぱら右半球がこの仕事をするようになるのは、一歳の誕生日を過ぎた頃らしい。たぶんそれは、この頃に左半球が言語を扱うことで忙しくなるからだろう。

触覚について最後に述べておきたいのは、男の子と女の子で少し違いがあることだ。新生児の女の子は男の子よりも触覚の感度が高い傾向があり、この違いは生涯残る。女性が感じ取れる最も微《かす》かなタッチは、男性にとっては感じ取れるレベルより低いことが多い。他方、男の子は女の子に比べて触覚の左右差が大きくなる傾向がある。小児期中期(六歳から十一歳)以降、男の子の利き手でない側(たいてい左)は、利き手の側(たいてい右)よりもかなり触覚が鋭い。これに対して、女の子の触覚は左右均等であることが多い。

痛覚の発達

かわいそうなアリシャ! 生まれてまだ二時間だというのに、血液検査のために踵《かかと》に針を刺され、腿にビタミンKとB型肝炎ワクチンの注射をされている。両親は針が刺さるのをみてたじろぎ、息をひそめる……数秒後、アリシャは顔を歪《ゆが》め、腕と脚を曲げて、強く泣き出す。

そう、新生児だって痛みを感じる。他の種類の触覚と同様、痛みも新生児にとって成熟した感覚の一つだ。痛覚はたぶん、第三トリメスターが始まる以前に現れる。胎児は出生前の生検《バイオプシー》や輸血などで針を刺されると反応することが知られていて、鎮静薬を与えていない場合は針から逃れようとする(羊水穿刺《せんし》は、偶然に針が刺さらない限り、胎児にとって苦痛ではない）。

生まれて間もない赤ちゃんの痛覚を医療関係者が十分認識するようになったのは最近のことだ。赤ちゃんが痛みの刺激に強く反応するのは明らかなのに、大脳皮質があまり発達していないという理由で、実際には痛みを**感じて**いないと考えられていた。こうした印象があることに加え、ある種の薬物の安全性に対するまっとうな懸念から、医師たちは新生児に対して、麻酔や鎮痛法を用いることなく外科手術も含めたあらゆる種類の侵襲《しんしゅう》的な［組織を傷つける］処置を行なっていた。

体性感覚野が出生前から機能し始めていることが分かっている今となっては、新生児や早産児も少なくとも痛覚の一部を感じていることは明らかだ。この認識により、新生児の痛みの扱い方が変わった。現在では、外科手術や高度に侵襲的な処置を施す場合、赤ちゃんの不快感を最小限にとどめるのが標準的な方法になっている。こうしたやり方は、より安全な麻酔薬や鎮痛薬ができたおかげで容易になった。

赤ちゃんは痛みの刺激を受けるとどう感じるのだろうか。赤ちゃんは直接この問いに答えることができないので、体の反応から推測するしかない。赤ちゃんはもちろん泣き声を上げる。痛いときの泣き声は、おなかが空いたときなど、その他の種類の不快を感じた場合の泣き声よりも強く、音程が高いことが分かっている。また、顔をしかめたり身をよじったりする特徴的な反応を示す他、血中ストレスホルモンの濃度が上昇して、呼吸が速くなり、心拍数が上がるなど、生理的なストレス反応も現れる。こうした反応は、最も未熟な早産児にもみられる。

新生児は生後数日の間にどんどん痛みに敏感になるという証拠もある。この変化は、単に母親が分娩時に投与されていた鎮痛薬の効果がだんだん薄れてきたためかもしれない。しかし、出生のストレスに反応して赤ちゃん自身が鎮痛作用のある物質――つまり、β―エンドルフィンのような内因性オピエート（アヘン様物質）――を作り出し、生後数日経ってそれが散逸するとともに痛みの感覚が徐々に戻った、という興味深い可能性も考えられる。

しかし一般的には、生後一年の間、痛みに対するアリシャの反応はほとんど変化しない。末梢《まっしょう》感覚神経の軸索の髄鞘《ずいしょう》形成とは関係がない。というのも、皮膚から脊髄へ痛みの情報を伝える神経は、大人の場合でもほとんど——あるいはまったく——髄鞘に覆《おお》われていないからだ。痛みの強さに対するアリシャの感覚はほとんど変わらないけれど、痛みの刺激がくる場所を突き止める能力は、乳幼児期に体性感覚野の感覚地図がどんどん精密になっていくことで劇的に向上する。

痛みの知覚は状況によって左右される程度がことのほか大きい。肉体的に重大な危機が迫っているような状況では、相当ひどいケガでもまったく痛みを感じないことがあるし、感情が高ぶっているときはわずかな傷でさえ耐えがたいものに思える。これほど痛みの知覚が大きく異なる理由は、神経系が痛みの情報の流れを強力にコントロールしているからだ。痛みの回路には特殊な「ゲート」がある。ここでは、脳からくる感情、認知、感覚の信号によって、入力情報の流れが開放されたりブロックされたりする。痛みの情報の流れを抑制するのに内因性オピエートが主要な役割を担っているのも不思議ではない。こうしたゲートは非常に有用で、これが存在することにより、痛みが邪魔になるときは無視し、後で余裕ができたら傷に注意を向けることが可能になる。

赤ちゃんの場合も痛みは固定された経験ではなく、行動の状況によって変化する。新生児は、注意を払っていたり、空腹だったり、疲れていたりすると痛みによく反応するが、眠っていたり、活動していたり、他の刺激に注意が向いていたりするとそうでもない。さらに、痛みの感度を変える内因性オピエートの系は、出生までにかなりよく発達することが知られている。

このゲートの働きを利用して赤ちゃんの苦痛を和らげる方法を、親は本能的に知っている。アリシャが針を刺された直後にジャネットが乳を含ませると、アリシャはすぐにおとなしくなる。抱いたり、布にくるんだり、優しく撫《な》でたり、強く弱く揺さぶったりするのも、赤ちゃんの痛みへの反応を軽減する効果がある。いくつかの研究では、踵《かかと》に針を刺されたり割礼《かつれい》［男子の陰茎の包皮の一部を切除し亀頭を露出させること］を施されたりするときの明らかな苦痛も、おしゃぶりや砂糖水を染みこませた布を吸わせるだけで軽減されることが分かっている。こうした別の形の刺激はいずれも、ある程度まで痛みの刺激の伝達を妨害する。しかし、割礼の際の心理的ストレス反応——心拍と呼吸の亢進《こうしん》——は砂糖やおしゃぶりで防ぐことができない。そのため米国小児科学会は現在、新生児の息子に割礼を施すことにした両親に対し、局所麻酔（表面麻酔）を用いるよう勧めている。

▼痛みの心理学

女の子を産むといいことがたくさんあるけれど、その一つは割礼をするかどうか決断しなくて済むことだ。ジャネットとデレクは、生まれるまで赤ちゃんの性別を知らずにいたので、もし男の子だった場合はどうするか本当に思い悩んだ。アリシャを連れて家に戻り、新しい家族の暮らしが始まると、ジャネットはアリシャの耳にピアスをしてやりたいと思うようになった。「痛い思いをするだろうか。心に傷をつけることになるのだろうか」ジャネット自身はごく幼い頃にピアスをしてもらっているが、痛くなかったような気がしていた。

実際、予防接種、割礼、ピアスなどを乳幼児の頃に経験した人の多くは、心に永続的な影響を受けていると思えない。赤ちゃんもごく幼い頃から痛みを感じているのは明らかだけれど、いわば痛みの「心理的」要素——自分が痛みを感じているという認識あるいは知識——が欠けている。大人でさえ、痛みを経験したことは覚えていても、後から実際の痛みを甦《よみがえ》らせることはできない。幼い赤ちゃんも、第十三章で述べる発達上の理由で意識的な記憶が欠けているため、後で痛みを思い出すことはできない。世界中の文化において、痛みを伴う処置を幼い頃に行なうことが多いのは、間違いなくこの**幼児期健忘**(*infantile amnesia*)が主な理由になっている。

痛みの知覚には心が大きな影響を及ぼす。医師がいよいよアリシャの耳に針を刺そうというとき、娘の反応を予想してむしろジャネットの方が苦しくなるのはそのせいだ。生後二年目に入ると、赤ちゃんは注射の針を見て泣きわめくようになるが、アリシャがそういう予測をするようになるのはまだ先のこと。わが子が苦しい処置を受けるのを見守らなければならない両親は、赤ちゃんが痛みを感じるとしても、心のレベルでは年長の子や大人の場合ほど深く突き刺さるわけではないという事実から、いくらか慰めを得ることができるだろう。

ただ、赤ちゃんが痛みのはっきりした記憶を持たないことは明らかだけれど、繰り返し痛みを経験すると、下意識のレベルに永続的な影響が残るかもしれない。初期の触感の経験が体性感覚野の発達に関わるように、痛みの感覚とそれに対する運動反応についても、初期の痛みが後の発達に影響を及ぼす可能性はある。意識された記憶を赤ちゃんが持たないことは分かっているけれど、他の形で何かを学ぶ能力はある。家族を認識するとか、動作を繰り返すことで運動能力を完成させていくとかいったことだ(第十三章を参照)。痛みを伴う出来事は、下意識のある感情的な反応パターンを呼び覚ます可能性があり、それが長期的に続く形で心の発達に影響を及ぼすかもしれない。

新生児の頃に受けた痛みを、後のさまざまな心理的問題——ノイローゼや心身症など——と結びつける逸《いつ》話《わ》的な報告は確かにあるが、そういった痛みが長期にわたって影響を及ぼすという厳密な証拠はほとんどない。早産の場合、生後の一週間に痛みを伴うさまざまな医療処置を受けることが多い。ある研究者グループによると、かなりの早産で生まれた子どもたちは小学校の高学年になってから、満期出産の子どもたちに比べて、さまざまな辛い出来事を不快だと感じる度合いが大きいという。別の研究者グループは割礼の影響に注目し、生後四―六カ月で受けるワクチン接種の際に、割礼を受けた男の子はそうでない男の子に比べて、より激しく抵抗することが分かったという。こうした発見により、割礼の衛生上の利点は新生児の男子に与える大きな苦痛よりもはたして大きいのか、という議論が再燃している。少なくとも、乳幼児に割礼その他の侵襲的な処置を行なう場合は、痛みを軽減するためにもっと努力すべきだということを、どちらの研究も示している。

温度覚《かく》の発達

おばあちゃんのいう通り、生まれたばかりのアリシャは大人のようにうまく体温を調節できない。温度変化が大きくなければ、アリシャのちっぽけな体はそれに反応してある程度変化するけれど（たとえば、自律神経系［循環器、消化器、呼吸器などの活動を調整する神経系］が寒さに反応して末梢《まっしょう》血管を引き締め、代謝率を高める）、もっと極端な条件にはうまく対処できない。いろいろな理由から――体脂肪が少ない、表面積対体積比が大きい、身震いができない、発汗機能が不十分など――新生児は非常に低い温度を補償できず、非常に高い温度にはさらに弱い。

しかし、赤ちゃんにとって環境温度の変化に対応**可能な**やり方の一つは、自分の活動レベルを変化させることだ。温度が低いとき、赤ちゃんはいつもより覚醒して体をよく動かし、体内で熱を発生させる。温度が高いときは寝ていることが多くなり、腕と脚を拡げた「日光浴」の姿勢を好んでとり、熱を発散させる。実際、両親はこのような姿勢を手がかりにして、暑いのか寒いのか、なかなか分かりにくい赤ちゃんの状態を知ることができる。

生後一日の赤ちゃんでも、頬に加えられた温かい刺激と冷たい刺激を区別できる。温かいガラス管を頬に当てるとルーティング反射［触れたものの方向を探る反射。探索反射］が起こり、冷たいガラス管を当てると頬を離そうとする。また、乳児も非常に熱いものや冷たいものから手を引っ込めようとする。生後六カ月ぐらいになると、他は同じで温度だけが違うものを区別できる。触れると温かい筒をしばらく握っているとそれに飽きて、冷たく感じる別の筒を握るのを好む。このように、赤ちゃんはごく幼いうちから温度を感じ、温度を通して世界の中にあるものを理解できる。

温度を感じる神経伝達路の発達段階からすると、温度覚は――出生前は無理でも――出生時には大脳皮質に到達できるはずだ。痛みと同じように、温度覚の伝達は一次感覚神経線維の髄鞘形成に制限されず、大人でも温度覚の情報は、髄鞘にほとんど――あるいはまったく――覆われていない軸索によって、皮膚から脊髄に伝えられる。

表面的には、温度の知覚は基本的なもので、本能的にすら思えるだろう。単にあるものが熱いか冷たいか分かるだけで、それは私たちがそういうふうにプログラムされているからだ。しかし実際には、特異な経験をした二人の子どもの事例から、私たちの温度感覚が本当は学習されたものかもしれないということが分かる。一人はフランス人の捨て子の男の子ヴィクトール、もう一人はアメリカ人の女の子ジーニーだ。二人とも他の人とほとんど接触することなく少年期を過ごし、そのために想像の及ぶ限りさまざまな形で障害を負っていた。最も顕著な問題は、ずっと言葉が話せないことだった（このことについては第十四章で詳しく取り上げる）。それ以外に、二人が発見されてまもなく明らかになった奇妙な問題の一つは、熱さや冷たさに気づかないらしいことだった。たとえばヴィクトールは、火の中からジャガイモを素手でつかみ取った。ジーニーは天候に合わない服装をしていることにまったく気がつかない様子だった。

この子たちの温度覚が発達していない理由は推測するしかない。温度覚の基本的な経路が発達しなかったとは考えにくい。むしろ彼らの反応――あるいは反応の欠如――が示唆しているのは、痛みの知覚と同じように、温度の知覚にも強い認知的要素があるということだ。教えられ、経験して学ばなければならないのだ。痛みと温度の情報を伝える経路はかなり入り交じっているので、たぶんもっと成長して社会的経験を積んでから、意識的・感情的知覚となるのだろう。

母親が新生児に触れることのメリット

赤ちゃんの生活では触覚が特別な役割を担っている。触覚は出生時にかなりよく発達していて、他のどの感覚よりも細かく、魅力的な新しい世界にアクセスできる手段を新生児に提供する。明らかに触覚は感覚運動的発達に欠かせないものだけれど、免疫機能に見事に影響するため、赤ちゃんの体の発達、感情の安定、認知的能力など、全体的な健やかさにも驚くほど大きな影響がある。

ウィスコンシン大学のハリー・ハーロウによる、今ではよく知られている実験で、心の発達における触覚の決定的に重要な役割が初めて明らかになった。ハーロウはアカゲザル母子の愛着の性質を研究していた。自然界のアカゲザルは一五頭から一〇〇頭の拡大家族で生活している。ハーロウはアカゲザルの仔を、作り物の二体の「代理母」で育ててみた。一方は針金の網で作った体に粗雑な顔をつけただけで、哺乳瓶からミルクを与えるようになっていた。もう一体は、ミルクを飲ませてくれないけれど金網を柔らかい布で覆ってあった。すべての予想に反して、仔ザルはミルクをくれる針金の「母」を好まなかった。ミルクを飲みたいときは近寄るけれど、なついたのは布で覆われた方で、ほとんどずっとその柔らかい「おなか」に抱きついていた。実は、アカゲザルの仔は生まれてからの数週間をこの体勢で過ごしている。母親の体の前にしっかりしがみついていると、温かく、いつでも乳を飲むことができ、それでいて母親の動きを邪魔しないでいら

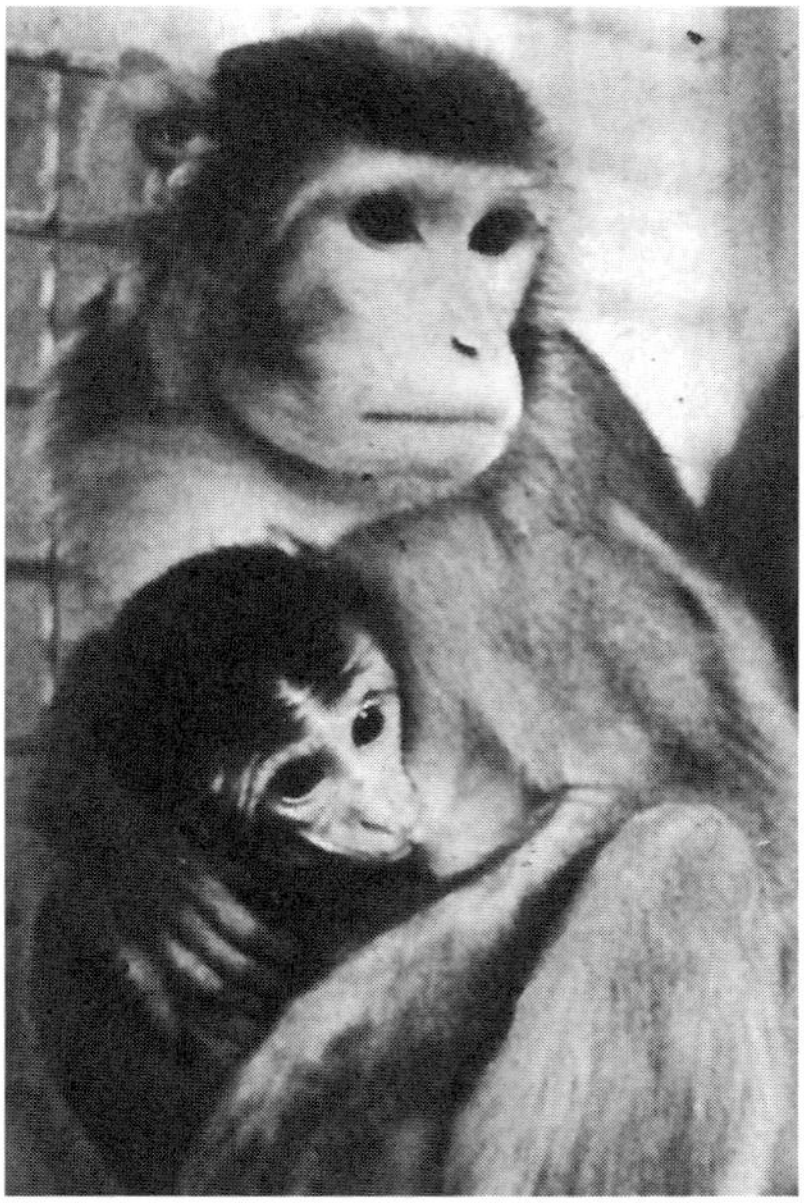

図5.4
アカゲザルの仔は生まれて1カ月の間、母親の体の前にしっかりしがみついている。この体勢だと仔はいつでも乳を飲むことができ、母親は仔を守りやすく、移動もしやすい。

写　真：Stephen J. Suomi. K. E. Barnard and T. B. Brazelton, eds., *Touch: The Foundation of Experience*, Madison,CT: International Universities Press, 1990. より、出版者の許可を得て掲載。

れる（図5・4を参照）。アカゲザルの仔が心地よく感じて母親との絆を結ぶのは、実際に栄養を与えてくれるからではなく触感によってだということを、ハーロウの実験は明らかにした。

また、複数の仔ザルをいっしょに育てる実験で社会的な触れあいの重要性が明らかになっている。乳児期に母親がいない場合、ある程度までは仲間がそれを補うことができる。母親のいない小グループで育てられた仔ザルたちは、ほとんどの時間を互いにまとわりつき、固まって過ごした。こうした仔ザルはひどく臆病だということを除くと、単独で育てられた仔よりも社会的にはずっと順応性があった。しかし、同一の部屋でも一頭ずつケージに入れて互いに触れあえないようにして育てると、感情面で有利になることはなかった。仲間の姿を見たり、声を聞いたり、匂いを嗅いだりできても、初期に社会的な触れあいがなかったために不安が解消できなかったのは明らかだ。

哺乳類のほぼどの種についても基本的には同じことが当てはまり、体の接触が子どもの成長と発達に欠かせない。多くの種では、母親が子どもを舐《な》めるという形でこの接触が行なわれる。イヌ、ネコ、ネズミ、ヒツジ、ウマなどでは、母親が出産の直後、仔の体を隅々まで舐めてきれいにする。生まれたばかりの仔にとってこれはとても重要なことで、母親に舐めてもらえなかった仔は、尿路や消化管の障害などで死んでしまうことが多い。しかし、人間に飼われている動物が産んだ仔は、母親が舐める代わりにブリーダーや獣医が体をきれいにしてくれるため、健康状態は維持される。

後者の実験結果から、初期の接触がなぜ良い結果をもたらすのかについて、科学者たちは魅力的な考え方を提示している。生まれて数日間だけ研究者が世話をしたラットでは、ホルモンにおいても行動においてもあらゆる有利な特徴がみられ、それは一生失われなかった。研究者に触れられたラットは恐怖心が少なく、脳内のベンゾジアゼピン（自然の抑制性神経伝達物質ＧＡＢＡ《ギャバ》の機能を模倣する精神安定剤）受容器が多く、加齢による海馬《かいば》（記憶を保存する重要な脳の領域）の劣化が少なく、年齢とともに知的能力が向上した。こうした良い影響はみな、新生児のときに触れられたことでラットのストレス反応系の反応が永続的に低減されるという事実に帰着する。研究者が触れたラットはストレスに対して通常のホルモン反応（第三章、１２１ページを参照）を示すが、触れられなかったラットに比べて副腎皮質ホルモンのレベルが高くならず、回復も早かった。ストレスホルモンの上昇が長く続くことは脳も含めて体の多くの器官にとってかなり有害なので、ストレス反応系がうまくととのえられていると、個体の健康にとっても知的能力にとっても有利になる。

この接触の効果の最も興味深いところは、ラットの生後一〇日間ほどしか働かないことだろう。この重要な期間を過ぎてから触れられた仔は、同じような永続的な効果を示さなかった。もちろんラットにとって人間が触れることは自然な刺激ではないけれど、母親との接触で大いに刺激を受けたラットの仔にも同様に良い影響の多くがみられることが、最近の研究で明らかになっている。人間の母親と同じように、ラットの母親も世話の仕方や触れ方はさまざまで、仔をよく舐めたり毛づくろいしたりする母親は、同様の永続的な良い影響をもたらすことが分かっている。仔のストレス反応系がよりうまく調整され、脳神経科学的な変化によって、慣れない状況でも不安に襲われることが少なくなる。

母親と引き離されたことが新生児の成長と免疫機能に与える影響に焦点を合わせた動物での研究もある。仔ザルは母親と引き離されるとひどく不安になった。長く引き離されていると免疫系が抑制されることは分かっていたが、短時間引き離されただけでもストレスホルモンが増加した。一〇日以内に母と仔がいっしょになれた場合は回復したが、それ以上引き離されたままだと、影響がそのまま残るようだった。仔が六歳になっても、免疫機能は低下したままだった。ラットの場合も、接触の多かった仔は触れられる機会のなかった仔に比べて、免疫性テストにおいて高レベルの抗体を作り出すことから、早期に触れられることが免疫上有利に働くことが分かる。サルの場合と同様に、短時間でも母親から引き離されるとラットの仔のストレスホルモンレベルが上昇するだけでなく、成長ホルモンの分泌が阻害され、細胞の成長と分化が抑制されることも知られている。こうした影響は生後三週間に限定され、人間が撫でてやれば防ぐことができる。子どもの成長を特に促進するのは母親のぬくもりや授乳などではなく、実際に触れているかどうかだということを、この研究結果は示唆している。

触れることの治療効果——初期の接触とマッサージが子どもの成長と発達を促す

他の哺乳類と同じように人間も、乳幼児期に触れられたり抱かれたりする快い経験が欠けていると大きな問題を背負うことになる。たとえば、ヴィクトールとジーニーはどちらも人間との適切な接触がなかったため、(身体と精神の発達が遅れるとともに) ひどく感情が損なわれてしまった。また、第一章で取り上げた、孤児院で育てられた赤ちゃんの話も思い出してほしい (18ページ参照)。栄養も医療も適切だったけれど、感覚的、社会的な刺激が最小限でしかなかったために、赤ちゃんはあらゆる意味で成長を妨げられていた――感情的にも、肉体的にも、知的にも、そして病気にかかる率や死亡率の高さから判断すると、免疫の点でも。たまに有利な条件に恵まれた子がいても、適切な世話を受けられないという「生まれつきでない」要因によって、実験動物と同じように成長やストレスホルモンに変化が生じ、条件を活かすことができなくなる。こういう赤ちゃんを病院で加療するとき、成長と発達を最も強く促すのは、特別な医療や栄養よりも心のこもった優しい世話であることが多い。

幸い、このような無関心《ネグレクト》や間違った子育てはめったにない。しかし、新生児のかなり多くが含まれる、あるグループについては、親からの接触を断つのがこれまで当然とされてきた。それは早産児だ。現在では一六週も早く生まれた赤ちゃんでさえ生存可能になっているが、人工呼吸器、栄養補給管などの生命維持装置につながれていることが多く、大多数の新生児のように、撫でたりあやしたりしてもらえない。新生児集中管理室の多くは、体が小さくてたいていは虚弱な早産児に過大な刺激を与えないよう、「接触を最小限に」するという方針を掲げてさえいる。しかし最近の一連の研究は、優しい接触こそが早産児に必要なものかもしれないと示唆している。これもやはり、他の哺乳類と同様に人間にとっても、触れることが早期の成長に欠かせない要素であることを示す証拠だ。

第三章で、早産児の触覚による経験を改善する一つの方法を紹介した（65ページ参照）。現在では、広い保育器に平らに寝かせるのでなく、もっと包み込まれるような環境に赤ちゃんを入れ、曲げた手足も体もあらゆる方向から柔らかい布やラムスキン［仔羊の革］で支えられた状態に保つようになっている。小さなウォーターベッドやハンモックに寝かせる場合もある。「ネスティング（巣ごもり）」と呼ばれるこうした方法は、子宮に包み込まれていた心地よい状態を模倣し、赤ちゃんが動くたびに体が周囲の柔らかいものに触れて、重要な感覚フィードバックが得られるようにしている。ネスティングは早産児にとって非常に有効であることが明らかになっていて、通常の保育器に入れた場合に比べて体重が速く増え、睡眠も呼吸も容易になり、落ち着きをなくしたりむずかったりすることも一般に少ない。

両親の手を借りて保育器の代わりをしてもらうという方法もある。かつては、赤ちゃんにケガをさせたり病気をうつしたりするのを恐れて、長時間にわたって両親に触れさせるのは控えた方がいいとされていた。しかし現在では、一日に数時間、両親が早産児を――できれば起きた姿勢ではだけた胸に肌と肌を触れあわせるように――抱いて過ごすよう勧める病院もある。有袋《ゆうたい》類の仔が未熟なまま生まれ、母親の温かい袋の中で乳を吸って育つのと似ていることから、この方法は「カンガルーケア」と呼ばれている。

カンガルーケアにはいくつも利点があることが研究で明らかになっている。赤ちゃんは体温を保ちやすくなり、母親か父親に抱かれている間は余計なエネルギーを使わなくて済む。両親と肌と肌で触れあう機会がなかった早産児に比べて、よく眠り、泣くことが減って、規則正しい呼吸をするようになる。長く乳を吸えるようになり、体重が速く増加し、早めに退院できる。両親にとっての利点も同じくらい重要で、早産した赤ちゃんにカンガルーケアをすることにより、絆が早く生まれ、子育てに大きな自信を持つようになる。そしてカンガルーケアの最大の利点は、早産児の場合は非常に難しい、授乳を促す効果があることだ。長い時間、母親の温かい胸にじかに触れ、安心できる慣れ親しんだ鼓動を聞くことによって、早産児は早くから乳を飲むようになり、その量も増える［二〇一七年現在、カンガルーケアは日本でも取り入れられ多くの産科において行なわれているが、カンガルーケア中に乳児が無酸素状態になって死亡したり、重度の脳障害になるケースの報告もあり、カンガルーケアの実行においては専門家の管理が必要かもしれない］。

早産児に与える触覚による経験を増やすもう一つの方法は、毎日マッサージの時間を作ることだ。新生児のマッサージは南アジアでは長い伝統がある。優しく、体系的な仕方で体全体を撫でることが、日常的な赤ちゃんの世話の一つとして重要だと考えられている。インドでは孤児院でも赤ちゃんへのマッサージが定期的に行なわれ、そうした子どもたちは数多くの不利な条件を抱えているにもかかわらず、非常にしっかりと成長していく。米国で対照群を用意して行なわれたいくつかの研究は、早産、ＨＩＶ感染、出生前にコカインにさらされるなど、さまざまな医学上の問題で痛めつけられた赤ちゃんの健康と発達が、マッサージによって改善されることを明らかにした。

毎日数時間、看護師が早産児の体全体をそっと撫でる――顔、肩、背中、胸、腕、脚――それぞれの部位ごとに時間を空け、刺激が強くなりすぎないようにする（ただし、タッチが軽すぎると、くすぐられたときのように嫌がり、健康面での良い効果は生まれない）。すると赤ちゃんは、四肢《しし》をそっと曲げ伸ばしして自己受容感覚を刺激することが多い。こうして毎日マッサージを受けている早産児は、このような刺激を受けていない早産児に比べて体重が速く増え、新生児行動評価の点数が高く、成長が速いために早く退院する。こうしたマッサージによって触覚自体の発達もよくなる。本来の出産予定日の頃になると、マッサージを受けた早産児はそうでない早産児に比べて、触れられたときによく反応することが明らかになっている（ただし、どちらのグループも、普通に満期出産で生まれた赤ちゃんよりは反応が弱い）。さらに心強いのは、この早期マッサージ療法によって後に生じる認知能力への影響だ。ある研究によると、マッサージを受けた早産児は生後六カ月での視覚認識のテストで、対照群の早産児よりも成績が良かったという。

日々のマッサージで良い影響を受けるのは早産児だけではない。最近のある研究では、満期出産で生まれた生後四カ月の赤ちゃんに対し、記憶力と感覚識別能力を調べる「新奇性選好（目新しいものへの関心）」評価テストの直前に八分間のマッサージを行なった。これは聴覚―視覚刺激が変化して新しいものに変わったことに気づくかどうかというテストで、テスト前の八分間に赤い玩具で遊ばせただけの対照群の赤ちゃんに比べて、マッサージを受けた赤ちゃんは明らかに成績が良かった。第十三章で取り上げることになるが、「新奇性選好」は乳幼児の他のどんなスキルよりも、後の知能指数を予測する良い手がかりになる。これは定期的に行なう早期のマッサージが、在胎期間に関係なくすべての赤ちゃんの知的発達に重要な影響を与えることを示唆している。

さらに、マッサージの効果は乳幼児期だけで終わらない。喘息《ぜんそく》、糖尿病、がん、自閉症、皮膚疾患、若年性関節炎、摂食障害その他の精神的な症状など、あらゆる種類の医学的な問題を抱える子どもたちについても、マッサージ療法による臨床的な経過の改善がみられる。総じて子どもたちは、両親から毎日マッサージを受けることによって不安とストレスが減少し、気分が良くなり、睡眠のパターンが改善され、注意力も高くなった。特に興味深いのは、性的あるいは肉体的に虐待されていた子どもたちの気分と社交性がマッサージ療法によって改善されたことだ。子どもたちの体と心の健康にとって触れることがこれほど重要だとすれば、学校の先生や児童保護に関わる人たちによる社会的接触を禁じる一般的措置を再考すべき時期がきているのは間違いない。

＊＊＊

こうした研究から学ぶべきことは明らかだ。子どもたちは、特に生まれてから数カ月の間、体が触れあうことで良い影響を受ける。多くの文化では母親がほとんどずっと赤ちゃんに触れていて、昼はスリング（だっこ紐《ひも》）やポーチを使って連れて歩き、夜はいっしょに眠る。西洋の社会では伝統的に、親が赤ちゃんと過ごす時間は長くないけれど、スリング（「スナグリー」など）を使って毎日二時間連れ歩いている生後一カ月から三カ月の赤ちゃんは、泣いている時間が少ないという証拠もある。

抱きかかえて移動する、マッサージする、軽く叩く、揺する、撫でる――どういうやり方でもいいけれど、赤ちゃんに触れる量が重要なのは間違いない。しかし同じくらい重要なのは、その触れあいに込められた感情的な意味だ。幸いなことに、ほとんどの赤ちゃんは当然のように愛情のこもった接触を受ける。両親にとって、新しく授かった赤ちゃんに触れ、抱きしめ、その体を隅々まで確かめたいという思いに抵抗するのは難しい。子どもたちの健全な成長と発達にとって触れることがいかに重要かを考えると、そういう強い親の衝動が人間の進化の歴史において遠い昔に組み込まれたことは疑いようもない。他のどの感覚にも増して触覚が、これほど赤ちゃんの幼い脳にアクセスしやすい仕組みになっている以上、触れあうことこそが子どもの心と感情を健全に形づくるための最も容易で最良の機会といえるだろう。

第六章

赤ちゃんはなぜ跳ねるのが好きなのか

――早期の平衡感覚と運動感覚

私たち夫婦が友人の家で新年を迎えたときのことが忘れられない。ポールとセアラは生後六カ月の赤ちゃん（ダニエル）のベビーシッターが見つからなかったので、私たちを夕食に招き、いっしょに新年を迎えようということになった。私たちにはまだ子どもがいなかったけれど、そのとき私は最初の子を身ごもっていて、ポールとセアラの赤ちゃんがいかにも楽しそうで、大晦日を迎える雰囲気にすっかりなじんでいることに感心してしまった。

大人たちが夕食のタイ料理とシャンパン（私は炭酸入りのグレープジュース）を楽しんでいる間、ダニエルはジョリー・ジャンパー［上から吊《つる》した紐で赤ちゃんを保持し、ジャンピングができるようにした運動器具］でずっと一人で遊んでいた。戸口にしっかり結んだハーネスに支えられて、何度も何度もジャンプを続ける。本当に上手だ。高く跳ねるとそれだけ笑顔も大きくなる。何度繰り返しても飽きないようだったけれど、ポールとセアラは、やっとのことでダニエルをベッドに連れて行った。年が明ける前に、私はやるべきことのリストに項目を一つ追加した――私たちの赤ちゃん用に、ぜひジャンパーを手に入れよう、と。

生まれた瞬間から、赤ちゃんは動いている感覚を好む。大きく揺さぶられるのも、小刻みに動かされるのも、跳ね上げる動きも、抱えられて家中をまわるのも、とにかく繰り返される動きの感覚は赤ちゃんにとってすごく快適で、少し大きくなった子も、振りまわされたり、揺すられたり、逆さまにされたりするのが大好きだ。運動をこれほどすんなり受け入れるのは、誕生したとき既に**前庭《ぜんてい》系**（*vestibular system*）——体の運動や平衡《バランス》を知覚できるようにする「六番目の」感覚——が高度に発達しているからだ。進化の点からいうと前庭感覚は非常に古い。地球上の生物はすべて、重力や自分の運動との関連で体の向きを調整する必要があったからだ。したがって、前庭感覚は胚《はい》［卵割《らんかつ》開始以降の発生期にある個体］の発達のかなり早い時期に現れる。触覚と同じように前庭系は、赤ちゃんにとって非常に快いだけでなく初期の脳の発達に決定的に重要でもある感覚を、早いうちから伝える態勢ができている。

前庭《ぜんてい》感覚

他の感覚とは異なり、私たちは平衡感覚や運動感覚を普通は意識していない。それは前庭機能の大部分が大脳皮質のレベルよりも下で機能しているからだ。しかしたまに、乗った飛行機が大揺れしたときなどには、そうした感覚が存在することはもちろん、刺激が強くなりすぎる場合もあることを思い知らされる。吐き気を催したときに使うあの小さな袋がいつも手近なところに用意してあるのはそのためだ。

前庭感覚は頭と体の姿勢を維持し、体の多くの部分、特に目を正確に動かすうえで重要な役割を果たしている。重力と運動の方向を感知することによって、体の位置を調整し、バランスを保ったり、滑《なめ》らかに行動したりできるようになる。たとえばジョギングをするとき、周囲が上下に揺れているように見えないのは前庭系のおかげだ。体の上下動を前庭系が感知し、自動的にその動きを補うよう目の筋肉をコントロールして、視界を一定に保ってくれている。

脳はどのようにして動きとバランスを感知するのだろうか。前庭系は**前庭**（*vestibule*）と呼ばれる頭蓋骨《とうがいこつ》の空隙《くうげき》の中にあることからこう呼ばれている。**内耳**《ないじ》（*inner ear*）は管と袋状の器官が複雑に絡み合っていて、**蝸牛**《かぎゅう》（*cochlea*）と呼ばれる聴覚器と、運動と傾きを感知する二種類の器官――回転運動を感知する**半**《はん》**規管**《きかん》（*semicircular canals*）と、直線運動、頭の傾き、重力に対する体の姿勢を感知する**耳石器**《じせきき》（*otolith organ*）――からなる。半規管は三つあり、それぞれが液体に満たされ、三次元空間の互いに直交する面上に配置されている。この仕組みによって回転運動を検出できる。耳石器は**球形嚢**《きゅうけいのう》（*saccule*）と**卵形嚢**《らんけいのう》（*utricle*）からなり、球形嚢は上下と左右の直線運動を検出し、卵形嚢は――横になったり、頭をいずれかの方向に傾けたときのように――重力との関係で頭の向きが変わったことを検出する。

前庭の器官はさまざまだけれど、運動を電気信号に変換する仕方は似通っている。各器官には何千もの小さな受容器がある。この受容器は小さな感覚毛《もう》が生えていることから、**有毛**《ゆうもう》**細胞**（*hair cell*）と呼ばれる。半規管では感覚毛が液体に浸っているが、耳石器の感覚毛はゼラチン質の膜に包まれていて、そこに小さな結晶状の耳石が載っている。ダニエルがジャンプをすると、すべての前庭器――特に球形嚢――の中にある感覚毛が屈曲《くっきょく》する。運動方向が上か下かによって、屈曲した感覚毛の細胞膜にあるイオンチャネルが開くか閉じるかし、活動電位が増加または減少して、運動を電気信号に変換する。

有毛細胞は前庭から続く経路の最初のニューロンとシナプスを形成している。耳から脳に軸索を伸ばしている神経細胞は二万個ほどあって、**前庭神経**（*vestibular nerve*）を構成する。これら前庭神経の神経線維は脳幹に入って、いくつかのグループのニューロンとシナプスを形成する。このニューロンは前庭との電気信号が行き交うハブの役割を担っており、バランスと運動に関する情報を体のさまざまな場所とやりとりしている。たとえば、頭の位置の変化を補うように動く眼球もその一つだ（これにより、ダニエルは体全体を

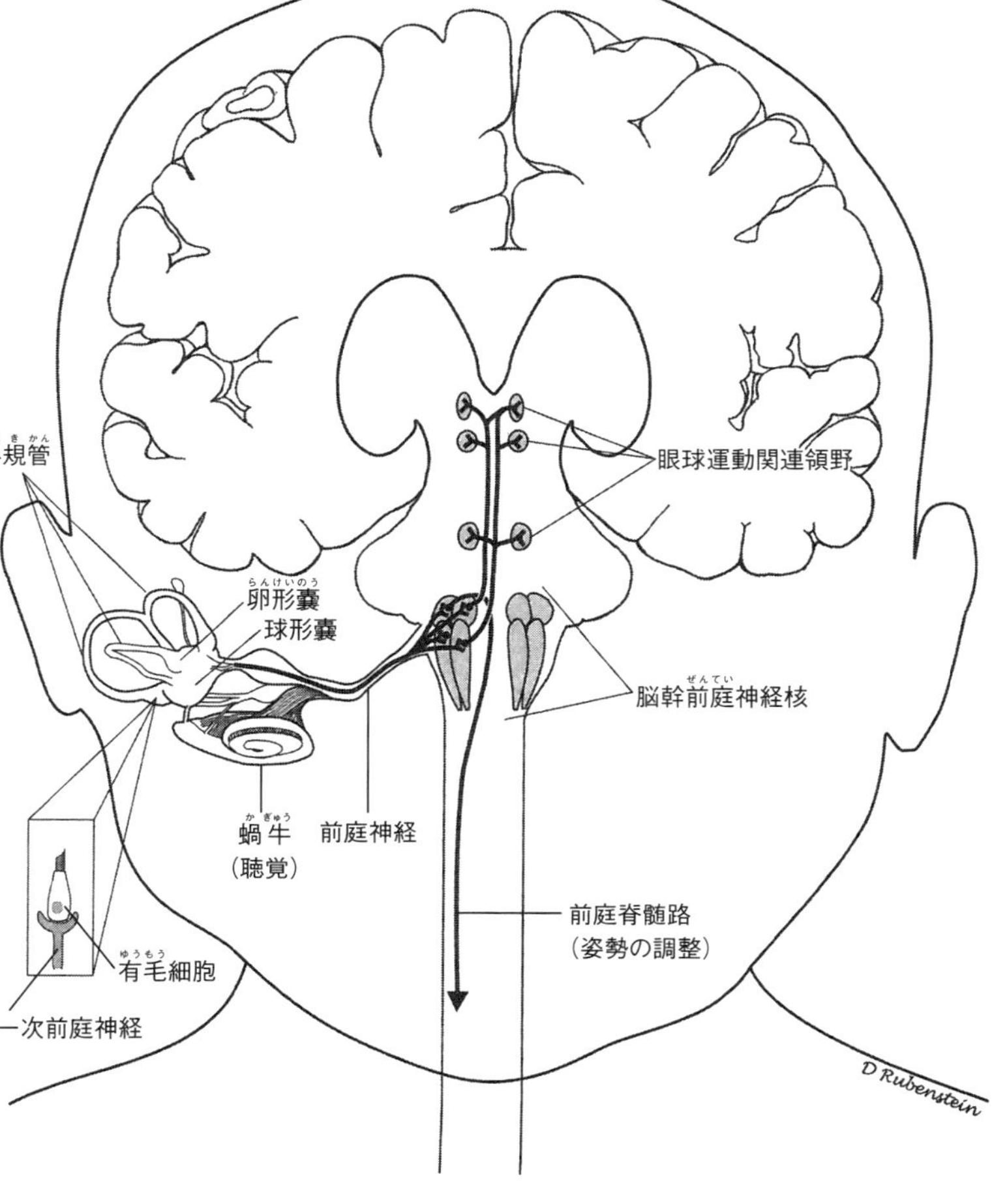

図6.1
バランスと運動は前庭器の3つの器官（半規管、卵形嚢、球形嚢）にある有毛細胞のわずかな動きによって検知される。有毛細胞が一次前庭神経を刺激すると、中脳、脳幹、脊髄など、体の各部に電気信号が送られ、さまざまな前庭反射が形成される。

上下に弾ませながらも、パーティの様子を安定した画像として捉《とら》えることができる）。また、脊髄を走る運動神経と体全体の姿勢や手足の位置を制御する情報をやりとりする。小脳ともつながっていて、ここでは前庭からの情報と視覚および触覚（固有受容感覚）入力を統合し、それによって平衡感覚を調整する（前庭神経の神経線維の一部は脳幹で止まらず、耳から直接小脳にもつながっており、小脳が運動を調整するのに前庭入力がいかに重要かを物語っている）（図6・1を参照）。

一般に、このような働きはすべて意識のレベル以下にとどまっている。しかし、ダンスフロアに立ったとき、スキーの滑降《かっこう》競技に出場しているとき、あるいは内耳の感染症にかかったときなどには、体の動きや平衡感覚を強く意識することがある。触覚と同じように、前庭神経線維の一部は脳幹から視床につながっていて、そこから中継細胞を介して大脳皮質に至り、ここで体の運動や位置の知覚が意識される。

前庭《ぜんてい》系の発達

ダニエルの前庭系が周囲の細胞から分かれ始めたのは、長さが〇・五インチ（約一・三センチメートル）ほどしかなかった胚の頃だ。内耳を構成する前庭器官と蝸牛は、どちらも**耳胞**《じほう》（*otocyst*）という共通の胚の構造に端を発する。ただ、前庭系と聴覚系はいっしょに発達し始めるけれど、前庭系は聴覚よりも発達のスピードが速い。これはたぶん、神経系の他の部分が正しく発達するために、前庭が早くから機能することがきわめて重要だからだろう。

前庭器官と聴覚器官の分化は受精後五週間で目に見えるようになり、まず耳胞の滑らかな壁から三つの隆起が生じる（図6・2を参照）。七週目にはこれらの隆起が細くなって基部が融合し、三つの半円形の管になる。七週間から一四週間ですべての有毛細胞ができあがり、すぐに前庭神経細胞を引き寄せてシナプスを形成で

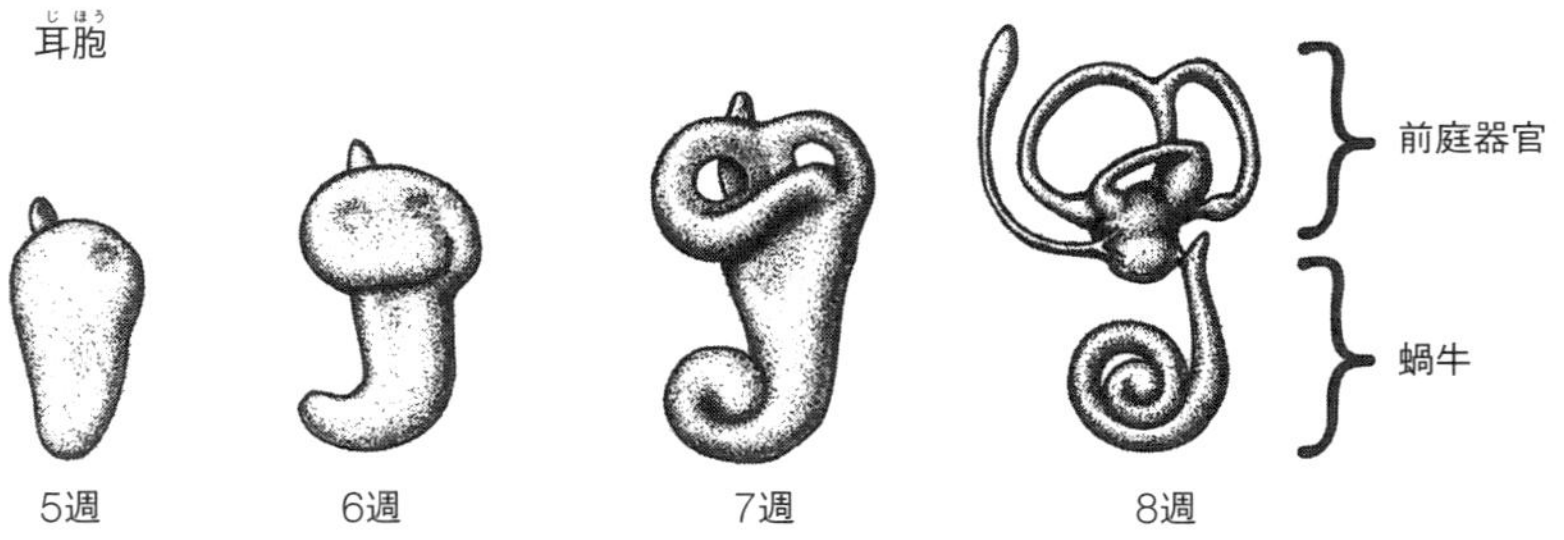

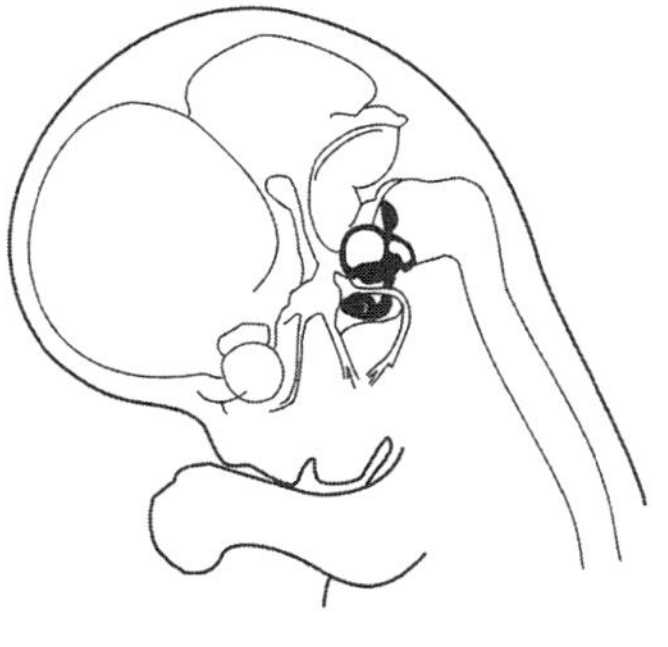

受精後8週間の胎児における前庭器官の位置

図6.2
胎芽《たいが》期における前庭器官の出現と発達

きるようにする。これらの一次前庭神経は反対方向にも脳幹に向かって伸び、ごく初期段階のシナプスを形成する。脳全体の神経線維束《そく》のうち、最初に髄鞘形成が始まるのは前庭神経で、第一トリメスター［妊娠初期の一三週］の最終週頃だ。五カ月経つと前庭器官は形も大きさも完全に成長し、前庭から目と脊髄への伝導路の髄鞘形成が始まっていて、前庭系全体が非常に成熟した仕方で機能するようになっている。しかし前庭神経の他の伝導路には、早いうちから髄鞘形成が始まるにもかかわらずその進行が非常に遅く、思春期まで続くものもある。

胎児期の前庭《ぜんてい》系の脆弱《ぜいじゃく》さ

早い時期に急速に発達することから、胎児期の前庭系はとりわけ脆弱《ぜいじゃく》だ。一九四〇年代に、新しい抗生物質ストレプトマイシンが幼い子どもたちの結核治療に用いられるようになった。これはまさに命を救う薬だったが、不幸にも発達中の内耳にとってきわめて毒性が強いことも明らかになった。**アミノグリコシド**（*aminoglycoside*）と総称されるこのグループの抗生物質は、内耳の前庭器官と聴覚器官の有毛細胞に特に損傷を与えることが分かっている（発達中の腎臓にとってもきわめて毒性が強い）。早期にストレプトマイシンやその他のアミノグリコシド（カナマイシン、アミカシン、ネオマイシン、ゲンタマイシン、トブラマイシンなど）にさらされると、耳が聞こえなくなったり、永続的な前庭の機能不全が生じたりする可能性がある。

こうした薬による損傷を最も受けやすいのは、有毛細胞が最も急速に成熟している時期だ。聴覚を失う危険が最も高いのは妊娠一五週頃だが、前庭への損傷については、危険な時期がおそらくもう数週間早い。このため現在では医師に対して、乳幼児や特に妊娠中の女性にはアミノグリコシドの使用を避けることが推奨されている。妊婦や乳幼児の健康のためにどうしても必要な場合は、新しいタイプのアミノグリコシドを使い、安全な適用スケジュールを守ることによって、有毛細胞を損傷するリスクを低減できる可能性がある。

聴覚系と前庭系の構造が似ていることから、聴覚消失と結びつけられているそれ以外の胎児期における要因の多くは、前庭感覚の発達にも悪影響を及ぼす（第三章、第十章を参照）。アミノグリコシド以外の要因としては、母親の感染（風疹やサイトメガロウイルス）、極端な低出生体重、遺伝的要因、甲状腺機能不全症などがある。

前庭機能の発達

幸いなことに、アンナとスティーブの赤ちゃんは正常な前庭系を発達させつつある。前庭感覚は触覚に次いで早くから機能する感覚で、小さな胎児が最初期の反射を示すときに働いている。妊娠十週目、アンナがまだどうにかジーンズをはける頃、胎児は動きの刺激に初めて反応するようになる。十二週になると、頭の位置の変化に反応して反射的に目を動かし始める。アンナはいま妊娠八カ月で、立ち上がったりベッドで転がったりすると、急な姿勢の変化が赤ちゃんの**モロー反射**（*Moro reflex*）——手を広げ脚を開いた状態で腕を急に伸ばそうとし、またゆっくりと手足を曲げた姿勢に戻る反射——をしばしば引き起こす。前庭系が成熟すると、胎児は重力に対して自分がどの方向を向いているかを感知し、分娩の数週間前か数日前に（頭を下にした）正しい姿勢をとることができる。実際、前庭系に欠損を持って生まれる赤ちゃんは逆子であることが多い。おそらくこれは、上下の方向を正しく区別できないためだろう。

医師が新生児の神経系の健康状態を評価する際によく使われる、いくつかの姿勢反射は前庭機能に基づいている。**非対称性頸《けい》反射**（*asymmetrical neck response*）もその一つだ。ジェーン医師はアンナとスティーブの赤ちゃん――生後一日のティモシー――の非対称性頸反射をテストした。医師がティモシーの頭を右に向けると、右の腕と脚が伸び、左の腕と脚が曲がる。頭の向きの急な変化を前庭系が感知し、ティモシーがもし立っていたらバランスをとれるように手足の状態を調整する。受精後三五週の早産児にもこの反射はみられ、生後一カ月で確立するが、七カ月になると単に頭を回しただけでは起こらなくなる。しかし、この反射が完全に消えることはなく、大人でも落下したりジャンプしたりして急激な姿勢の変化があると、姿勢を安定させるため自然に体の反対側を曲げたり伸ばしたりする（図6・3を参照）。

引き起こし反射（*traction response*）も前庭反射で、これは新生児を寝た状態から坐った姿勢に引き起こしたとき、頭を起こそうとするものだ（たいていはうまくいかないけれど）。前方への頭の動きを感知した前庭系が頸部屈筋《けいぶくっきん》を収縮させ、筋肉がまだ十分強くなっていないにもかかわらず、頭を垂直に起こそうとする。この反射は受精後三七週頃の健康な赤ちゃんには起きる。

新生児に前庭機能がそなわっている最も明白な証拠は目の動きにある。スティーブがティモシーの頭を横に向けても、赤ちゃんの目はまっすぐパパの方に向いたままだ。こんなふうに視線を一定に保つためには能動的に目を動かすことが必要で、これは**人形の目反射**（*doll's eye reflex*）と呼ばれる。研究者たちは前庭系の発達を追跡するために、前庭動眼反射の一つである人形の目反射を利用する。

もう一つの検査法は、子どもたちがよくやる遊びを思わせる。友だちを円く振りまわして、止まった後に目が行ったり来たりする（一つの方向には素早く、逆の方向にはゆっくり動く）のを見るというゲームだ。**眼振**《がんしん》（*nystagmus*）と呼ばれるこの眼球の動きは、神経系が一定の回転に適応し、それを補償しようとし続けることから起きる。ぐるぐる回るのをやめてからも、前庭系は一時的にまだ回っていると思い込んでいて、回転と逆方向に目を動かすことで調節しようとしている。

早産の赤ちゃんでさえ、テスト時に目覚めていて注意を向けていれば、この**回転後眼振**（*postrotatory*

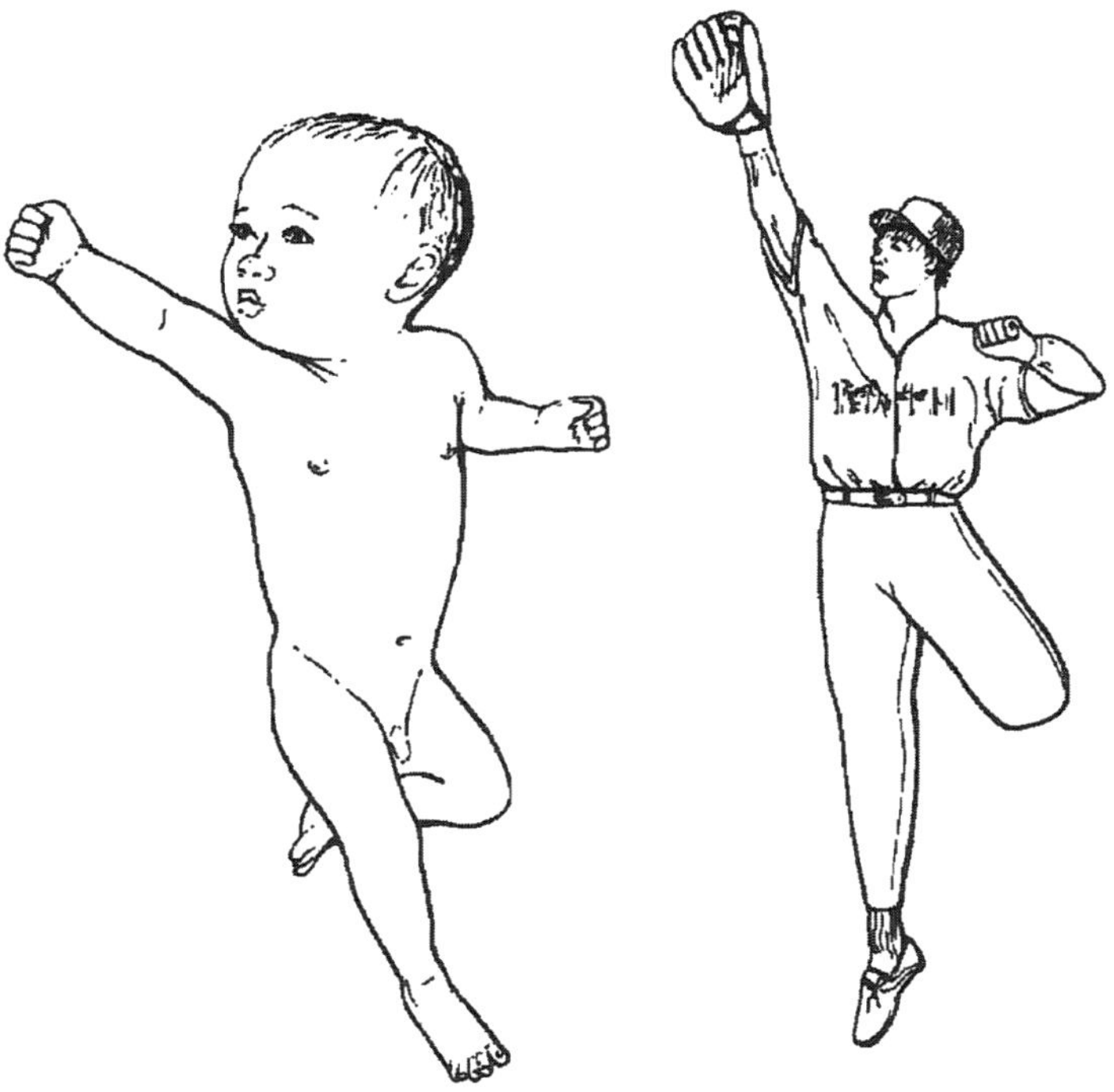

図6.3
非対称性頸反射は前庭系によってコントロールされており、赤ちゃんの頭を一方に向けるとこの反射が起きる。生後7カ月でこの反射は消失するが、大人になっても姿勢の調節の仕方は変わらず、バランスを失いそうになる状況で自動的に発動される。

Appleton and Lange, Stamford, CT の許可を得て E. R. Kandel et al., eds., *Principles of Neural Science*, 3rd ed., 1991. より転載。

nystagmus）が起きる。反応を見るには、回転椅子に坐った親の膝に赤ちゃんを乗せてもらい、椅子を一〇回ほどまわした直後に赤ちゃんの目の動く速さを測定する。乳幼児でも大きい子や大人と同じように眼振が起きるだけでなく、目の動きはさらに速い。実際、乳幼児期の前庭系は過剰に反応し、生後六カ月から一二カ月の間にピークを迎え、その後二年六カ月まで急速に感度が下がって、思春期まで徐々に減衰する。この過剰反応は乳幼児が立っているときの不安定さを部分的に説明しているけれど、神経系の発達における他の側面にとって有用かもしれない。前庭感覚の成熟が遅いのは、脳幹やもっと上位の神経中枢におけるニューロンやシナプスの強さおよび樹状突起の成長が、内耳の変化とは違って緩慢なためだということが分かっている。

前庭系の成熟も子どもの姿勢を保つ能力の発達にとって重要だ。一一カ月の子が独力で立ち上がろうとするのを見守ったことがある人なら誰でも知っているように、バランスを維持するのは容易なことではない。それは前庭系だけでなく、視覚、固有受容感覚、運動能力にも依存する。にもかかわらず、研究者たちはこうした姿勢の手がかりを与えてくれるさまざまな源泉を分離することに成功し、バランスを保つという目的に対する前庭系の貢献度は、少なくとも七歳、もしかすると思春期まで十分高まらないことを発見した。前庭系の成熟が緩慢なのは子どもの活動範囲が徐々に広がっていくのと足並みを揃えるために必要なことで、前庭の特定領域の髄鞘形成が非常に緩慢であることによってうまくコントロールされているのかもしれない。

前庭系《ぜんてい》の発達と脳の他の領域

私たちはほとんど意識していないけれど、前庭感覚は心と神経の発達に驚くほど重要な役割を担っている。たとえばある研究では、眼振反応が十分でない子どものかなり多くに運動能力の発達の遅延があることが分かった。半分近くは一八カ月まで歩かず、中には四歳になってようやく歩いた子もいた。平衡感覚が運動能力の発達に影響することは容易に想像がつくが、感情に問題のある子ども、知覚欠損、注意欠陥障害、学習障害、言語障害、自閉症の子どもにも、前庭系の欠陥がしばしばみられる。前庭系の機能不全がこれだけ多様な障害の唯一の原因だとは考えにくいけれど、平衡感覚と運動感覚が一般に理解されている以上に重要だということを、こうした発見は示唆している。

心の発達はきわめて累積的なものだ。とりわけ早い時期に成熟する感覚の一つを担うことから、前庭系は最も早期における赤ちゃんの感覚経験の大部分を提供する。こうした経験は、おそらく他の感覚能力や運動能力を組織化するうえで決定的に重要な役割を果たしている。そうした感覚能力や運動能力が、感情や認識といった高次能力の発達にさらに影響を及ぼすことになる。

前庭を刺激することの利点

前庭系の欠陥が脳の発達における他の面を阻害するとすれば、その逆はどうなのかと考える研究者もいた――前庭系を普通以上に刺激すれば赤ちゃんの脳と心を向上させられるのではないか、と。実際、それが可能だと示唆する証拠はあった。既に見たように、子ども――特に乳幼児――は、揺さぶられたり、跳ねたり、回ったりといった繰り返し運動から受ける前庭への刺激が大好きなように見える。この衝動は非常に強く、たいていの子は前庭感覚を「自分で刺激」する段階を経て成長する。跳ねたり、体や頭を揺すったりするし、三ないし一五パーセントの赤ちゃんには叩頭《こうとう》［頭を打ち付けるような動作］と呼ばれる激しい動きもみられる。前庭感覚の自己刺激行為は通常、生後六カ月から八カ月で始まる。これはちょうど前庭感覚がピークに達する時期だ。

前庭系を刺激するメリットを示すとりわけ興味深い研究がある。研究者たちは、生後三カ月から一三カ月の赤ちゃんを回転椅子でまわす実験を、週四回ずつ四週間にわたって計一六回行なった。回転椅子に腰掛けた研究者が膝の上に赤ちゃんを乗せて一〇回まわるが、一回まわるたびに急停止する。三半規管《さんはんきかん》［三つある半規管（197ページ、図6・1を参照）の総称］のそれぞれをできるだけ刺激するために、赤ちゃんを三つの姿勢――頭を三〇度ほど前に傾けて坐った姿勢と、右側を下に横になった姿勢、左側を下に横になった姿勢――で保持しながら、右回りと左回りで一、二回ずつまわすという方法をとった。驚くまでもないが、赤ちゃんはこの実験が大好きだった。回転中はバブバブいったり笑ったりし、合間にとる三〇秒間の休憩を嫌がった。こうやって「訓練」をしたグループの他に、二つの対照群も用意した。一つのグループには何もせず、もう一つのグループは回転椅子に腰掛けた研究者の膝に坐らせるだけで、回転させないということを一六回繰り返した。

結果は目覚ましいものだった。二つの対照群と比べると、回転を楽しんだ赤ちゃんは反射も運動能力もよく発達していた。特に差が大きかったのは、坐ったり、はいはいしたり、立ったり、歩いたりといった運動能力だった。実をいうと、この研究の対象になった赤ちゃんの中には生後三カ月の二卵性双生児がいて、一人は訓練を受け、もう一人は受けなかった。研究が終わる頃、生後四カ月になっていた双子の前庭感覚の刺激を受けた方は頭のコントロールをマスターして、一人で坐ることまでできるようになっていたが、刺激を受けなかった方はやっと頭を持ち上げるようになったばかりだった。

前庭感覚の刺激は生まれて間もない赤ちゃんにも同じように効果的らしい。新生児は、揺さぶられたり、運ばれたり、急に姿勢が変わったりするときはあまり泣かない。どれも前庭系を活性化する動きだ。ある研究では、生後二日から四日の赤ちゃんにいくつかのあやし方をテストしたところ、保育者がただ触れるだけでなく、前庭感覚への刺激を含む方法の方が効果的であることが分かった。実験者がベッドの上に身をかがめて抱きしめるけれど赤ちゃんの姿勢は変えないあやし方よりも、赤ちゃんを抱き上げて肩にもたせかけるようにした（接触するとともに、前庭感覚も刺激する）ときの方が、泣かずにいることがかなり多かった。前庭感覚だけを刺激する——赤ちゃんには触れずにベビー椅子に坐らせて揺さぶる——やり方でも、単に触れるだけの場合より効果があった。

前庭感覚への刺激は赤ちゃんの行動全般に大きな影響を及ぼす。幼い赤ちゃんはある段階で、「無秩序」とでもいうしかない行動を示す傾向がある。手足を振りまわし、手や顔を緊張させ、高い声でしつこく泣く（よちよち歩きの頃や就学前の子にも同じように癇癪《かんしゃく》と呼ばれる無秩序な行動を示す時期があるが、幸いなことに頻度はずっと低い）。赤ちゃんを泣きやませるために親は何だってするものだ。アンナがティモシーを取り上げ、肩にもたせかけて優しく揺さぶっていると、ティモシーはすぐにまた落ち着きを取り戻す。泣きやむと体の緊張がほぐれ、短い間だけれど、すごく注意力が高まる。アンナの背後にある照明をじっと見つめ、それから壁にかかっている明るい色の絵を見る。アンナがティモシーの位置を変えて抱きかかえる姿勢に戻すと、母親の目をじっとのぞき込む。実際、前庭感覚に刺激を受けているときの赤ちゃんは、他のあやし方をされているときよりも、目に映るものに大きな注意力を示す。このように落ち着いて注意を向けているときこそ赤ちゃんが最もよく学習できる時間で、まわりの世界に関する情報をとりわけ効率よく吸収できる。

前庭感覚への刺激が継続するとずいぶん違った効果が生じ、赤ちゃんの覚醒レベルが低下する。アンナがしばらく揺すっていると、ティモシーはまた眠気を感じ、やがて眠り込んでしまう。これもまた、成熟しつつある脳にとっては好ましいことで、眠っている間に重要な変化がたくさん起きている。

前庭感覚を刺激することの効用は、新生児集中管理室の看護師にはよく知られている。マッサージその他の感覚刺激と同様に前庭感覚にも毎日刺激を受けることが、早産児にずっと良い結果をもたらす。揺さぶったり、フロントパックで抱えるようにして連れてまわったり、単にベビーチェアに坐らせておいたりするだけでも、むずかる早産児が落ち着きを取り戻し、成長も速くなることが分かっている。乳幼児用のウォーターベッドも前庭感覚へのよい刺激になる。身動きするたびに自分の体が揺さぶられ、ちょうど子宮の中で羊水に浮かんでいた状態に近いからだ。こうしたさまざまな配慮により、早産児は速く体重を増やし、むずかることが少なくなり、呼吸も規則的になる。また、痙攣《けいれん》的な動きが減って、よく眠り、落ち着いている時間が長く、まわりに注意を向けていることが多くなる。

赤ちゃんにとって最も成熟した感覚の一つを担う前庭系は、発達中の脳にいわば高速レーンを提供する。たいていの親はこの隠れた感覚の力を発見するまでにそう長くはかからない。しかし、赤ちゃんを揺さぶったり、抱えて動き回ったりすることが、単に泣き止ませるためだけでなく、これから生じる心にとってもすごくいい影響を及ぼすと分かれば、何だかわくわくしてこないだろうか。

第六章　赤ちゃんはなぜ跳ねるのが好きなのか──早期の平衡感覚と運動感覚

第七章

嗅覚による初期の世界

長いお産を経てようやくハンナが生まれ、レイチェルはこの上なく満ち足りた気持ちになっていた。ちっぽけな赤ちゃんを腕に抱え、その初々しい体に顔を埋めていると、素敵な香りに包まれて胸が一杯になる。ハンナの体は拭《ぬぐ》われて乾いていたけれど、まだ産湯《うぶゆ》を使っていないから、生まれたばかりの赤ちゃん特有の自然な匂いがした。たとえようもないほど芳《かぐわ》しい、とレイチェルは思った。

前庭感覚もそうだけれど、私たちは生きていくうえで嗅覚がいかに大きな役割を果たしているかに気づかないことが多い。もちろん、香りは食欲をかき立てるための重要な要素だし、食べられるものを選び、潜在的な危険——腐った肉やある種の有毒な化学物質——を避けるのに役立つという意味でまことに有用だ。しかし、嗅覚は社会的交流においても欠かせない役割を果たしている。親族を認識したり、他者を性的に惹きつけたり、親子を驚くほど強く結びつけたりするのに役立つ。親子の絆としては双方向に働く。レイチェルがハンナの匂いを素晴らしく魅力的だと感じたように、新生児も発達した嗅覚のおかげで母親の独特な香りに惹きつけられる。実際、視覚と聴覚という「長距離」の感覚がまだ十分発達していない新生児にとっては、嗅覚、味覚、触覚という直接的な感覚の方が、親の庇護《ひご》のもとでちゃんと成長できるためにはずっと重要だ。

嗅覚と味覚は神経が環境中の特定の分子に反応して生じることから「化学」感覚と呼ばれる。いずれも系統発生的には原始的な感覚で、単細胞生物でさえ生存に必要な化学物質を区別できる。しかし嗅覚は哺乳類の感覚の中で、鼻からの情報が下位の中枢を経由せず直接大脳皮質――ただし皮質の中では比較的古い領域――に送られるという点でユニークだ。誕生時、一次嗅覚野《や》は大脳皮質のもっと後代に進化した領域よりもよく発達している。そのため、嗅覚は比較的重要度が低い感覚であるにもかかわらず、新生児はおそらく後の人生のどの時期にも増して嗅覚に依存している。

嗅覚はどのように働くか

ハンナの嗅覚はただちに働き始める。子宮から出たばかりのハンナを抱きかかえたレイチェルの乳から初《しょ》乳《にゅう》――本当の乳が出る前に分泌されるタンパク質の豊富な液――が少し出てくる。乳首から空気中に広がった初乳の分子はハンナの鼻に達し、鼻孔《びこう》の奥の粘液層に溶け込む。嗅覚を伝える最初のニューロンは**嗅上皮《きゅうじょうひ》の嗅細胞**（*olfactory epithelial cell*）で、ここから粘液に覆われた粘膜に向かって嗅繊毛《きゅうせんもう》が生えている。嗅繊毛が捉《とら》えた初乳の香り分子が特定のタンパク受容体と結合すると、化学的情報が電気信号――活動電位――に変換される。嗅細胞はそれぞれただ一つ、あるいは数種の特定の匂い物質に反応すると考えられており、匂いが強ければそれだけ発生する活動電位の数が多くなる。

嗅細胞に生じた活動電位は、頭蓋骨《とうがいこつ》の孔《こう》を通って短い軸索を伝わり、脳内の最初の中継点である**嗅球**《きゅうきゅう》（*olfactory bulb*）のシナプスに到達する。楕円形をした嗅球（左右一対）は、鼻孔の奥の鼻腔《びくう》のすぐ上にあって、前頭葉の下に位置している。嗅球にはニューロンの小規模なネットワークがあり、嗅細胞からくるすべての情報を統合する。出力側のニューロン――**僧帽細胞**《そうぼう》（*mitral cell*）――から伸びている長い軸索は、

嗅索《きゅうさく》（*olfactory tract*）と呼ばれる組織となって前頭葉の下部を通り、**一次嗅覚野**《や》（*primary olfactory cortex*）のいろいろな領域に情報を伝える。一次嗅覚野は側頭葉の最も奥の下部に位置している。嗅球ニューロンから直接つながる標的の中には、感情、欲求、記憶をコントロールする**辺縁系**《へんえん》（*limbic system*）［383ページ、図12・1を参照］も含まれる。

他の哺乳類――たとえば齧歯類《げっし》など――では嗅覚が非常に重要であることから、嗅覚野と辺縁皮質が一体化して**嗅脳**《きゅうのう》（*rhinencephalon*）を形成している。他の感覚や高次機能に関わる新皮質のニューロンは六層からなっているが、旧皮質に属する嗅脳は単純な構造をしており、ニューロンの層の数も少ない。ヒトに比べると他の動物では脳全体のうちで嗅脳が占める割合が大きい。私たちの嗅覚があまり鋭くないのはこのためだ。このように嗅覚は、情報の処理の仕方においても、記憶や感情をコントロールする神経回路に直接つながっているという点でも、非常に古いものだといえる。

私たちの「嗅覚の脳」においては、各領野が嗅覚情報をいろいろな目的で利用している。たとえば、僧帽細胞から辺縁系の**嗅内皮質**《きゅうない》（*entorhinal cortex*）として知られる領域への投射［感覚器官や低次中枢からの電気信号が大脳皮質の各領域（投射領野）で受容されること］は、匂いとその連想に関わる学習と記憶をつかさどっている。辺縁系の別の標的である**扁桃体**《へんとうたい》（*amygdala*）［383ページ、図12・1を参照］は、摂食のコントロールだけでなく動物の社会的行動や生殖行動にも嗅覚情報を利用する。匂いの情報は一次嗅覚野からさらに、唾液の分泌、頭部旋回、顔の表情、吸う動作など運動反応をコントロールする脳幹の中枢に送られる。最終的に嗅覚情報は、高位のもっと新しい大脳皮質に到達する。一次嗅覚野のニューロンは直接、あるいは視床を経由して、**眼**《がん》**窩**《か》**前**《ぜん》**頭**《とう》**皮**《ひ》**質**《しつ》（*orbitfrontal cortex*）につながる。眼窩前頭皮質も前頭葉の下部にあって嗅球とそれほど離れておらず、意識的な知覚と匂いの判別はここで行なわれる。嗅覚と味覚が統合されて風味を感じられるのも、この領域の働きのおかげかもしれない（図7・1を参照）。

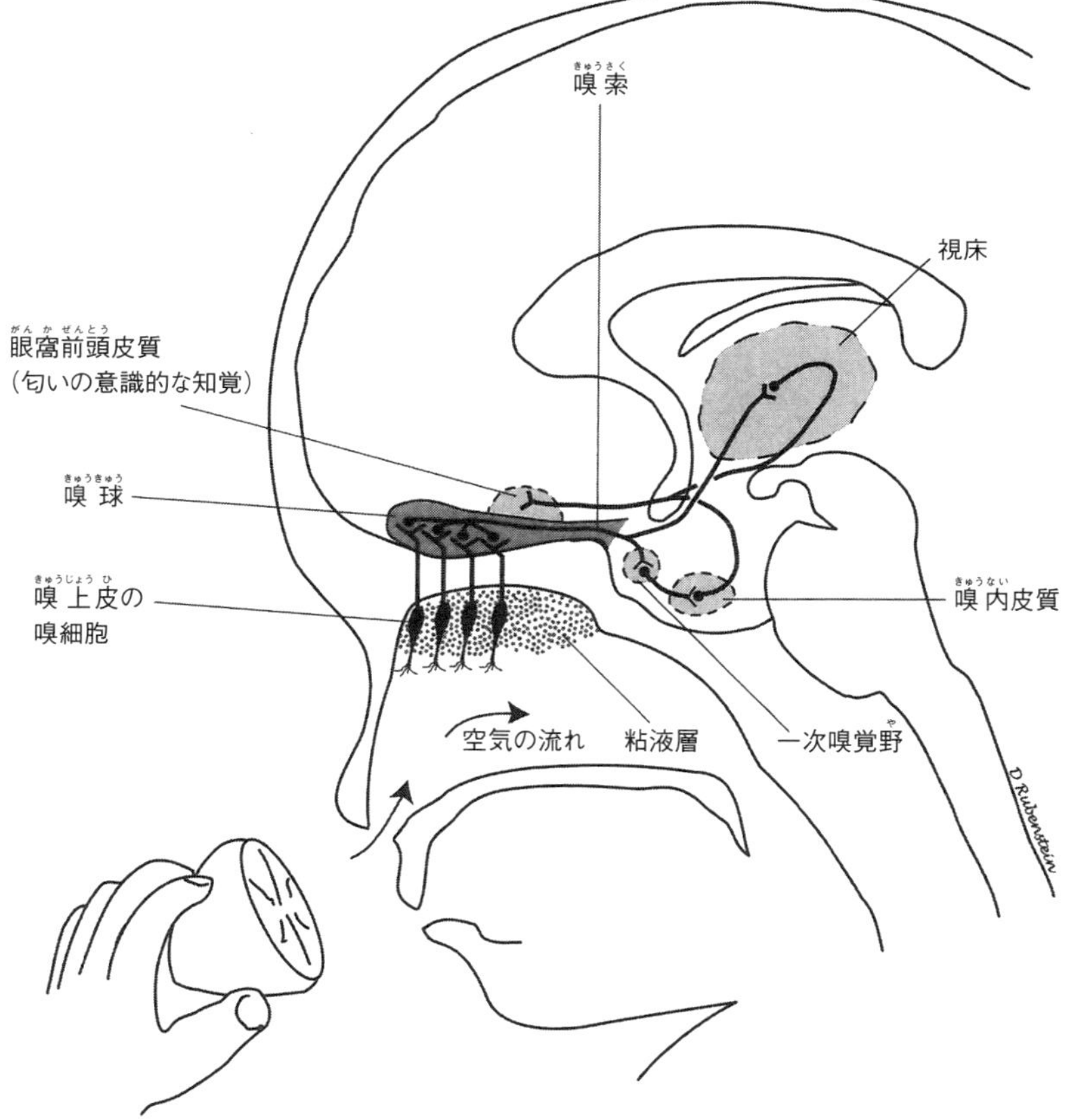

図7.1
嗅覚情報の脳への伝導路。匂い分子が鼻腔《びくう》の嗅上皮《きゅうじょうひ》にある嗅細胞と結合すると電気的興奮が生じ、嗅球《きゅうきゅう》から皮質および皮質下のいくつかの領域に情報が伝えられる（図に示したのはその一部のみ）。こうした標的の1つが嗅内《きゅうない》皮質——香りの記憶に関係する辺縁系の一部——だ。別の標的である眼窩前頭《がんかぜんとう》皮質は、意識的な匂いの知覚に関わっている。

以上が本来の嗅覚系の説明だけれど、私たちには環境にある化学物質を検知する手段が他にもあることを指摘しておくことが重要だ。それは**共通化学感覚**（*common chemical sense*）と呼ばれるもので、口、目、鼻、性器など、露出している粘膜に存在する自由神経終末〔刺激を受容するための特別な構造を持たない、神経線維の末端〕によって生じる。この感覚は真の嗅覚に比べると明確さではかなり劣っていて、神経系は何らかの有害な化学物質に触れたことは分かるけれど、それが何かを正確に知ることはできない。それでも、この種の化学的感度は発達のかなり早い時期に現れ、匂い――特に危険な匂い――を感知する胎児や乳幼児の能力において、たぶん重要な役割を果たしている。

嗅覚系の発達

生まれて間もないのにハンナの嗅覚系はかなり成熟している。他のすべての感覚と同じように嗅覚系も、胎芽期の初期に外側から内側に向かって形成が始まった。受精後五週間で原始形態の顔に原鼻孔《げんびこう》が現れ、次第に深くなって分離し、七週間できちんとした鼻孔になる。この時点で嗅細胞の形成が始まり、鼻腔《びくう》の内壁に位置を占める。楕円形をした嗅細胞はまず鼻腔の表面に向かってびっしりと樹状突起を下ろし、その末端は匂い分子を捉《とら》える嗅繊毛となる。続いて嗅細胞の上端から細くて長い軸索が伸び、嗅神経となって鼻腔の境界を貫き、直接脳に向かっていく。受精後一一週になると嗅上皮は細胞で一杯になり、外見上はかなり成熟した状態になっている。しかし実際に機能し始めるのはそれから数カ月経ってからで、ここに至って嗅覚の生化学的発達の微妙な側面が完成する。

嗅上皮細胞は本当にユニークだ。体内のあらゆるニューロンの中で唯一、生涯ずっと作られ続けることが知られている。皮膚、血液、腸など、他の器官なら新しい細胞の誕生は普通のことだが、ニューロンについてはほとんどないといっていい。しかし、嗅上皮細胞は六〇日ごとに死んで入れ替わり、嗅繊毛の成長、軸索の伸長、嗅球におけるシナプス形成という同じ段階を繰り返す。嗅上皮細胞がなぜこの特別な性質を持っているのかは分かっていないし、このように再生するからといって、嗅覚が永久に失われることがないわけでもない。新しい嗅上皮細胞の産生は健全な前駆《ぜんく》細胞〔幹《かん》細胞から体細胞に分化する途中の段階にある細胞〕の存在が前提になっていて、前駆細胞は長年のうちに（置き換えられることなく）次第に死んでいく傾向があるからだ。つまり、実のところ大人の嗅上皮細胞は新生児と比べてかなり劣化が進んでいる。この劣化は早くも幼児期の中頃から――感染、タバコの煙、汚染物質や有害物質にさらされるなどの結果として――始まっていて、嗅覚が年齢とともに衰える理由となっている。

嗅上皮細胞の軸索が脳に入り込む頃、嗅球ニューロンの発達が始まる。この第二の中継点は受精後八週間で形成され始め、出力側の主要なニューロン――僧帽細胞――は一〇週間で形成が始まる。一三週間経つと嗅球を鼻腔から隔てる骨板が生じるが、小孔が多数あって枝分かれした嗅神経がそこを通っている。妊娠期間の中頃になると嗅球は完全に成熟しているように見えるが、これも機能し始めるのはおそらく第三トリメスター〔妊娠二八週以降〕になってからだ。

一次嗅覚野の発達についてはあまり知られていないけれど、系統発生的に古い脳の領域にあるので、視覚、聴覚、さらに触覚のような感覚をつかさどるもっと新しい領域よりもたぶん早く成熟するのだろう。実際、一次嗅覚神経系は誕生前に髄鞘形成が十分進んでいて、新生児の嗅覚を支える仕組みが比較的よく発達していることを物語っている。

胎児が一時的に**鋤鼻《じょび》器**（*vomeronasal organ*）というものを形成するのは興味深い。これは他の哺乳類などで重要な役割を担う器官で、嗅覚器と並行して嗅覚情報を送り出す。ラット、モルモットなど嗅覚に優れた動物は、特にフェロモン――遠くから性的および社会的信号を伝える化学物質――を検知するために鋤鼻器を使っている。進化における系統を反映して、ヒトの胎児も受精後七週から二五週の間だけ鋤鼻器を形成する。その後は次第に退縮して消滅し、鼻中隔《びちゅうかく》［鼻腔の内部を左右に仕切る壁］にわずかな軟骨だけが痕跡として残る。それでも、鋤鼻器系が短期間だけ実際に機能し、母親からのフェロモンのような合図を胎児が受け取っている可能性はある。

▼嗅覚系の発達における可塑性《かそせい》

嗅覚系が早期に発達するといっても、それだけで経験の影響を受けないということにはならない。たとえば、誕生後すぐにラットの鼻孔の一つをふさいで匂いを嗅げないようにすると、ふさいだ側の嗅球はひどく発育を阻害され、ふさいでいない側に比べてニューロンの数がずっと少なく、全体の大きさも二五パーセント小さかった。逆に、生まれたばかりのラットを嗅覚情報の豊かな環境に置くと――生まれて二一日目まで毎日、バナナ、パイナップル、シナモン、ヒメウイキョウ、牧草、松など、さまざまな匂いを嗅がせた――匂いの変化に乏しい環境で育てたラットに比べて、僧帽細胞ニューロンが約二〇パーセント多くなった。こうした変化は嗅覚系の最初の中継点で起きているので、脳全体の嗅覚情報の流れに影響を及ぼし、ラットにとって重要な嗅覚の能力を高めているはずだ。

ヒトの場合、嗅覚系は誕生前にラットよりずっと成熟した状態に達している。私たちの嗅覚も経験に影響されるとしたら、影響を受けやすい時期は誕生よりずっと前の、嗅覚機能が働き始める頃ということになりそうだ。

子宮内で感じる匂い

レイチェルは、スパイスのきいた料理が分娩を促すという話を耳にした。予定日を二日過ぎたとき、レイチェルとジョンはこれを試してみることにした。お気に入りのインド料理店で食事をして、ヴィンダルー［酸味と辛味の強いカレー］も遠慮なく口に入れた。結局、陣痛が始まったのはそれから五日経ってからだった。しかし、スパイシーな料理はレイチェルの子宮を収縮させるに至らなかったものの、胎内のハンナは間違いなくその匂いを感じたはずだ。

妊娠中の母親は驚くかもしれないが、母親の感じている匂いや風味の多くを胎児も経験している。匂いを感じる能力は受精後二八週頃から機能し始める。嗅覚神経はもっと早い時期に発達するが、匂いを嗅ぎ分けるための最終的な生化学的分化を遂げるのは二八週頃になる。さらに、受精後二カ月から六カ月の間、鼻腔は化学物質が内部の受容体に到達するのを妨げる組織によって満たされている。たぶんこれは、成熟しないうちに刺激を受けないようにするためだろう。そういうわけで、たとえ嗅覚神経が成熟していたとしても、この時期を過ぎるまでは胎児が子宮内で匂いに触れることはない。

二八週というのは早産児が強い匂いに反応し始める時期でもある。ある研究によると、二八週に達しない早産児は鼻孔の下に管をあてがってペパーミントのエッセンスを嗅がせても目立った反応を示さなかったが、それ以後の早産児（受精後二九週から三二週）は、吸う動作をしたり、顔をしかめたり、頭を動かしたり、はっきりと反応を示したという。

嗅覚の能力は第三トリメスターに急速に高まるので、胎児の嗅覚の世界は驚くほど豊かだ。羊水は嗅覚の妨げにはならない。匂い分子は通常でも鼻腔内の粘液に入り込んでから嗅覚受容体に結合するからだ。実のところ、ある種の匂い分子は液体中で拡散し、受容体に到達しやすくなる可能性がある。第三トリメスターには、ものを呑み込んだり呼吸したりするような胎児の動きが活発になり、このことも匂い分子が受容体に到達する可能性を高めている。

第三トリメスターの間、レイチェルが食べたり吸い込んだりするものの匂いを、ハンナはずっと感じ取っていたのかもしれない。エレベーターの中での香水の匂い、高速道路を走るトラックの排気ガス、ランチで食べたおいしいマッシュルームのスープ、夕食のヴィンダルー。イスラエルでのある研究によると、母親が分娩直前にスパイスのきいた中東料理を食べた場合、「新生児から奇妙な匂いがした」という。胎児の嗅覚が発達するとともに、第三トリメスターになると胎盤の透過性が高まり、外界から入ったさまざまな分子が羊水に到達するようになる。

▼胎内で経験する嗅いが及ぼす影響

胎児も匂いを感じ取ることができ、母親のライフスタイルによっては、誕生前の二、三カ月間に非常に豊かな匂いの環境にさらされるとすると、このような出生前の経験が脳や行動の発達に影響を及ぼすのではないだろうか？

ラットの場合、明らかに影響を及ぼすという証拠がある。ラットの胎児は、羊水に注入されたレモンやミントのような匂い物質に反応するようで、単に食塩水を注入した胎児に比べてずっと大きな動きを示す。アップルジュースの匂いに触れさせた後で、これを不快な匂いに変える物質を注入した場合、誕生後何日にもわたってアップルジュースの匂いを嫌がるようになる。

ラットが羊水の環境中にある匂いを感じて記憶する能力を持っていることには十分な理由がある。母親のラットは生まれた仔の体中を舐《な》め、それから自分の乳首を舐めて、仔の体に付いていた羊水の匂いを自分の乳首に移す。まだ目の見えない仔が乳首を探り当てて初めて乳を吸うとき、この匂いが導きとなる。母親が舐めた後の乳首を洗ってしまった場合、仔は乳を吸おうとしないが、少量の羊水をそこに塗布《とふ》すると乳首を見つけて吸い付くようになる。同様に、子宮にいるときでも誕生後でもレモンのようなはっきりした匂いにさらされた仔はレモンの匂いのする乳首を好むが、そういう匂いにさらされなかった仔は避けるようになる（誕生後初めて乳を吸う際には羊水の匂いが決定的に重要だが、その後は乳首に残った自分の唾液の匂いを頼りに探り当てるようになる）。ラットの仔には自分の母親と他のラットの羊水の匂いを判別する能力があり、母親の方の匂いを好むことから、血のつながりがあるかどうかをこの匂いで判断していると推察できる。

ラットの仔はこのように、出生前に経験した匂いにより自分の母親の近くにとどまる傾向が強くなる。これは明らかに生存戦略として有効だ。ヒトの場合、嗅覚はおそらくそれほど重要な役割を担っておらず、匂いが判別できないというだけで赤ちゃんが餓死することはない。しかし、私たちもたぶん同じように匂いによる「ラベル付け」を行なっていて、新生児が自分の母親を認識するのに子宮で感じ取っていた匂いが役立つのだろう。たとえば最近の研究で、生まれたばかりの赤ちゃんは自分の母親の羊水の匂いに反応することが明らかになっている。赤ちゃんは羊水の付いた乳房をあてがわれることを好み、羊水の匂いがするとあまり泣かないという。もちろん、女性は普通、出産した直後の赤ちゃんに羊水を塗りつけたりしないけれど、助産婦に付き添ってもらうか、自分一人ででもお産をしていた頃なら、たぶんその手には羊水が付いていただろうから、わが子に最初に授乳するときそれが乳房にも付着したはずだ。

こうした観察が示唆しているのは、生まれた赤ちゃんの身体を急いで洗うのを避けた方がいいかもしれないということだ。羊水の匂いは新生児にとって魅力的で、安心感を与えるものでもある。赤ちゃんが自分の手を口に持っていくのはそうすると落ち着くからだけれど、身体を洗っていない赤ちゃんの方がそうでない子に比べて、誕生後の一時間にこの重要な動作を示す場合が多いという証拠がある。幸い、新生児は身体を洗われてからでもなじみ深い匂いを感じ取ることができる。母親の乳や、汗、唾液などの分泌物には羊水と同じ匂いが含まれている。食べ物や、環境的・遺伝的な要因により、同じような特徴を示すようになるからだ。母親の近くにいる限り、新生児は慣れ親しんだ匂いの環境にとどまっていられる。

興味深いことに、妊娠期間中に慣れ親しんだ匂いへの刷り込みが起こるのは胎児だけではないかもしれない。最近得られた証拠によると、母親についても同じことが起こるらしい。他の哺乳類から類推すると、ヒトは誰でも遺伝子の組み合わせに基づく独自の匂いを持っていると考えられる。しかし妊娠中は、母親自身の匂いと遺伝子の組み合わせが異なる胎児の匂いが入り交じる傾向がある。出産直後でも多くの母親が匂いだけで自分の子を判別できるのは、この匂いに慣れているからである可能性が高い。この仮説をテストするために、生後一日の自分の子と他人の子二人が着たTシャツの中から、自分の子の匂いがするものを母親に選んでもらう実験が行なわれた。わが子と接した時間がわずか一〇分だった母親でさえ自分の赤ちゃんのTシャツを正確に言い当てたという事実は、主として妊娠期間中の経験に基づいて母親が匂いを判別していることを示唆している。

新生児はどんな匂いを嗅ぎ分けられるか?

嗅覚は誕生までにかなり発達している。綿棒を色々な匂い(バニラ、レモン、コーヒー)のするものに浸してハンナの鼻の下に持っていったときの足で蹴る仕草から、匂いの違いを嗅ぎ分けていることが分かる。新生児は匂いに対して、吸ったり泣いたりする動作や、呼吸回数の変化といった反応も示す。研究者の誰もが認めているわけではないが、好ましい匂いや嫌な匂いに対して新生児が異なる表情を示すという報告もある。花、果物、スパイスには楽しそうにリラックスした表情を見せ、魚や腐った卵には顔をしかめたという。

大人は一定の匂いが続いていると気にならなくなる。それと同じように新生児も、同じ匂いを繰り返し嗅がされるとそれに慣れて順応してしまう。このことは赤ちゃんの嗅覚能力を評価するうえで大いに役に立つ。たとえば、ごく近い二つの匂いをハンナが区別できるかどうかを次のようにしてテストできる。まず、たとえばスペアミントの匂いをハンナに繰り返し嗅がせると、おしゃぶり（電子的にモニターできるようになっている）を強い力で長く吸うが、何度もやっているうちに吸う力はだんだんと弱まっていく。次に、匂いを冬緑油《とうりょくゆ》［ヒメコウジから採れる油］に変えて嗅がせると、ハンナは改めて強くおしゃぶりを吸うようになる。このことから、二つの匂いを区別できていることが分かる。

こうした実験により、新生児は大人とほとんど同じくらい多くの匂いを嗅ぎ分けられることが明らかになっている。また、ある匂いの濃度の差を感じ取り、その匂いが空間のどこで発しているかを知ることもできる。たとえば、蓋の開いたアンモニアの瓶があるとハンナは顔をそむけ、レイチェルのおっぱいの匂いがするとそちらに顔を向ける。つまり、匂いがどこから来ているかが分かるだけでなく、良い匂いと悪い匂いをある程度区別していることになる。

痛覚（第五章を参照）と同じように、嗅覚も誕生後の数日間に強化されていく可能性がある。ある実験では、誕生後の四日間にわたって赤ちゃんにオオウイキョウ（ニンニクに似た不快な匂いのするセリ科の植物）の匂いを嗅がせた。すると赤ちゃんは、日増しに濃度の低い匂いにも反応を示すようになった。つまり、嗅覚が次第に鋭くなっていくようなのだが、分娩時に母親に対して使われた麻酔薬の影響が徐々に失われたために感覚が強まった可能性もある。

ハンナがいろいろな匂いを区別できるとしても、大人が匂いを意識的に知覚しているのとはかなり異なっているようだ。新生児の匂いに対する反応の多く――呼吸回数、心拍数、手足の動き――は目覚めていても寝ていても同じように起きるので、純粋な反射のように見える。明らかに嗅覚情報はこのような反射反応をコントロールする脳幹に送られるが、まだ未発達な前頭葉の嗅覚中枢へは到達していない。意識的な匂いの知覚はこうした高次中枢に生じる。

▼母親の乳房の匂い

新生児はさまざまな嗅覚能力を持っているけれど、特に母親の乳房の匂いを判別する能力は並外れて高い。赤ちゃんの成長と生存に母乳がいかに重要かを考えると、これは理にかなっている。それでも、この点で赤ちゃんの能力がどれほど素晴らしいかを知ると感銘を受けずにはいられない。何人かの女性がいる中で乳房の匂いを判別する能力はどんな大人よりも優れている。

乳の出る女性の乳房の匂いはそれだけでも新生児にとって魅力的だ。生まれたばかりの赤ちゃんは、ラットの仔と同じように、出産直後に洗った乳房よりも洗っていない乳房をあてがわれるのを好む。生後二週間、母乳を飲んだことのない赤ちゃんでさえ、母乳の出ていない女性より、知らない人であっても子どもに授乳している女性の乳房の匂いを好む。それぞれの女性が一晩身体に当てていたガーゼを、哺乳瓶で育てられていた赤ちゃんの頭の両側に置くと、授乳している女性のガーゼの方に頭を向ける。決定的な誘引物質が何かはまだ分かっていないが、乳（あるいは初乳）そのものに含まれている特定の匂いと、乳輪の腺から出て乳首を滑らかにする分泌物の匂いなのだろう。

生まれて間もない赤ちゃんは本能的に乳の出る女性の匂いがする方を向くだけでなく、短期間で母親の乳房の匂いを判別できるようになる。ハンナは生後わずか六日でレイチェルが胸に当てていたガーゼの方に顔を向け、同時期に赤ちゃんを産んだ別の女性の使ったガーゼから顔をそむけた。生後二日の時点ではまだできなかったことだ。それから数週間、こうした選好の度合いはどんどん強くなっていく。首や脇の下の匂いについても、ハンナは乳の出る他の女性よりレイチェルの匂いを好んだ。

初期の嗅覚による認識は親子の接触がどれだけ多いかに依存する。哺乳瓶で育てられた赤ちゃんは生後二週間経っても母親の脇の下の匂いを判別できず、母乳で育てられた赤ちゃんも、たいていの場合は父親の匂いを判別できない。乳と親の匂いの快い結びつきは母親の皮膚と鼻孔の接触によって生じるので、哺乳瓶で育てる場合、授乳時には胸をはだけるかシャツの下で抱きかかえるようにすると、匂いに関する赤ちゃんの認識を強化できるはずだ。生まれたばかりの赤ちゃんは授乳と人工物の匂いを結びつける可能性もあるため、子どもがある程度大きくなるまで親は、石鹸、ローション、香水などを変えない方がいいかもしれない。さらにいいのは、匂いのない製品を使い、本来の体臭を覆い隠さないようにすることだ。

母親の乳房の匂いを認識してそちらに顔を向ける行動は、明らかに赤ちゃんが乳をもらうことに役立っている。これは母親の側でも乳汁《にゅうじゅう》分泌や乳汁下降［搾乳刺激や吸綴《きゅうてつ》によって乳汁が乳腺から押し出されること］を促進している可能性がある。さらに、母親の匂いに接していると赤ちゃんは大いに安心できる。誕生後間もない赤ちゃんはぎくしゃくした動きをすることが多いが、生後わずか三日でも母親の匂いがしているとそうした動作が緩やかになるという観察がある。乳を飲むという点で有利なだけでなく、気持ちを落ち着かせる効果が、成長するという赤ちゃんの最も重要な仕事の助けになる。

嗅覚における性差

新生児が生得的に乳の出る女性の乳房の匂いに反応するという観察については、一つ注意すべき点がある。同時期に生まれた赤ちゃんでも女の子にはこの効果がみられるけれど、男の子はそうでないということだ。実のところ、どの時期でも男児より女児の方が匂いに敏感に反応する。たとえば、生後一日目、二日目、三日目になじみのない匂い（サクランボやショウガ）に接したとき、女の赤ちゃんは顔をそちらに向けたがるけれど、男の赤ちゃんにそうした反応はみられない。同様に、九カ月の女の子は匂いのない玩具より匂いのする玩具で遊ぶ時間が長いのに、男の子はこのような選好を示さない。もっと年長の女の子も、匂いの判別能力をテストしてみると男の子よりも成績がいい。どの年代でも女性の方が、男性よりもさまざまな匂いに敏感であることが知られている。

嗅覚における男女の違いを生んでいるのは、おそらく性ホルモンだろう。テストステロン［男性ホルモン］は嗅覚の感度を下げ、エストロゲン［女性ホルモン］は感度を高めることが知られている。したがって、エストロゲンのレベルが最も高くなる妊娠中や月経周期の後半の女性が、最も匂いに敏感ということだ。ラットの場合、性ホルモンはオスとメスの嗅覚器の大きさに影響を与えることが分かっている。ヒトの場合もたぶん同じような差異が誕生前から生じているはずだ。

女性の方が嗅覚に優れているのは、男性よりも生殖に大きな役割を担っているという事実を反映しているのだろう。妊娠中から授乳期にかけて、まだ子どもが傷つきやすい段階で女性が匂いに敏感になっていることは、食べ物が安全かどうかを判別するのに役立つはずだ。実際、多くの女性が第一トリメスターに経験する「つわり」には、エストロゲンレベルの上昇が関わっていると考えられている。母子の絆や血のつながりの認識といった子育てに関わる別の面にも、女性の鋭い嗅覚が重要な役割を果たしている可能性がある。

快・不快の感覚の発達

誕生時に嗅覚がいかに発達しているかを考えると、ある匂いが良いか悪いかを判別する赤ちゃんの能力——快・不快（*hedonic quality*）の区別——は驚くほど未発達だ。新生児が匂いを嗅ぎ分けていて、反射的に表情を変え、快い匂いに顔を向け、不快な匂いから顔を背けるという証拠もあるけれど、快・不快を真に区別できるようになるまでには数年かかる。

たとえば、二歳児が遊んでいる場所にそっと匂いを漂わせた場合、それがきわめて不快な匂い（糞便に似せた匂い）であってもほとんど反応を示さない。子どもたちは玩具からほとんど目をそらさない！　ところが、三歳を過ぎる頃からは匂いについての快・不快をいくらか意識するようになる。良い匂い（スペアミント、冬緑油、イチゴ、花の香り）と嫌な匂い（腐ったミルク、吐瀉物《としゃぶつ》）を区別して、指示された通り、良いものをセサミストリートのビッグバードのところへ、悪いものをオスカー「ゴミの缶に住む変わり者」のところへ持っていくことができる（この方法は単に特定の匂いが好きかどうかを尋ねるよりも優れている。というのも、幼い子どもは――親はそう思っていないかもしれないけれど――質問に対して肯定的に答える傾向があるからだ）。そして六、七歳になると、匂いに対する子どもの好悪は大人と同様になる。

嗅覚に関わる初期の学習と、絆や社会的発達における役割

生まれてまもない時期には特に嗅覚が重要だ。視覚と聴覚が発達するまで、赤ちゃんの知覚は直接的環境にほぼ限られている。ここでは近接した情報に関わる触覚と嗅覚の方がうまく機能する。いうまでもなく嗅覚は新生児が乳房を見つけるのに大いに役立ち、栄養を摂るという重要な必要性を満たすことができる。さらに、初期における赤ちゃんの感情面での発達に嗅覚は大事な役割を果たしている。親や、世話をしてくれるそれ以外の人たちとの強いつながりも赤ちゃんが生き延びるためにとって同じくらい重要だが、こうした絆を作るのに嗅覚が大きな助けになる。

この場合も、ラットの研究で嗅覚の重要性を示す明確な証拠が得られている。ラットの仔は生後数日あるいは数週のあいだ目を開けないが、生まれてわずか数時間のうちに母親の匂いの「刷り込み《インプリンティング》」が起こる。仔は匂いを手がかりに母親の近くに留まり、匂いだけで何匹もの中から自分の母親を見つけることもできる。

それ以上に印象的なのは、嗅覚における学習がずっと保持されることだ。ある実験で、成熟したオスのラットは乳を吸っていた時期に自分の母親の乳首に塗られていたのと同じ匂い（この場合はレモンの香り）がするメスと交尾するのを好んだ。フロイト的解釈はともかくとして、この実験は嗅覚における初期の経験がいかに強い影響力を及ぼすかを明確に示している。このとき嗅球《きゅうきゅう》自体に（ニューロンの数や電気刺激に対する感度の）変化——がみられることを神経学者たちは発見した。匂いに関する初期の経験、特に母親の匂いと自分の仔の舐め方や触れ方との連合が、ラットの嗅覚系に永続的な変化を与え、その個体の匂いに関する知覚や反応に生涯にわたって影響を及ぼすようだ。

ヒトの場合も嗅覚による認識が絆や愛着への第一歩なのかもしれない。既にみたように、新生児は母親や世話をしてくれる人の匂いをすぐに覚え、その匂いを好むようになる。日に何度となく母乳と乳輪からの分泌物の匂いを嗅ぐ赤ちゃんは、間違いなく嗅覚における豊かな経験をしている。ただし哺乳瓶で育てられる赤ちゃんも、接触の度合いや頻度にもよるけれど、かなり早く親の匂いを覚える。嗅覚情報の源泉としては、世話をする人の首筋が乳房に次いで強力らしい。首筋は起きた姿勢で抱えられた赤ちゃんの近くにあって、たいてい皮膚が露出しているからだ。

幼児もきょうだいの匂いを好み、判別する力を持っていることが、Tシャツの匂いを嗅がせる実験で明らかになっている。三歳児でもきょうだいの匂いを正しく判別することができ、この能力は間違いなく特別な絆を育《はぐく》むのに役立っている。

赤ちゃんは家族だけでなく自分自身の匂いにも安心感を覚える。ラットの仔が自分の唾液の匂いを頼りにお気に入りの乳首を占有しようとするように、おそらく人間の赤ちゃんも母親の乳首に残った自分の唾液の匂いに惹きつけられているのだろう。**匂いづけ**（*scent marking*）と呼ばれるこのプロセスは、保育者からの自立を始める時期になるとますます重要性が増してくる。子が親との直接的接触を持たずに過ごす時間が長くなるにつれて涙やよだれなどの分泌物が、慣れ親しんだ豊かな匂いの環境を与えてくれる。実際、二歳を過ぎる頃の幼児が自分の毛布やぬいぐるみに特別な愛着を示すのは、安心できる匂いが重要な理由の一つなのだろう。子どもたちはこうした物をたいてい口や鼻のそばに引き寄せて、慣れ親しんだ匂いを嗅げるようにしている。そして、お気に入りの毛布やぬいぐるみを親が洗ったりするとひどく取り乱すことがある。こういった対象物は、母親の心地よさの大部分を与えてくれる一方、家中を引きずって行くという形でコントロールできるため、柔らかい感触とよく知っている匂いとの間で理想的な移行の手段となる。なお、西洋以外の文化圏では子どもたちがこの種の対象物にそれほど強い愛着を示さないのは興味深い。おそらく、西洋に比べて触覚や嗅覚における親との緊密なつながりが続くためだろう（乳幼児期を過ぎてもかなり長く親の世話を受け、いっしょに寝ることが多い）。

匂いの世界

嗅覚環境にめったに気づかない私たち大人には、幼児や子どもにとって匂いがいかに重要かを理解するのはいささか難しい。それでも私は、最近このことに気づかされる機会を得た。夫が出張に出かけて数日間留守にしたとき、娘のジュリアが「パパのいい匂い」がしないのでとっても寂しい、といったのだ。

発達の面でも信号を処理するニューロンの経路の面でも、嗅覚は原初的なものだ。ほとんど意識されないまま、匂いは周囲の社会的・物理的な環境に関するさまざまな最初の印象を赤ちゃんに与え、感覚刺激の強力な源泉となる可能性がある。絆や安心感にとって匂いがいかに重要かを考えると、親や世話をする役目の人は、赤ちゃんにとっての嗅覚環境ができる限り心地よい、楽しく安定したものになるよう心がけるべきだろう。

第八章
味覚、乳、食物の好みの起源

マシューは乳に飽きてきていた。生まれて五カ月の間、マシューが味わったのは乳だけだ。家族のみんなは素敵なものを食べている——マッシュポテト、サヤインゲン、おいしそうなチキンのニンニク炒め。マシューはそこに座っていても匂いを嗅ぐだけだ。でも今日は違う。マシューは急に身を乗り出して危うく椅子から転げ落ちそうになりながら、兄のニッキーのお皿にしゃぶりつこうとした。

「あらあら」と母親のローナが言い、マッシュポテトに頭を突っ込む寸前にマシューを押しとどめた。「そろそろマッティにも固形の食べ物をあげていい頃ね」

触覚、嗅覚、前庭感覚とともに、味覚も発達の初期に生じる。赤ちゃんの生存と成長に栄養がいかに重要かを考えると、それも当然だろう。味覚（*gustation*）は第三トリメスターに機能し始め、胎児は子宮の中でかなりの訓練を積む。生まれたときには既に、快い味を好み、不快な味を嫌うようになっている。味覚はかなりの程度まで、母乳の甘い風味を好むように調整されている。母乳は赤ちゃんにとって快いだけでなく、最適な栄養を与えてくれる完璧な食物だ。

味覚は栄養の面で重要というだけでなく、他の感覚や運動能力がまだあまり発達していないという理由からも、赤ちゃんの生活の大きな部分を担っている。味覚は新しい感覚経験を得るための重要な経路で、赤ちゃんの気分や感情の安定に大きく影響する可能性がある。

味を感じる能力は乳児期にほとんど変化しないが、味の好みはかなり柔軟だ。たとえば、マシューは子宮にいるときからさまざまな風味を経験し、生後はローナの母乳に含まれるいろいろな味に触れており、こうした経験に基づいて既に好みがある程度形成されてきている。本章では、長じてからの味の好みに初期の経験がどのくらい影響を与えるか（あるいは与えないか）と、赤ちゃんの脳と行動の発達に影響する母乳の特別な効果についてみていこう。

味覚の働き

嗅覚と同様に、味覚も「化学感覚」の一つだ。神経系が環境中にある特定の分子を感知し、この情報を電気信号に変換する。しかし、嗅覚に比べると味覚は驚くほど単純だ。私たちの鼻が数千種類の化学物質を感知するのに対し、味蕾《みらい》で感知できるのは四つの基本的な味——甘味、塩味、苦味、酸味*——でしかない。したがって、風味を十分把握するには味覚と嗅覚がしっかり相互作用を起こさなければならない。風邪をひいたとき食べ物の味があまり感じられなくなるのはそのためだ。

口の中にあるものを脳はどうやって知るのだろうか。たとえば、マシューが口一杯にマッシュポテトを詰め込んだとする。ジャガイモ、バター、ミルク、塩に含まれるさまざまな分子が味蕾《みらい》に触れて味覚受容体細

*今では、グルタミン酸塩（グルタミン酸ナトリウムなど）を感知したときに感じる旨味《うまみ》という五番目の味が存在すると考える研究者もいる。

胞――タコツボ状の味蕾の内側に並ぶ特殊な細長い上皮細胞――を活性化する。味蕾の多くは舌の縁の部分にあり、舌の先端（舌尖《ぜっせん》）、後部、側面に、あわせて約四五〇〇個分布している。また、口腔《こうくう》上部の軟口蓋《なんこうがい》や喉《のど》の上部にも存在する。一つの味蕾には四〇個ほどの味覚受容体があり、味孔《みこう》に微絨毛《びじゅうもう》をたなびかせて、漂ってくる基本的な四つの味の一つを捉《とら》えようとしている。たとえば、ポテトに含まれるナチュラルシュガーによって活性化するものや、塩のイオンと結合するものなどがある。ジャガイモの芽の部分が紛れ込んでいた場合は苦味に反応する細胞が活性化するはずだ。しかし、普通のマッシュポテトなら、酸味に反応する味覚受容体細胞が活性化することはあまりないだろう。

味覚受容体細胞の中で化学情報が神経を伝わる電気信号に変換される。四つのカテゴリーの食物分子はそれぞれ上皮細胞の中にある別々の種類の受容体を活性化するが、その結果はどれも同様で、味覚受容体細胞に電位の変化が生じる。これが神経伝達物質の放出を引き起こし、味覚伝導路一次ニューロンの小さな樹状突起を興奮させる。一次ニューロンから発した活動電位は軸索を伝わって頭蓋《とうがい》底部を抜け、脳幹下部の延髄（25ページ、図1・2を参照）にある味覚の最初の中継点に達する。

味覚の入力によって、延髄では大きな変化が生じる。唾液の分泌、嚥下《えんげ》［口の中の食物を飲み下すこと］、舌の運動など、食物摂取に必要ないくつかの脳幹反射のきっかけにもなる。延髄は脳幹上部にある橋《きょう》と視床の両方に味覚情報を送り出す。橋に入った味覚情報は辺縁系のいくつかの器官に伝えられる。ものを食べたり飲んだりする欲求をコントロールする扁桃《へんとう》体および視床下部と、味覚の快感をつかさどる辺縁皮質だ。視床に入った味覚情報は大脳皮質に送られ、ここで味覚の意識的な知覚が生じる（図8・1を参照）。

味覚の意識的知覚は大脳皮質の比較的狭い領域――前頭葉と側頭葉の境界で、舌からの触覚入力を受け取る領域（第五章を参照）のすぐ下――でコントロールされている。このように近い場所にあることで味覚情報が食感の情報と統合されやすくなり、私たちがいろいろな食物を区別する助けになっているのだろう。し

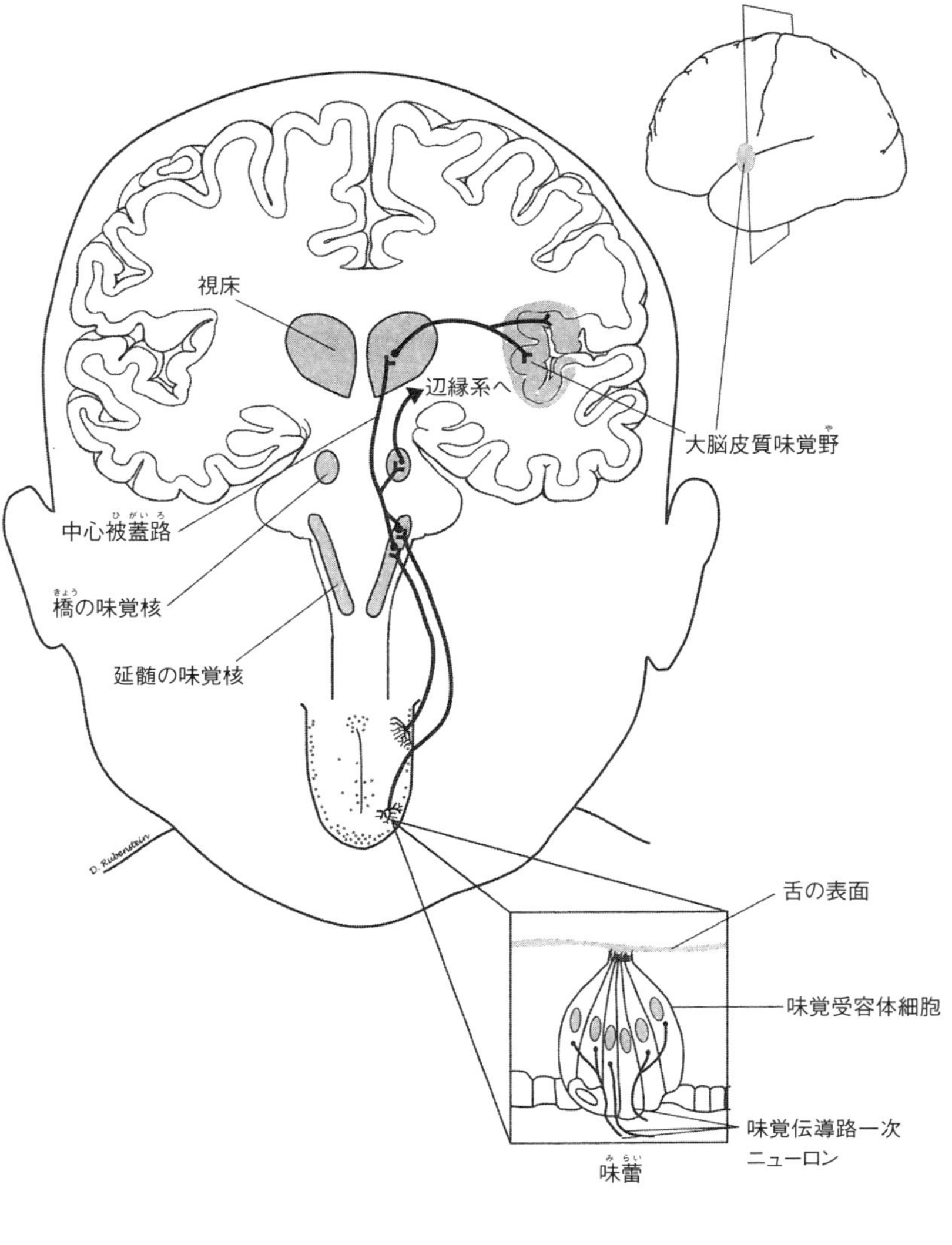

視床
辺縁系へ
大脳皮質味覚野《や》
中心被《ひ》蓋《がい》路《ろ》
橋《きょう》の味覚核
延髄の味覚核
D. Rubenstein
舌の表面
味覚受容体細胞
味覚伝導路一次
ニューロン
味《み》蕾《らい》

図8.1　味覚の伝導路

かし、味と匂いの統合に依存する風味の区別は、大脳皮質のさらなる中継点で起こる。これはたぶん、匂いの知覚をつかさどる眼窩前頭《がんかぜんとう》領域にある。

味を感じる能力は胎児にも

マシューの味蕾《みらい》は受精後八週で生じ、一三週までには口全体に形成されて、伸びつつある神経と既に情報をやりとりするようになっている。味蕾は妊娠のかなり初期に成熟するけれど、誕生後もしばらく数が増え続ける。乳幼児期に味覚の感度が変化するのはこのためだ。

誕生前から赤ちゃんは味が分かり、羊水中の化学物質に反応するという証拠は十分にある。後期の胎児の羊水中に味のついた液体を注入すると、嚥下《えんげ》のパターンに変化が生じることが観察されている。サッカリン［人工甘味料の一種］を注入すると嚥下量が増加し、ひどい味の物質——X線撮影造影用の不透明な染料——を注入すると減少した（当時は超音波画像診断の技術がまだなく、胎児の姿を視覚的に捉《とら》えるためにX線がよく使われた）。また、早産児が味を感じていることも（妊娠三五週で生まれた赤ちゃんのテストによって）分かっている。砂糖水を与えると、ただの水の場合よりも吸う量が増加する。この赤ちゃんが子宮外でものを味わうのはこれが初めてだった点を考えると（それまですべての栄養はチューブで胃に送り込まれていた）、この反応はなおさら興味深い。このことから、妊娠期間の最後の二カ月に入った胎児が少なくともいくつかの味——甘味と、たぶん苦味——を区別できることは明らかだ。

▼出生前の味覚の機能は何か？

胎児がまさに吸ったり飲み込んだりといった動作を始める第一トリメスターの終わりに味蕾が成熟するの

は偶然ではないだろう。この動作はどちらも味蕾に触れる物質の流れを増やす効果があり、この刺激がシナプス結合の形成に影響を与える可能性がある。他の感覚の場合と同様、初期の味覚機能は味の知覚の発達を決定的に支配しているのかもしれない。たとえばラットの実験で、妊娠期間中ナトリウムのない環境に置いた母親から生まれた仔は、ナトリウム塩の味を知覚する能力が終生失われてしまう。味覚の構造が正常に発達するためには通常の化学的環境が必要であることを、この実験結果は示唆している。

羊水には味《み》細胞［味蕾にある味を感じる細胞］を興奮させるさまざまな化学物質が含まれている。甘味の受容体を刺激する糖（ブドウ糖《グルコース》や果糖《フルクトース》など）、酸味の受容体を刺激する酸（クエン酸や乳酸）。また、カリウムやナトリウムなどの塩《えん》も含まれていて、塩味の受容体を刺激するはずだ。しかも妊娠期間中に母親が口にした食べ物の強い風味や（あまり気持ちのいい話ではないけれど）胎児自身の尿によって、羊水は常に変化している。こうした成分の変動により、味覚受容体と発達中の味覚神経伝導路は絶えず新たな刺激を受け続けることになる。

出生前の嗅覚と同じように、子宮内で経験した味覚は赤ちゃんの後の行動——この場合は食べ物の好き嫌い——に影響を及ぼす可能性がある。このことは動物を使った研究で明確に示されている。たとえば、妊娠中にジュニパー［ヒノキ科の針葉樹、セイヨウトショウ］の実を与えていた母ウサギから生まれた仔は、乳離れする時期のテストでジュニパーの風味がする食べ物を明らかに好んだ。また別の報告によると、誕生前に羊水中でアップルジュースに触れさせたラットは、対照群として塩水に触れさせたラットに比べて、大人になってからアップルジュースに強い嗜好を示した。また、これはいささか気がかりな報告だけれど、子宮にいるときにアルコールに触れさせたラットの場合、そうでないラットよりも大人になってからかなり強くアルコールへの嗜好が現れた。アルコール依存症の母親の子どもにも同じような「記憶」があるとすれば、アルコール依存が親子の間で受け継がれる傾向があることの一つの説明になるかもしれない。

赤ちゃんが誕生前から味を感じ始めているという事実は、このように発達における重大な結果につながる。味覚神経の経路と嗜好の形成に影響するだけでなく、嗅覚と同じように、誕生後の赤ちゃんが母親を認識し、安心して過ごせるための助けにもなっているのだろう。母親が摂取して羊水にまで到達する風味の多くは母乳の中にも存在するからだ。

新生児はどの味を感じるか?

生後五カ月のマシューはいろいろなものを味わいたくてうずうずしているけれど、生まれてすぐの頃はそれほど興味を示さなかった。新生児はいろいろな風味を区別できるのに、ほしがるのは甘味だけだ。当初から、砂糖水やローナの母乳の一滴がマシューに及ぼす効果は絶大だった。マシューはリラックスした顔になり、吸いついて飲み始める。心拍もいくらか遅くなった。

こうした観察から、甘味は生得的に快いと考えられている。生まれて一時間も経っておらず、まだ何も摂取していないときでも、新生児は糖の味に肯定的な反応を示す。甘味を感知するだけでなく糖の種類を区別でき、同じ種類の糖でも濃度の違いを判別する。どの場合も新生児は甘味の強い溶液を好んだ。種類でいうと、果物に含まれる果糖よりも食卓で使う砂糖（蔗糖《しょとう》）の方が好きだけれど、ただのブドウ糖よりは果糖を好む。それでもミルクや調合乳に含まれる乳糖よりはブドウ糖の方が好きだ。また面白いことに、男よりも女、身体の小さい赤ちゃんよりも体重の重い赤ちゃんの方が、より甘い溶液への強い嗜好を示す。

ある日、夕食後に兄のニッキーが新しく生まれた弟にそっと近づいて、唇の前に一切れのレモンを差し出したとき、マシューが見せた反応はそれとずいぶん違うものだった。強い匂いに興味をそそられたものの、口を開けて強烈な酸味を初めて味わったマシューはすっかり取り乱してしまった。酸味にも苦味にも新生児は強い反応を示す。酸味に対しては、鼻のところに皺《しわ》を寄せ、唇をすぼめ、よだれを垂らす傾向がある。キニーネ［キナの樹皮から抽出されるアルカロイドで、苦味剤として使われる］などの苦味の場合は口を大きく開いて舌を突き出し、たいていは怒ったような反応を見せる。

このように新生児には、四つの基本的な味のうち三つについて好き嫌いが生まれつきそなわっている。しかし、四番目の塩味については驚くほど無反応だ。心拍数、舌の突き出し、吸綴《きゅうてつ》［吸引すること］のパターンを注意深く計測すると、塩を感知していることは明らかなのに、この味は好きでも嫌いでもないように見える。塩水を与えても特に表情は変わらず、大人ならとても耐えられないような濃い塩水でも平気で飲んでしまう。実際、一九六二年に起きた事故ではこの無反応さが悲劇的な結末につながった。ニューヨーク州北部のある病院で、調合乳に砂糖と間違えて塩を混入したために数人の新生児が死亡したのだ。塩味にあまり反応を示さない赤ちゃんたちは与えられた調合乳を飲み続け、ミスが分かったときにはもう、一四人のうち六人が命にかかわる量を摂取してしまっていた。

▼赤ちゃんは味を意識的に知覚している？

乳児はほとんどの種類の味を感知する能力を持っているけれど、実際に味覚を認識しているかどうか見きわめるのは難しい。味に対する外に表れた反応――吸ったり、飲み込んだり、よだれを垂らしたり、表情を変えたり――は、どれも脳幹にある反射回路だけでコントロールされている可能性もある。こうした反応から味覚情報が低次脳［大脳皮質に比べて低いレベルの脳。食べる・怒る・泣くなどの本能をつかさどる］のレベルで十分統合されていることは分かるけれど、情報が大脳皮質［認識・判断・創造などの高度な機能をつかさどる「高次脳」］まで到達しているかどうかはうかがい知れない。実際、甘味、酸味、苦味への反応として生じる表情は、大脳皮質の大部分が欠損した無脳症児にもみられる。こうした本能的な低次脳の反射はもちろん有用だ。赤ちゃんがミルクを摂取し、まずくて危険かもしれない物質を退けるのに役立つし、保育者に自分が経験していることを伝える手段としても効果的だ。しかし、赤ちゃんが味を意識のうえでどう経験しているかという点では何の情報も伝えてくれない。

とはいえ、味覚情報が大脳皮質まで届いている可能性もある。脳幹から大脳皮質に味覚情報を伝える経路は、延髄から視床へ（これは**中心被蓋路**《ひがいろ》（*central tegmental tract*）と呼ばれる）、さらに視床から大脳皮質へと伸びているが、これらの神経では出生前に髄鞘形成が始まることが分かっている。さらに、味の知覚は口や舌の触覚と密接に関係しているため、早々と準備がととのう触覚系（第五章）と同じくらいの時期に味覚の伝導路も大脳皮質に接続されて、早くから味を意識できるようになっている可能性がある。

味覚の変化

生まれたときから赤ちゃんには味を感じる有用な能力がそなわっているけれど、乳児期に味覚は変化していく。最大の変化は塩味の感じ方だ。生まれた直後のマシューはあまり塩味に反応しなかったが、五カ月経った今は、ただの水より塩水の味を好むようになっている。赤ちゃんは生後四カ月頃、急に塩味の感受性が変わる。ちょうどこの頃、ナトリウムと結びつくタンパク質が味覚受容体細胞の膜組織に出現するからだ。このタンパク質が現れる前の味覚受容体は、他の塩なら感知できても、私たちが食べたものに塩味を感じるときたいてい存在するナトリウムイオンには反応しない。子どもが塩に触れて塩味の食物への好みが変わるということもあるけれど、初期にみられる塩味への感受性の変化は純粋に神経回路の接続に基づいているようだ。つまり、乳児の経験ではなく、味細胞と味覚伝導路が正常に成熟した結果として生じる変化ということになる。

なぜ塩味への感受性は遅れて発達するのだろうか。これは腎臓の発達と関係している可能性がある。もう少し大きくなった子どもや大人の場合、腎臓は尿を濃縮するのにナトリウムを利用する。しかし、生後まもない赤ちゃんにはこの能力がなく、まだきちんとした塩の使い道がないことになる。また、母乳にはナトリウムがわずかしか含まれていないため、新生児には塩味を感じる必要性が特にない。

その後、塩味への反応は二歳になる頃にもう一度変わり、大人と同じように塩水を嫌がるようになる。この段階では、おそらく経験が重要な役割を果たしている。このとき変化するのは塩を感知する能力ではなく、塩味がついていた方がいいものとそうでないものを区別する感覚だ。たとえば、二歳から六歳までの子どもは一般に、塩水を飲むのを嫌がる一方で、ニンジンやシチューなら塩味のする方を好む。

苦味の知覚も徐々に発達する。新生児が苦味をある程度知覚しているのは明らかだが、感知できる苦味の種類は徐々に増え、二歳になる頃には大人と同じようにさまざまな苦味を知覚するようになる。この事実は、乳幼児が誤って呑み込まないよう日用品に塗布《とふ》しておく苦い味の無害な物質を開発するのに役立つはずだ。

幼児期に甘味と酸味の知覚は変化しないようだ。就学年齢に達するまでの子どもは、甘くない食物よりも甘いものを一貫して好む。とはいえ、食事や経験が甘味の嗜好にまったく影響しないということではない。塩味の場合と同じように、甘味がついている方がいいものとそうでないものを区別する感覚が、甘味に対する子どもの嗜好に影響を及ぼしている。しかし一般的にいうと、子どもは生まれつき甘いものが好きで、親がそれをどうにかしようとしてもほとんど効果はない。

味を感じる能力と好みが早期からそなわっていることを考えると、乳幼児がありとあらゆる異物をしょっちゅう口に入れるのはなぜだろうと思ってしまう。クレヨン、硬貨、錠剤、絵の具、玩具の一部、家庭用洗剤、さらにはもっと危ないものも。この問題をさらに深く理解するため、口に入れていいのは何で、いけないのは何かという点について、一歳児から五歳児を対象に子どもの感覚を調べる特別なテストが行なわれた。紙、木の葉、幼児向け粘土、スポンジなどの異物を口に入れる傾向はどの子にもあった。しかし、危険なもの――このテストの場合、食器用洗剤に似せたもの――を口に持っていこうとしたのは幼い子たち（一六カ月から二九カ月）に限られていた。この傾向は三歳から四歳になると急速に低下するが、これは見るからに嫌なもの（バッタ、魚の干物、「犬のウンチ」に似せたもの）の場合と同じだった。つまり、味の知覚は幼児でもよく発達しているけれど、食べられるものは何かということは大部分、学習を通じて理解するということだ。乳幼児は親から教わったり自分で経験したりしながら、口に入れていいものといけないものを徐々に理解していくしかない。

子どもが（そして大人も）甘いものを好む理由

ようやくマシューにも固形の食べ物を試してみる機会が訪れるようになった。マシューが好きなのは米を原料にしたシリアルで、調合乳やアップルジュースを少し混ぜたものがとりわけお気に入りだ。しかし、裏ごしした野菜はあまり好きではない。ニンジンはいいけれど、インゲンやホウレンソウは吐き出してしまう。幸いなことに果物は問題なしで、ナシ、モモ、すりつぶしたバナナはいくら食べても飽き足りないようだ。

幼い子どもがとにかくお菓子に目がないのは、親なら誰でもよく知っている。果物や、（マメ、ニンジン、サツマイモなどの）炭水化物だけでなくビタミンも摂れる甘味のある野菜を与えれば、甘いものへの渇望をコントロールできるだろうと親は思う。しかし、いずれ子どもは抜け道を見つけてしまう。子どもがクッキーやアイスクリームに出合って蔗糖《しょとう》を発見し、これがいちばんと自覚するまでにそう長くはかからない。栄養上の理由から、親と子の争いは続いていく。しかし、そこまで欲しがっているお菓子を子どもに食べさせるのは、そんなにいけないことなのだろうか。

実のところ、子どもたち（そして多くの大人たち）がお菓子をそれほど欲しがるのには十分な理由がある。

お菓子を食べると実際に気持ちよくなるのでおいしく感じる。甘いものは快感を引き起こすのだ。これは大きなエネルギーが得られるという理由だけではない。お菓子を食べることと結びついた快感は即効性があり、糖が腸に到達して消化されるのを待つ必要はない。口内の甘味受容体細胞は、脳内麻薬――快感と満足感を引き出し、さらには痛みの刺激が脳に届くのをブロックするモルヒネに似た化学物質――を放出する脳領域と結びついていることが研究で明らかになっている。つまり、甘味そのものが脳内の快楽中枢を活性化するというわけだ。

甘いものはストレス下での気分を変えるのにとりわけ効果があるらしい。赤ちゃんはストレスにさらされることが多い。泣いている状態は子どもにとって大きなストレスだけれど、砂糖水を飲ませたり甘い味のついたおしゃぶりを与えたりすると、乳児を落ち着かせるのに絶大な効果があることが分かっている。糖分を与えられた赤ちゃんはあまり泣かず、心拍数が下がって、エネルギーを無駄にする調和の取れない身体の動きが減少する。新生児が割礼《かつれい》を受けるとき、砂糖水を染みこませた布をしゃぶらせると痛みが軽減されるように見える（第五章、181ページを参照）理由は、この知見によって説明できる。砂糖には、赤ちゃんの気持ちを鎮めるだけでなく、注意力を高め、手と口の協調を強める効果もある。

甘いものが脳内麻薬の回路を活性化するという証拠は、主に動物実験から得られている。ラットの仔は同《どう》腹子《ふくし》［同時に生まれた子］から引き離されると鳴き声を上げることが多く、このとき、母親に見つけてもらいやすくするために超音波の信号を発している。研究によれば、引き離された仔の口に砂糖水を注入すると苦しそうな鳴き声をあまり上げなくなり、肉体的苦痛への感度も下がる。しかし、あらかじめ脳内麻薬の作用をブロックする薬物を注射しておいた場合は、砂糖による鎮静効果も鎮痛効果も生じなかった。

ヒトの赤ちゃんにも同じプロセスが働いているように見える。新生児に脳内麻薬の作用をブロックする薬物を注射するわけにはいかないけれど、一部の新生児では脳内麻薬の作用が明らかに低下している。それは、妊娠中にメタドンを投与されていた母親から生まれた赤ちゃんだ。ヘロイン中毒の治療に用いられるメタドンはこれ自体もアヘン剤で、誕生前にメタドンにさらされていた赤ちゃんは、体内で脳内麻薬を合成する能力が大きく抑制されている。生まれた後は、少なくとも脳内麻薬の生成が通常のレベルに戻るまで、メタドンの中断による影響を受ける。赤ちゃんはこの離脱期間に、脳内麻薬の作用をブロックする薬物を注射されたラットの仔と同じような経験をする。ひどくイライラして、砂糖水を与えられても、甘い味のするおしゃぶりを吸っても落ち着かない。おしゃぶりをくわえたとき口への刺激にある程度の快感は感じても、脳内麻薬がうまく機能していなければ、甘味から通常は得られるはずの心地よい報酬が得られない。

もちろん砂糖水にはそれほど栄養が含まれていないけれど、脳内麻薬と甘いものとのつながりが授乳に関連して進化したことを念頭においておくのは重要だ。牛乳よりかなり甘いヒトの母乳は乳児にとってほぼ完璧な栄養となっている。授乳時は新生児が自然に糖に触れる唯一の場面なので、赤ちゃんが生き延びるのに必要な母乳を敏感に察知できるようヒトが進化したのは当然だ。私たちの祖先がたぶん離乳期をよちよち歩きの後期まで遅らせたのだけれど、この離乳期を過ぎても甘いものはエネルギーとビタミンの重要な源泉であり続けるし、たいていは自然界で見つかる最も安全な食物でもある。つまり、甘味を心地よく感じるのは理にかなっているわけだ。ただ残念なことに、精製糖が発明されて自然な栄養物と甘味の直接の結びつきは失われてしまった。

▼授乳が与える快感

糖は母乳に含まれる唯一の快楽物質ではない。甘いものと同じように鎮静効果のある脂肪も母乳には多く含まれている。脂肪にも脳内麻薬の分泌を促す性質があるほか、**コレシストキニン**（*cholecystokinin*）というホルモン［十二指腸薄膜から分泌され、胆嚢《たんのう》と膵臓《すいぞう》の働きを活発にする］の分泌も脂肪によって促進される。若いラットを使った実験で、コレシストキニンにも鎮静効果が認められている。

ラットと同様、ヒトもストレス下で過食する傾向がある。実際、まさに脳内麻薬を媒介とする鎮静効果があるために、ストレスを受けると糖や脂肪を含む食べ物を欲するのかもしれない。この傾向は進化の初期において有用だったはずだ。その頃は身体的な危険が最も重大なストレス源で、対処するのに大きなエネルギーを消費しなければならなかったからだ。しかし、ストレスの大部分が心理的なものとなった現在の世界では、過食にはしばしば太りすぎの危険が伴う。

幸いなことに、母乳に含まれる脂肪と糖は赤ちゃんにとって非常に好ましい。カロリーの高さはもちろん成長に欠かせない。さらに、脳内麻薬によって生じる鎮静効果は、赤ちゃんがエネルギーを無駄にせず、環境をよく知るという重要な仕事に集中しやすくすることで成長と発達を促す。実際、母乳自体にも（牛乳をベースにした調合乳にも）**β—カソモルフィン**（*beta-casomorphine*）という自然のモルヒネ様物質が含まれている。この物質が腸で吸収され、そのまま赤ちゃんの脳に到達するかどうかはまだ分かっていない。しかし、ラットの仔の脳にβ—カソモルフィンを注射すると、他の鎮静剤（オピエート）の場合と同じように痛みの感受性が低下することが知られている。

授乳時、赤ちゃんは味覚以外にもいろいろな面で快感を感じている。第五章でみたように、身体的接触も非常に心地よい。身体を抱えてもらう安心感、母親との密接な肌の触れあい、乳を吸うとき口に感じる強い刺激などは、乳児が経験する触覚刺激の中でも特に豊かなものだ。実際、乳を吸うことだけでも大きな鎮静効果があり、赤ちゃんの痛みへの感受性が低下することが分かっている。しかし味覚とは異なり、接触と口への刺激による鎮静効果は脳内麻薬によって媒介されているわけではない。身体的接触は脳内麻薬を通じた味覚系と並行的に、まだよく知られていない脳の機能によって、赤ちゃんに大きな快感と安心感を与え、苦痛を軽減する。

脳の発達に対する母乳の特別な効果

「母乳がいちばん。母乳がいちばん」と、ローナはこれまでに何度となく聞かされてきた。少なくともマシューが一歳になるまで授乳を続けるつもりだ。でもときどき疲れてしまい、乳をすっかり吸い尽くされた気がして、いつまでがんばれるかと思ってしまう。

調合乳が登場して以来、母親たちは赤ちゃんに何を与えるかという選択を迫られるようになった。母乳と授乳経験に数々の利点があると分かっているため、哺乳瓶でミルクを飲ませる方が優れたやり方だと主張する人は少ない。しかし、だからといって母乳を与えることに問題点がないわけではない。乳首の痛み、乳房への感染、疲労、赤ちゃんに噛まれもするし、母親の行動も束縛される。赤ちゃんは母親が摂取した薬物、感染した病気、環境中の毒物にさらされる。養子にもらったとか、母親がＨＩＶに感染しているとかいった特殊なケースでは、母乳で育てるのが不可能だったり赤ちゃんにとって危険だったりする。早産児でも別の問題が生じる。早産児は成長が不十分で乳を吸えないことが多く、たとえ母親が授乳を続けられても、正常な成長のために栄養を追加的に補わなければならない場合がある。

しかし母乳は、多くの赤ちゃんにとっての必要性を満たすよう完璧に進化してきた。母乳が調合乳より優れている理由は最近の研究で次々と明らかになっている。バイオテクノロジーの急速な進歩にもかかわらず、調合乳のメーカーが母乳の組成にもっと近い製品を作り出せないでいるのは不思議に思えるかもしれない。しかしそれは、母乳が単に栄養、ビタミン、ミネラルを合わせただけでなく、それをはるかに超えるものだからだ。母乳には、酵素、免疫因子、ホルモン、成長因子、その他まだ何か突きとめられていないものも多数含まれている。そのすべてが赤ちゃんの栄養の吸収を助け、感染を防ぎ、さまざまな器官の発達を促進する。実際、いろいろな面で乳房は胎盤の機能を引き継いでいると考えていい。現在の科学は人工子宮を作り出すにはほど遠く、乳房の機能を代替しようという試みも大ざっぱに模倣する段階を脱していない。

免疫という点で母乳が優れていることをたいていの親は知っている。母乳にはさまざまな抗体、酵素、さらに多様な免疫細胞（マクロファージ［食作用の強い単核大細胞］、好中球《こうちゅうきゅう》［白血球の一種で、食作用と運動性が著しい］、T細胞［リンパ球の一種。胸腺由来の細胞で、B細胞の抗体産生の調節、抗原となる細胞の溶解などの機能を持つ］、B細胞［抗体を産生するリンパ球］）も含まれていて、これまでに母親がさらされた感染の多くから赤ちゃんを保護してくれる。母乳を与えられた子は哺乳瓶で育てられた子に比べて呼吸器、耳管《じかん》、尿管の感染が少なく、特に下痢その他の胃腸の問題に苦しむことがあまりない。これは母乳に含まれる免疫因子に最も多くさらされるのが消化系だからだ。

同様に、母乳は特に赤ちゃんの脳の発達に良いと多くの研究者が考えている。この見方の源泉となったのは、**母乳を飲んだ子は哺乳瓶で育てられた子よりも実際に頭がいい**という、込み入ってはいるが魅力的な発見だ。母乳を与えられた子は調合乳で育った子に比べて認識能力の発達において有利であることが、いくつもの研究で明らかになっている。一歳から二歳までの年齢で心の発達（言語、社会性、微細運動能力、対象に反応する能力）を調べると母乳で育った子の方が得点が高く、就学前のさまざまな知能検査のスコアや、一〇歳になってからの学業成績も優秀だった。さらに、多くの研究は母乳を与えられた**期間**に注目し、生後一年間に母乳を飲んだ期間が長く、調合乳を与えられた期間が短いほど、知能指数や学業成績が高いという傾向を見出している。

母乳と知性の関連性については誰も異論を唱えていない。しかし問題は、関連する理由を見つけ出すことにある。というのも、母乳を飲んだ子と調合乳で育てられた子の間には、他にも認識能力の差を生むことが分かっている違いがあるからだ。母乳で赤ちゃんを育てる母親はそうでない母親に比べて年齢が高く、裕福で教育があり、タバコを吸ったりドラッグを使用したりすることが少ない。したがって、母乳自体とは何も関係がないという可能性もある。母乳で育てられる子の頭がいいのは、単にそうでない子よりも恵まれた家庭に生まれたか、両親の頭がいいか、つまり——多くの女性にとって母乳での子育てには多大な困難と犠牲がつきまとうことを思えば——概して両親が「いい」からかもしれない。

研究者たちはこうした社会的な差を十分認識していて、ほぼすべての研究においてこれを補正する試みが行なわれている。たいていは両親の教育程度、社会経済的地位、母親の知能指数、喫煙やドラッグ使用の有無、家庭環境の質、子育てのスタイルなどを考慮して、子どもの得点を統計的に補正する手法が用いられる。しかし、こうした「共変数」の要因を排除してもなお、多くの研究において、母乳で育った子とそうでない子の間に認識能力の有意な差が(縮まるのは確かだが)みられることが分かっている。

英国で一九九二年に行なわれたある研究では、この問題を回避するために別のアプローチが採用された。研究者たちは、教育程度や社会経済的地位が同等で、全員が母乳で育てようと思っていた母親から生まれた早産児の二つのグループを対象に、認識能力の発達を研究した。誕生直後の早産児は身体が弱く未発達なため授乳ができず、胃にチューブで栄養を送り込まなければならないことが多い。このため、母乳で育てたい母親は一日に数回、乳を搾り出す必要があるのだけれど、乳汁分泌を促すのも持続させるのもこれでは難しい。研究対象になった母親の中には努力しても乳が出なかったケースがあり、早産児の一部にはチューブで母乳を、一部にはチューブで調合乳を与えることになった(この方法により、母乳と調合乳における身体的接触の程度といった授乳スタイルの違いが認識能力の発達に影響する可能性が排除されている)。

結果は目覚ましいものだった。八年ほど経ってからの知能検査で、母乳を与えられた子は調合乳を与えられた子よりも八ポイント以上成績がよく、知能が高いことが明らかになった。何かまだ知られていない理由で二つのグループの知能に差がついた可能性もまだ残されている。しかし、同じ研究者たちは別の予備的研究で、**他人の母乳**だけを与えられた——つまり、実の母親は授乳するつもりがなかった——早産児は、標準的な調合乳で育てられた早産児に比べて、生後一八カ月の段階で発達の程度が進んでいるという結果を見出している。

すべてを考えあわせると、データには説得力がある。子どもの知的能力は母乳によって確かに向上するように思われる。平均的にみて母乳で育てる母親は遺伝と環境の両面で子どもに有利な条件を提供しているけれど、その中でも重要な役割を担っているのは母乳そのものだ。このことを考えると、母乳と認知能力を初めて取り上げた二十世紀初頭の研究は興味深い。当時は状況がまったく逆で、教養のある裕福な階級でなければ赤ちゃんに哺乳瓶でミルクを与えることができなかった。それでもなお、母乳で育った子の方が成績は良好だった。

母乳が認識能力の発達を促進するのはなぜか。研究者や調合乳のメーカーがそれを解明しようと躍起になっているのは間違いない。脳は第三トリメスターに急激に発達し始め、少なくとも生後一八カ月までそれが続くことを思い出してほしい。大規模な髄鞘形成とシナプスの再組織化のすべてが、以下に示すような特定の栄養素によって容易になるのかもしれない。これらはヒトの母乳には含まれているが牛乳にはなく、多くの調合乳のベースになっている。

▼タウリン

母乳で育つ赤ちゃんを有利にしている成分の一つは**タウリン**（*taurin*）という物質だ。タウリンはもともと雄牛の胆汁から単離されたが（そのため「牛」にちなんだ名称がついている〔ラテン語のtaurusに由来〕）、牛乳からは測定可能なほどの量を見出せない。しかしヒトの母乳にはかなり多く含まれ、新生児の脳や目に多く存在するのもたぶん偶然ではない。タウリンが脳内でどういう働きをするのか、正確なところは分かっていない（タウリンは、タンパク質分子に組み込まれる標準的な二〇種のアミノ酸には数えられない）。タウリンに神経の興奮を抑制する作用があるという証拠は見つかっていて、新生児では高熱の副作用としてしばしば起きる発作の防止に役立っている可能性がある。新生児の脳ではタウリンのレベルが成人の二倍で、神経の発達において特別な役割を担っていることをうかがわせる。さらに、ネコや霊長類ではタウリンが不足すると網膜の機能が著しく低下することがあるが、網膜と脳はニューロンの構造に類似点が多い。

ヒトは体内でタウリンを合成する能力がそれほど高くなく、特に乳幼児期は低いため、タウリンを外部から摂取しなければならない。胎児や母乳で育てられている赤ちゃんの場合、タウリンのレベルは高く維持されているが、タウリンを含まない調合乳を与えられている新生児では生後二週間以内にレベルが低下する。

こうした発見に基づいて、一九八四年に初めてタウリンが調合乳に添加され、現在は北米で製造されるすべての調合乳にタウリンが含まれている。残念ながら、タウリンの添加が心の発達に効果があるかどうかは分かっていない。というのも、母乳で育てられた子と調合乳を与えられた子の認識能力を比較したほぼすべての研究は（一九九〇年代中頃に発表された研究も含めて）、一九八五年より前に生まれた赤ちゃんを対象に始められたものだからだ。とはいえ、心の発達への影響を別にしても、タウリンは体内で多くの機能を果たしていることが分かっているため、調合乳への添加がいい考えであることは間違いない。

▼**脂質**

その後、興味の中心は乳に含まれる脂肪が脳の発達において果たす役割に移った。脳には大量の脂肪が含まれ、約六〇パーセントにもなる。神経組織は脂肪組織に次いで脂質の割合が高い組織だ。しかし脳の場合、脂肪が少ないほど健康とはいえない。合計すると長さ数百万マイルにも及ぶ脳内の軸索と樹状突起を覆う細胞膜を作るためには、特定の脂質分子が必要になる（ニューロンは非常に細くて長いので、他の種類の細胞に比べると外膜の量は膨大なものになる）。新しい外膜が必要になるのは、ニューロンが盛んに樹状突起を新たに作り、シナプスの接続を形成したり構成し直したりして、脳が急速に発達する乳幼児期にほぼ限られる。

さらに、髄鞘形成のプロセスにも脂肪が欠かせない。髄鞘は三〇パーセントがタンパク質、七〇パーセントが脂質という濃密な組織で、これが軸索を厚く覆い、細胞膜から水に溶けたイオンが漏れるのを防ぐ（第二章、56ページを参照）。膨大な髄鞘形成はすべて誕生後の二年間に行なわれ、いくつか特定の種類の脂質を必要とする。

細胞膜と髄鞘の形成に必要とされるさまざまな脂質の多くは体内で合成できるけれど、**必須の**（*essential*）――食物を通して摂取するしかない――ものもいくつかある。それ以外に、成長後体内で合成できるようになるが、乳幼児期は必要な酵素がまだ活性化されていないためにうまく作れない脂質もある。脳の発達における脂質の重要性と、認知能力を決定づける脳の発達の重要性を考えると、研究者がさまざまなタイプの乳に含まれる脂質成分を詳細に調べることに強い関心を示すようになったのも当然だろう。

母乳、牛乳、そして製品化されたあらゆる種類の調合乳に含まれる脂肪の量が総じて似通っており、重量でほぼ四パーセントなのは良いことだ。母乳の場合、この数字は平均値に過ぎない。授乳の間にも脂肪の割合は変化するし（後乳《ごにゅう》［乳管に貯留していた乳（前乳）ではなく授乳に伴って新たに出てきた乳］では濃くなる）、一日のうちどの時間かによっても異なる（午後遅くが最も濃い）。さらに母親の体脂肪の割合によっても違う（体重の重い女性の方が母乳に脂肪が多く含まれるけれど、これは産後六カ月ほど経ってからだ）。しかし困ったことに、牛乳にも大豆をベースにした調合乳にも、現在では脳の発達に欠かせないと考えられているすべての**種類**の脂質が含まれるわけではない。

乳に含まれる脂肪の中で多くを占めるのは、身体がエネルギーを蓄えるために使うのと同じ**トリグリセリド**（*triglyceride*）だ。この名前が示唆するように、トリグリセリドは脂肪酸の分子（炭素原子と水素原子が長い鎖状に結びついて多様な構造を作っている）三個からなっている。ヒトの母乳には少なくとも一六七種類の脂肪酸が含まれ、その種類と割合は牛乳ときわめて大きく異なっている。たとえば、必須の不飽和脂肪酸の一つである**リノール酸**（*linoleic acid*）は、牛乳の場合、母乳よりもずっと少ない割合でしかない。そのため、米食品医薬品局は現在、赤ちゃん用の調合乳に含まれていなければならないリノール酸の割合の下限を定めている。母乳に最も多く含まれている脂肪酸は**オレイン酸**（*oleic acid*）だが、これも不飽和脂肪酸で、髄鞘に最も普通にみられる脂質だ。このため、多くの調合乳にはオレイン酸をかなり多量に含む植物油が添加されている。しかし、このような工夫にもかかわらず、赤ちゃんは調合乳に含まれている脂質を、母乳中の脂質と同じように効率よく利用することができない。母乳には**リパーゼ**（*lipase*）という酵素も含まれていて、トリグリセリドを脂肪酸に分解するという、脂肪の吸収に必要なプロセスを助けているからだ（興味深いことに、タウリンも消化器での脂肪酸の吸収において重要な役割を担っている）。

母乳に（特に製品化された調合乳よりも）比較的豊富に含まれている別の脂質として、**コレステロール**（*cholesterol*）がある。成人の栄養に関しては悪いイメージと結びついたコレステロールだけれど、母乳に多く含まれているのには十分な理由がある。髄鞘には大量の脂質が含まれるが、特に多い脂質の一つがコレステロールで、髄鞘の四分の一以上の割合を占めている（動脈を詰まらせるのと同じ特質が、神経の絶縁体として有効に機能する）。食物から摂取できる分で足りないコレステロールを体内で合成して補う能力は、成人と同じように乳幼児もそなえているが、早い時期に食物中のコレステロールにさらされると、それを分解するのに必要な酵素の発達が促進され、大きくなってからコレステロール値を抑制するのに役立つ可能性があるとする研究者もいる。

赤ちゃんに与えるミルクの研究で最も熱く論じられている話題は、**ドコサヘキサ塩酸**（ＤＨＡ――*docosahexaenoic acid*）と**アラキドン酸**（ＡＡ――*arachidonic acid*）という二種類の脂肪酸だ。どちらも非常に長い鎖状のポリ不飽和脂肪酸で、母乳には含まれるけれど、米国で現在手に入る調合乳にはまず含まれていない。妊娠期間の最後のトリメスター［第三トリメスター］において、どちらも胎児に急速に蓄積されるが、誕生後の何カ月かに、調合乳で育てられている赤ちゃんでは血中のＤＨＡ濃度が大きく低下する。成人や大きくなった子どもたちならＡＡもＤＨＡも体内で合成できるけれど（食物にそれぞれの前駆物質であるリノール酸、リノレン酸が含まれていることが前提）、赤ちゃんのＤＨＡ合成能力は限られている。そもそも母乳にＡＡやＤＨＡが含まれるように進化したのはおそらくそのためだろう。

ＤＨＡやＡＡがもてはやされるのは、これらが脳や目に特に豊富に含まれるという事実があるからだ。母乳で育てられた子の認知能力が高い理由は、乳幼児期にこれらの長鎖《ちょうさ》脂肪酸を多く摂取したことに求められるかもしれない、と一部の研究者は示唆している。この見方を支持する傍証としては、ラットとサルを対象にした実験で妊娠期間と乳児期にＤＨＡとその前駆物質を与えなかった場合、視覚の機能が終生不完全なままになったという研究がある。

ＤＨＡがヒトの視覚の発達に与える影響を評価しようと、多くの研究が行なわれてきた。中にはかなり有望な研究もあるが、残念ながらデータはあまり一貫しているとはいいがたい。オーストラリアのある実験では、満期出産で生まれた赤ちゃんを三つのグループ――母乳で育てることを選んだ母親の赤ちゃん、標準的な調合乳で育てられた赤ちゃん、同じ調合乳に魚油《ぎょゆ》（ＤＨＡが豊富）とマツヨイグサの油（ＡＡの前駆物質が含まれる）を添加したものを与えられた赤ちゃん――に分けた。予想通り、標準的な調合乳を与えられた赤ちゃんはＤＨＡのレベルが次第に低下したが、母乳で育てられた赤ちゃんと成分を追加した調合乳を与えられた赤ちゃんでは、生後数カ月の間ＤＨＡのレベルが維持された。さらに重要なのは、このＤＨＡの蓄積パターンが生後四カ月と生後七カ月の時点における視力検査の成績と一致したことだ。母乳で育てられた子と成分を追加した調合乳を与えられた子の視力は、標準的な調合乳を与えられた子よりも有意に高かった。早産児と満期出産で生まれた子を対象にした他の複数の研究でも、同様の結果が報告されている。しかしその一方で、母乳と調合乳、標準的な調合乳とＤＨＡを添加した調合乳との間で、赤ちゃんの視力に差がみられなかったという研究もある。

研究者たちが視力に注目したのは検査しやすいからだ。しかし、ＤＨＡが脳の発達に及ぼす影響はどうなのだろうか。母乳で育つ赤ちゃんの認知能力を高めているのはＤＨＡなのか。ある研究グループは、生後四カ月の時点で心の発達を調べたテストで、ＤＨＡのレベルと成績に相関を認めた。ＤＨＡを添加した調合乳を与えられた赤ちゃんは、標準的な調合乳で育てられた赤ちゃんよりスコアが高い傾向を示し、母乳で育った赤ちゃんとほぼ同等だった。早産児を対象にした別の研究では、ＤＨＡの豊富な調合乳を与えられた子は標準的な調合乳を与えられた子よりも視覚情報の処理が速いという結果が出た。やはり早産児を調べたまた別の研究は、生後一二カ月の「ベビーＩＱ」がＤＨＡ添加によって増進することを示唆している。

つまり、この研究の多くはかなり有望なので、近いうちに赤ちゃん用の調合乳にはＤＨＡとＡＡが添加されるようになるかもしれない。実際、世界保健機関（ＷＨＯ）は最近、すべての赤ちゃん用調合乳にＤＨＡを添加することを推奨し、ヨーロッパで販売されている早産児用の調合乳には既にＤＨＡが含まれている。ただし、脂肪酸のレベルを操作することにはやっかいな面もありそうだ。魚油を添加した調合乳を与えた早産児が、標準的な調合乳を与えた早産児よりも成長が遅れ、運動能力の発達においても劣っていたという研究が少なくとも一つある。ＡＡの前駆物質を添加することでこの問題を克服できるかもしれないが、メーカーはなおも、こうした重要な長鎖脂肪酸を赤ちゃん用調合乳に添加する安全な方法を詳細に知ろうと努めている［二〇一七年現在、日本ではＤＨＡとＡＡを含む調合乳が販売されている］。

最後に、母乳で育てられる赤ちゃんについてはどうなのだろう。その場合もやはり、ＤＨＡを追加的に摂取するとメリットがあるのだろうか。母親がどういうものを食べているかによって、母乳に含まれるＤＨＡのレベルは変わってくる。米国の女性は世界でもＤＨＡの摂取量が最も低いレベルだ。ベジタリアンの母親の母乳もＤＨＡとＡＡのレベルは非常に低い。妊娠期間の最後のトリメスターと誕生後の数カ月間に、赤ちゃんは急速にＤＨＡとＡＡを蓄積する。母親の体内に蓄積されたものが奪われることも多いので、妊娠中と授乳期間は長鎖脂肪酸を積極的に摂取した方がいい。魚介類、卵の黄身、レバーその他の臓物は、いずれもＤＨＡを多く含む。大豆油と菜種油にはＤＨＡの前駆物質がたくさん含まれている。母親がこれらを多く摂取すると、母乳で育てられている赤ちゃんの血中ＤＨＡ濃度は明らかに高くなるし、ある研究によると、授乳期間の初めの一二週にＤＨＡを補給した母親の赤ちゃんは認知能力の発達においていくらか有利だという。もっとも、この差は子どもが二歳を過ぎる頃までに消失したそうだ。

▼母乳に含まれる栄養素以外の成分

研究者たちはだいたいのところ、脳の発達を促進する特定の栄養素の役割に的を絞っていた。しかし、母乳で育った子と哺乳瓶を与えられた子の認知能力の違いについては、栄養素以外の母乳にしか存在しない多数の因子も関わっている可能性を知っておくことが重要だ。ある種の酵素、成長因子、ホルモンが、ニューロンの発達に直接影響し、乳幼児期の急激な脳の成熟を促進しているのかもしれない。たとえば母乳には甲状腺ホルモンが含まれていて、これは神経の生き残りと成熟に決定的な役割を果たすことが知られている（第三章、１１７ページを参照）。それとは別に、母乳中の免疫因子が脳の発達を助けている可能性もある。免疫因子は脳の成熟を妨げる感染から守っているのかもしれないし、単に健康な状態を保って乳幼児期の重要な学習を容易にしているのかもしれない。

母乳に含まれる脳の発達を助ける成分のすべてが解明されるには、まだ何十年もかかるだろう。それまでの間、赤ちゃんに何を与えたらいいかという問題への理想的な答えは明らかだ。赤ちゃんの健康と栄養面だけでなく心の発達にとっても、母乳が最適なのは間違いない。

母乳と初期の味覚経験

研究者たちが母乳の成分を再現するのに苦労してきた理由の一つは、品質の一定した製品ではないからだ。人によってそれぞれ母乳は異なるし、一人の母親でもずっと母乳の成分が同じということはない。出産後の時間の経過とともに、赤ちゃんの必要とする栄養の変化に応じて母乳の成分は徐々に変わっていく。一日のうちでも時間帯によって違い、早い時間に出る母乳は薄く（脂肪分が少ない）、夜の母乳は濃い。さらに母親が何を食べているかによっても違い、子どもは早くから母乳を通じてさまざまな風味を経験することができる。

乳児は風味のバリエーションを明らかに好んでいる。生後三―四カ月の赤ちゃんを対象にしたある実験では、母親にニンニクの入った錠剤を服用させると、味のない偽薬《ぎやく》の錠剤を与えた場合に比べて、その後の授乳で赤ちゃんが母乳を吸う時間と量が増加した。最も著しい差が生じたのは母親が錠剤を服用して二、三時間後で、母乳のニンニクの風味が最も強くなる時期と一致していた。ニンニク風味の母乳なんてあまりおいしそうに思えないけれど、赤ちゃんはどうやら好きらしい。しかし、母親が繰り返しニンニクの錠剤を服用すると、吸乳時間は特に伸びなくなった。大人の場合と同じように、赤ちゃんも同じ味ばかり続くと飽きがきて、変化がほしいと思うようだ。幸い、可能性はたくさんある。母親がバニラ、ミント、チーズを食べると母乳も変化することが分かっているし、ハーブやスパイスなどのはっきりした風味もたいてい影響するはずだ。

母乳の風味のバリエーションは、味覚の発達そのものにおいて重要な役割を担っている可能性がある。固形物を食べるようになる前から赤ちゃんは母乳を通じてさまざまな新しい風味を経験するわけで、これがその後の味の嗜好を左右するかもしれない。実際、ラット、ウシ、ヒツジの研究で、母親の乳を通してはっきりした風味に触れた仔は、乳離れしてずっと後にからもその風味を好む傾向があることが分かっている。

ヒトも含めて多くの動物は、初めて経験する新しい風味を退ける傾向がある。自然界には毒かもしれないものがたくさんあるから、安全だと既に分かっているなじみ深いものだけを食べるのが健康を維持するための一つの方法だということを思えば、新しいものを受け付けないのも理にかなっている。母親は母乳を通して自分の食べているさまざまなものの風味に触れさせることで、どんな食べ物が安全かということを赤ちゃんに伝え、固形物を食べるようになってからの、新しい食べ物を退けるという問題を回避している。実際、四―六カ月の赤ちゃんを対象に、母乳で育てられた子と哺乳瓶を与えられた子を比較した最近のある研究では、母乳で育てられた子の方が初めて触れたある種の野菜――裏ごししたエンドウマメやインゲンマメ――を積極的に食べることが分かっている。母乳を飲んだ赤ちゃんが母親の食べたものを通じて野菜の風味に親しんでいたか、いろいろな味を広く経験することで、新しいものも食べてみようとする意欲が養われていたのだろう。

このように、母乳は赤ちゃんにさまざまな初期の感覚経験を提供する重要な媒介物として機能する。また、新生児が母親を認識するのに役立っている可能性もある。妊娠中も食べたものの風味が羊水に到達することから、母親が出産後に食習慣を大きく変えない限り、母乳に含まれている風味の多くは赤ちゃんにとって既になじみ深いものとなっているはずだ。匂いと同じように母乳の独特の味も、新生児が母親との絆を作るのに役立っているのだろう。

アルコールと母乳

母乳に含まれるさまざまな風味のうち、一つ心配なものがある。アルコールは母親の血液から母乳の中に自由に入っていく。授乳期の母親が酒を飲むと、三〇分後には母乳からアルコールが検出されるようになり、一時間後にピークに達する。三時間経つとほとんどなくなるが、数杯以上飲んだ場合はアルコール濃度のピーク状態がさらに長時間続く。アルコールが含まれていると母乳は甘い匂いが強くなる傾向があり、絞り出した母乳に少量のアルコールを加えると、赤ちゃんはより多く吸乳するようになる。同様に、母親がアルコールを摂取したとき、アルコールを含まない飲料を飲んだ場合に比べて、赤ちゃんは勢いよく乳を飲む。ただし、勢いは強くても実際に飲む量は少なくなっていて、これはたぶん、アルコールが射乳反射［乳汁分泌］を妨げるためだろう。

一杯飲んだ後で実際に母乳に入るアルコールの量はかなり少ない。アルコール濃度のピーク時に授乳したとしても、赤ちゃんの体内に入るアルコールはビール一杯に含まれる量の四〇〇分の一（体重を考慮して補正すると、母親が摂取した量の三パーセント未満）にすぎない。しかし、この量でも赤ちゃんの行動と発達に影響する可能性がある。このわずかな量のアルコールを摂取した後、赤ちゃんは睡眠時間が短くなり、ある研究によると、授乳期に毎日一―二杯飲んでいた母親の赤ちゃんは、そうでなかった母親の赤ちゃんに比べて、一歳の時点でテストした運動能力のスコアが四ポイントほど低かったという（ただし、心の発達のテストでは母親の飲酒の有無による影響はなかった）。これほどわずかな量のアルコールがどのようにして神経の発達に影響を及ぼしうるかはまだ分かっていないけれど、赤ちゃんの未成熟な肝臓は大人ほどアルコール代謝の効率が高くなく、大人の場合よりもアルコールが体内に蓄積しやすいことが分かっている。

生後一年を過ぎてもこのような発達の差が続くかどうかはまだ答えが出ていない。しかし、授乳中の母親は用心して飲酒をなるべく減らす方がいい。まったく口にしないのがいちばん安全だけれど、完全な断酒はしない場合でも、一日おきに一杯だけにしておくとか、満腹時にゆっくり飲むとか、飲んだ後の数時間は授乳をしないとかいったやり方で、赤ちゃんをできる限りアルコールにさらさないよう心がけることはできる。

初期の味覚体験はその後の嗜好に影響する？

ひとたび固形物を食べるようになった赤ちゃんの前には、豊かな味覚の世界が一気に開けることになる。マーティはローナの母乳を通してさまざまな風味の一部に触れていたけれど、いま経験している世界に比べたらあれは実にささやかなものだった。シリアル、裏ごしした果物、マッシュポテト！　もちろん高級料理ではないけれど、全開になった味覚は本当に刺激的だ。そして、母乳の中で経験した風味がマーティの味の好みの発達に役立っているのと同様に、こうした食物との初めての出合いも、生涯を通しての食習慣に多大な影響を及ぼすかもしれない。

味の好みは周囲からの影響を大きく受ける。私たちは生まれつき甘味と塩味を好むようにプログラムされているけれど、それ以外の嗜好はほぼすべて、経験によって形づくられる「獲得された味覚」のようだ。遺伝子が味の好みにほとんど影響しないことは、一卵性双生児だからといって二卵性双生児以上に同一の風味を好むわけではないという観察結果から推察できる。食べるものの選択と何が好きで何が嫌いかという判断に関する限り、明らかに「生まれ」より「育ち」なのだ。

食べ物の好みが大部分は経験によって生じるとすれば、この学習が最も効果的に行なわれるのが幼児期であっても不思議はない。幼いうちに与えられた餌でさまざまな風味を味わったラットは、あまり変化のない餌で育てられたラットに比べ、後に新奇な風味――チョコレート――を受け入れる傾向が強くなるが、成熟してから経験する味の幅が広がったラットにはこの効果がみられない。早い時期にさまざまな風味を経験すると、ラットでもヒトと同じように生得的に持っている、新奇な食べ物への恐れが軽減されるようだ。慣れ親しんだ食べ物への嗜好は幼い子どもたちでは特に強いけれど、同じ理由から、数週間にわたって繰り返し与えれば、二歳児に（珍しい果物やチーズなど）新しい風味を好むようにさせることも可能だ。初めて食べたときはすぐに吐き出すかもしれないけれど、何度か繰り返すうちに明らかにその味が好きになっていく。

幼い頃に何を食べたかという経験が生涯にわたって影響を及ぼすと知って、今では多くの親が子どもの食の好みを形成するうえで積極的な役割を担おうとしている。塩や砂糖の摂取量を減らすにしても、もっといろいろな野菜やタンパク質を摂《と》らせるにしても、健康への意識に目覚めた親たちは、子どもが幼いうちに食べる物をコントロールすることによって生涯の食習慣を健全なものにできると信じているわけだ。しかし、これが本当にうまくいく証拠はあるのだろうか？　それとも、親はどのみち敗れる運命なのか？　たとえば、子どもが幼いうちは甘い物を食べさせないでいられたとしても、少し大きくなればもっと欲求が強くなり、いずれは見つけてしまうのかもしれない。

既にみたように、塩味や甘味への欲求は早期に生じていて、親がどうにかしようとしてもできることはほとんどない。しかし、幼い頃の食べ物によって、少なくとも子どもが甘味や塩味を見出す状況を修正することは可能だ。早くも生後六カ月で、塩味のする食べ物によく接していた赤ちゃんはそうでない赤ちゃんに比べて、塩味のないシリアルよりも塩辛いシリアルに強い嗜好を示す。同様に、砂糖水を与えられていた生後六カ月の赤ちゃんは、それまで砂糖の味を知らなかった赤ちゃんに比べて、砂糖水をより多く飲む傾向がある。この効果は驚くほど長く持続し、生後六カ月までに親が砂糖水を与えるのをやめたとしても、赤ちゃんは二歳になってなお砂糖水への強い嗜好を示す。

とはいえ、子どもに塩味や甘味の少ないものを与えることで、こうした味への欲求を打ち消せるわけではない。どういう経験をしようと、幼い子どもたちは多くの食べ物について、甘味や塩味の強い方を好む（実際、子どもたちの嗜好はたいていの大人よりも強い）。それでも、どの食べ物は甘い方がよく、どの食べ物は塩辛い方がいいといった感覚は経験に影響され、当初の欲求はいくらか抑えられる。甘くも塩辛くもない食べ物を幼児が受け入れるまでにはもう少し時間がかかるけれど、触れる機会が十分あれば、次第に慣れて口に入れられるようになる。幸い、ベビーフードのメーカーはようやくこのことに気づき、瓶入りのシンプルな製品には塩や砂糖を加えないようになった（一方、就学時期が近づいて本当に強く選り好みをするようになったら、ときどき肉や野菜に塩や砂糖を少し多めに使い、食欲を刺激することができる）。

普通に食べていれば最低限必要なナトリウムは容易に摂取できるため、子どもに塩をあまり含まない食べ物を与えてもほとんど危険はない。しかし、低脂肪食を志向する最近の傾向は、少なくとも子どもの脳に関する限りまったく別の問題だ。既に述べた通り、まだ若いニューロンを組み立て、配線するのに、脂肪は決定的に重要なので、生後二年くらいまでの脳が急速に成長する時期の子どもの脂肪摂取量を制限する正当な理由はほとんどない。動物性脂肪も植物性脂肪も含めて、乳幼児はさまざまな食物から脂肪を摂取する必要がある。食物の中で脂肪の占める割合も年長の子どもや大人なら摂取する総カロリーの三〇パーセント以下でよいが、乳幼児は三〇―五四パーセントでなければならない。親が低脂肪食を与えるのは乳幼児にとってけっして好ましいことではない。幸いなことに、味の好みには生涯にわたって修正の余地があるため、脳が急速に発達する時期を過ぎてから脂肪摂取のパターンを大人に近いものにしていく時間はたっぷりある。

子どもの脳と大切な味覚

味覚は子どもにとって大事なものだ。乳児にとっては快感の主要な源泉だし、少し大きくなった赤ちゃんにとっては新しい発見に満ちた領域だ。幼児にとっては新たな反抗の場だし、就学前の時期にはとにかく楽しみで一杯の分野となる。

赤ちゃんの味覚は生まれたとき既にかなり発達していて、成長のために味覚がきわめて重要な役割を担っていることも間違いない。しかし、子どもの感情の発達にとっても味覚は驚くほど重要だ。特定の食物――

甘い物と脂肪――には文字通り気分を変える効果があり、赤ちゃんの気持ちを落ち着かせ、注意を持続させ、やがては眠りに誘う。さらに、赤ちゃんが心地よい味とそれを与えてくれる人を結びつけることが親子の絆の大切な基礎を作る。母乳に含まれる慣れ親しんだ風味が子宮と外界を結ぶ安心できる架け橋となり、後の人生における味の嗜好を形成し始める。うまくいけば母乳のもたらすメリットを脳が十分に享受して迎える離乳期以降、子どもは食べ物の味や食感を直接経験するようになる。そして――その経験がまともな種類のものであれば――バランスのとれた栄養満点の食生活を終生維持できる。

第九章
視神経と脳

これまで取り上げた感覚――触覚、嗅覚、味覚、前庭感覚――に比べると、誕生時の視覚は未発達なままだ。赤毛のジンナのような生まれたばかりの赤ちゃんは目の焦点が合わず、視覚世界の細部を見分けることができない。ジンナにとってよく見えるのは顔の前方八インチ（約二〇センチメートル）あたりだけで、それでも母親の顔やモビールの細かいところはぼやけている。そこにある物体が何で、どうすればそれを手でつかめるかといった単純なことについてさえ、ぼんやりと平面的にしか見えない視覚を頼りにするしかないとすれば、ジンナはどうやってそれを把握できるのだろう？

しかし、視覚皮質ニューロンの配線が急速に進むことで、ジンナの視覚はほんの数カ月で劇的に向上する。生後六カ月になると、奥行き知覚、色覚、細かいものを見る視力、コントロールされた目の運動など、基本的な視覚の能力はすべて生じている。生後一年でそうした能力はほぼ完全に調整され、ジンナはカラフルで立体的な視覚世界の豊かさを余さず感受できるようになっている。

誕生時の視覚はどうしてこんなに未発達なのだろうか？　嗅覚や触覚は生まれたときからもっと成熟していて、赤ちゃんがそれを大いに役立てていることは既に述べた。ヒトにとって視覚がいかに重要かを考えると、自然が視覚を最初から利用しないのはなぜなのかと疑問に思う。

実のところ、視覚がきわめて重要だからこそ、大事な発達の時期を誕生後まで遅らせているのかもしれない。それにより、脳の視覚中枢を形成する際に経験が大きな役割を果たすようになる。ジンナが世界の重要な特徴――兄の顔、母親の乳首、顔の前で振っている自分の小さな手など――を学び始めるにあたっては、限られた視覚があれば十分だ。このささやかな出発点は、外の世界に関するイメージを心の中で徐々に構築するのに多すぎも少なすぎもしない、ちょうどいい分量の視覚経験を与えてくれる。成熟した視覚系が提供する経験は信じられないほど豊かなので、一気にそれが押し寄せたとすればジンナは圧倒されてしまうだろう。

本章でこれからみていくように、ちょうどいい時期にちょうどいい分量だけ受け取る視覚経験は、視覚の基盤となる脳の回路が正常に発達するために欠かせない。実際、あらゆる感覚の中で視覚は子宮内でまったく刺激を受けない唯一のものだから、誕生時にあまり発達していないのも不思議ではない。ジンナの目はやっと見え始めたばかりで、これから数週間あるいは数カ月の間に視野に入ってくるものは、成熟した視覚を構成するさまざまな素晴らしい能力に、決定的で持続的な影響を及ぼすことになる。

視覚の働き

表面的には、視覚はいたって単純に見える。たとえまったく見たことのない光景であろうと、世界に目を向ければ、そこに見えているのが建物や樹木や部屋や人であることはすぐに分かる。しかし先端技術と同じように、視覚の働きがいとも簡単に見えるとしても、そこではきわめて複雑な処理が行なわれている。脳の中で視覚に割り当てられている領域は、他の感覚すべてを合わせたよりも大きい。脳内でこれほどのスペースを占有し、各部が特別な仕方で接続されて複雑な計算を高速で実行できるからこそ、文章を読んだり、運転したり、テレビを見たりといった日常的な視覚の働きがかくもたやすいことのように思える。今日でも、顔の認識や複雑な場面の中で物体を見分けるといった仕事になると、最も進んだコンピュータでさえ哺乳類の脳にはなかなか追いつけない。

小さな胚の単純な神経組織から、いったいどのようにしてこれほど強力な計算システムが生じるのだろうか。四〇年近く集中的に研究されてきたおかげで、私たちはほかの心の能力に比べると、視覚の発達についてかなりよく知っている。これまでに得られた知見はきわめて貴重なもので、多くの子どもの視覚の能力を改善するだけでなく、心の発達のあらゆる側面に適用可能な、脳の発達の重要な原理を解明するためにも役立つことが明らかになっている。

いうまでもなく、視覚は目に入った光が出発点となる。**角膜**（*cornea* 眼球を覆う透明な膜）から入った光は**水晶体**（*lens*）によって収束し、**網膜**《もう》（*retina* 眼球後部の内面を覆う三層のニューロン）に到達する。光の情報は視野の各点の色と明るさに対応する電気信号に変換され、ここからは神経系をたどる。変換の方向は、電気信号をさまざまな色の点で構成した画像に変えるテレビやコンピュータのちょうど逆だ。しかし、私たちの視覚はテレビ画像の表示よりもずっと高度なことをやっている。脳は色や明るさを対応させるだけでなく、目に映ったものを**解釈**しなければならない。たとえば、どの点の連なりが一つの対象物に対応しているか（つまり、ある対象物がどこで終わり、どこから別の対象物が始まるか）、その対象物は何か、三次元空間のどこに位置しているか、動いているならどの方向にどれだけ速く移動しているか、といった最新鋭のコンピュータでもなかなか処理しきれない大量の判断をこなしている。

視覚情報の抽出は視覚処理の最初の段階として網膜内で行なわれる。ある対象物、たとえばこの本を見た

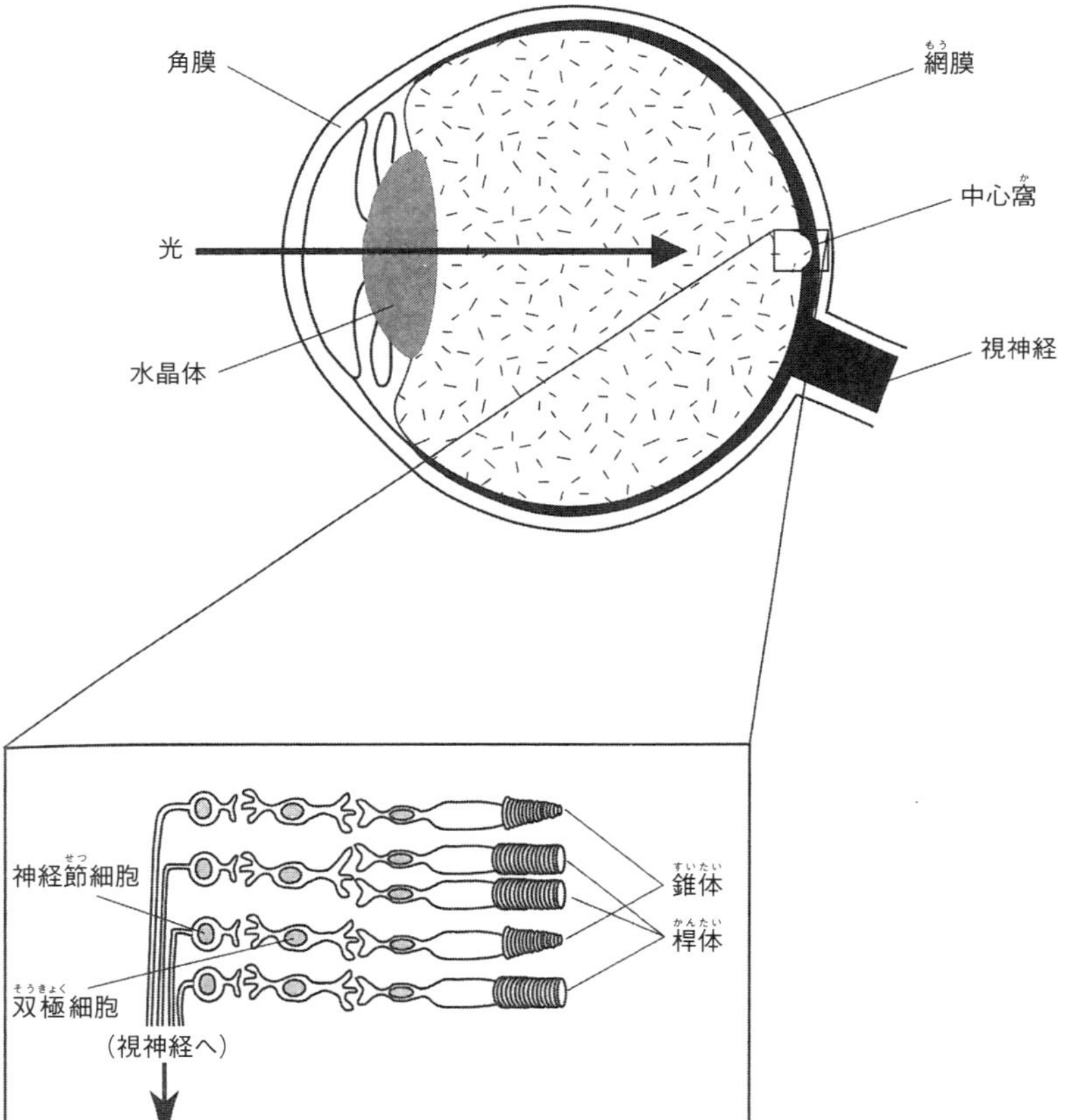

図9.1　成熟した目の構造。枠内に網膜の主要なニューロンを示す。

とき、ページで反射した光は二種類の**視細胞**（*photoreceptor*）――**桿体**《かんたい》（*rod*）と**錐体**《すいたい》（*cone*）――に当たる。視細胞は色素を蓄えた特殊な細胞で、光の粒子（光子《こうし》）を捉《とら》え、そのエネルギーを化学反応に変換する機能を持つ（この色素はビタミンAから作られる。ニンジンを食べると目にいいのはこのためだ）。一連の化学反応によって電気信号が生じ、視覚系の神経伝達過程が開始される（図9・1を参照）。

桿体は錐体よりも色素分子をずっと多く持っていて光に対する感受性が高く、夜間など低光量下でものを見るのに非常に役立つ。網膜の中心からやや離れたところに多く分布し、周辺視野においても重要な役割を果たす。一方、錐体は光への感受性が低いけれど、色に対して敏感という点で桿体と異なる。錐体は網膜の中心部――**中心窩**《か》（*fovea*）――に密集していて、高精細な視覚の機能を担っている。

錐体は三種類あって、それぞれ種類の異なる色素を蓄えており、一つは青、一つは緑、一つは赤の光をよく吸収する。三種類の錐体がどの程度活性化しているかを比較することによって、神経系は光の波長を判別する。コンピュータのモニターが同じ三つの色をさまざまな割合で混ぜ合わせ、膨大な数の色を表現するのとよく似ている。

桿体も錐体も、網膜の次の層にある**双極**《そうきょく》**細胞**（*bipolar cell*）と呼ばれるニューロンにシナプスでつながっている。さらに双極細胞は、網膜の第三層の**神経節**《せつ》**細胞**（*ganglion cell*）にシナプス結合している。神経節細胞の軸索は非常に長く、目からの出力を伝える経路の中心となっている。この経路は途中で二つに分かれ、一つは脳幹に至り、視覚情報はここで眼球の運動や反射をコントロールするのに使われる。もう一つの経路は視床の**外側膝状体**《がいそくしつじょうたい》（LGN――*lateral geniculate nucleus*）につながっている。視覚情報はさらに、外側膝状体から大脳皮質へと送られる。

二つの経路のうち、脳幹につながっている（皮質下《か》の［大脳皮質のすぐ下の］）方が進化の歴史のうえでは古く、赤ちゃんの発達においても先に成熟する。こちらの主要な接続先は、生後二カ月くらいまで赤ちゃんの視覚

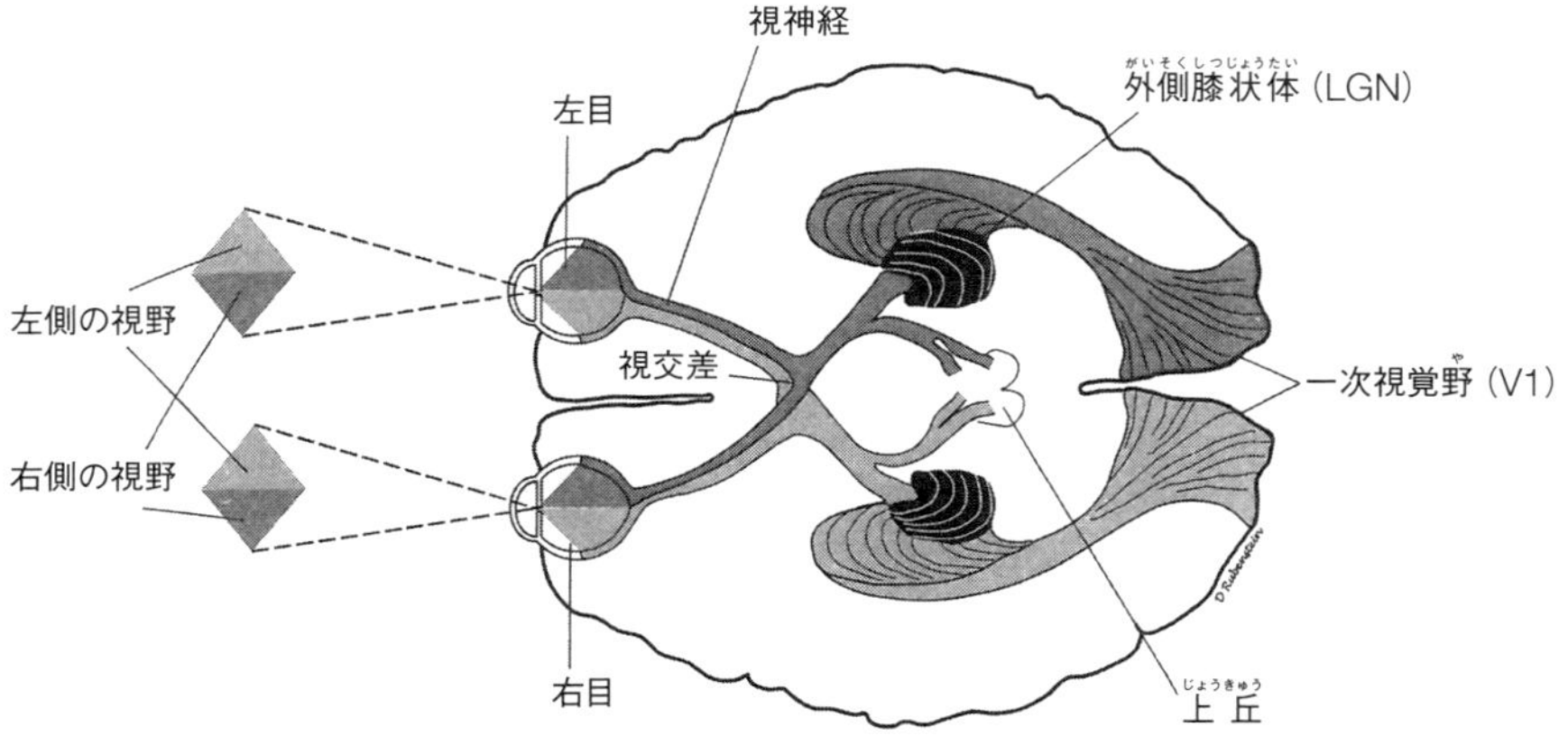

図9.2
目から中脳（上丘《じょうきゅう》）および大脳皮質へと至る視覚情報の経路。グレーの濃淡は、視覚情報の流れの中で視野の半分ずつが脳の左右反対側で処理される様子を示す。

をほぼ担っている、上丘《じょうきゅう》(*superior colliculus*)と呼ばれる中脳の領域だ。この皮質下の経路はかなり高度な視覚処理ができるにもかかわらず完全に意識下のレベルで機能し、私たちが普通に「見ている」と考えることには関わっていない。

意識的な視覚を生み出すのはもう一つの経路だ。左右それぞれの網膜上にあるおよそ一〇〇万個の神経節細胞の軸索は**視神経**(*optic nerve*)となって長く伸び、外側膝状体(LGN)でシナプスを形成している。さらに、LGNニューロンの軸索は大脳皮質後頭葉にある一次視覚野《や》(V1)に到達する。一次視覚野では視床からの軸索が視覚野ニューロンの最初の組とシナプスで結合し、私たちの高度な視覚能力の基盤となる大脳皮質での集中的な処理がここから始まる(図9・2を参照)。

▼左右の分離

感覚器や運動能力の多くと同じように視覚も左右に分かれていて、左脳は視野の右半分から、右脳は視野の左半分からの入力を受け取る。左右それぞれの目には視野全体の左半分と右半分の両方からくる光の一部が入るため(片目をつぶってもう一方の目を鼻の方に動かしてみれば分かる)、左右を分離するには網膜の神経節細胞において複雑な接続が必要になる。神経節細胞の軸索は、左右の視神経が交差する**視交差**(*optic chiasm*)で振り分けられ、左右どちらの目から来たかに関わりなく、視野の右半分を「見る」軸索は左側、左半分を「見る」軸索は右側の外側膝状体(LGN)に到達する。そして左側のLGNのニューロンだけが左脳の視覚野に投射[感覚器官や低次中枢からの電気信号が大脳皮質の各領域(投射領野)で受容されること]される。このようにして、左と右の視覚野はそれぞれ反対側の視野に対応する。

裏返していうと、この接続により、左脳にも右脳にも両方の目から視覚情報が入ることになる。視交差で左右の神経節細胞の軸索が入り交じるにもかかわらず、シナプス終末は注意深く分離されている。外側膝状体（ＬＧＮ）は数個の層からなり、各層は左右どちらかの目の情報だけを受け取る。一次視覚野でも同様で、柱状《コラム》のニューロンがそれぞれ左右どちらかの目からのみ情報を受け取る。このことから、ＬＧＮニューロンと一次視覚野の最初の段階のニューロンは**単眼性**（*monocular*）と呼ばれる。大脳皮質で次の段階の処理を受け持つニューロンは、左右両方の単眼性ニューロンから情報を受け取るため、**複眼性**（*binocular*）とされる。最初は分離されていた左右の目からの情報が次の段階の複眼性ニューロンで収斂《しゅうれん》する仕組みは、奥行き知覚など基本的な視覚能力の重要な基盤となるが、誕生時にはこうした複眼性の能力がそなわっていない。この能力の発達は、これからみていくように、赤ちゃんの初期の視覚経験に大きく影響される。

▼「what」と「where」──脳における視覚処理の役割分担

道路を赤い車が走って行くのを見たとき、色、形、位置、移動方向を脳が別々に処理していることに私たちは気づかない。左右の視野の情報を分離して処理するのと同じように、脳は視覚情報をいくつかの特徴ごとに読み取る。それぞれの処理は脳の別々の部位ないしモジュール［機能的にまとまった部分］で行なわれる。近年の研究で、異なる視覚処理をする領域が大脳皮質の各半球に三二個まで見出されている。一次視覚野（Ｖ１）と、その他のまだここで取り上げていない三一個の領域は、それぞれ視覚の少しずつ異なる面に特化した働きを担っているようだ。対象物の形を捉《とら》える領域もあれば、色、細部、運動、位置、奥行き知覚などを専門に受け持つ領域もある。多数の視覚的特徴を同時に分析でき（**並列処理** *parallel processing*）、視覚の処理速度が大幅に向上するため、このような作業分担はきわめて有用だ。

幸いにも、こうしたモジュールは二つだけの基本的な視覚経路に分けられていて、この事実が私たちの理解を大いに助けてくれる。一つは「where」経路と呼ばれ、こちらは発達においてわずかに早く成熟するようだ。これは視覚空間に関わる経路で、対象物の速さ、移動方向、三次元空間内の位置を読み取る機能と、視覚標的を追うために目の動きを指示する機能を担っている。もう一つは「what」経路で、対象物とよく知っている顔を見分けるのに私たちが使う回路はここにある。この経路は対象物の色、形、細部を読み取る機能を担っている。実をいうと二つの経路の分離は網膜から始まっているけれど、完全に分かれるのは大脳皮質のV1に到達してからだ。「where」経路はV1から上方に向かい［背側《はいそく》皮質視覚路］、いくつかの視覚領域を通って頭頂葉に達するが、「what」経路は下に向かい［腹側《ふくそく》皮質視覚路］、側頭葉下部につながっている（図9・3を参照）。

「what」経路と「where」経路の機能の違いを劇的に示すのは、いずれかの領域に卒中が起きた患者だ。頭頂葉後部に病変のある患者は自分が見ている物が何かということは容易に識別できるけれど、それをうまくつかみ取ることができない。「where」経路が働いていないため、手を正しい位置に持っていったり、物をつかむのに必要な動きをコントロールしたりできなくなっている。一方、側頭葉に病変のある患者は、動いているものを正確に追ったり取り上げたりできても、それが何かを視覚で判断できない場合がある。側頭葉の病変による視覚障害は、色、動物、身近な人の顔を認識できないなど、非常に特異な現れ方をすることもある。オリヴァー・サックスは著書『妻を帽子とまちがえた男』［邦訳は晶文社 一九九二年、早川書房 二〇〇九年］で、妻の顔が分からなくなる症状をリアルに表現している。これはある音楽家の症例で、患者は対象物の大きさ、形、色といった抽象的な視覚的特徴は区別できるにもかかわらず、自分の妻の顔など最も身近な対象を認識する能力を失っていた。

視覚系はどのように発達するか

その規模と複雑さを考えると、赤ちゃんの発達において視覚系の構築にしばらく時間がかかるのも当然だろう。しかし、初期に何も始まらないわけではない。受精後四週目には目の形成が開始され、続いて、外か

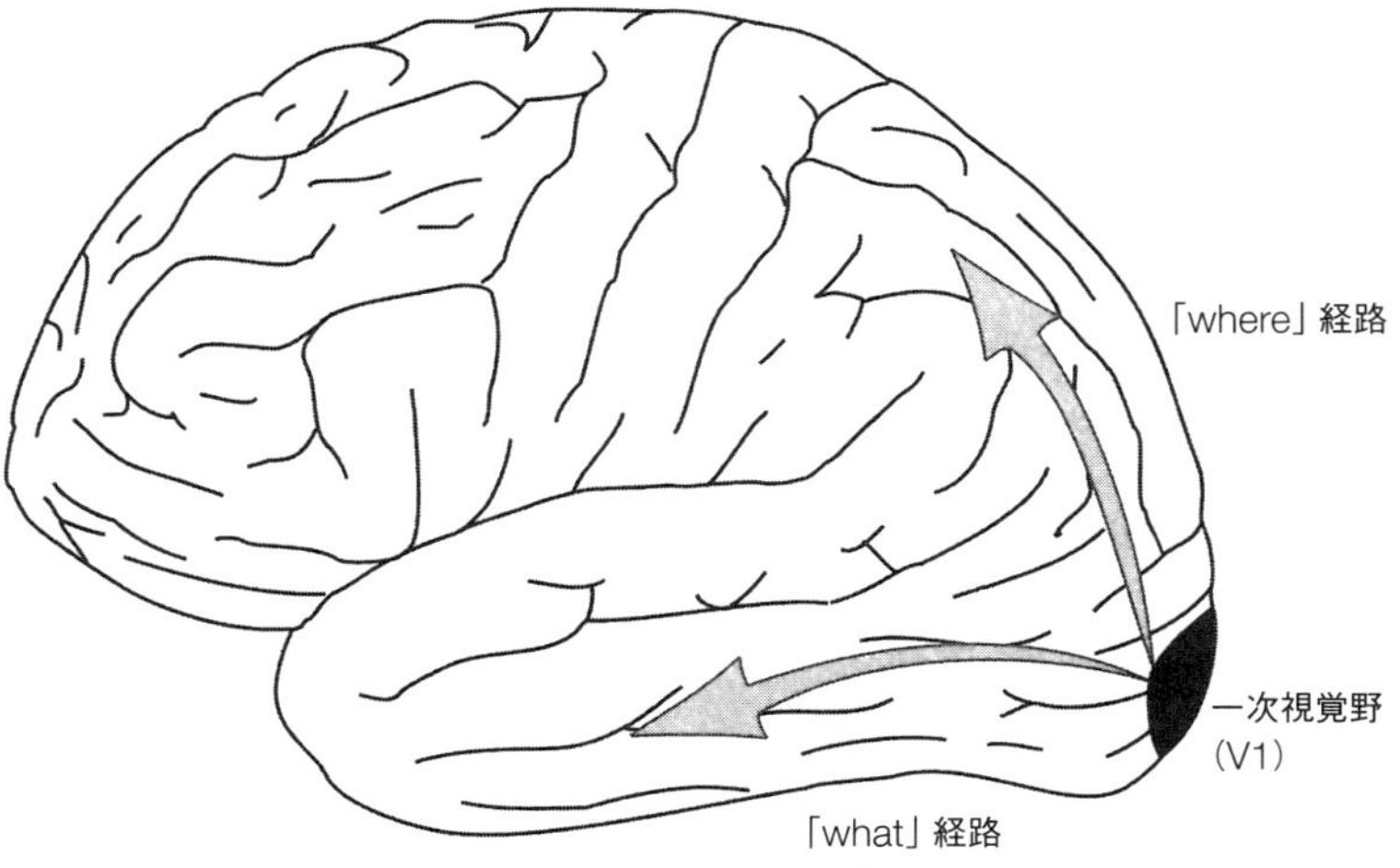

図9.3
大脳皮質の一次視覚野（V1）で最初に処理された後、視覚情報は2つの経路に分かれる。側頭葉に向かう「what」経路と、頭頂葉に向かう「where」経路だ。

ら内へと順次作られていく。網膜でまずニューロンとシナプスが形成され、皮質下の視覚領域、一次視覚野、そして側頭葉および頭頂葉の高度な視覚中枢と続く。しかし、こうして早くからスタートするにもかかわらず、視覚系全体が機能し始めるのは誕生後何カ月も経ってからで、視覚経路がすべてしっかり固定されるのはさらに何年も後になる。

　視覚に関わる最初の組織が現れるのは受精からわずか二二日後で、神経管の先に二つの大きな空洞（眼胞）が形成される。受精後五週間で眼胞が陥入して二つの杯状の構造（眼杯《がんぱい》）ができ、網膜や水晶体になる部分が分化する。眼杯は短く幅の広い眼茎《がんけい》で脳につながっていて、初期の頭部の大きな割合を占めている。しかし外からは、鳥やトカゲの目のように両側を向いた二つの小さな点にしか見えない。受精後八週間になると、二つの点は移動して前を向くようになり、ヒトの目らしくなる。胎児期のごく初期のこの時点で上下のまぶたが形成されるが、これは閉じられ、第二トリメスターの後期まで開くことはない。

　網膜は全体が神経外胚葉《がいはいよう》に由来し、「小さな脳」のように発達する。そこではニューロンが枝分かれと移動を繰り返しながら層を形成し、各層ごとに決まった機能を果たす準備を整える。最初に現れるニューロン層は神経節《せつ》細胞の層で、妊娠第六週から第二〇週の頃にすべてが形成される。神経節細胞はすぐに軸索を伸ばし始める。妊娠第八週になると、早くも眼茎から若い線維が出て視神経を形成し始めている。

　網膜の成熟は、第二のもっと緩やかな勾配《こうばい》［生理的活性の段階的変化］に沿って中心窩《か》から周辺領域に向かって進行する。このため、中心窩の細胞はすべて妊娠第一四週までに形成されているのに対し、網膜周辺部では桿《かん》体《たい》や双極《そうきょく》性細胞の一部が生後数カ月になってもまだ形成中だ。周辺部の発達がこのように遅いのは、（後でみるように）新生児は視野の中心よりも周辺の方がよく見えていることを考えると驚きだ。とはいえ、中心窩の視力は誕生後数カ月で劇的に向上する。これは錐体《すいたい》の光受容体に特別な変化が生じるためで、この点はすぐ後で説明する。

視覚情報の次の中継点となる外側膝状体《がいそくしつじょうたい》（ＬＧＮ）でニューロン形成が始まるのは網膜より後だが、こちらのプロセスは進み方がずっと速い。妊娠第一一週にはすべてのＬＧＮニューロンが形成され、第一トリメスターの終わりには網膜神経節細胞からの最初のシナプス結合ができている。ＬＧＮでは誕生直後の時期までシナプスが形成され続けるが、この頃に接続されるのは大脳皮質につながるニューロンで、これによって下位脳の視覚機能に対する大脳皮質のコントロールが確立する。

第二トリメスターは視覚野が急激に発達する時期だ。一次視覚野（Ｖ１）の一億個のニューロンすべてが、妊娠第一四週から第二八週までの間に形成される。妊娠五カ月でＶ１のシナプス形成が始まるが、これはさらに一年近く続いていく驚くべきプロセスのほんの入り口でしかない。この期間は、なんと一日あたり約一〇〇億個のシナプスが新しく作られる！

最近得られた証拠が示唆するところでは、「where」経路の方が「what」経路よりもいくぶん早く発達する。誕生時には動きを処理するシナプスの方が形の知覚に関わるシナプスよりずっと多く形成されている。「where」経路の最初の中継点は生後四カ月でシナプス密度が最大になるのに対し、「what」経路がピークに達するのは生後八カ月だ。新生児の視覚に、動きを捉《とら》えるといった面に優れていても細かいものを見分けるような能力は低いという特徴がみられるのは、「where」経路が先に発達するという事実で説明できる。

一次視覚野のシナプス密度がピークに達するのは生後八カ月頃だ。そして二歳頃から次第に密度が下がり始め、小児期の終わりまで低下が続く。長く続くシナプスの刈り込みは視覚のさまざまな能力が徐々に洗練されていく時期と一致しており、この間に視覚野にあるシナプスの約四〇パーセントが消え、残った神経回路はどんどん効率が高まる。またこの時期は、視覚の発達における臨界期（後述）の終わりとも対応している。

細胞とシナプスの形成が奥に向かって――目から外側膝状体《がいそくしつじょうたい》（ＬＧＮ）へ、さらに一次視覚野、上位の皮質領域へと——進むのに合わせて、同様の勾配《こうばい》で視神経の軸索の髄鞘形成が進行する。つまり視神経の髄鞘形成は生まれる二カ月前から始まって生後七カ月まで続く。しかし、LGNニューロンの髄鞘形成が始まるのは生後七週になってからで、こちらは生後八カ月頃まで続く。一次視覚野では各層ごとにシナプスが形成されるのと同じ順序でそれぞれの細胞が髄鞘化する。最後に、高次視覚領域［一次視覚野（V1）より高度な処理を行なう、二次視覚野（V2）から五次視覚野（V5）までを指す］の髄鞘形成は一次視覚野より後で起こり、一部は小児期の半ばまで続く。

正しく配線する——視覚における「生まれ」と「育ち」の役割

視覚の発達をニューロンやシナプスの数で記述するのと、視覚系全体がどのようにして正しく接続されるかを解明するのはまったく別の話だ。一次視覚野（V1）だけを考えても、一億のニューロンのそれぞれが数千もの他のニューロンとシナプスで結合し、その先のニューロンもまた数千の他のニューロンと接続している。こうした**一兆個**ものシナプスはいったいどうやって間違いの可能性を排除して正しい場所に収まり、色、形、細部、空間的位置、奥行き知覚などについて首尾一貫した経路を形成できるのだろうか。これほどの複雑さを思うと、脳がシナプスのでたらめに絡《から》まり合った塊《かたまり》になってしまわないのが不思議でならない。

こうした複雑さにもかかわらず、神経科学は視覚系の配線問題の解明に向けてかなりの発展をしてきた。今では、視覚系の配線が二段階で行なわれることが分かっている。遺伝子でコントロールされる第一段階では、大まかな配線の構図が作られる。この時期においては、ニューロンのかなり大きなグループがさまざまにプログラムされた分子キュー［信号として働く分子］を使って、軸索をほぼ正しい位置に誘導する。この過程を長距離旅行になぞらえれば、第一段階は飛行機を使った移動に似ている。飛行機は多くの乗客を乗せて目的地の近くまで飛んで行くが、それも空港までだ。乗客が目指す「個々の目的地」まで送り届けることはしない。

「生まれ」が担当するのはここまでで、最終目的地に連れて行くのは「育ち」の方だ。視覚系の配線の第二段階は経験——具体的には、赤ちゃんがものを見ることによって生じる電気的活動——によってコントロールされる。この段階では、隣り合う軸索どうしが大まかな地図のうえでスペースを求めて争い、電気的活動のレベルとタイミングに応じてどちらかが特定の標的へのシナプス結合を失うことになる。このシナプス刈り込み——最も活発な接続が生き残る適者生存——は、視覚系の配線の旅を締めくくり、大まかな地図を洗練させて視覚空間の厳密な表象に変える。

▼誕生直後のネコの目をふさぐ実験

視覚経験が実際に脳の配線に影響するというのは、発達神経科学の最も重要な発見の一つだ。一九六〇年代初めにこれを発見したのはデヴィッド・ヒューベルとトーステン・ウィーゼルという神経生物学者で、二人はこの業績によりノーベル賞を受賞した［一九八一年の生理学・医学賞］。ヒューベルとウィーゼルは、誕生直後のネコやサルのまぶたを縫い合わせて視覚経験をさせないようにするという、ごく単純な実験から手をつけた。視覚経験が奪われると、視覚皮質の構造と機能の両方に大きな影響があった。しかし、それ以上に顕著だったのは、**片方**の目だけを縫い合わせたネコに起きたことだった。予想に反して、このようなネコの脳は両目を見えないようにしたネコ以上に混乱していた。この観察結果からヒューベルとウィーゼルは、脳の選択的な配線の過程に何らかの競争的な相互作用が働いていると結論づけた。両目がふさがれていると視覚系の電気的活動は大きく低下するが、少なくとも左右の対称性は保たれている（両目が閉じていても多少のバックグラウンド活動は常に存在する）。これに対して片目だけがふさがれた場合、そちらに最小限の電気的入力があっても、開いている方の目からの入力に圧倒され、視覚皮質でのスペースをかなり失ってしまう。

左脳と右脳それぞれが左右の目から視覚入力を受け取ることを思い出してほしい。発達の第一段階では、オーバーラップする領域に左右両方の目から軸索が入り込み、枝分かれし、シナプス結合を作る傾向がある。しかし、それを洗練していく段階になると、電気的活動によってこれらの経路が分離されていく。たとえば右目からの電気的活動が強く、同期していると、右目からのシナプスは安定傾向になる。それに対して、右目からの入力が集まるところにたまたま左目からのシナプスが入り込んでいると、右目の活動と同期していないため取り除かれていく。

この刈り込みのプロセスを経て、最終的には左右の入力が完全に分離される。左右それぞれの目からの入力のうち、軸索の枝の約半数が失われて一次視覚野（V1）にストライプ状のパターンが残る。V1領域全体にわたって一ミリメートルごとに、左目と右目に対応する組織が交互に並ぶことになる。片目からの経路だけを染色すると、左右の視覚入力を受け取る領域が実際にシマウマのようなパターンとなって浮かび上がる（図9・4を参照）。

片目をふさいで育てた動物の視覚野は正常なものと大きく異なって見える。この場合、開いている目からの入力が電気的活動の競争すべてに勝利する結果、大脳皮質の大きなスペースを占めるようになる。開いている目から入力を受け取る部分の幅は、ふさがれた目に対応する部分の約四倍になる。この差は視覚能力に重大な結果をもたらす。ふさがれた目から大脳皮質に到達する入力がごくわずかしかなく、高次の視覚を担う回路とのつながりが乏しくなるためだ。後でその目を再び開いても、機能的には見えないままになる。

▼視覚の発達における臨界期

ヒューベルとウィーゼルは視覚経験とシナプス間の競争が視覚系の正常な配線に欠かせないことを示した後、これがどれほどの期間についてあてはまるのかと考えた。大脳皮質に視覚入力のストライプが作られて

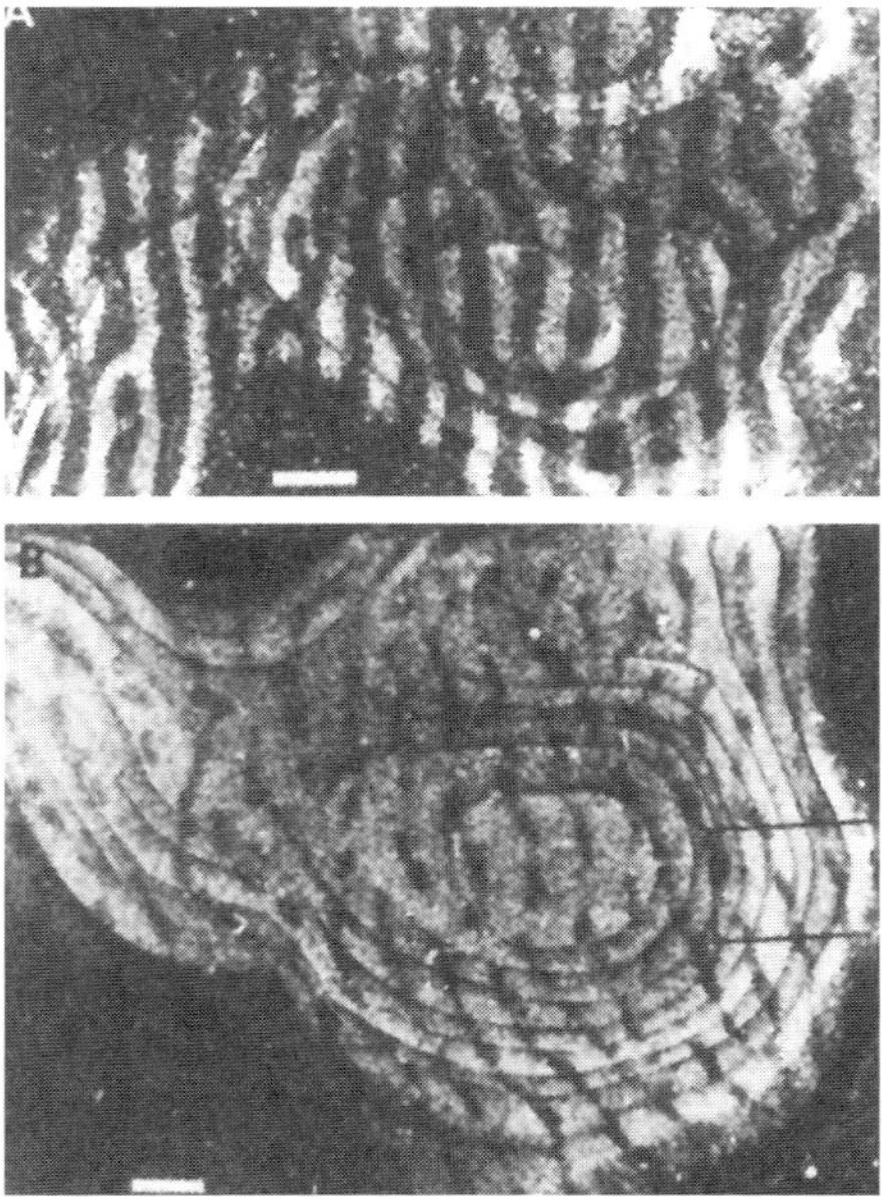

図9.4
サルの視覚野におけるシナプス入力の「ストライプ」。上の写真は正常なサルの視覚野で、左目からの入力を受け取る黒い部分の幅は右目からの入力を受け取る白い部分と同じになっている。下の写真は片目をふさいだまま育てたサルの視覚野を示す。こちらでは右目の側（白い部分）が大脳皮質のスペースの多くを占めている。

T. N. Wiesel, "Postnatal developmentof the visual cortex and the influence of environment," *Nature*, 299:583-91, 1982. より、Macmillan Magazines Ltd. の許可を得て転載。

からも取り消しが利くだろうか。大人の場合、白内障になったり長い間アイパッチをつけたりしても視覚は失われない。初期の発達において視覚経験が決定的に重要な時期があるのだろうか。もしあるとすれば、それはどれだけ長く続くのか。

ヒューベルとウィーゼルは生後三、四カ月になるまで待ってネコの片目をふさいだ。この処置の結果は前回の実験と違って破壊的なものではなく、大脳皮質の視覚入力のストライプは失われなかった。つまり、脳が正しく配線されるには経験が必要だけれど、それはかなり限定された時期だけで、最初の乱雑なシナプス結合を洗練していく刈り込みの段階が重要なのだった。この時期を過ぎてしまえば、その後の視覚経験が正常かどうかにかかわらず、もう視覚野の配線が大きく変更されることはない。

視覚系の発達の仕組みを理解していれば、斜視のような問題があると、それが赤ちゃんの視覚に長期的な危険を及ぼすことを説明できる。今では、正常な視覚の発達にとって決定的に重要な時期がいくつかあることが分かっている。一般的にいって、特定の視覚能力が現れるのはその基盤となる回路のシナプスが初めて作られるときだ。この頃はまだ可塑《かそ》的で、シナプスが洗練されていく間に経験による修正を受ける可能性がある。シナプスの洗練される時期は視覚系の部分ごとに違うので、その部分が視覚入力に影響されやすい時期も異なっている。このため、異常な経験に対して脆弱《ぜいじゃく》な時期も、視力、両眼視《りょうがんし》機能［左右の眼から得るイメージを組み合わせて単一のイメージを得る機能］など視覚のさまざまな側面ごとに違う。幸いにも、赤ちゃんの視覚の発達における臨界期は、仔ネコに比べてかなり幅がある。シナプスの刈り込みは小児期まで長く継続するため、視覚能力には二歳まで大きな順応性があり、その後八歳から一〇歳頃までは順応性がいくらか低下する。

▼初期の経験と視覚の発達

神経科学者は現在、経験や活動に基づいてスペースを奪い合うシナプスどうしの競争が、視覚野のあらゆる神経回路の発達に関わっていることを知っている。たとえば、生まれたばかりのネコやサルを人工的に斜視にすると、左右の目は協調して働くことができなくなる。このため、奥行きの知覚や視力を高めるうえで視覚野において決定的な役割を果たす、両眼視のニューロンが発達するのに通常は必要な電気的活動が得られない。

もう一つの例は、線の向きや空間内の物体を検知する役割を担う大脳皮質のニューロンだ。縦縞《じま》に塗った部屋に仔ネコを入れて頭を傾けられないように保ち、一方向の模様しか目に入らないようにして育てると、方向を感知するニューロンの多くが垂直方向の刺激に反応するものになり、水平方向の刺激に反応するニューロンが異常に少なくなった。ヒトの場合も、これほど極端な環境で育つことはまずないにせよ、同様の影響が生じる可能性がある。私たちはたいてい一戸建てや集合住宅などの環境で成長するため、斜めに傾いた形状よりも水平と垂直の方向を捉《とら》える能力の方がやや高いことが分かっている。これに対し、ティーピー（円錐《すい》形のテント）で育ったカナダ先住民を対象にしたある研究では、斜め方向のものを見分ける能力が私たちよりもかなり高いことが明らかになった。

つまり、幼い頃の微妙な視覚的経験が視覚系の神経回路や知覚能力に永続的な影響を及ぼす可能性は非常に大きい。視覚に遺伝が大きく関わっているのは明らかだけれど、子どもの観察力、空間の知覚、手と目の連携などを形成するうえで、初期の経験も決定的に重要なのだろう。赤ちゃんがいろいろなものを目にして、そこから得られる入力が特定の段階で調《ととの》えられる視覚能力に適していれば、大きくなってから、視覚に依存する能力をそれだけうまく身につけられるようになるはずだ。ひょっとしたら、芸術家や博物学者やテニスプレーヤーになれるかどうかが、その頃の経験しだいで決まってしまうのかもしれない。

視覚はどのように向上するか

基本的な視覚の多くが誕生後に発達することを思えば、新生児に物が見えるのは驚きだ。しかし、ジンナの視覚皮質はまだ配線が始まったばかりだけれど、皮質下の視覚に関わる部分は既によく発達していて、誕生直後の二カ月間の視覚能力の多くをコントロールしている。妊娠二四週の胎児でも、母親の腹部に強い光を当てると、それに反応して動いたり心拍数が変化したりすることが知られている。こうした反射をコントロールする脳幹の神経は、外側膝状体《がいそくしつじょうたい》（ＬＧＮ）や大脳皮質につながる神経よりも髄鞘形成のスピードが速く、生まれる二カ月前頃から始まって生後三カ月で完了する。単純な目の動き、まばたき、瞳孔《どうこう》の拡張、動くものを追うことなど、新生児の視覚能力の多くも脳幹の神経回路によってコントロールされている。早産児にも凝視やものを目で追う動作がみられることから判断すると、こうした回路は妊娠後三二週になるとすべて機能している。

意識的な知覚としての視覚を成立させる大脳皮質視覚中枢の発達には、誕生とともに始まる視覚経験が欠かせない。大脳皮質は生後二カ月頃から徐々に、皮質下の神経回路から視覚に関わる仕事の大部分を引き継ぐようになる。生後二カ月から八カ月の間に視覚野のシナプスが爆発的に増えると、新しい視覚能力が現れて急速に向上し、生後一年が過ぎる頃、赤ちゃんの視覚は大人と比べてほとんど遜色のないものになっている。

▼新生児には何が見えているか

ジンナの父親アレックスは検眼士なので、生まれてまだ三時間の娘に何が見えているか興味津々だ。アレックスはベッドの上で赤いソックスを振って見せ、ジンナの注意を惹こうとしている。顔の上方でソックスを振っても反応を示さないのに、ベッドの脇の方に動かしたとたん、ジンナはそちらに目をやった。ソックスを視野の中でゆっくり戻すと、ジンナも目の右端までそれを追いかける。その先は首を動かさなければならない。「良かった」と、アレックスは疲れ切っている妻のサリーにいった。「どうやら僕たちの赤ちゃんは物が見えているようだ」

そう、新生児も目が見えている。ただし、それほどよく見えるわけではない。ジンナの見ている光景は、おそらく凍りついた窓を通して眺めた世界のようだろう。光は妨げられることなく目に入っているけれど、網膜も脳も、世界の中にある物体や形や色の大部分を検知できるほど洗練された仕方で情報を処理できないのだ。視力は低く、二つの物体間の距離がかなり大きくないと区別できない。互いに近くにあるものはぼんやりと溶け合ってしまっている。コントラストの感受性が弱いので大まかなパターンしか分からず、細かな陰影は見えないといっていい。焦点が合う範囲は目の前七―三〇インチ（約一八―七六センチメートル）程度と狭く、その中でもいちばん近いあたりの物を見ようとする傾向がある。いくつかの色は見分けられるが、スペクトルの一部でしかない。青よりも赤と緑の方がはっきり見える。奥行きを知覚するのに脳を使う仕組みがまだ発達していないため、知覚できる世界は完全に平面的だ。そして、空間の見え方は特に奇妙で、視野の周辺の方がよく見えている。大人は頭と目を動かして視野の中心に対象物を捉《とら》え、よく見ようとするけれど、新生児は視野の端の方がいちばんよく見え、真正面にあるものに気づかない。

それでもジンナは、**見える**物には強く惹きつけられる。大きな物体や模様、黒と白のくっきりしたデザイン、鮮やかな色の玩具、そして生まれたばかりの妹を見ようとベッドを覗き込むブラッドの満面の笑み。父親が振る赤いソックスのように、動いている物も注意を惹く。実のところ、「where」経路のニューロンの方が早く発達するので、新生児はどんな視覚的特徴よりも動きをよく捉えることができ、ゆっくり動いている物を目で追うのはとりわけ得意だ。ジンナは同じ物や模様を長いこと見ていると退屈しさえする。明るい赤のソックスをしばらくじっと見ていたジンナは、イライラして目をそらし、しばらくの間は興味を示さなくなった。

ジンナの視覚は限られているけれど、本人にとって重要ないくつかの機能を果たすことはできる。見える物はほぼすべて手の届く範囲にあるため、焦点の合う距離が短いことは、触覚や手の動きと視覚を結びつける作業を始めるのにかえって都合がいい。また、ジンナの視覚は家族がどう見えるかを覚えるのに最適なレベルでもある。後で見るように、新生児は人の顔や顔のように見える物を好む性質を生まれつき持っている。乳を飲んでいるとき、ジンナの目は母親の顔にうまく焦点が合う。母親は自分の目からちょうど八インチ（約二〇センチメートル）ほどのところに赤ちゃんを抱える傾向があり、新生児の目の焦点が合う距離を本能的に知っているように見える。

ジンナの視力は、急速に成長する脳が必要とする種類の刺激を与えるのにちょうど足りる程度になっている。大まかな模様や色に注意が向いているとき大脳皮質ニューロンに送られる入力は明確なもので、このことはエッジ、コントラスト、色合い、動きなど、視覚のあらゆる基本的な要素を感知する能力を鋭敏にするのに役立つ。さらにこうした能力は、高次の視覚領域と、奥行き知覚や細部を見分ける視力などの高度な機能を洗練するのに最適な視覚上の刺激を提供する。

▼目の動きと注視する能力の成熟

赤ちゃんに何が見えているかを、私たちはどうすれば知ることができるだろうか。簡単ではないが、視覚の発達を調べている研究者たちが採用した方法の一つは目の動きに注目することだった。赤ちゃんが目を**どのように**動かすかを見ていると、視覚が成熟する仕組みについて多くのことが分かる。さまざまな種類の目の動きは、それぞれ脳の異なる部分によってコントロールされているからだ。**どこを**見ているかを調べると、赤ちゃんに何が見えているか——容易に見分けられるのはどんな模様、色、形か——について驚くほど多くのことが分かる。なぜなら、赤ちゃんはいわば小さな「見る機械」だからだ。何であれはっきり区別できる物があると、赤ちゃんはそこに目を向けずにいられない。見たことがない物ならなおのことだ。

生まれて六カ月になるまでの間に、目の動きのコントロールは大部分が皮質下で行なわれる状態から大脳皮質の機能が中心になる状態へと移行し、それに応じて目の動きも成熟する。新生児はゆっくり動く物を目で追うことはできるけれど、目の動きはぎくしゃくしていて、**サッケード**(*saccade*)と呼ばれる断続的な移動を示す。そして、追いかけようとする物より遅れて目が動く傾向がある。サッケードは反射的な目の運動で、脳幹によってコントロールされ、大脳皮質が関わる必要はない。しかし、生後二カ月になると大脳皮質に物の動きを知覚する配線ができる。サッケードのように断続的でない、滑らかな目の動きが可能になり、動いている物をかなり正確に追いかけられるようになる。そして生後三カ月から六カ月になると、単に動く物についていくのでなく、一定のスピードで移動する物体の位置を予測できるようになる。この時期の赤ちゃんを対象に注意深く計測した結果、目の焦点は動いている物の少し先に合うようになることが明らかになった。このような予測による追尾は、前頭葉にある目の動きをコントロールする特別な部位の機能で、認知的発達の主要な目印になる。なぜなら、どこを見るかを赤ちゃんが実際に**選んでいる**ことを示唆しているからだ。

▼視力の着実な向上

視覚の発達において最も目覚ましい変化は、細部を見分ける視力の向上だ。視力は誕生後の六カ月間に大きく上がり、五歳頃まで緩やかに向上する。赤ちゃんの視力は最初は20/600［〇・〇三］ほどで、大人の正常な視力20/20［一・〇］の三〇分の一だ。しかし、目と大脳皮質の変化によって視力は急速に向上する。

詳細に物を見るときに私たちが使うのは目の中心部（中心窩《か》）だけれど、網膜のこの部分は成熟するのが最も遅い。新生児では中心窩の錐体は短くて太く、視野の広い領域に反応する。しかし、誕生の頃から驚くほど長い時間をかけて、錐体はずいぶん細く長くなっていく。錐体の周囲の長さは三分の一程度に減少し、一つ一つの錐体は視野全体のわずかな部分だけに対応するようになる。この変化により、網膜周辺部からさらに移動してくる錐体の収まる余地ができる。その結果、錐体の密度が急激に高まり、赤ちゃんの視力はどんどん向上する。これはコンピュータのプリンタで、一インチあたりのドット数が増えると解像度が上がるのと似ている。

錐体の形状の変化は、また別の形でも視力の向上に寄与する。細長くなった錐体は、入ってくる光の方向に沿ってより多くの色素を蓄えられるようになる。これにより、特定の錐体が一個の光子《こうし》［光の粒子］によって活性化する確率が大きくなる。つまり、一つ一つの錐体の感度が上がって低い光量でも反応するようになるわけだ。赤ちゃんにとってこれは、コントラストへの感度が上がることを意味する。新生児は――白地に黒のように――コントラストがかなり大きくないと見えにくいが、少し大きくなった赤ちゃんは、グレーの濃淡やパステルのような淡い色でも微妙な明暗を見分けられる。生後一〇週間でコントラストの感度は飛躍的に高まり、その後一歳頃まで緩やかに向上していく。

網膜の変化は重要だけれど、それだけで視力の劇的な向上を完全に説明することはできない。大脳皮質の発達も大きな役割を果たしている。誕生時、一次視覚野で視覚的刺激に反応して活動電位が高まるニューロンはごくわずかしかなく、しかも多くの細胞はコントラストが非常に大きくないと活性化しない。しかし、大脳皮質のシナプスが急速に発達して髄鞘化することにより活動的なニューロンの数が劇的に増加し、特定の種類の視覚入力にどんどん反応するようになる。成熟過程の錐体と同様、大脳皮質ニューロンも最初は視野の広い部分に対応しているが、シナプス間の競争によって機能がしだいに洗練され、より狭い領域に厳密に対応できるようになる。

生後四カ月頃から**超視力**《ハイパーアキュイティ》（*hyperacuity*）と呼ばれる能力が現れ、光受容体の大きさから理論的に想定される解像能力の最大で一〇倍くらいまで細部を見分けられるようになる。たとえば私たちが直線を見たとき、解像能力の限界を超えるわずかな歪みでも気づくのは超視力のおかげだ。脳がどうやってこの離れ業を成し遂げるのかはよく分かっていないけれど、大脳皮質が必要な処理を行なっているという点では大方の意見が一致している。赤ちゃんの超視力を調べると、生後一〇週から一八週の間に急速に向上しており、これは視覚皮質が急激に成熟する時期と同じだ。

網膜と大脳皮質の変化はどちらも赤ちゃんの視力を向上させるうえで重要だけれど、二つの間には大きな違いがある。大脳皮質の発達は視覚的経験の影響を受けるが、錐体の発達はそうでない。錐体の構造と分布の変化は、赤ちゃんが正常な視覚を持っていなくても、ほぼ同じように進行する。これに対し、大脳皮質にコントロールされる視力の要素は、赤ちゃんの視界が何らかの形で妨げられると重大な影響を受ける。目をふさいだ仔ネコの例で見たように、視覚野に正常な配線ができるためには視覚入力が欠かせない。この配線がうまくいっていることを示す一つの徴候が乳幼児期の視力向上だ。

ある意味で、生まれたばかりの赤ちゃんの視覚はみな「異常」だから、そもそもぼやけた視覚入力しか得られない状況で、脳はいったいどうやって配線を完成させるのかと不思議に思うのも無理はない。視力の発達において経験が重要な役割を果たすようになるのは生後数カ月を**過ぎてから**、というのがその答えだ。赤ちゃんは、ある程度細かいところまで見えるようになって視覚野が十分に機能を果たす用意がととのってから、視覚のさらなる洗練のため、バランスのとれた正常な視覚入力に大きく依存する決定的に重要な時期を迎える。したがって、視覚上の問題——白内障、斜視、その他イメージの明瞭さに影響する制約など——が生後六カ月から一歳頃までの間に生じると、非常に害が大きい。超視力は完全に大脳皮質によってコントロールされるため、異常な視覚経験の影響を特に受けやすい。

▼周辺視

ジンナは横の方に赤いソックスが見えるとさっと目を向けるのに、父親がソックスを真上で振っても気づかないようだ。このように周辺の視野に敏感である点が、新生児の視覚の最も奇妙なところだろう。**周辺視**と呼ばれるこの不思議な性質も、中心窩の錐体の成熟が遅いことから生じている。誕生時、物を見るための負担は中心窩より成熟している網膜周辺部に多くかかっている。さらに、網膜周辺部からの情報はどちらかというと皮質下の視覚経路を経由するため、誕生の時点で視覚系の比較的成熟した部分に届きやすくなっている。

このように中心窩の発達が遅いことから、新生児はもう少し大きい子どもや大人に比べて、周辺視野に大きく依存している。たとえば、大判の写真を見せると、赤ちゃんは中心に写っている物よりもフレームに興味を示す。同様に、ジンナはすぐにアレックスの顔が分かるようになったが、実際に判別しているのは目、鼻、口などの細部よりも、むしろ髪型や濃い髭なのだった。

この奇妙な傾向は生後二カ月頃まで続き、その後、成熟してきた中心窩と大脳皮質が細かく物を見る機能を引き継ぐようになる。それまでは、明るい模様のついたモビールに気づいてほしければ、ベッドの真上でなく脇の方に吊すといい。

▼不可避的な注視──なぜ赤ちゃんはこちらを見つめるのか

生後二カ月の赤ちゃんは、周辺視の効果に関係する、視覚上のもう一つの顕著な行動を示す。これは**不可避的な注視**（*obligatory looking*）と呼ばれ、この名前が示唆する通り、この頃の赤ちゃんは同じ対象物を、ときには三〇分以上もじっと見つめることがある。このような行動が生じるのは、視覚野が脳幹の視覚中枢をコントロールし始める時期だからだ。このことは、赤ちゃんが習慣的に行なっていた周辺視野に目を動かす動作を抑制する形になる。生後六週間になったジンナも、正面にある明るい照明から**目をそむけたい**のに、大脳皮質と皮質下の視覚中枢の間で起こる争いのためにそうすることができない。かわいそうに！　サリーが苦しそうな様子に気づいて救いの手を差し伸べるまで、ジンナは延々と照明を見つめ続けていた。

もちろん、この不可避的な注視が非常に役に立つ面もある。ジンナと毎日こうして強く見つめ合うことで、サリーの心はとろけそうになる。実際、多くの親はこの頃の赤ちゃんが可愛くてたまらないという。これには長い時間じっと互いの目を見つめていることが大いに関係しているはずだ。

▼色覚

最近、赤ちゃん用品の売り場に行ったことがあれば、ぬいぐるみの動物、モビール、おくるみ、毛布、枕、玩具などの新生児用品に、黒と白を大胆に使ったものがあふれていることにたぶん気づいたはずだ。新生児に何が見えて何が見えないかをメーカーはようやく理解したのだろう。このようにくっきりしたデザインは、赤ちゃんの限られた視力に適しているだけでなく、生後数週間の色覚が極端に鈍いことからも意味がある。

慎重にテストした結果、赤ちゃんが色を見分けられるようになる時期は早くても生後三週間で、しかもその能力は高くないことが分かっている。明るさがほぼ同じで色の異なる背景の前に単一の色の点を置いても赤ちゃんが興味を示さなかったことから判断して、多くの新生児は色を見分けられない。色覚の乏しい理由はいくつかあるが、主な理由は視力が限られているのと同じく網膜が未発達であることだ。細部を見るだけでなく、色を感じる機能を持つ錐体がまだ太く、間隔も大きい。誕生後の数カ月で錐体が細長くなり、中心窩での密度が高くなると、光への感度がずっと大きくなる。錐体が成熟するにつれて色を見分ける能力も向上する。

生後八週間になったジンナは、リンゴとオレンジのように大きな面積の明るい色が提示されれば、いろいろな組み合わせの色を区別できるようになっている。赤と緑もかなり分かりやすい。しかし、青に反応する錐体に関わる場合、色を区別するのはまだ困難で、紫と黄緑の対比も分かりにくい。

既にみたように、赤、緑、青という三種類の光受容体がどれだけ活性化するかによって色を判別する仕組みがある（黄を感知するのは、緑と赤の錐体がいっしょに働く場合だ）。さらに、中枢神経系［脳と脊髄］は色対立（*color opponency*）の原理によって色覚を鋭敏にしている。赤と緑は互いに最適なコントラストをなし、青と黄も同様だ。生後二カ月未満の赤ちゃんの場合、青に対応する錐体の機能が低いのか、青と黄のコントラストを処理する神経回路が未熟なのか、まだ分かっていない。それでも生後三カ月で青／黄の系が赤

／緑の系に追いつき、大人とほぼ同じ色の識別能力を示すようになる。
生後四カ月までに一次視覚野で色の情報を処理する領域が完全に成熟する。これは**ブロブ**（*blob*）領域と呼ばれ、この時点で上位の視覚領域との接続が形成され始める。このことは、この時期の赤ちゃんが急に色をよく理解するようになる理由を説明するのに役立つ。主要な色は見えるし、分類したり、短時間なら記憶することもできる。

研究者が赤ちゃんの色覚をテストする方法の一つは馴化《じゅんか》（*habituation*）の実験だ。赤ちゃんにある色（たとえば大きな青い円）を、飽きる――慣れっこになる――まで繰り返し見せる。飽きたかどうかはその色を見せたときどれだけ長く見続けるかで判断する。次に、別の色（たとえば少しだけ波長の長い色）の円を見せる。新しい色が緑より青に近く見えていれば赤ちゃんは退屈したままになる傾向を示すが、大人が「緑」と呼ぶ範囲に当てはまる場合は改めて興味を示す。このような実験によって研究者たちは、赤ちゃんが大人とほぼ同じように色をグループ分けしていることを発見した。つまり、このような分類が私たちの視覚系に内在していることを示唆している。

馴化の実験では、乳児が色をかなりよく記憶することも明らかになった。実際、乳児にとっては形よりも色を記憶する方が易しく、色は赤ちゃんが利用できる最初の抽象概念のようだ。

私たちの視覚系は、赤、青、緑、そして黄の経路で色を処理しているので、年長の赤ちゃんはこれらの色――特に明るい「純色」――に強く惹きつけられる。選ばせてみると、赤ちゃんは黄緑や紫などの中間的な色よりも明るい赤や青を好む（大人もこういう色に強く惹きつけられる。もっとも、そういう色の方が「好き」だというかどうかは分からない）。こうした色の好みは、単純に外側膝状体《がいそくしつじょうたい》（ＬＧＮ）や大脳皮質で四種類の対立色の細胞のどれを最大限に刺激するか、という問題かもしれない。純色に近くて明るい色――消防車の赤など――なら、四種類の色に反応するニューロンのいずれかを強く刺激するはずだ。この強い電気的興奮は、さらに、赤ちゃんの注意をコントロールするニューロンを直接に刺激する。玩具売り場に原色があふれていることから判断すると、やはり赤ちゃん用品のメーカーはこの情報を利用しているようだ。

▼両眼視《りょうがんし》と奥行き知覚の始まり

両眼視《りょうがんし》（*binocularity*）は二つの目が協調して働くことが必要な視覚の側面をいう。一般に、視覚の機能——視力、コントラストの感度、色覚、空間内にある物体の位置の把握など——はどれも、一つでなく二つの目を使う方がずっとうまく働く。しかし、両眼視に最も大きく依存しているのは奥行き知覚だ。奥行きの感覚（立体視）は、左右の目が少しだけ離れた位置にあるためそれぞれわずかに違う光景が見えるという事実によって増強される。左右の光景の違いが立体視、つまり三次元の知覚に変換される。奥行きを知覚するのに私たちが利用するのは立体視だけではない。パースペクティブ（平行線が遠くへ行くほどすぼまって見えること）や対象物どうしの関係（一方が他方の陰に隠れる、大きく見える、速く動く）など、一つの目で感知できる手がかりも関係してくるが、完全な奥行き知覚は両眼の不一致——左右の目で捉《とら》えた空間配置のわずかな違い——に依存しており、これが私たちに、実際に三次元で物を見ている感覚を与えてくれる。

両眼視は完全に大脳皮質の機能だ。先に述べたように、視覚回路の配線ができ上がったとき、外側膝状体（LGN）と視覚皮質の最初の層にあるシナプスでは、左右それぞれの目からの入力が厳密に分離されている。しかしこの段階を過ぎると、左右の目からの入力が単一の皮質ニューロン上でいっしょになり、それぞれの情報が結びついて立体視の知覚が生まれる。逆説的に思われるかもしれないけれど、赤ちゃんの両眼視は、生後二カ月から六カ月で両眼からのシナプス入力が大脳皮質で分離されてから——つまり、縞《しま》模様のようにシナプス結合が交互に形成されてから——でないと生じない。それまでは両目からの入力が大脳皮質の同じ標的を目指して争っている状態で、高次の細胞はどれがどちらの目からの入力かを知るすべがなく、左右を比較できない。いい換えると、大脳皮質は両目からの情報をいったん分離してからでないと、正しく再構成できないのだ。両眼視とシナプスの洗錬との間にこのような関係があることから、真の両眼視が機能し始めるのは、大脳皮質が十分成熟して視覚に関わる仕事の多くを引き受けられるようになったことを示す良い指標になると考えられている。

古いビューマスターという投影機を覚えているだろうか？　３Dゴーグルと、ビューマスターで見るのと似た経験ができるようにした特別な画像のペアを使って、赤ちゃんの両眼視機能をテストできる。別々にした画像は縦縞の模様にしか見えないけれど、正常な両眼視能力のある人が３Dゴーグルで見ると左右の画像が融合して、一部のストライプが画面から飛び出して見える（図９・５を参照）。よく使われる別のテストに**ランダムドット・ステレオグラム**があり、多数の点が無意味に並んでいるような二つの画像を単一の画像として融合させると、正方形が飛び出したり沈み込んだりして見える。

被験者が大人だったらこういう実験は簡単で、立体視の効果を感じるかどうかを答えてもらうだけだ。しかし、赤ちゃんを対象にしたテストではもっと手の込んだ方法が必要になる。赤ちゃんに見せる画像は特別なもので、画面の片側に３Ｄ効果の生じるペアを、反対側にそうでないペアを表示する。生後八週間で両眼視のテストを受けたジンナは、画面の両端に示されたペアを見つめる時間が同じだった。ところがその六週間後になると、違いは明らかだった。ジンナは右側にある立体的なストライプから目を離さず、平面的にしか見えない左側のストライプにはほとんど気づきもしなかった。短期間のうちに、立体視に必要な配線が大脳皮質にできたというわけだ。

たいていの赤ちゃんは、ジンナと同じように両眼視の機能が急速に発達する。生後二カ月から五カ月の赤ちゃんを対象にしたテストでは、ほとんど両眼視機能のない状態から、ほんの数週間のうちに大人と同様の能力を持つようになっていた。この変化が起きる時期は平均すると生後三カ月半だ。脳の活動を電気的に計

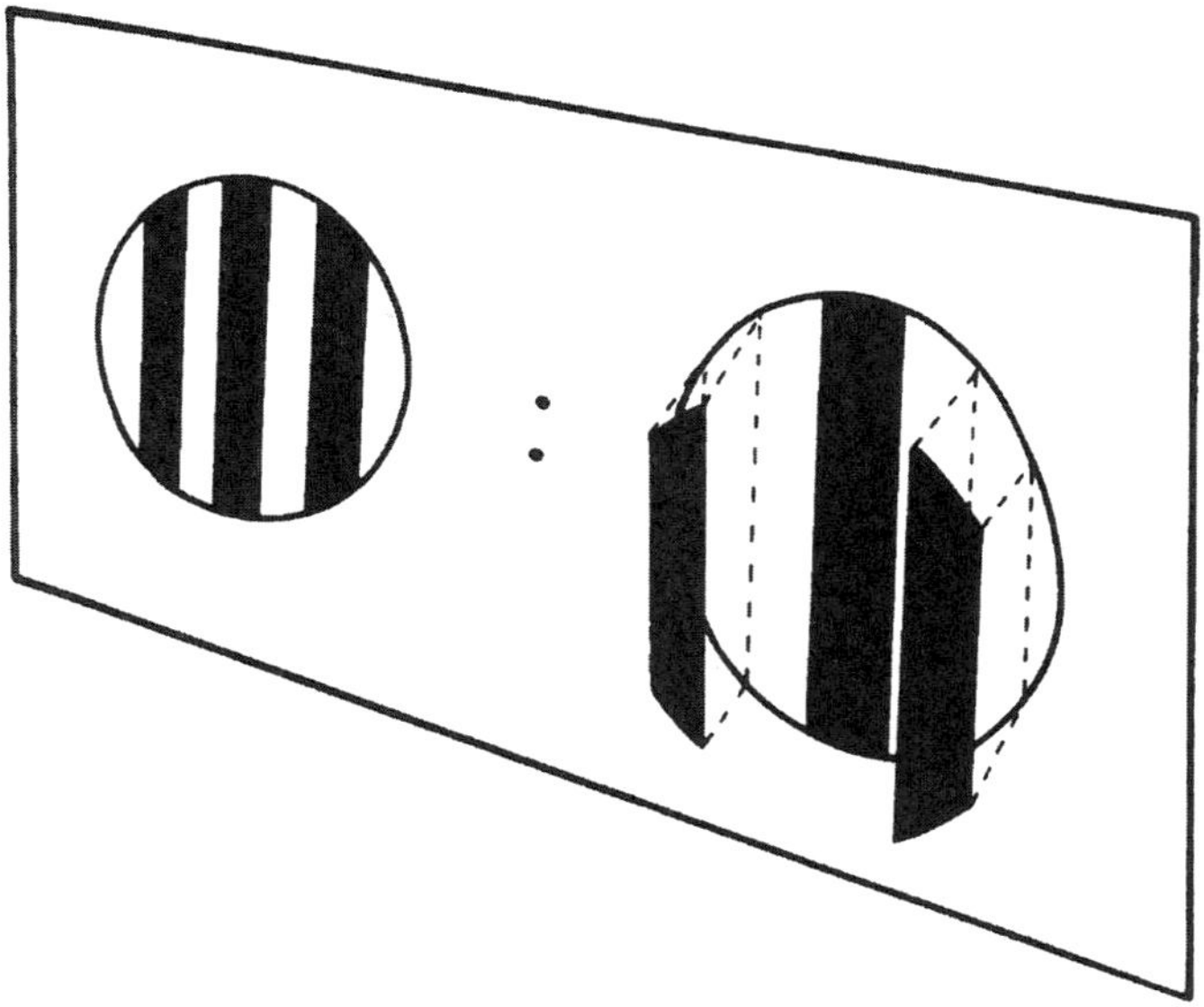

図9.5
赤ちゃんの立体視機能の発達を評価するのに用いられる刺激の1つのタイプ。生後4カ月未満の赤ちゃんは、右側の画像を立体的に知覚できない場合が多い。

R. Held et al., "Stereoacuity of human infants," *Proceedings of the National Academy of Sciences* 77:5572-4, 1980. より、許可を得て転載。

測する手法でも、両眼視の機能が急速に生じることが確認されている。ちょうどこの時期、赤ちゃんの後頭部にランダムドット・ステレオグラムへの電気的反応が急に現れる。

しかし、赤ちゃんの両眼視機能が急速に向上することには問題点もある。大脳皮質の配線が正しく行なわれるには正常な視覚経験を必要とするので、斜視などで両目の協調した動きが妨げられると、両眼視機能を発達させる機会が恒久的に失われる可能性がある。後でみるように、脳の機能の中で両眼視は最も早く臨界期を迎えるものの一つなので、斜視のような問題がある赤ちゃんにはただちに治療を施すことが重要だ。

▼顔の認識

新生児の視力がいかに弱いかを考えると、生後数カ月で母親の顔を認識できるというのは、驚くべき発見の一つだ。たとえばある研究では生後わずか一日の赤ちゃんに、母親ともう一人、髪の色とヘアスタイルの似た別の女性の画像を画面で見せた。赤ちゃんの反応をみるために使われたおしゃぶりは特別なもので、おしゃぶりを速く吸うと画面の画像がそのまま表示され続けるようになっている。テストを受けた赤ちゃんはほぼ全員、自分の母親が映ったときにおしゃぶりを速く吸い、結果的に母親の顔が長く表示され続けた。何人かの赤ちゃんは父親の顔を別の男性の顔より好む反応も示した。もちろんこれは、その前にある程度長い時間、父親がそばにいた赤ちゃんの場合だけれど。

新生児は、本物の顔であろうと大ざっぱに描いた絵であろうと、とにかく顔に強く惹きつけられる。人の顔は新生児の限られた視力でも見分けやすい特徴をいくつもそなえている。明るい目と濃い色の口には大きなコントラストがあるし、髪の生え際のくっきりした輪郭は赤ちゃんの周辺視野を刺激する。しかしそれだけではない。新生児は顔に似た刺激に惹きつけられる性質を生得的に持っていて、長円形の正しい位置に二つの目と鼻と口があれば反応を示すらしい。生まれて一時間にもならない赤ちゃんでさえ、顔を描いた簡単な線画を見ようと頭の向きを変えて目を向けるけれど、目鼻や口の位置が違っていると目もくれない。このように人の顔に惹きつけられることには、進化の観点からいって意味がある。ジンナのような新生児が親の方に顔を向ける傾向を持っていると、親子の絆が強まるからだ。

大人を対象にした研究が示唆するのは、側頭葉下部の特別な領域が顔を認識する機能を受け持っているということだ。この部位に損傷があると、親しい人の顔でも選択的に見分けられなくなるという。しかし新生児の場合、大脳皮質のこの中枢はあまりにも未発達で、顔を認識する能力を担うことはできない。顔を見分ける初期の能力は皮質下の視覚領域の機能らしい。新生児はじっと動かない顔よりもゆっくり動く顔に特に強く惹きつけられる。この事実は上丘《じょうきゅう》が初期の顔認識を担っている事実を示すものだ。

生後二カ月頃以降は大脳皮質が顔認識の機能を引き受けるようになる。この頃の赤ちゃんは、本質的な特徴――その人独特の目、鼻、口――で顔を見分けるようになってきている。また、じっと動かない顔もうまく認識できるようになる。こうした変化の少なくとも一部は、視力、両眼視、色覚といった、他の基本的な視覚の能力が急速に発達することで説明できる。しかし、生後二カ月というのは側頭葉の顔認識をつかさどる特定領域が機能し始める時期だ。実際、脳スキャンを使った最近の実験で、生後二カ月の赤ちゃんに顔を見せると側頭葉が電気的に活性化することが明らかになっている。

皮質下から大脳皮質に処理が移されることで、ちょうどその時期にあたる生後一カ月頃の赤ちゃんには奇妙な効果が生じる。このとき、顔に見える刺激を特に好まなくなるようなのだ。皮質下の処理が衰え始めている一方、皮質での処理がまだ始まっていない段階で、赤ちゃんは正常な顔の絵にも目鼻の位置を乱した絵にも同じように反応する（この中立的な状態は、同じ時期の「不可避的な注視」を生み出すものとよく似ている）。ただ、生後一カ月の赤ちゃんは顔全般への興味を失うものの、知らない人の顔よりは母親の顔を好む。

視覚の発達における性差

心の発達の多くについていえることだけれど、視覚の発達も男の子と女の子でスピードに差が出る。新生児では違いがはっきりしないし、生後六カ月になるとほとんど変わらなくなるが、生後三カ月から六カ月——ちょうど視覚皮質でシナプスが急激に発達する時期——の赤ちゃんは、性別によって視覚の能力のいくつかに差が生じる。女の子は両眼視の最初の徴候を男の子より三、四週早く示し、超視力《ハイパーアキュイティ》も生後四カ月から五カ月の時期は明らかに女の子の方が優れている。男の子の場合、妊娠初期から生後数カ月までの間にテストステロンの増加を経験することからこうした差が生じている証拠がいくつか見つかっている。皮質シナプスの形成と刈り込みは誕生後の早い時期に集中的に行なわれるが、テストステロンにはこれらの進行を緩慢にする面があるのかもしれない。

ずっと後、七歳から一〇歳頃に、もう一度性差が大きく現れる時期がある。この頃から始まって成人になるまで、心の中に思い浮かべた物体を回転させるといった視覚の空間認識能力のテストでは男性の成績が高くなる傾向が続く。一方、女の子が得意なのは、たくさん並んでいる物の位置を記憶するといった、視野全体の知覚に関わる作業だ。つまり、小児期の後期になってから生じる高次の視覚処理において、性による違いがあるのかもしれない。こうした違いが純粋に生物学的なもの——つまり、遺伝子やホルモンによるもの——なのか、それとも子どもの頃に練習する技能が男の子と女の子で異なる傾向があるせいなのかは、大いに論争の的になっている。しかし、この問題は視覚よりも認知能力に関わるので、第十六章で改めて取り上げることにする。

視覚の異常

ジンナの視覚は多くの赤ちゃんと同じように正常に発達している。生後六カ月に達したジンナの視力は明らかに強くなっている。色もよく見分けられるし、立体視もできるようになって、いろいろな距離に焦点を合わせることができる。顔を見て、知っている人かそうでないかを明確に区別できる。動いている物体を滑らかに目で追い、ミリ秒単位で位置を予測することさえできる。要するに、生まれてわずか数カ月の間に目と大脳皮質が驚くべき発達を遂げ、ジンナは本物の視覚を獲得した。

しかし、いとこのジェイソンはそう順調にはいかなかった。生後約六週間でジェイソンは斜視になってきた。左の目が鼻の方に寄る傾向が出ている。ジェイソンはジンナより八カ月年長だけれど、両眼視ができず、左目の視力は非常に弱い。両親は早いうちから斜視に気づいていたが、小児眼科医による治療を求めたのはつい最近のことだ。幸い、左目の視力はこれから治療すればかなり良くなりそうだけれど、立体視が正常にできるようになる見込みはほとんどない。

残念なことだけれど、視覚に問題を抱えた子どもはかなり多い。生まれたときから視覚に異常があるか、生後数年の間に何らかの異常が生じる子は五パーセントに達する。視覚経験が視覚皮質を形成する過程には臨界期があって、赤ちゃんの視覚経験を妨げる何らかの要因があると神経の配線が正常に行なわれず、視覚能力が永久に奪われてしまう可能性がある。幸いにも、視覚のすべての側面が同じように経験に左右されるわけではなく、たとえば色覚や周辺視はどちらも比較的影響を受けない。しかし、既に見た通り、視力や両眼視は初期の経験の影響を強く受ける。というのも、どちらも大脳皮質によって大部分がコントロールされるからだ。

問題が生後どのくらい経って現れるかという点も、子どもの視覚に影響を及ぼすかどうかを大きく左右する。両眼視は早い時期に急速に発達することから、幼い赤ちゃんにとって最も影響を受けやすい機能で、誕生後まもなく臨界期が始まる。内斜視や外斜視、上下斜視などで目の向きが揃っていなかったり、視野がさえぎられていたりした赤ちゃんは、そうした問題が生後六―八カ月を過ぎても解消されなかった場合、両眼視の発達が損なわれる。視力の発達は両眼視に比べると緩やかなので、視界の異常がもっと長く続いても影響を受けずに済むこともある。視力の臨界期は生後四カ月頃から始まって生後九―一一カ月にピークを迎え、たいていは二歳頃まで続く。しかし、両眼視や視力が確立した後も、シナプスを改善する余地がある限り、八歳頃までは多少なりと影響を受ける可能性は残る。

視野をさえぎったり両目の正常な協調を妨げたりする問題は、ほぼすべて視覚の発達に影響を及ぼす。視覚に対する妨害の程度が大きければ大きいほど、また長く続けば続くほど、重大な視覚上の問題を恒久的に抱える結果になる。幸い、**近視**（*myopia*）や**乱視**（*astigmatism*）のような問題は視覚の発達に影響しないことが多い。悪影響が生じる前に赤ちゃんが成長して、問題がなくなる傾向があるからだ。* しかし、重大な結果につながりかねない問題が他に二つある。一つは白内障で、症例はそれほど多くないものの、乳幼児に発症した場合は失明も含め重大な障害を引き起こす可能性がある。もう一つは斜視（*strabismus*）――二つの目の向きがそろっていない状態――の問題だ。白内障に比べると視覚の発達に及ぼす影響は小さいが、残念なことにずっと頻繁にみられる。

*ただし、近視と乱視はもっと大きくなってから起こることが多く、レンズで矯正する必要が出てくる。学業成績に影響を及ぼすこともある。

▼先天性白内障

白内障は目の水晶体が濁る疾患で高齢者にはよくみられるが、成人の場合、濁りを取り除いて眼内レンズを埋め込めば視覚が損なわれることはない。しかし、赤ちゃんの場合はまったく事情が異なる。乳幼児の水晶体に大きな白濁がある場合――**先天性白内障**（*congenital cataract*）と呼ばれる――、子どもの視覚に恒久的で重大な影響を及ぼす可能性がある。治療をしなければ、水晶体の混濁がどれだけ大きいかによって、白内障のある目の視覚の一部または全部が失われてしまう。

先天性白内障の原因はいろいろある。約三分の一が出生前の感染（トキソプラズマ症、水痘〔水ぼうそう〕、そして特に風疹）、別の三分の一が遺伝的傾向によるもの、一〇パーセントがある種の代謝異常など先天性疾患に関係するもの、そして約三分の一は原因が分からない。稀にだが（死産でなく生まれた赤ちゃん一万例中の一―四例）先天性白内障による失明が生じることがあり、工業国では小児失明症の主要な原因になっている。幸い、誕生時に小児科医が行なう**赤色反射**（*red reflex*）〔網膜上に見える赤色の像〕テストや生後一年間の検診で、先天性白内障は比較的簡単に発見できる。

先天性白内障が視覚に深刻な影響を及ぼすことは、赤ちゃんの脳の発達に経験が長期的に影響するという何よりの証拠となっている。白内障によって赤ちゃんはどんな形も見ることができないため、視力や両眼視の基盤となる神経回路を洗練させるのに必要な種類の電気的活動を視覚野が受け取れなくなる。しかし、ヒューベルとウィーゼルの実験に使われた仔ネコと同様、片方だけでなく両目に白内障がある場合の方が赤ちゃんの視覚はまだ向上する見込みがある。片方だけの場合、正常な方の目が白内障のある目を圧倒し、皮質の神経回路へのアクセスを妨げるからだ。

多くの子はどこかの時点で白内障を取り除く処置を受けるが、そのタイミングが決定的に重要だ。生後六カ月を過ぎてから処置を行なう場合、まずまずの視力を得られる可能性は低い。ただし、両眼とも白内障の場合はいくらか改善の余地が大きくなる。現在の小児眼科医はできるだけ早期に先天性白内障を除去するのが通例で、生後数日以内のこともしばしばある。少なくとも生後二カ月以内に行なうことが望ましいとされる。

白内障の除去とは目の水晶体を取り除くことを意味する。したがって、手術を受けた赤ちゃんには矯正用のレンズ（たいていはソフトコンタクトレンズ）を装着させ、焦点を合わせられるようにしなければならない（人工のレンズを埋め込むことも現在では可能だが、これは二歳を過ぎてからになる）。白内障が片方の目だけにある場合、手術後にアイパッチを使うこともきわめて重要だ。赤ちゃんが目覚めている時間のおよそ半分は健全な方の目を覆うようにして、手術を受けた目が不利にならないようにする。アイパッチの使用は通例八―九歳になるまで継続して、臨界期の後期に視力が衰えるのを防ぐ必要がある。早期に手術してレンズを装着し、健全な方の目にきちんとパッチを当ててやれば、白内障のあった目でもかなりの視力を得られる。両目に白内障がある場合の経過はもう少し良好で、アイパッチを使う必要はない。それでも、先天性白内障の赤ちゃんが実用になる両眼視機能を獲得できることはまれだ。

▼斜視

斜視（*strabismus*）とは二つの目の向きがうまく揃っていない状態をいう。斜視の割合は白内障よりずっと多く、満期出産で生まれた赤ちゃんの約二パーセント、早産児では一〇―二〇パーセントにみられる。斜視が生じる理由はよく分かっていない。かつては眼筋が弱いために起こるとされていたが、今では神経系の問題だと考えられている。また、斜視を早期に矯正しないと視覚に問題が生じる可能性があることが分かっている。斜視は両眼視に必ずといっていいほど影響を及ぼすし、視力も低くなる。

斜視の危険性は目に対するよりも脳に対するものだ。両眼視が発達するためには、視覚野のニューロンが視野の対応する部分の入力を両目から受け取る必要がある。つまり、両目が同じ場所に焦点を合わせていなければならない。ところが斜視の赤ちゃんの場合は両目が揃って機能せず、大脳皮質の両眼視ニューロンが正しく配線されない。その子が両眼視を発達させた後（生後五―六カ月まで）でさえ、斜視が臨界期に生じると――両眼視ニューロンの接続がきちんと維持されないために――両眼視の機能は低下する可能性がある。この臨界期は生後一八カ月までと、（それよりは影響の度合いが下がるけれど）さらに八歳まで続く。

両眼視機能が失われるのも心配だが、斜視のさらに大きな問題は視力が損なわれることだ。ジェイソンは両目の向きがきちんと揃っていないため、脳は視界の別々の場所から同時にイメージを受け取ることになる。物が二重に見えるといかに大きな戸惑いを感じるか、経験した人なら誰でもよく分かるはずだ。私たちの脳はそういう場合、片方の目の視覚を（目が開いていても）抑制し、もう一方の目からの入力に集中する傾向がある。最も望ましいのは片方ずつ交互に入力を抑制することだ。片方の目だけが交互に機能していることになるが、大脳皮質の視覚に関わる回路を適切にチューニングするのに十分な電気的活動は得られる。しかし、ジェイソンの場合のように片方の目だけが強いと、弱い方の目は抑制され、皮質の神経回路に十分な電気的活動が供給されず、視力は損なわれてしまう。問題が起きるのが目でなく大脳皮質なので、この種の視力低下は眼鏡やコンタクトレンズを使うだけでは矯正できない。

誕生直後は斜視かどうかが明らかでない。実際、たいていの新生児は目の向きがややずれている。多くの場合、斜視であることがはっきりするのは、正常な赤ちゃんの目の向きが揃う生後二カ月から四カ月の頃だ。実のところ、両眼視の画像が溶け合って見える経験をすることが目の向きを揃える助けになるのかもしれない。生後六カ月になるまでに斜視が自然に治ることもあるが、たとえ短期間でも斜視があると視覚の発達に悪影響を及ぼす可能性があるので、強い斜視のある赤ちゃんにはそれ以前でも処置を施すべきだという研究者もいる。

斜視の治療の目標は二つある。一つは目の向きを揃え、協調して機能できるようにすること。もう一つは、片方の目が弱い場合、その視力を強くすることだ。場合によっては眼鏡や目薬を使って強い方の目を一時的に使えなくし、弱い方の目を使わざるを得ないようにして鍛えることもできる。しかし多くの場合、目を強くする唯一の方法は眼筋の外科手術で、二回の手術を経て目の向きを揃えることもそれほど珍しくない（症例の約三〇パーセント）。外科手術もタイミングがきわめて重要だ。現在、斜視の手術は生後六カ月から一八カ月の間に普通に行なわれていて、もっと早い時期に処置しようとする小児眼科医もいる。

治療のもう一つの側面も同じくらい重要だ。弱い方の目の視力が失われないように、毎日数時間、強い方の目をアイパッチで覆う必要がある。強い方を覆ってやることで邪魔されなくなった弱い方の目が、目を動かしたり焦点を合わせたりする仕事を引き受け、こちらの電気的活動は抑制されずに視覚皮質に入力される。アイパッチを当てる処置は斜視の診断を受けたらできるだけ早く開始すべきで、たいていは手術後も続ける必要がある。しかし、良い方の目の視力に悪影響を及ぼす可能性もあるので、アイパッチを長く当てすぎないことも重要だ。一日に数時間は両方の目が協調して働く機会を設けないと、両眼視の機能が発達しない。

初期の視覚の可塑性に関する理解が深まったおかげで、小児眼科の斜視治療はここ三〇年ほどで大きく進歩した。しかしそれでも、残念ながら斜視の赤ちゃんが完璧な視覚を回復する例は稀だ。影響を受けるのは視力と両眼視という二つの能力だが、両眼視よりも視力の方がまだしも維持しやすい。早期に処置を施し、アイパッチをきちんと当てることで、両目の視力は良くなる可能性がある。しかし、完全な立体視の機能を獲得することはめったになく、中心窩で細かく物を見るときは片方の目だけを使う子が多い。視力の方が両眼視よりも維持しやすい理由は、それぞれの臨界期の違いと関係しているのだろう。両眼視は早い時期に急速に発達するため、斜視を発見して治療できる時間はごくわずかしかない。これに対して視力の方は徐々に強くなるため、修正可能な時期が比較的長く続く。斜視の赤ちゃんの両眼視機能を改善するために、生後一〇週間という早い時期に手術を行なうべきだと主張する小児眼科医もいる。生後一三週から一九週で手術を受けた赤ちゃんについて予備的にまとめた研究結果からすると期待できそうだが、完全な両眼視の機能が一貫して期待できるかどうかはまだ定かでない。

幸いにも、日常的な視覚において視力は両眼視よりもずっと重要度が高い。両眼視の機能が欠けた人は飛行機を操縦したり３Ｄ映画を楽しんだりはできないが、奥行きを知覚したり、クルマを運転したり、テニスでボールを打ったりするのに不自由はない。立体視は実をいうと知覚上の贅沢な機能で、これがなくても多くの人にとって視覚は申し分なく機能する。

視覚の発達と他の脳領域との関わり

視覚の発達に関する理解が深まったおかげで、斜視の赤ちゃんの視覚を改善できる見込みが高まっただけでなく、脳の発達のメカニズム全般についても多くのことが分かってきた。「経験」のようなつかみどころのないものが、どのように脳の構造に永続的な変化を起こすかも今では知られている。脳の他の領域にも同じ原則が適用できるなら――あらゆる証拠はそれが可能だということを示唆している――視覚の発達は、感情、言語、知能といった「高次」機能も含め、心の発達のあらゆる側面を理解するための貴重なガイドになるだろう。

そしてまた、視覚は洗練された高次機能の発達に対し、単なる先例となるにとどまらず、決定的な影響を及ぼしもする。視覚は急速に発達して感覚経験を大きく支配するので、ほどなく子どもがまわりの人や世界の特質を知るための主要な手段になる。私たち人間は異常なほど視覚に頼った生きものだ。したがって、生まれてまもない子どもがどのような種類の視覚経験や視覚―運動活動をするかということが、心の発達においてきわめて重要になっている。

第十章
聴覚の発達

幼い子どもは音楽好きだ。二歳になる私の娘が本をめくったりおもちゃ箱をかきまわしたりしながら、二〇分かそれ以上も歌っている様子を見るといつも驚いてしまう。これは幼児に限ったことではない。赤ちゃんは生まれたときから音楽をとても魅力的だと感じている。新生児が泣きわめいていても、子守歌や童謡を聞かせるとたいてい落ち着くのはそのせいだ。

赤ちゃんが音楽に魅力を感じるのは、いろいろな点で聴覚がかなりよく発達しているからだ。触覚、嗅覚、味覚、前庭感覚と同じように、聴覚の基盤となる神経構造は子宮内で早期に形成され始め、妊娠期間が終わるかなり前から機能している。誕生時の赤ちゃんは既に約一二週間、実際に音を聴く経験をしており、自分が聴きたいものと聴きたくないものをいくらか区別するようにもなっている。チャートの首位にあるのは母親の声、それも特に「マザリーズ（母親言葉）」と呼ばれる高いピッチで歌うように話しかける声だ。新生児が視覚においては明らかに単純な刺激を好むのに対して、聴覚における好みはもう少し複雑で、純音などの単純な音でなく、音楽や抑揚の大きな話し声なら申し分ないということになる。

聴覚の発達はそれ以外の面でも視覚と対照的だ。視覚が遅い時期に発達を始めて急速に成熟するのに対し、聴覚は早くから発達し始め、ゆっくりと成熟する。特にヒトの赤ちゃんは哺乳類の多くの赤ちゃんに比べ、誕生時の聴覚はかなり優れているが、学齢に達するまで長い時間をかけて向上していく。最終的に言語能力の獲得と並行して聴覚が発達するのは偶然ではないだろう。

聴覚と視覚に共通する特徴の一つは、経験によって修正され得るという点だ。音を聴く行為自体が聴覚の発達の質を左右し、第三トリメスター以降は赤ちゃんが聴く音のすべてが、さまざまな音を処理し理解するための脳の配線に重要な影響を及ぼす。また、この影響は聴覚系の発達だけにとどまらない。幼い頃に経験する言葉や音楽は、感情、言語、その他の認知機能など、脳の高次機能の多くを形成するうえできわめて重要だ。

聴覚の働き

「飛行機！」と、頭上の轟音《ごうおん》を聞きつけてティモシーが叫ぶ。まだ生後一二カ月なのに、エンジンのついたものなら何でも大好きだけれど、飛行機は最近覚えたばかりの乗り物の名前だ。遠くから聞こえるジェットエンジンの音をティモシーの脳はどうやって察知し、認識しているのだろうか。

もちろん聴覚は耳に端を発し、音の情報は脳幹のいくつかの領域を経由して聴覚野《や》に達する。これらの構造全体が**聴覚系**（*auditory system*）として知られている。聴覚系の仕事は、音波を受け止めて電気信号に変換し、これまでティモシーが経験したあらゆる音と照らし合わせて音の信号を判別することだ。

バイオリンの弦、ヒトの声帯、ジェットエンジンなど、物理的に振動しているものがあればいつでも音波は発生し、周囲の媒質（空気や水）中に圧力の周期的な変化を作り出す。音波を特徴づけるのは、振幅（ピークの大きさ）と振動数（一秒間に波が何回繰り返されるか）だ。音波の振幅は音の大きさに対応し、

デシベル（dB）	音の種類
0	ヒトの聴力の閾値《いきち》［感知できる最小値］
20	かすかなささやき声
40	平均的な家庭
60	通常の会話
80	交通の激しい道路、電話のベル
100	地下鉄の車内、草刈り機
120	激しい雷鳴
140	頭上30メートルを飛ぶジェット機の騒音（痛みを感じ、耳に損傷を受ける）

振動数はピッチ（音の高低）に対応する。ヒトの耳は一秒間に二〇―二〇〇〇〇回の圧力変化を感じ取ることができ、ヘルツ（Hz）という単位で表される数字が小さいほどピッチは低い。音の大きさ（音圧）を表す単位はデシベル（dB）で、これは対数《たいすう》目盛で表現されるため、音が二〇デシベル増加すると、実際には一〇倍になっている。四〇デシベルなら一〇〇倍だ。いろいろな音源の音圧（デシベル）を表に示す。

耳は外耳《がいじ》、中耳《ちゅうじ》、内耳《ないじ》の三つの部分に区分される。ティモシーの**耳介《じかい》**（*pinna*）に当たった音波は外耳道《どう》に集められ、**鼓膜**（*eardrum*）に達し、このしなやかな膜を振動させる。中耳にある三つの骨――**つち骨《こつ》**（*malleus*）、**きぬた骨《こつ》**（*incus*）、**あぶみ骨《こつ》**（*stapes*）――がこの振動を増幅し、内耳との境界となっている**卵円窓《らんえんそう》**（*oval window*）という膜に伝える。通常、外耳と中耳は空気、内耳は液体で満たされている（この前の冬に耳の感染症にかかったとき、ティモシーの中耳は一時的に液体で満たされていた）。

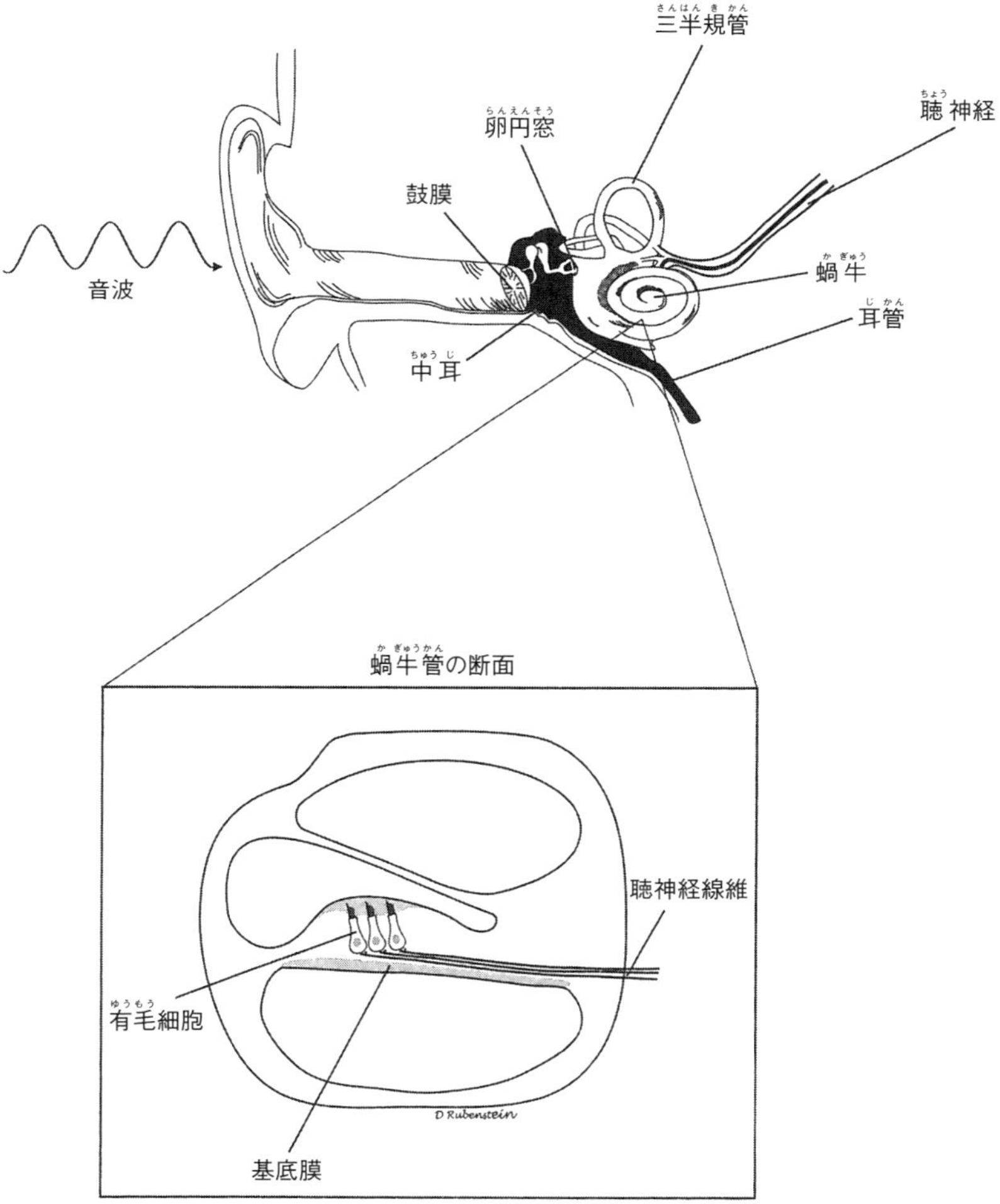

図10.1　耳の構造　断面図は蝸牛内の有毛細胞と一次聴神経の位置を示す。

内耳には**蝸牛**《かぎゅう》（*cochlea*）と呼ばれる器官があり、音の振動がここで電気信号に変換される。蝸牛はカタツムリの殻とそっくりな形をしていることからこの名がついた。渦巻き状の長い管で、管の中は三つの細長い区画に仕切られている。中央部には前庭系《ぜんてい》（第六章を参照）と非常によく似た有毛《ゆうもう》細胞がある。音によって発生した振動が有毛細胞上の繊毛《せんもう》を曲げると、このわずかな動き（一〇億分の一インチ（一〇〇億分の二・五ミリメートル））によって細胞膜のイオン孔《こう》が開く。短時間だけ開いたこの孔にナトリウムイオンやカリウムイオンが流れ込み、有毛細胞の電位を変化させる。この脱分極《だつぶんきょく》［刺激による神経細胞内の局所的な電位の高まり。細胞体の近くから終末部位へ軸索に沿って次々と脱分極が起こることにより、電気信号が伝わっていく］がシナプスの興奮の始まりとなって、聴覚情報を脳に伝える（図10・1を参照）。

これで飛行機の騒音が電気信号に変換される仕組みは分かったけれど、ティモシーの脳はこの音をどうやって他の音から区別しているのだろうか。音の**弁別**《べんべつ》（*discrimination*）もやはり蝸牛で始まり、**基底膜**（*basilar membrane*）と呼ばれる有毛細胞を含む細長い組織の高度な機能が関与している。基底膜の幅と柔らかさは蝸牛の入口から奥にかけて連続的に変化する。卵円窓の近くでは幅が狭くて硬いけれど、渦巻きの奥までいくと幅が広く、非常に柔らかい。ピアノの弦が長さと硬さに応じて異なる振動数に共鳴するのと同じように、基底膜も周波数の異なる音に対してよく振動（共鳴）する部分が異なっている。高い音は基底膜の狭い部分を、飛行機の音のような低い音は広い部分を変形させる。有毛細胞の繊毛を実際に曲げるのは基底膜の動きなので、こうした勾配《こうばい》［段階的な変化］があることにより、さまざまな音が蝸牛の異なる部分で電気的興奮に変換される。この周波数による分離を増進するために、有毛細胞も蝸牛上の位置によって徐々に変わっている。卵円窓の近くの繊毛は高い周波数に対応しやすいよう、短くて硬い。奥の方の繊毛は長くしなやかで、低い周波数の音に反応しやすくなっている。

つまり蝸牛は異なる音を空間的に分離することによって弁別しているわけで、このような形状の違いは**周**

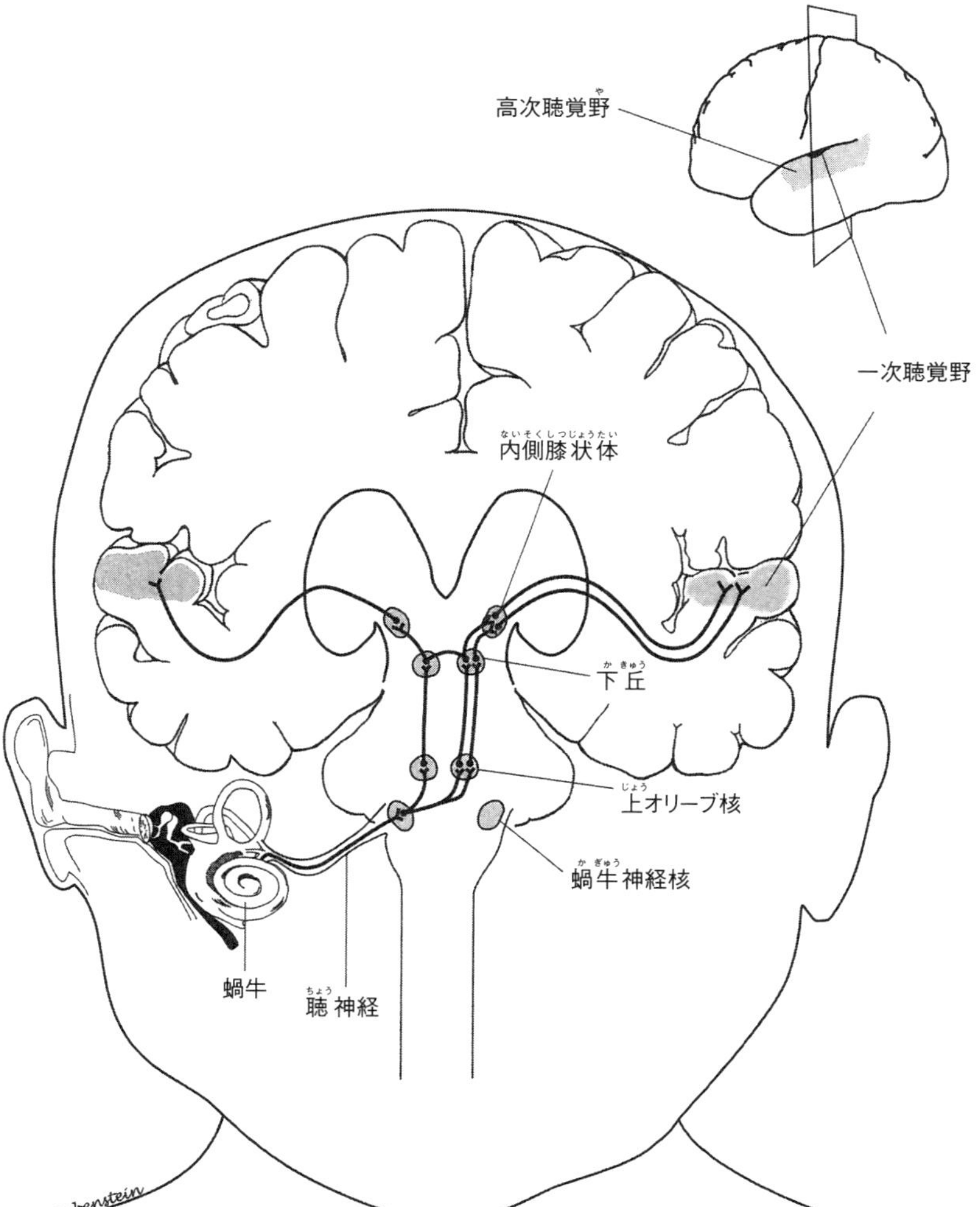

図10.2　聴覚を担う神経の経路。蝸牛から送り出される聴覚情報は、脳幹、中脳、視床のいくつもの中継点を経て大脳皮質に到達する。

波数局在性（*tonotopy*）と呼ばれる。大脳皮質を含む脳内での音の処理においても、同じような音の地図が繰り返されている。あたかも私たちの脳にはピアノのすべての弦が用意されていて、あるキーを叩くとすべての中継ステーションで同じ高さの音が鳴るよう関連づけられているかのようだ。

音のインパルスは次のようにしてティモシーの知覚に送り届けられる。蝸牛の有毛細胞は一次聴覚ニューロン（内耳から軸索が伸びている細胞）にシナプスで接続されている。一次聴覚ニューロンの聴神経は脳幹下部の**蝸牛神経核**（*cochlear nucleus*）につながっている。蝸牛神経核からいくつかの聴神経線維が脳幹上部にある**上**《じょう》**オリーブ核**（*superior olive*）に伸びている。これは音の空間内の位置を判断するうえで重要な役割を果たす。次の中継ステーションは中脳にある**下丘**《かきゅう》（*inferior colliculus*）で、この名称が示す通り、視覚系の**上丘**《じょうきゅう》（*superior colliculus*）のすぐ下に位置している。大脳皮質に入る前の中継点は視床で、**内側**《ないそく》**膝状体**《しつじょうたい》（MGN——*medial geniculate nucleus*）と呼ばれる領域だ（視覚系の外側膝状体 *lateral geniculate nucleus*と隣り合っている）。最後に、MGNからの神経線維は大脳皮質の一次聴覚野（側頭葉上部の隆起にある）に通じている。一次聴覚野を取り囲むように高次聴覚機能を担う領域があるが、これらも側頭葉の上部に位置している（図10・2を参照）。

「colliculus（小丘）」や「geniculate（膝状）」という用語だけからでも、聴覚系と視覚系に多くの並行した経路があることは明らかだ。しかし、聴覚と視覚の処理にはいくつか重要な相違点がある。まず、聴覚情報は脳幹のすべての中継ステーションを順次経由して大脳皮質に到達するが、視覚系は皮質下の経路と皮質の経路に分離されている。このことは、後でみるように、聴覚の発達を追跡するうえで好都合だ。単純な電極を赤ちゃんの頭部に付けて、これら中継点での電気信号を測定できるからだ。

聴覚系と視覚系の違いは他にもあって、左右の目からの情報はきれいに分かれているのに対し、左右の耳からの情報はそうではない。蝸牛神経核を出た聴覚情報は脳幹の左右ともに送られ、反対側の耳からくる入力と比較され結びつけられる。両方の耳からの入力が結びつく最初の場所は上オリーブ核だ。それぞれの耳からくる入力の時間と強さのわずかな差に基づいて、上オリーブ核のニューロンは音が空間内のどこに位置づけられるかを計算する。上オリーブ核以降の中継点も、それぞれ両方の耳に入る音の情報を処理する。つまり聴覚情報を処理する際に、触覚情報や視覚情報とは違って、脳は体の左右を分離しない。

聴覚情報の処理の多くは脳幹と視床によって実行されるけれど、ティモシーがそれを意識するのは入力が大脳皮質側頭葉に到達してからだ。視覚系では複雑な光景をまず構成要素——色、形、動き、空間——によって知覚し、それを集めて物体を認識するが、聴覚情報もまずは音の高さ、大きさ、位置を処理し、それから聴覚野の高次領域において、特定の楽曲、発せられた言葉、あるいは頭上を飛んでいくジェット機の音だと解釈される。

聴覚系はどのように発達するか

赤ちゃんがエンジン音に惹かれているとはアンナがまったく気づきもしないうちに、ティモシーの聴覚は発達を始めていた。子宮でちょうど四週間が過ぎたところで、胚の頭部の左右にそれぞれ消火栓のような形の構造ができる。これは初期の**耳胞**《じほう》（*otocyst*）で、蝸牛も三半規管もここから作られる（199ページ、図6・2を参照）。五週から一〇週までの間に前庭階《ぜんていかい》［蝸牛内の階（階段状の構造）の一つ］が耳胞上部から分かれ、二つの蝸牛管が下部から延びて螺旋《らせん》状に巻いていく。一一週までに蝸牛はすっかり巻き上がって大人の蝸牛と同様にカタツムリの殻に似た形になるが、太さは妊娠中期に達するまで増大する。一〇週から二〇週までの間に（左右の蝸牛それぞれにある）約一万六〇〇〇個の有毛細胞はすべて成熟して繊毛を伸ばし、聴覚系の一次ニューロンとシナプス接合を形成する。

有毛細胞は蝸牛に沿って同時に生じるのではなく、基部から始まって頂部（渦巻きの奥）へと徐々にできる。このような勾配にはいささか理屈に合わないところがある。というのも初めのうち胎児は、通常なら頂部の有毛細胞だけが検知する低い周波数の音しか聞くことができないからだ。しかし一見不合理に思えるこのことも、実は発達の過程で個々の有毛細胞が反応する周波数が変わっていくという事実によって説明がつく。先に成熟する基部に近い細胞の場合、最初のうちは低い周波数に反応するが、基底膜の性質が変わるとだんだん高い音に反応するようになる。一方、蝸牛の奥の方にある有毛細胞はまだ成熟し始めたばかりだが、こちらは次第に低い周波数を肩代わりするようになる。つまり、周波数マップが徐々に変化し、低い周波数の音に反応する部位がだんだん蝸牛の奥の方へと移っていく。

　蝸牛が完全に形成される前から聴神経は胎児の脳幹に生じ始めている。最初の聴神経は妊娠からちょうど三週間で現れる。六週目になると聴神経、蝸牛核、上オリーブ核はすべてはっきり見分けがつく。脳幹の高次聴覚中枢は一三週で現れ、内側膝状体（ＭＧＮ）はちょうど一七週で大人と同じような下部構造を示し始める。大脳皮質ニューロンが現れるのはもう少し後だが、総じて聴覚野は（触覚に関わる領域を除く）大脳皮質の他の部分よりも早期に成熟する。聴覚系のあらゆる部分では、軸索が成長して標的に到達するとすぐにシナプスが形成されるが、シナプスの洗練される期間がしばらく続き、その間に周波数マップがさらに明確に定義される。

　聴覚の急速な発達を最も分かりやすく示しているのは髄鞘形成のパターンだろう。脳幹の他の神経と同様に、聴覚系最初の投射のいくつかはかなり早い段階で髄鞘を形成し始める。妊娠二四週までにはティモシーの耳と下丘の間にあるすべての中継点で髄鞘形成が始まっており、出生時にはほぼ完全に被覆《ひふく》されている。これに対し、聴覚系の中継を行なう高次の神経束《そく》は髄鞘形成がもっとゆっくり進む。ティモシーの視床の聴神経線維はまだこのプロセスの途中で、髄鞘が完全にできるのは早くても二歳になる頃だ。

▼聴覚系の成熟は電気的に調べられる

聴覚系の発達に関する知識の多くは、赤ちゃんの脳の**聴覚誘発電位**（*auditory evoked potential*）を記録することによって直接得られたものだ。聴覚は脳幹のいくつかの領域を順に通って情報が大脳皮質に到達する仕組みのおかげで、特にこの種の研究に適している。

自分の家系には過去に聴覚障害のある人がいたため、アンナはティモシーの聴覚を早いうちに検査することにこだわっていた。生後五週間になったとき、両親はティモシーに聴覚誘発電位検査を受けさせた。これは痛みもない簡単なテストで、耳に小さなイヤホンを装着し、三カ所（両耳の後ろにある骨の出っ張りと頭頂部）に電極を貼り付ける。短い音——クリック音——をイヤホンに流し、脳幹を通る活動電位を記録する。クリック音が鳴るたびに、聴神経の各中継点における活動電位の発生に対応して一連のわずかな波形（一〇〇万分の一ボルト程度）が生じる。最初の波形は聴神経の活動、二つ目の波形は延髄の蝸牛神経核、三つ目の波形は上オリーブ核の活動を示すというふうに、大脳皮質に到達するまでに七つの波形が現れる。幸いなことに、ティモシーの聴覚機能は両耳とも問題がなかった。七つの波形がすべて現れ、いずれも適切な電位と速度を示しており、聴覚情報はわずか一〇〇分の一秒で脳幹を通過していた。アンナとスティーブは本当に安心した。

早産児に対しても、妊娠の最終トリメスターに聴覚がどのくらい発達するかを見るために同じ検査が行なわれる。妊娠六カ月目に相当する時期、赤ちゃんの脳は音刺激に対して非常に弱い電気的反応しか示さない。多少なりと活動が認められるのは大きなクリック音を流した場合のみで、それも現れる波形は小さくて遅い。しかし二七週を過ぎてからは、シナプスの効率が向上し脳幹の聴神経路で髄鞘形成が進むため、波形の大きさも反応速度も劇的に高まる。

音刺激によって誘発される電位には、聴覚系が周波数の低い方から高い方へと成熟することが明確に示される。波形Ⅰは蝸牛と脳幹の間でのインパルス伝達を表し、ちょうど生後五週間で速度が最大になる。これに対し、下丘ニューロンの発火に対応する波形Ⅴは就学前の時期まで速度が上がり続ける。活動電位の波形は大脳皮質での活動に対応するものも測定可能だけれど、通常の検査では記録されない。大脳皮質の活動電位は脳幹に比べてずっとゆっくり成熟していく。出生前の時期は特にそうだし、完全に成熟するのは一五―一七歳になってからだ。

胎児が聞いているのはどんな音？

早産児が音に反応して活動電位を示すからといって、胎内にいる同じ時期の赤ちゃんも同じように音の情報を処理したり、耳が聞こえていても何かに耳をすませているとは限らない。胎児の耳は液体で満たされていて、それが音のインパルスの伝達を妨げる可能性がある。また、母親の腹部も障壁になっていて、少なくとも外部からの音は伝わりにくい。

そこで研究者たちは別の手法を使って胎児が音を聞いているかどうかを検査するようになった。いくつかの研究では、母親の腹部に音の刺激を与え、胎児が反応して動くかどうかを超音波で観察した。不意に音が聞こえたり大きな音がしたりすると、あなたや私と同じように胎児もまばたきする傾向がある。このまばたき反応も超音波装置で計測することができる。また別のいくつかの研究では、胎児が音の情報をどう処理しているかを示す数値として胎児の心拍数を用いている。

こうした研究から、妊娠二三週の胎児でも音の刺激に反応していることが分かる。メラニーを身ごもったキャリーは、誕生前の聴覚に関する研究テーマとして、メラニーの聴覚の発達を超音波画像で観察している。キャリーの腹部に向けて大きな低い音が初めて発せられたとき、メラニーは急に頭をピクッと動かした。この段階までに蝸牛と脳幹下部の聴覚領域が十分形成されていることを考えると、メラニーの反応はそれほど驚くようなことではない。しかし検査を受ける五カ月の胎児すべてが音にこのような反応をするわけではないし、メラニーが反応するのも非常に大きな音に対してだけだ。また、反応する周波数の範囲もかなり限定されている。中程度から低い周波数の音に対してしか反応せず、もっと高い音や非常に低い音には気づかない。しかし、さらに妊娠が進むにつれてメラニーは小さな音の刺激にも反応するようになり、周波数の範囲も着実に広がっていく。

多くの胎児は妊娠六カ月目の初めに音が聞こえるようになるが、いろいろな音の違いを区別できるようになるのはかなり後になってからだ。音を区別する能力を調べるために、研究者たちは第三トリメスターの胎児に聞き取れる範囲だと分かっている二つの音を聞かせた。まず、中ほどのC（ド）の音を母親の腹部に向けて繰り返し鳴らした。最初、ほとんどの胎児は頭や腕の動きで強い反応を示すが、その音への反応は次第に弱まり、やがて慣れてしまって音を聞かせてもほとんど動かなくなった。次に、音の刺激を高いC（ド）に変えた。母親が妊娠二七週のときにテストを受けた胎児は新しい音に反応しなかったが、新しい音に切り替わったとき妊娠三五週になっていた胎児は改めて元気よく動くようになり、二つの音を区別できていることを示した。音を区別する能力は第三トリメスターの間に向上するが、これは既に述べたように、蝸牛の「鍵盤」が伸びて有毛細胞の反応する周波数が徐々に移行するためだ。

このような実験によって、子宮の中にいる胎児も――少なくとも妊娠の最終トリメスターでは――音を聞く能力があることが証明されている。しかし、どのような音の刺激なら液体に満たされた胎内に届くかというのはまた別の問題だ。この問題に取り組んだある研究グループは、分娩第一期に子宮内で音を計測することに同意してくれた非常に協力的な被験者たちを対象に実験を行なった。破水後に小さなマイクを子宮に挿入し、腹壁と子宮の組織を通して音がどのくらい伝わるかを測定した。

総じていえば、外界からの音は驚くほどよく聞こえた。しかし、あらゆる音が同じように腹壁を通して伝わったわけではない。高い音よりも低い音の方がよく伝わった。隣家のパーティで音楽がかかっているとき、メロディの音よりもベースのビートの方がよく聞こえるのと同様だ。したがって、外界の女性の声よりも男性の声の方が子宮内によく届くことも分かった。重要な例外は母親自身の声で、体を直接伝わってくるため、胎児の耳には外で聞いている以上に大きく聞こえる。

実際、メラニーの聴覚環境をほぼ支配しているのは母親キャリーの体が発する音だ。心音と血流が低い音で一定のビートを背後で刻み、そこに胃のゴロゴロ鳴る音や、もちろん話し声がときおり加わる。同時に、メラニーが外界からくる音——父親の声、テレビの音声、通り過ぎる列車、オペラの演目など——にさらされているのも明らかだ。ある程度以上大きな音の刺激はキャリーの子宮の中まで届き、妊娠六カ月の頃からメラニーは、これから暮らす家庭環境の音にあらかじめ馴染《なじ》んでおくことになる。

つまり胎児は子宮の中でも単に音が聞こえるだけでなく、たくさんの音を経験しているわけで、実のところ音の刺激は、生まれるずっと前から脳の発達においてこの面で影響を及ぼし始めているのかもしれない。メラニーが最初に聞き取れるようになる音——低い周波数の音——がキャリーの腹壁を最もよく通り抜ける音でもあることは単なる偶然ではないだろう。聴覚系はシナプスを安定させ周波数マップを洗練させるために、手近にあるどんな刺激でも利用しようとするようだ。

出生前の聴覚から利益を得る脳の部分は聴覚系だけではない。実際、成長した胎児は「バ」と「ビ」、「イー」と「アー」など言語の音を区別でき、これは出生前の聴覚が脳の言語野の発達を促すことを示唆している（第十四章、482ページを参照）。赤ちゃんは出生前に聞いた母親の声から感情的な恩恵さえ受けているのかもしれない。後で見るように、胎児は出生前でも音を聞くだけでなく、自分が聞いたことを記憶することもできる。環境の中でよく聞こえる音を覚える能力があれば――慣れ親しんだ匂いや味を覚える能力と同様に――出生後に待ち受けている世界について準備をととのえ、安心できるわけだ。

赤ちゃんの心の発達に影響を及ぼす出生前の刺激があるとしたら、それは聴覚入力だ。聴覚は早い時期から生じるし、音は子宮壁をよく通り抜けるので、胎児の急速に発達する神経系を刺激するのにうってつけのツールなのだろう。幸いなことに、早々と機能し始めるこの感覚をうまく利用するために、何か特別な「出生前学習テープ」などといったものを購入する必要はない。どの胎児も自然に豊かな音環境に浸っていて、その大部分は出生後も身近なものであり続けるだろう。

▼胎児と早産児の耳に騒音が与えるダメージ

出生前聴覚について一つ注意しなければならないことがある。胎児にも聴覚があり、母親の体を通して音が到達することから、妊娠中に大きな騒音にさらされることの危険に警鐘を鳴らす研究者もいる。動物実験では、大きな騒音によって蝸牛の有毛細胞が損傷を受け、聴覚が永続的にある程度失われることが明らかになっている。聴覚が生じた直後の動物の胎児の有毛細胞は特に損傷を受けやすい。ヒトの場合、音によるダメージを最も受けやすいのは妊娠六カ月から出生後数カ月までの期間だ。

つまり、騒音が原因となって聴力を失う危険が最も大きいのは早産児だ。早産児は臨界期に母親の体というささやかな遮蔽物《しゃへいぶつ》に守られていないばかりか、音のうるさい保育器（六〇―八〇デシベル）に入れられていることが多く、新生児集中管理室のいろいろなアラームなど大きな音にもさらされている。聴覚障害は早産児に特に多く、他のさまざまな要因も絡んでいるが（329ページを参照）、新生児集中管理室の騒音レベルを下げることが聴覚によい影響を及ぼすはずだという点で大方の意見は一致している。

しかし、赤ちゃんが過剰な騒音の影響を受けるのは子宮外だけではない。子宮内で高レベルの騒音にさらされた胎児は永続的な聴覚障害を持つ割合が平均より高いという証拠がいくつかある。たとえばある研究では、妊娠中に騒音の激しい環境（繊維産業など）で働いていた母親から生まれた六歳から一〇歳までの子どもの聴覚を調べたところ、出生前に騒音にさらされた程度が高いほど聴覚障害が生じる率も高いことが分かった。

このような研究結果から、妊娠後期に胎児の健康状態を評価するために産科医が行なう**胎児音響刺激**（*fetal acoustic stimulation*）試験の安全性への疑問が生じている。この「ノンストレス」試験では母親の腹部に聴覚刺激を当てて胎児の心拍や動きを記録し、健康状態や反応を調べる。音を当てる時間は短く、たいてい五秒以下だが、音量はかなりの大きさ（九一―一二九デシベル）になることが多い。子宮内でこのような試験を受けた子どもに永続的な聴覚障害が生じるかどうかはまだ分からないが、この音量レベルで未発達の耳に損傷を与える可能性があることは知られている。

できれば、騒音に対する子どもの聴覚の感受性への認識を新たにして、近いうちに未成熟な赤ちゃんと妊婦に関する安全基準を引き上げることが望ましい。米国小児科学会は最近、保育器内の騒音レベルを四五デシベル以下に抑えるよう勧告した。さらに、研究者たちは妊婦が職場で八五デシベルを超える騒音にさらされないようにすべきだと勧告している。

子宮の中での学習

私の友人アンドレアは、三人目の子エドガーがザイツ［フリードリヒ・ザイツ 一八四八―一九一八 ドイツ・ロマン派の作曲家］の『学生のためのバイオリン協奏曲第1番』を胎内で聞き覚えたと主張している。アンドレアが妊娠して第三トリメスターの時期にあたっていた夏の間ずっと、エドガーの姉で一〇歳になるルーシーがこの曲を練習していた。エドガーが生まれてまもない頃、ルーシーのレッスンに眠そうなエドガーを連れて行ったとき、ルーシーがこの曲を弾き始めたとたんに身を起こしたことに驚いたという。これはただの偶然だろうか。それとも、本当に胎内での経験からこの曲だと分かったのだろうか。

注意深く子どもを見ている親は、特定の歌や物語や特徴のある声など誕生前に繰り返し聞いていた音を新生児が覚えているのではないか、とずっと以前から感じていた。胎児にもかなり音が聞こえているというのはこのような音の学習を可能にする事実のように思えるが、それだけでなく、異なる音を区別し、かなり長期間にわたって音を覚えておく能力も必要だ。両親としては出生前の赤ちゃんにもそんな力がそなわっていると信じたいだろうけれど、適切にコントロールされた実験で検証されるまで、赤ちゃんが本当にこの面で素晴らしい能力を持っているかどうかは分からない。

出生前に聞いた音の学習能力をテストするために研究者が使う方法の一つに、新生児の吸綴《きゅうてつ》反射［乳首や指を口に入れると吸引する反射］を利用するものがある。生まれて二、三日のまだ病院にいる新生児に、吸う力の強さと頻度を測定できる特殊なおしゃぶりとヘッドホンを装着する。ヘッドホンではドクター・スース［一九〇四—一九九一　米国の絵本作家］の『マルベリーどおりのふしぎなできごと』［渡辺茂男 訳　日本パブリッシング　一九六九年］の一部を、母親と別の女性が朗読した二通りの録音で聴けるようになっている。赤ちゃんはおしゃぶりを吸う度合いを調節することで、どちらの声が流れるかをコントロールできる。

実験結果は明らかだった。ほとんどすべての赤ちゃんが吸綴の度合いを調節して母親の声が長く聞こえるようにし、知らない女性の声がそれほど流れないようにした。つまり、新生児は自分の母親の声を判別できるだけでなく、既に母親の声を好むようになっていたのだった。しかし、この学習は本当に胎内で起きたのだろうか。生まれて二四時間のうちに母親の顔を視覚的に認識するようになる（第九章、２９０ページを参照）のと同様に、数日の間に母親の声を認識できるようになるのではないか。アヒルの仔では孵化してすぐ母親の姿の刷り込み《インプリンティング》が起こるが、それと同じように人間の赤ちゃんも誕生直後に母親の情報をできるだけ多く吸収できる状態になっているというだけではないのだろうか。

しかし別の実験では、実際に子宮の中で聴覚経験の刷り込みが起きていることが明らかになっている。この実験は妊娠の最後の六週間に一日二回、特定の物語を声に出して読んでもらうよう母親に依頼する方法で行なわれた。同じドクター・スースの本だけれど、今度は『キャット イン ザ ハット』［いとうひろみ訳 河出書房新社 二〇〇一年］で、赤ちゃんは胎内にいる間に合わせて約五時間話を聞いていたことになる。赤ちゃんが生まれてすぐ、母親がこの話を読むのと、別の『王さまとチーズとねずみ』［ナンシー・ガーニー著 渡辺茂男訳 ペンギン社 一九八四年］を読むのと、どちらを好むかをテストした。その結果、赤ちゃんは『キャット イン ザ ハット』を聞こうとしておしゃぶりを多く吸い、胎内でしか聞いていない物語を覚えていてそれを好むことが分かった。さらに別の研究では、自分の母親の声でも子宮外で聞く声よりも子宮の中での聞こえ方に似た声――腹壁を通して伝わってくる、こもったような低い音（五〇〇ヘルツを超える周波数をフィルターでカットして加工したもの）――を好むことが明らかになっている。

つまり、赤ちゃんは誕生するずっと前から音を聞くことができ、胎内で聞いた音に驚くほど大きな影響を受ける。新生児は誕生以前から、母親の声に限らずいろいろな種類の音を認識するようになっている。赤ちゃんの好きな音の一つが、聴覚が生じてから誕生の瞬間までずっと聞いていた一定のリズムで続く心安らぐ音、つまり母親の心音だ。新生児に母親の心音を聞かせると落ち着くことが知られており、ある研究では、保育器の中の早産児に録音した母親の心音を繰り返し聞かせた場合、二歳になった時点で測定した心の発達の程度が上がるという。

胎内で数回繰り返し聞かされた『キャット イン ザ ハット』を赤ちゃんが記憶できるのなら、よく聞こえる他の音にも愛着を持つことが容易に想像できる――年上の子に毎晩歌って聞かせていた子守歌や、ラジオから流れるポピュラーソングや、（私自身の二人目の子の場合だと）デスクトップコンピュータのファンの音などだ。ある英国の研究者の発見によると、妊娠中に特定のメロドラマを観ていた母親から生まれた新生児はその番組のテーマソングが流れると泣き止み、番組を観ていなかった母親の赤ちゃんはその歌に何の反応も示さなかった。明らかに新生児は誕生前の聴覚経験のしっかりした記憶を持っており、慣れ親しんだその音を聞くことも誕生後の生活への移行を楽にしてくれるようだ。

残念ながら、誕生前に記憶されないように見える刺激の一つは父親の声だ。新生児のテストでは、自分の父親の声を無関係の男性の声よりもよく認識するという結果が得られていない。既に見たように、高い音よりも低い音の方が子宮壁を通り抜けやすいことを考えるとこれは驚きだ。心音、血流の音、胃の鳴る音など、母親の体が発するいろいろな低い周波数の大きな音に紛れて、父親の声を学習できないのかもしれない。母親の声に対する強い愛着と、このようなマスキング（遮蔽《しゃへい》）効果のせいで、新生児は一般に男性よりも女性の声を――知らない女性の声であっても父親の声以上に――好むのだろう。

それでも父親はがっかりする必要はない。誕生後数週間のうちに赤ちゃんは他の男性の声よりも父親の声を認識し、好むようになる。また、妊娠の最後の一、二カ月に毎日、妻のおなかに向かって大きな声で話しかけるようにすれば、生まれた直後から父親の声を認識してくれる可能性もある。まだ実験が行なわれていないというだけだ［二〇一七年現在、胎児が父親の声を認識するかどうかについての結論は得られていない］。

新生児が聞くことのできる音

誕生によって赤ちゃんの聴覚環境が大きく変わるのは明らかだ。母親キャリーの心音や胃の鳴る音は失われるが、母親の腹壁や自分の中耳と内耳を満たす液体によるフィルター効果抜きで、メラニーには外界の音がはっきり聞こえるようになる。視覚はまだ弱いので、メラニーが最初に直接アクセスできるのは聴覚で感じる外界だ。

しかし、出生時の聴覚は成熟にはほど遠い。新生児にとって最も大きな限界となるのは小さな音に対する感度の弱さだ。新生児の聴覚の閾値《いきち》は大人より四〇から五〇デシベルほども高く、基本的にメラニーには静かな音楽や話し声が聞こえない。メラニーの気づく音は大人がかなりうるさいと感じる音だけだ。幸いにも多くの親は直感的にこうした未成熟さに気づくようで、たとえばキャリーも、メラニーと本当に心を通わせようとするときは顔を近づけてなるべく大きな声で話しかけている。

新生児が知覚できる音の幅にも制限がある。子宮の中と同じように、高い周波数の音よりも低い周波数の音の方がよく聞こえ、識別しやすい。幸いなことに人間の言葉は幅広い周波数にまたがる刺激で、どの部分にもいろいろな周波数が含まれている。そして赤ちゃんにとっては、純音よりも多くの周波数成分を含む刺激の方がずっと識別しやすい。そういうわけで、感度が高いのは限られた周波数に対してだけであるにもかかわらず、メラニーが言葉の構成要素を感知する能力は低くない。

実際、言語の認識に関する限り新生児は驚くほど鋭敏だ。メラニーは家族の声を判別できるだけでなく、生まれた当日でさえ、大人が話す言葉のリズムに合わせてわずかに体を動かしてもいた（言葉以外のリズミカルな刺激には反応しなかった）。明らかにメラニーは個々の単語をまだ区別できないけれど、話し言葉の全体的なメロディー――抑揚《イントネーション》――に対する感度はかなり高い。新生児が別々の声を区別するのに主として使っているのはこうした「音調」の違いだ。

幼い赤ちゃんは異なる言語を音調に基づいて区別することすらできる。生まれて四日目のフランス人の赤ちゃんを対象にした研究では、フランス語とロシア語の両方を話す女性がロシア語のフレーズを口にしたときよりも、フランス語を話すのを聞いたときの方が強く吸った。録音にフィルターをかけて個々の単語を区別できないようにした場合も（水中で聞く声にいくらか似た音になった）、赤ちゃんはやはり母語の方を好んだ。この結果から、赤ちゃんが感知しているのは確かに音調の違いだということが分かる。

新生児が持っているもう一つの特別な能力は音の出ている場所を判断することだ。適切な条件のもとで（薄暗くした部屋で、水平に近い姿勢で寝かせている場合）メラニーは、ガラガラなどの大きな音のする方向に頭と目を正確に向けた。この動きは頭の上下方向よりも左右方向からの音に対してよくみられた。また、幼い赤ちゃんは音刺激の処理と反応に時間がかかるため、音が数秒間持続することも必要だった。音がどこからくるかを突きとめる能力は脊椎《せきつい》動物の初期段階で進化し、（捕食者を察知するなど）生存のために価値があったことが明らかだけれど、人間の赤ちゃんにとっては、世話をしてくれる人を見つけ、何をいっているかに注意を向けるのに役立つという点でとりわけ有用な能力だ。

聴覚の発達

新生児の聴覚はいくつかの面でよく発達しているが、成熟にはほど遠い面もある。子どもの聴覚はまず脳幹で、続いて聴覚に関わる大脳の部位で髄鞘形成が進み、シナプス結合が洗練されることによって着実に鋭敏になっていく。以下の五つのセクションでは、乳幼児期の聴覚の発達におけるいくつかの重要な面を詳しくみていく。

▼周波数感度

最初に成熟する聴覚特性は周波数感度だ。新生児は高い周波数の音を聞き取るのが難しいけれど、これは生後三カ月を過ぎると急速に変化する。生後六カ月では低い音よりも高い音がよく聞こえるようになり、可聴域全体で音の高さを区別する能力がほぼ完全に発達する。同様の成熟は赤ちゃんの聴覚誘発電位にもみられる。低い音への電気的反応は新生児期に完全に発達するが、高い音への反応は生後半年から一年まで速くなっていく。この変化は脳幹と大脳皮質聴覚野の高次領域でニューロンの反応する周波数が変わることによって生じる(蝸牛は誕生前に大人と同じ形状に達するので、この変化を蝸牛が引き起こすわけではない)。

▼音源位置推定

生まれてからの六カ月でかなり向上する能力には、他に音源位置推定がある。新生児は水平面での音源を突きとめる能力がかなり優れているが、上下方向で音源の位置を特定できるようになるのは生後四—五カ月になってからだ。そして音源位置推定能力は生後六カ月まで着実に伸び、正確さを増していく。その後はもっと緩やかになるものの、七歳頃まで向上し続ける。

私たちの脳が音源の位置を知るために使う方法は、音が左右それぞれの耳に到達する時間を比較することだ。たとえば、右方向から聞こえてくるウィンドチャイムの音が右耳に到達する時間は左耳よりも数ミリ秒早い。脳はこのわずかな時間差を使って音源が右側のどのくらい離れたところにあるかを計算する。研究者は**先行音効果**(*precedence effect*)と呼ばれる特別な実験で、この時間差を利用して音源位置推定のテストを行なう。被験者の左右に二つのスピーカーを配置し、わずかにタイミングをずらして同じ音を鳴らすと、左か右に離れたところに音源があるような感覚が生じる。年長の子どもや大人がこのように時間差のある音——たとえば、右のスピーカーの音が左よりも数ミリ秒早い——を聞くと、音が右方向からくると感じる。ところが新生児の場合は先行音効果がほとんど機能しない。大脳皮質が十分働くようになる三歳か四歳くらいまで、時間差から音源の位置を計算できないのだ(ただし、新生児も左右の耳で音の**大きさ**の違いは感知でき、これを手がかりにして水平面で音源の位置を探している)。

興味深いことに、生後六週間ほどで乳児の音源位置推定能力は短期間いったん低下し、その後で向上する。このことはほぼ同じ時期に顔認識など特定の視覚能力がいったん低下する（第九章、291ページを参照）ことを想起させる。視覚系と同様に聴覚系も、音源位置推定が脳幹の役割から外れるものの大脳皮質はまだ十分発達していないという、どっちつかずの状態を経過する。しかしこの移行が完了すれば、赤ちゃんにとっては大きな概念上の飛躍となるようだ。新生児はいくぶん反射的に音のする方に頭を向けるが、年長の赤ちゃんは空間的な位置を理解しているように見える。

それ以外の大脳皮質機能の多くと同じように、先行音効果の成績から判断すると音源位置推定能力にはいくらか男女で違いがみられる。生後三―五カ月で二つのスピーカーの発する音の時間差に最初に反応する時期が、女の子は男の子よりもわずかに早い。視覚野の場合と同様に、テストステロンがシナプスの洗練や聴覚野ニューロンの髄鞘形成をいくぶん緩慢にするのかもしれない。

▼閾値《いきち》

ここまでに述べた面は別として、赤ちゃんの全体的な聴覚はかなりゆっくりと成熟する。既に見たように、新生児は小さな音がほとんど聞こえない。生後の数カ月で聴覚の感度は劇的に向上するが、生後六カ月の赤ちゃんでも聴覚の閾値《いきち》は大人より二〇―二五デシベルほども高く、まだ聞こえにくいままだ。その後は思春期まで徐々に向上していく。幼児や就学前の子どももまだ閾値が大人より約一〇デシベル高いが、ティーンエイジャーの聴力は大人よりも**優れている**（少なくとも、音楽を大音量で聴くようになるまでは！）。

聴覚感度はテストする音の周波数によっても違う。大人は周波数スペクトラムのほぼ全域で同じような閾値を示すが、子どもは（笛吹きケトルのような）高い音への感度がずっと優れている。新生児はこれと逆で、高い音への聴力がまったく発達していない。しかし、生後三―六カ月で高い周波数への感度がいったん強まると、低い周波数よりもずっと急速に成熟する。実際、七歳になるまでに高い周波数の音を聴く能力は大人よりもずっと高くなる。しかし悲しいことに、この特別な聴覚の鋭敏さは一〇歳頃から徐々に失われる。高い周波数に反応し、奥の方の細胞よりも損傷を受けやすい蝸牛基底部の有毛細胞が、騒音など周囲の環境のせいで壊れていくからだ。

▼時間解像度

子どもの聴覚は、時間的に音を区別する能力も徐々に向上する。たとえば、大人は音の継続時間で一〇〇分の一秒というわずかな違いを区別できるが、生後六カ月の乳児は継続時間の差が二倍以上でないと区別できない。六歳児の場合はそのほぼ中間になる。同様に、わずかな間隔をあけた音を区別する能力も三歳から思春期にかけて向上する。この差がどこからくるのか直接の証拠はまだ得られていないが、聴覚の処理速度がゆっくりと高まるのは聴覚野の髄鞘形成とシナプスの洗練にかなり時間がかかるからだろう。

▼騒がしい場所での音の判別

乳幼児が劣っている聴覚能力としてもう一つ取り上げておくべきなのは、騒がしい状況で音を判別することだ。言葉や興味のある音が同じような周波数が含まれる背景音に紛れてしまうことを、研究者は**遮蔽**《しゃへい》(*masking*)と呼ぶ。遮蔽テストで乳幼児の成績は大人よりも低い。二歳までにかなり向上するが、背景の騒音にかき消されずに音を聞き分ける能力が完全に成熟するのは一〇歳の頃だ。

親は子どもの聴力が低いのを補おうとして本能的に大きな声で話すから、通常の環境で遮蔽が大きな問題になることはない。しかし困ったことに、現代社会は子どもの聴覚環境を圧倒するような場面にあふれている。交通、テレビ、ラジオ、電子回路を使った玩具など、どれもこれも背景騒音をますます増大させる可能性を持っていて、重要な聴覚的手がかりを選び出す子どもの能力を阻害する恐れがある。特に、幼い子どもが言語の微妙な使い方を学んでいるときは、絶え間ない騒音に邪魔されることなく、一度に一つの音に耳を傾ける方がずっといい。

「マザリーズ」での語りかけ

以前、科学者として私といっしょに働いていた四〇代の独身男性リックは、私が娘のジュリアを初めて研究室に連れて行ったとき、「誰もが子どもに話しかけるときに使うあのバカげた赤ちゃん言葉」を絶対に使おうとしなかった。リックは頭が切れたけれど、この問題については完全に間違っていた。大人が世話をするときに、高い声で抑揚をたっぷりつけてゆっくり話す「マザリーズ（母親言葉）」が赤ちゃんは大好きなのだから。

たまたまだとしてもマザリーズは、多くの点で赤ちゃんの聴覚を刺激するのに理想的な話し方だ。既に見たように、赤ちゃんの神経系が聴覚情報を処理する速度はせいぜい大人の半分程度なので、ゆっくりと抑揚をつけて話せば赤ちゃんが楽についてこれる。普通より大きな声で話す直接的な言葉は背景の音と区別がつきやすく、大人に比べてずっと聴覚感度が低いという問題を乗り越えることができる。単純な単語を使った抑揚の大きな話し方をすると、音の高さや大きさの変化が大きいので連なる音節にコントラストが付き、赤ちゃんにとっては文の各部を区別しやすくなる。そして最後に、高い声は生後ほぼ三カ月以降の赤ちゃんで特に感度が強い周波数帯と一致する。つまり多くの点でマザリーズは――特に新生児期を過ぎたばかりの赤ちゃんにとって――適切な聴覚刺激だし、母語の基本を身につけ始める時期にはとりわけ望ましい。

マザリーズで話すのは母親だけではない。父親、兄や姉、それ以外の人たちも、乳幼児に対して――かつての同僚が忌み嫌った——この特別な「赤ちゃん言葉」で語りかける傾向がある。同じような語りかけのパターンは、さまざまな文化において乳幼児の世話をする人たちの間で観察できる。私たちがこういう話し方をするのは純粋に本能的なものか、それとも自分自身が幼い頃にそうやって教わったせいかはよく分からない。しかし、両親が赤ちゃんにマザリーズで話しかけ始める理由が何であろうと、マザリーズを使い続けるのは普通に話した場合より赤ちゃんの反応がいいからだ。たとえば、生後四カ月の赤ちゃんを対象に、知らない女性がマザリーズで話す声の録音と普通に大人が話している声の録音のどちらかを選ばせると、頭を音のする方に向ける回数から判断して、赤ちゃんが好むのはマザリーズの方だった。マザリーズを認識できると分かった最も早い時期は生後約五週間で、母親が大きな抑揚で話している録音とフラットな調子での録音で比較したとき、抑揚の大きい方が吸綴《きゅうてつ》が多かった。

マザリーズへの嗜好は子宮の中で始まっていることかもしれない。胎内には母親の話す言葉の特定の音よりも抑揚や音の高さの方が忠実に伝わるからだ。出生後に経験するこのような語りかけは必ず愛情と思いやりを伴っているから、赤ちゃんがマザリーズを好む気持ちは当然ながら強化される。感情面での強化と赤ちゃんの聴覚にとって適切な刺激となる音声的特徴をそなえていることから、マザリーズは赤ちゃんが受け取る最も有効な刺激の一つだといっていい。

聴覚の発達における可塑性《かそせい》と臨界期

マザリーズが役に立ったらしく、すくすくと育ったティモシーは二歳の誕生日を過ぎた。ひっきりなしにしゃべるし、誰かが話しているときはじっと耳を傾け、一度聞いただけで素敵な新しい単語（ベーグル、エスカレーター、ヤマネコ、フェリー）を拾い上げる。聴覚能力（感度、周波数識別、音源位置推定、言語知覚）の向上はすべて、ティモシーの脳が情報を受容し処理する方法が変化したことによる。つまり聴覚系の配線が徐々に改善されて、ニューロンがどんどん音の細かな特徴に反応するようになったわけだ。しかしこの成熟は、どの程度までが遺伝子に書き込まれたプログラムによる必然の結果で、どの程度までが胎内で聴覚が発達を始めて以来二年あまりの間の豊かな聴覚経験によるものなのか。

ティモシーの聴覚系は明らかに独立して発達したわけではない。聴覚の発達の全体的なプランはゲノムにコード化されていても、このプログラムをどう実行するかは外部からのあらゆる種類の影響を受ける。あるタイプの経験――騒音にさらされること――が内耳の発育に悪影響を及ぼすことは既に見た。本章ではこの後、ある種の薬物、感染、分娩時外傷など、発達初期のさまざまな臨界期に聴覚に永続的な損傷を与えかねないその他の有害な影響についてみていくことになる。

聴覚経験がどのように聴覚を発達させるかについては、やはり動物での研究によって詳細な洞察が得られている。視覚系の場合と同様、誕生後まもない個体に対して音の入力の種類や大きさを変える操作を行なうと、ほぼ例外なく聴覚系の構造に永続的な影響が生じる。誕生後に片方の蝸牛を切除するという大胆な処置をした場合の影響は甚大で、脳幹の聴覚ニューロンの数と大きさがともに減少した。初期に片方または両方の耳に詰め物をして単にふさいだだけでも、蝸牛切除よりは小さいが、それでも大きな影響がみられた。驚くまでもないけれど、このような処置を受けて育った個体には、音の周波数の違いを区別できないとか、空間内で音のする場所を正しく察知できないとかいった聴覚障害が永続的に生じた。

ある二人組の研究者は聴覚の可塑性を別のアプローチで研究している。それは動物の聴覚入力を奪うのでなく、厳密にコントロールした聴覚環境で動物を育てるというものだ。単一の視覚刺激（縦縞）のみが存在する環境で仔ネコを育てる実験（第九章、２７６ページを参照）と同様に、彼らは単一の聴覚刺激（いろいろな周波数が含まれるクリック音）が常時存在する環境でマウスの仔を育てた。一、三週の間この単調な入力にさらされたマウスには、非常に特殊な形で神経の再配線が起きていた。このようなマウスのニューロンは、たいていの成熟した聴覚ニューロンのように特定周波数の音に反応するのでなく、いろいろな周波数の音——聴覚刺激に用いられたクリック音の幅広い周波数——に反応する状態のままだった。こうした個体は音の違いを識別することができなかった。

このように特定の経験によって聴覚系の配線が特定の仕方で変更され得るのだとすれば、赤ちゃんの初期の聴覚経験に含まれるすべての細かな特徴によって聴覚の発達が左右されるのは想像するに難くない。第十四章で見るように、赤ちゃんの初期の言語体験がその後の聴く能力や話す能力の範囲に深く永続的な影響を及ぼすことが分かっている。それと同じように、ティモシーがこれまでに聞いてきた音楽や自然の音の多様さによって、絶対音感や鳥笛［鳥寄せに用いる笛］の音を聞く能力を持つようになるかどうかが決まってくる可能性がある。

聴覚の発達が最も可塑的なのは出生前と乳幼児期だけれど、就学前や低学年の時期——つまりシナプスの配線がまだ洗練されていく期間——は変化し得る。視覚系と同様、聴覚の単純な側面——周波数の識別など——は複雑な側面よりも早く臨界期を脱する。たとえば、騒々しい背景音の中で音を聞き取る能力において重要な役割を担う両耳相互作用はわりと遅い時期に生じる能力の一つで、小児期の比較的長期にわたって可塑性が維持される。

▼耳の聞こえない子どもの聴覚野における可塑性《かそせい》

聴覚系の可塑性を最もドラマチックに物語るのは、皮肉なことながら、まったく耳の聞こえない子どもの例だ。生まれつき耳の聞こえない人の研究から、ある領域での不利が別の領域での有利となり得ることが示されている。この人たちの聴覚野は音を聞くときにはほとんど役に立たないが、脳のその領域が視覚情報の処理に使われているのだ。生まれつき耳の聞こえない被験者の周辺視野内で光を発すると、聴覚野に大きな電気的活動が現れる。耳の聞こえる被験者では、この領域にそうした活動は生じない。片目をふさがれた仔ネコの実験で、もう一方の目が大脳皮質の通常より広い領域を占有するようになったのと同様、耳の聞こえない子どもは「余った」大脳皮質を別の能力を磨くために使っている。ただし、感覚のモダリティ（様相）は通常とまったく異なる。

何が起きているかというと、妊娠中期、視床の軸索がまだ大脳皮質を探っている時期に、視覚の神経線維がたまたま「間違って」聴覚野に到達するのだろう。通常なら、胎児が音を聞くようになって電気的活動が視床と大脳皮質の神経接続を洗練させていくと、間違って聴覚野に達した神経線維は聴覚の神経線維との競争で脱落する。ところが耳の聞こえない子どもの場合、間違ってつながった神経線維に競争相手はいない。そのシナプスは温存され、洗練されて、子どもがものを見るようになると大いに活用される。実際、周辺視野に関わるテストで、先天的に耳のきこえない被験者は耳の聞こえる被験者よりも成績がよく、それはたぶん、視覚神経の余分な接続のおかげだろう。

聴覚障害

聴覚の発達に大きな可塑性が存在するというのは、子どもが音を聞く妨げになるものがあれば、将来の聴覚能力を損なう可能性があることを意味する。さらに、通常は聴覚を使って言語学習が行なわれるため、初期のこの領域に何かあると、子どもの発達におけるその他多くの面にも重大な問題を引き起こす恐れがある。聴覚に障害を持つ子どもは他人の考えが分からず、自分の考えをうまく表明できないため、しばしば非常に衝動的で、暴力的、感情的になりやすく、さまざまな認知能力や学業が遅れがちになる。

出生前か出生直後の原因によって起きる聴覚障害は**先天性難聴**（*congenital hearing loss*）と呼ばれる。ほぼ一〇〇〇人に一人の赤ちゃんは生まれつき耳が聞こえず、すべての子どもの三パーセント近くが比較的軽度な永続的聴覚障害を抱えている。これらの症例の半数は純粋に遺伝的なもので、聴覚障害の生じる遺伝子が家系にあるか、赤ちゃんに他の遺伝的欠損（ダウン症など）があって聴覚障害を引き起こしている。それ以外の症例は多かれ少なかれ予防可能で、以下の三つのセクションにその原因を挙げておく。

▼出生前感染

第三章で見たように、耳が聞こえなくなるというのは特定の出生前感染の結果として生じる最も一般的な欠損の一つだ。妊婦が風疹やサイトメガロウイルス（ＣＭＶ）に感染すると、とりわけ深刻な結果になる。トキソプラズマ症、性器ヘルペス、梅毒も出生前の赤ちゃんに聴覚損失を引き起こすことが知られている。風疹ウイルスは発達中の耳の中耳と内耳の両方に損傷を与える。妊娠期間の前半に風疹に感染した胎児は多くが重度の難聴になるが、妊娠期間の後半に感染した場合はその割合が約二〇パーセントに低下する。出生前の風疹感染が原因の場合、聴覚障害は重くなる傾向があるが、症状が出る時期は遅れることもある。幸いなことに米国では、子どもをもうける年代の女性のほとんどは、子どもの頃のワクチン接種により風疹に対する免疫がある。

ＣＭＶは免疫のある女性が風疹よりも少なく、以前に感染して収まったとしてもウイルスが再び活性化して胎児にうつることがあるため、風疹以上に先天性難聴の原因になることが多い。ＣＭＶ感染症が再発した妊婦の場合、胎児への影響は初めての感染に比べるとずっと軽いが、それでも聴覚欠損は最も一般的な結果となっている。合算すると先天性難聴の約一二パーセントは出生前のＣＭＶ感染が原因だ。妊婦が感染を避ける最良の方法は衛生管理に気を配ることで、ウイルスの運び手になることが多い幼い子どもたちとの接触には特に注意すべきだ。

▼薬と化学物質

発達中の聴覚系に特に損傷を与えることが知られている薬と化学物質は一〇〇種類を超える。この中にはさまざまな医薬品（あるグループの抗生物質、抗痙攣《けいれん》薬、利尿剤、抗甲状腺薬）、レクリエーショナル・ドラッグ（ニコチンやアルコール）、環境中の有害物質（水銀や鉛）が含まれる。出生前の時期、発達中の聴覚系はこうした薬物に特に弱いので、ある種の薬——特に、アミノグリコシド（アミノ配糖体。ストレプトマイシン、カナマイシン、アミカシンなどの抗生物質グループ。第六章、２００ページを参照）、「ループ利尿薬」［腎臓にある「ヘンレのループ」と呼ばれる部分に作用する利尿薬］（呼吸困難症状の治療に使われるフロセミドなど）——を妊婦や早産児に服用させるときは細心の注意が必要になる。

▼周産期の要因

聴覚系は生まれて二―三カ月の間に急速に発達するため、赤ちゃんが子宮を出てからしばらくはきわめて傷つきやすい。つまり、胎児の聴覚にとって有害な感染症や薬は、誕生後の赤ちゃんにとっても（胎児期に比べると程度は軽くなるが）やはり問題になる。もう一つの重大なリスク要因は出生時仮死で、出生時または出生直後にはなはだしい低酸素状態になった赤ちゃん（第四章、１４６ページを参照）は、聴覚障害の発生するリスクが高い。すべての新生児の五パーセント近くがある程度の出生時仮死を経験するが、難聴になる可能性が高いのは重度の仮死——精神遅滞、てんかん、運動障害、脳性麻痺など、他の神経障害を引き起こすような仮死——の場合のみだ。

この他にも、難聴と関連づけられる新生児の状態が二つある。それは黄疸《おうだん》と細菌性髄膜《ずいまく》炎だ。**黄疸**

(*jaundice*) は新生児によくみられ、**ビリルビン** (*bilirubin*) という物質(血液の分解代謝物で、濃度が高くなりすぎると神経線維を破壊する可能性がある)のレベルが高まることによって起こる。幸いにも、新生児黄疸は軽い治療でかなり対処できるようになっていて、先進国では黄疸によって難聴になる赤ちゃんはわずかしかいない。しかし、**細菌性髄膜炎** (*bacterial meningitis*) は別の問題だ。先天性難聴の五—二七パーセントは細菌によって脳内の膜が炎症を起こす細菌性髄膜炎が原因だと推定されている。内耳から聴覚野まで、聴覚系のほとんどすべての部分が細菌感染で損傷を受ける可能性がある。この病気の治療に抗生物質——しばしばアミノグリコシドのグループ——が必要になることが問題を複雑にしている。たいていの場合、髄膜炎による難聴は両耳に起き、かなり重度になる傾向がある。

難聴の主要なリスク要因の最後は低出生体重で、たいていの場合これは早産が原因となる。早産のみを原因とする難聴がどれだけの割合なのか、正確にいうことはできない。なぜなら早産児は、聴覚に影響を及ぼすそれ以外のあらゆる要因にもさらされているからだ。子宮内感染症がある可能性が高いし、ビリルビンのレベルが高かったり、感染症や呼吸器の問題でアミノグリコシドやフロセミドによる治療が必要だったり、重度の仮死を経験していたり、騒音の激しい保育器に入っていたりする。こうした問題から早産児は、満期出産で生まれた赤ちゃんよりも難聴になる割合がずっと高く、生まれるのが早いほど、また出生時の体重が少ないほど、リスクが高くなる。

▼聴覚スクリーニング

エマは生まれたとき健康そのものに見えた。母親のヴィッキーにとっては安産で、生まれた直後でも娘は本当に可愛かった。アプガー指数[出産直後の新生児の健康状態を表す指数]は良好で、体の各部と反射を細かくチェックした小児科医は健康体だと告げた。エマは扱いやすい赤ちゃんでもあった。三つ年上の兄ジョフに比べてむずかることがずっと少なく、エマがにっこりしたり喜んだ声を出したりすると両親（ヴィッキーとベン）はすっかり夢中になった。

おとなしい赤ちゃんなので、エマの耳がほとんど聞こえないことに両親が気づくまでには何カ月もかかった。ジョフのときと違って、エマが録音された子守歌にあまり反応しないことにヴィッキーは気づいたが、体を揺さぶってやるとすぐに落ち着く。腕に抱いて話しかけたり歌ってやったりしても、エマはあまり注意を向けてこないようだけれど、それも二人の気質の違いだとベンとヴィッキーは考えて、最初の数カ月は特に気にしなかった。

しかし、一年経つと心配になってきた。ジョフは一歳の誕生日までに「ママ」や「ダダ」という言葉を発していたのに、エマは声を出す回数がひと月ごとに減っていくようだった。二〇カ月になってもまだ言葉を発しないので、両親は何かおかしいと思い、ようやく小児科医に聴力検査を依頼した。左耳はほぼ聞こえず、右耳も非常に大きな音だけしか聞こえていないのは確実だった。詳しい検査の結果、エマは**感覚神経性難聴**（*sensorineural hearing loss*）であることが明らかになった。つまり耳に問題があって簡単に治療できるというのでなく、聴覚系自体に障害があるということだ。聴覚系がなぜ正常に発達しなかったのか確実な答えを示せる医師はいなかったが、問題がどこにあるかがはっきりしたので、この時期の子どもにとって非常に重要な言語刺激をエマに与えられるよう何か対策を講じる必要があった。

難聴に気づかれないまま赤ちゃんの時期を過ごしてしまうことは珍しくない。親が注意深くみていれば、勢いよくドアが閉まる音や雷鳴《らいめい》などの大きな音に赤ちゃんが反応しないことに気づくこともあるだろう。しかしたいていの場合、難聴が確実に分かるのは二歳半になる頃で、子どもはかなり長期にわたって適切な聴覚刺激を奪われたままになってしまう。聴覚の最も重要な機能――言語を知覚すること――は出生前から始まるので、難聴の子どもは三年もの間、意味のある言語入力をまったく受け取らないまま過ごすことになる。

このことは社会的相互作用や情緒的健康、知的能力の発達に深刻な影響を与える可能性がある。聴覚は子どもの発達の多くの面に重大な役割を果たすことから、難聴をできる限り早期に発見し、補聴器や人工内耳を用いるか手話を教えるかして、発達の遅れを防がなければならない。

理想的には、米国立衛生研究所（ＮＩＨ）が推奨しているように、三カ月までにすべての赤ちゃんを聴覚スクリーニングにかけるのがいい。これを実施する方法はいくつか考えられるが、かなり費用がかかるため、近い将来に実現するとは考えにくい。* これよりも費用効果の高い対策は、一つまたは複数のハイリスク因子（家族に遺伝的難聴がある、頭部や顔面における形状の異常、出生時仮死、感染症、早産、新生児集中管理室に長期間入っていたなど）に当てはまるすべての赤ちゃんを対象に聴覚スクリーニングを行なう方法で、多くの州ではこうした赤ちゃんの中から難聴を発見するプログラムを実施している。それにもかかわらず、このようなアプローチでは先天性難聴児の約五〇パーセントが見過ごされてしまう。（エマのように）おとなしい、引っ込み思案、覚えが悪い、気むずかしい赤ちゃんで、重要なシグナルのすべてを聞き取って適切に反応できるわけではないだけだ、と思われたまま数年が過ぎていく。全例を対象にしたスクリーニングが実施されていない場合、両親や小児科医はその子が聴覚に問題を抱えていないか幼いうちにとりわけ注意しなければならない。発見が早ければ早いほど、全体としての子どもの発達が損なわれる恐れが少なくなるからだ。

＊ただし、総コストを問題が見つかる赤ちゃんの数で割ってみると、たとえばフェニルケトン尿症のような新生児の疾病に対する既存のスクリーニングプログラムに比べて、すべての赤ちゃんを対象にした聴覚スクリーニングの方が実は安いという議論もある。［米国立衛生研究所（ＮＩＨ）のサイトによると、米国では一九九九年からすべての新生児を対象にした聴覚スクリーニングが実施されるようになり、現在では新生児の九八パーセントが病院を出るまでに検査を受けているという。日本ではすべての新生児に聴覚検査を実施する施設は全分娩取扱い機関の四四パーセント（二〇一四年）しかない（日本産婦人科医会の資料による）］

中耳感染症

耳の感染症も子どもの聴覚と言語の発達への障害となる可能性がある。先天性難聴ほど深刻ではないが、**中耳炎**（*otitis media*）の発症例はずっと多い。すべての子どもの八〇パーセントが三歳になるまでに少なくとも一度は中耳炎の診断を受け、一九九〇年代末までの一〇—二〇年で中耳炎の罹患率《りかん》は上昇しているようだ。増加した理由の一部はたぶん小児科医がそれだけ注意を向けるようになったことだろうが、それだけではなく、グループケアや保育園に通う乳幼児が増えたことや、既存の抗生物質に耐性を持つ菌が出現したことから、現に増えてもいるのだろう。

実のところ、耳の感染症自体に伝染性はなく、中耳にたまった浸出液の中で細菌やウイルスが増殖して二次感染が起きる。既に見たように、普通、中耳には空気が通っていて、中耳から喉《のど》の奥に通じる**耳管**《じかん》（*eustachian tube*）が、中耳の骨への通気を保って正常に振動できるようにする役割を担っている。しかし、風邪をひいたりアレルギーで腫《は》れたりして耳管が詰まることがあり、中耳が滲出液《しんしゅつえき》で満たされてしまう。その結果、急性の感染症が起きると、痒《かゆ》みや痛みを感じたり発熱したりする。

こうした症状は不快だが、中耳炎の最も重大な懸念というわけではない。本当に心配なのは初期の感染が収まった後だ。滲出液は中耳に数週間留《とど》まることが多く、この状態は**滲出性中耳炎**（*secretory otitis media*）と呼ばれる。他に症状は出ないが、滲出性中耳炎は子どもの聴力を低下させることがあり、耳の閾値《いきち》が一〇—四〇デシベル上がる。一〇デシベルならそれほど影響はないが、（両耳に）四〇デシベルの損失があったりすると、非常に大きな音や話し声しか聞き取れない。つまり滲出性中耳炎の子どもは、ちょうど重要な聴覚入力を奪われる可能性が出てくる程度の難聴になる。

症例の約六〇パーセントは最初に感染してから四週間以内に滲出液が消えるし、時折の感染によって生じる軽度から中度の難聴は一時的なもので心配はいらない。しかし、中耳炎患者の約一〇パーセントは滲出液が三カ月以上も残り、乳幼児の聴力低下がこれだけ長く続くのは問題だ。臨床医はまた、急性感染を繰り返す（六カ月の間に四回以上、あるいは一年に五回以上）約一五パーセントの乳幼児についても懸念している。感染して数週間以内に耳はきれいになるとしても、こういう子の聴力が損なわれている期間を合計すると何カ月にも及ぶかもしれないからだ。

慢性的な滲出性中耳炎についてまずまず安心できるのは、一般に長期的な聴力障害を引き起こさないという点だ。その理由は、中耳炎がよく起こる時期――生後六カ月から三歳まで――は聴覚の発達における最も重要な臨界期を過ぎていることと、中耳炎による難聴は比較的軽度であることだ。しかし、中耳炎にかかったことのある子どもは騒がしい環境で音を感知しにくくなっているという証拠がある。このような能力は両耳相互作用を必要とするため、やや遅い時期に発達する。また、中耳炎の既往があると、非常に高い音を聞き取る能力がいくらか劣っている可能性がある。

慢性的な滲出性中耳炎でもっと気がかりなのは言語習得への影響だ。聴覚に重い障害のある子どもは言語の習得に大きな困難を抱え、認知能力や感情の発達にも影響する恐れがある。つまり問題は、生まれてから三歳までの間に中耳炎にかかる傾向のあった子どもたちが経験した比較的軽度の聴覚障害が、長期的に言語あるいは知的能力の障害を引き起こすほどのものだったかどうかということだ。

四〇年以上前にこの問題が最初に提起されて以来、解決を目指して膨大な数の研究が行なわれた。残念ながら、答えはまだ出ていない。中耳炎にかかったことのある子どもたちは言語の発達や学業成績に問題があるという研究があるが、同じように厳密に調べてそうした関係が発見できなかったという研究もそれと同じくらいの数にのぼる。

決定的ではないにせよ、データからいくつか暫定的な結論を導くことはできる。慢性的な中耳炎が言語の発達と学業成績に及ぼす影響が何であれ、それは比較的軽度だということだ。聴覚に――特に生まれてから三歳までに――深刻な損傷を受けた子どもには、おそらく言語の習得と学校での勉強において多少の遅滞が生じる。しかしその影響が最もはっきりしているのは、中耳炎になりやすい子の聴力が低下する就学前の時期だ。一般に、小学校に入ってからは聴力が正常に戻り、影響は残らない。

それでも、この問題についてはホットな議論が続いている。それがはっきりしないことには、耳の感染症をどう扱うべきか判断できないからだ。幼児の鼓膜にチューブを挿入するのが「はやった」のは、おそらく慢性的な中耳炎を言語習得と学業の遅れに結びつける報道が一九七〇年代に相次いだためだ。鼓膜チューブの目的は浸出液を中耳から外耳に排出することで、確かに聴力は改善し、チューブを入れている六カ月から一二カ月の間、再感染のリスクは減少する。一九八二年には年に約一〇〇万人の子どもが外科的なチューブ挿入術を受けていた。しかし、子どもの発達に対する中耳炎の影響がそれほどはっきりしないことから、鼓膜チューブ挿入術の広がりへの厳しい批判も出始めた。通気チューブ挿入術には、挿入時に全身麻酔が使われること、感染症、鼓膜に傷が残ること、鼓膜の永久穿孔《せんこう》［穴が空いたままになること］といったリスクもある。さらに気がかりなのは、一九八〇―九〇年代に多数の幼児が鼓膜チューブ挿入術を受けたにもかかわらず、それによって言語の発達やその後の学業成績が明らかに改善されたことを示す研究がまだないことだ。

このような過剰治療の流行を懸念した米国医療政策研究機関（U.S. Agency for Health Care Policy and Research）［現在はAgency for Healthcare Research and Quality］は一九九四年、耳の慢性感染症の扱いに関するガイドラインを設定した。小児科医、専門家庭医、耳の専門家で構成するこの組織は鼓膜チューブ挿入術を、両耳に浸出液が溜まった状態が三カ月以上続き、さらに重要な点として、両耳に聴力低下（二〇デシベルの音が感知できない）がみられるという記録がある場合に限ることを推奨した。滲出が三カ月を超えていても、難聴が軽度だったり片方の耳だけだったりする場合は、抗生物質による治療か、そのままにしておくことを医療政策研究機関は推奨している（三カ月以内に自然に治る率は六五パーセント、六カ月以内に治る率は八五パーセント）。滲出が長く続いたり、感染を繰り返したりする子どもの場合も、鼓膜チューブ挿入を決める前に少なくとも一定期間、抗生物質による治療を行なうべきだ。そしてガイドラインが最も重要なこととして強調しているのは、慢性的な耳の感染症の治療方針は、単なる滲出の継続期間や感染の回数ではなく、実際に両耳の聴力低下を計測した結果に基づいて決定すべきだということだ。

ほぼすべての子どもが時折かかる急性中耳炎について、米国で現在推奨されている治療法はやはり抗生物質の使用だ。稀にしか起こらないが、かつては耳への感染から生命を危険にさらすことにもなった合併症（細菌性髄膜炎、耳を取り囲む乳様突起の細菌感染症など）に抗生物質は確かに有効だ。ただし、この治療法は費用がかさまず、両親が子どもに薬を与えることも比較的容易だが、論争がないわけではない。実際、抗生物質の投与でよくなる急性中耳炎の子どもは七人中一人でしかない。急性中耳炎の大多数（八一パーセント）は、たとえ何も治療を施さなくてもひとりでに治る。さらに、このような急性中耳炎の多さを考えると、抗生物質を広く使用することはほぼ間違いなく耐性菌［本来は効くはずの抗生物質が効かないタイプの細菌］の出現に寄与している。現在、あらゆる耳の細菌感染症のうちかなりの割合がこうした耐性菌によって引き起こされている。

最後に、この問題を予防できるようになるために、なぜ一部の子どもが耳の細菌感染症に繰り返しかかるのか理解しようと試みることが重要だ。乳幼児は耳管が短く、口から入った細菌が容易に耳に入り込むため、特に感染しやすい。また耳管が柔軟なので、押し潰されて浸出液が中耳に溜《た》まりやすい。この影響を受けやすいのはおそらく、耳管の形状があまり良好でない子どもで、これは家系によって生じやすい。慢性中耳炎も男児の方がずっと多く、全体の六〇―七〇パーセントを占める。これが耳の構造の違いや、ホルモンの違い、あるいは女児よりもずっと遅れて成熟する免疫系と関係しているのかどうか、まだ分かっていない。

耳の感染症に関する遺伝的傾向からは逃れようがないが、両親はいくつかの方策により子どものハンディを補うことができる。一つは母乳を与えることだ。母乳で育てられる赤ちゃんは哺乳瓶で育てられる赤ちゃんに比べて、繰り返し耳の感染症にかかる率が半分しかない。こうした母乳による保護は三歳になるまで持続する。母乳の有利さは、授乳時の姿勢の違いや、母乳と哺乳瓶とで吸綴《きゅうてつ》能力の発達の仕方が異なるということよりも、母乳に含まれる何らかの因子に関係しているようだ。効果を発揮するためには、生後四カ月までは母乳のみを与え、生後六カ月かそれ以降までミルクは母乳だけにすべきだ。

別のリスク要因はグループケアへの参加だ。乳幼児が多くの他の子に接すると、風邪その他の呼吸器系感染症にかかりやすい。こうした病気から軽度の耳の二次感染が起きることがある。いくつかの研究により、初期にグループケアに参加した子どもは中耳炎になる率が高いことが明らかになっている。ある報告によると、ケアに参加した一八カ月以下の赤ちゃんの通気チューブを挿入する率は、家で世話をされていた赤ちゃんの七倍だったという。同様に、第二子以降の子どもは第一子や一人っ子よりも耳の感染症にかかる率が高い。これはきょうだいからの一次感染が多くなる傾向があるからだ。

最後に取り上げるリスク要因はタバコの二次喫煙だ。両親やベビーシッターの吸うタバコの煙にさらされた子どもは、そうでない子に比べて耳の感染症にかかる率が約四〇パーセント高い。二次喫煙は中耳の感染症につながる風邪などの感染症に対する抵抗力を低下させるようだ。

ほとんどすべての子どもが早期に少なくとも一つ、耳の感染症にかかることは避けられないようだが、生後六カ月に達するまでに最初の感染があった赤ちゃんは、慢性中耳炎になる可能性がずっと高い。このような子はもともと感染しやすいのかもしれないが、早期の感染によってさらに感染しやすくなった可能性もある。だから、乳児期に感染リスクを下げられる可能性のあることを両親がなるべく心がければ――長く母乳を与える、喫煙をやめる、デイケアの利用を先延ばしにするなど――子どもが中耳炎にかからずに成長することを期待できるかもしれない。

聴覚、言語、感情

聴覚はほぼ間違いなく赤ちゃんの最も重要な感覚だ。聴覚を通して経験する言語と音楽は、他の感覚では不可能な仕方で子どもの知性と感情の発達を刺激する。第十四章で見るように、赤ちゃんの脳は出まれる前から言葉に注意を向ける準備ができていて、生後数年の間に繰り返し耳にするだけでも、複雑な話し言葉を理解し口に出すために必要な神経の構造を洗練していくのに十分だ。私たちはもっぱら言葉を通じて子どもにものを教えるので、子どもの知的発達にとって聴覚はたぶん最も重要な感覚だ。

聴覚は感情の発達にもとりわけ重要だ。親と子の絆を確立するのには、触覚、嗅覚、視覚もそれぞれ役割を担っているが、しっかりと意志を伝えられるのは聴覚だけだ。新生児でさえ、親しんでいる声や子守歌を聞くと安心する。音楽は大きな楽しみを与えてくれると同時に、子どもの認知能力の発達を促すのにとりわけ有効な手段でもある。子どもが音楽を好むのはたぶんそのためだけれど、これについては第十七章で取り上げる。

第十一章
運動発達のマイルストーン

公園の遊び場でよく起きていること。あなたはおチビちゃんを連れてきて砂場で遊ばせている。おもちゃのトラックに砂を積んでいるところへ知らない女性が子どもを連れてきて、あの面倒くさいやりとりが始まる。

「なんて可愛いお子さんでしょう」と話しかけてくる。その人の子どもは滑り台の方へよちよち歩き出している。「おいくつ?」

「一四カ月です」と答え、「そちらのお子さんはいくつですか」と、仕方なく尋ねる。

「明日でちょうど一歳なんですよ。一年でどんなに変わるか、ほんとに驚いてしまうわね」

「ええ、ほんとに」と、そっけなく思われないように気をつけながら、あなたは答える。「でも、この子はちゃんと歩けるんだろうかと気になってしまって」

もちろん、遅かれ早かれ歩き出すだろうことは分かっている。それでも親としては、わが子の運動能力の発達に気を揉まずにはいられない。運動発達のマイルストーン(段階)は生後一年で神経系がどのくらい張り巡らされたかを示す明確な指標で、公園の遊び場でさえはっきり見て取れる。だからよその子の親と話しているとき、わが子の発育といちいち比較して密かに喜んだりがっかりしたりしないですますことはほとんど不可能だ。

運動能力には関係する筋肉のタイプによって粗大運動と微細運動の二種類がある。粗大運動能力は体幹《たいかん》と手足の大きな筋肉の協調を必要とするもので、姿勢制御と移動の能力が含まれる。微細運動能力は腕と手の小さい筋肉を使うもので、基本的に手先の操作だ。粗大運動において、赤ちゃんはまず頭をコントロールすることから始め、寝返り、おすわり、ハイハイと続き、そして一年が過ぎる頃、立って歩くようになる。微細運動は腕全体をバタバタさせる動きから始まって、動きをうまく調節できるようになるにつれて、物に手を伸ばして手のひらでつかみ、続いて親指と何本かの指で握り、やがて親指と人差し指で**つまむ**ようになるが、ここまでやはり一年ほどかかる。もちろんその後も新しい運動能力の獲得は続き、小児期を通じてあらゆる運動の速さと正確さが向上していく。しかし、運動能力を獲得し始めた時点での無力さを思うと、生後一年間の赤ちゃんの発達ぶりは驚くべきものだ。

研究者の観点からすると運動能力の発達において最も驚異的なのは予測可能性だ。ほぼすべての文化で、ほぼすべての赤ちゃんが、同じ一貫した流れで粗大運動能力と微細運動能力を獲得していく。もちろん個々の赤ちゃんで運動能力の発達スピードは異なり、早い子と遅い子では基本的な各能力が現れる時期に数カ月の差がある。それでも平均すると、健康な赤ちゃんはどの文化においてもほぼ同じ時期に同じ運動能力のマイルストーン（段階）に到達する。生後六カ月ほどで手を伸ばすことやおすわりができ、生後一年ほどで歩けるようになる。

次の表に赤ちゃんの主要な運動能力の発達段階と、初めてそこに到達した時期の中央値を示す。つまり、その時期までに約半数の赤ちゃんがその段階を達成するけれど、残りの半数はそれよりも遅れる。だから個々の赤ちゃんが表に示された時期より数週間か数カ月早かったり遅かったりしてもまったく異常なことではない。たとえば、赤ちゃんがうまく何かに手を伸ばすようになる時期が二カ月から三カ月、一人で座っていられるようになるのが五カ月から九カ月、うまく歩けるようになるのに九カ月から一五カ月といった幅があっても、それは正常な範囲だと考えていい。

安心できるニュースは、もしあなたの赤ちゃんがこうした中央値より遅れていたとしても、幼児期の運動能力の発達スピードは子どもの全体的な発達とほとんど関係がないことだ。たとえば、知能指数など認知能力の成績がその後どうなるか、信頼できる形で予測がつくわけではない。一五カ月で赤ちゃんがまだ歩いていなかったとしても、高校で微積分が分からなくなるとか、バスケットボールチームの前衛《フォワード》になるとかいった将来が決まるはずもない。幼児期の運動能力獲得における通常の範囲に収まってさえいれば、その後の成績について心配する理由はない。*

*ただし、発達段階を示すチャートの目的は知的障害や運動障害のある赤ちゃんを見つけることにある、という点を指摘しておくのは重要だ。運動能力の獲得が**特に**遅いときは——すべての子どものうち、最も発達が遅い五パーセントに入る場合——知的能力が低くなるリスクがあると考えられ、原因となっている神経系の問題を補うために特別な訓練が必要になるかもしれない。

しかしそれと同時に、運動能力は知的発達とまったく無関係というわけではない。特に、まだ言葉が理解できない幼児期において、運動能力は子どもが自分の社会的・物理的環境を知るための重要なツールだ。たとえば、手を伸ばしてものをつかめるようになると赤ちゃんは、形、重さ、手触りといった物理的特徴を探索するようになる。はいはいができるようになると、新しい人や物との出合いを積極的に探すことができる。運動能力の各発達段階は赤ちゃんの体験を広げ、世界についての見方を変える。そうして作り出される変化してやまない環境は、感情と認知能力の発達に欠かせない。

目安となる獲得時期（月）	粗大運動能力
1-2	頭を持ち上げて安定させる
2-3	うつ伏せで、手で支えて肩と頭を持ち上げる
2-3	支えられて座る
3-4	うつ伏せから仰向けに寝返りをする
6-7	仰向けからうつ伏せに寝返りをする
6-8	一人で座る
8-9	つかまった手で体を引いて立とうとする
9	ハイハイ
9-10	つかまって歩く（伝い歩き）
11-12	1人で立つ
12-13	1人で歩く

目安となる獲得時期（月）	微細運動能力
誕生	反射による把握［手の平に触れると反射的に握り返してくる］
1-3	手を伸ばす前段階（不成功）
3	意図的把握
4-5	つかんで放す（成功）
6-7	つかんで放す（コントロールできる）
9	親指と人差し指でつまむ
10	手を叩く
12-14	物を放す（荒削りな動作）
18	コントロールして放す

もちろん、運動能力の発達はそれ自体が重要だ。新しい能力はいずれもそれ以前の能力の上に組み立てられ、筋肉はどんどん強くなり、神経回路はますます高度に協調するようになる。新しい能力をうまく身につけたとき、赤ちゃんは見るからにうれしそうだ。能力がどんどん高まっていくことが、自尊心と独立心の発達に寄与している。

こうしてみな同じように段階を踏んで発達する運動能力の背後には何があるのだろうか。脳はどのようにして動きを作り出し、乳幼児期にそれを変化させて、毎週のように新しい能力を獲得させていくのか。運動の発達において練習はどんな役割を担っているのか。運動の進歩をさらに刺激することは可能か。望ましいことか。乳幼児の基本的な運動能力の発達を取り上げた本章では、こうした問題を中心に考えてみたい。

脳はどのようにして動きを作り出すか

イーサンの母親ステファニーは、赤ちゃんが無力だということはもちろん聞いて知っていたけれど、それを本当に実感したのは自分の子ができてからだ。ステファニーは理学療法士をしている。生まれたばかりのわが子を見ると、筋力がほとんどなくて体をうまくコントロールできない様子から、脊髄《せきずい》を損傷した自分の患者たちのことを思い浮かべて不安になった。もちろんイーサンはそうした患者たちとは違って、麻痺しているわけではない。イーサンは自分の体の各部を感じていて、いろんな仕方で伸ばしたりねじ曲げたりできる。しかし大体のところは、自分の意志で役に立つ動きをさせることができない。なぜか。人間の赤ちゃんの運動能力が発達してうまく動かせるようになるまで、これほど長くかかるのはどういうことなのか。

運動の成熟がこれほど遅い理由の一つは、運動に関わる神経回路が信じられないほど複雑だということだ。感覚系が基本的に一方通行で、外界から脳に向かって情報が流れるのに対し、運動の神経回路には大量のフィードバックが関わってくる。たった一つの動きを実行する間でさえ、脳と外界との間で継続的に情報が行き来する。

たとえば、右腕の二頭筋《にとうきん》を収縮させる単純な動きを考えてみよう。これは随意《ずいい》運動〔自分の意志に基づく運動〕なので、大脳皮質――具体的には前頭葉の左運動野――から命令が発せられる（感覚入力の場合と同じように、運動情報を伝える神経は脳から脊髄に入るところで左右反対側に交叉するので、左脳が右側の動きを、右脳が左側の動きを制御する）。大脳皮質には三つの運動野――**一次運動野**（*primary motor cortex*）、**補足運動野**（*supplementary motor area*）、**運動前野《ぜんや》**（*premotor cortex*）――があり、いずれも前頭葉の後ろ半分に位置している（図11・1を参照）。一次運動野は随意運動の直接のきっかけを作るが、残りの二つの部位は高次の働きを担っており、さらに複雑な運動の流れを計画し、実行する。

一次運動野は触覚の感覚情報を受け取る細長い領域のすぐ前にある縦に長い部分だ。体性感覚野と同様に、運動をつかさどる皮質にも上下さかさまで形の歪《ゆが》んだ身体地図がある。こめかみに近い最下部が頭部と顔の筋肉を、頭頂に近い部分が脚と足を制御し、その中間部分が腕と手を制御する。身体地図が歪んでいるのは、比較的筋肉の数が少なく粗大運動を担う体幹や脚よりも、多くの筋肉があって複雑な動きの調節が必要な手や顔に広いスペースを割り当てるためだ。

二頭筋を収縮させようと思ったとき、左運動野の「腕」領域から発せられた活動電位が**皮質脊髄路《せきずいろ》**（*corticospinal tract*）と呼ばれる重要な経路で直接脊髄に伝わる（一部の情報はまた、これと並行しているが脳幹のシナプスを通る経路で間接的に伝達される）。皮質脊髄路の軸索は脊髄で**運動ニューロン**（*motor neuron*）を興奮させる。運動ニューロンの軸索は末梢神経を通じて二頭筋の筋線維に伸びており、この電気的興奮が二頭筋を収縮させる（図11・2を参照）。

こう書くと単純そうだが、これはほんの始まりにすぎない。収縮し始めた筋肉は緊張の度合いも長さも変

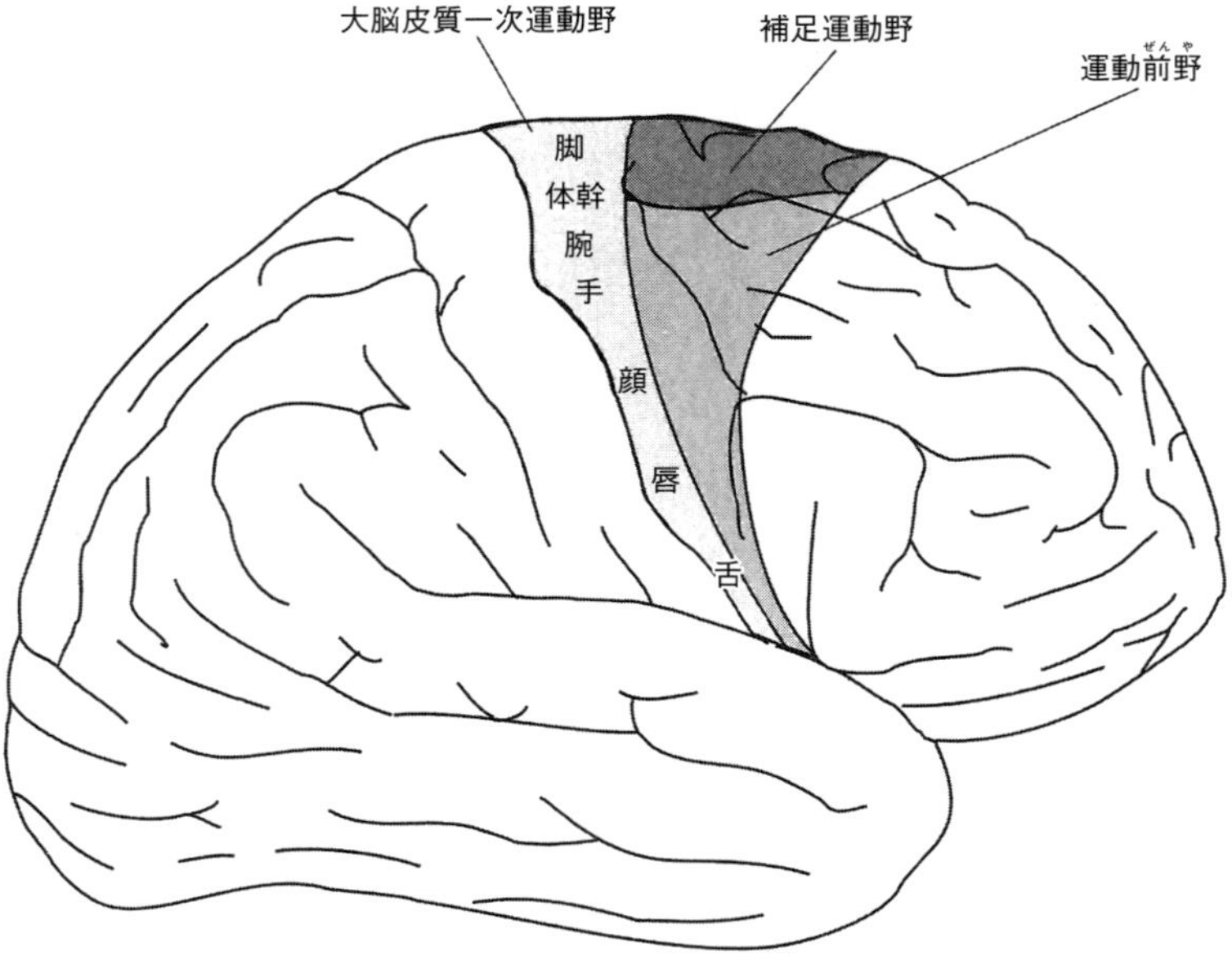

図11.1
大脳皮質の主要な運動野と、そこで制御される体の各部

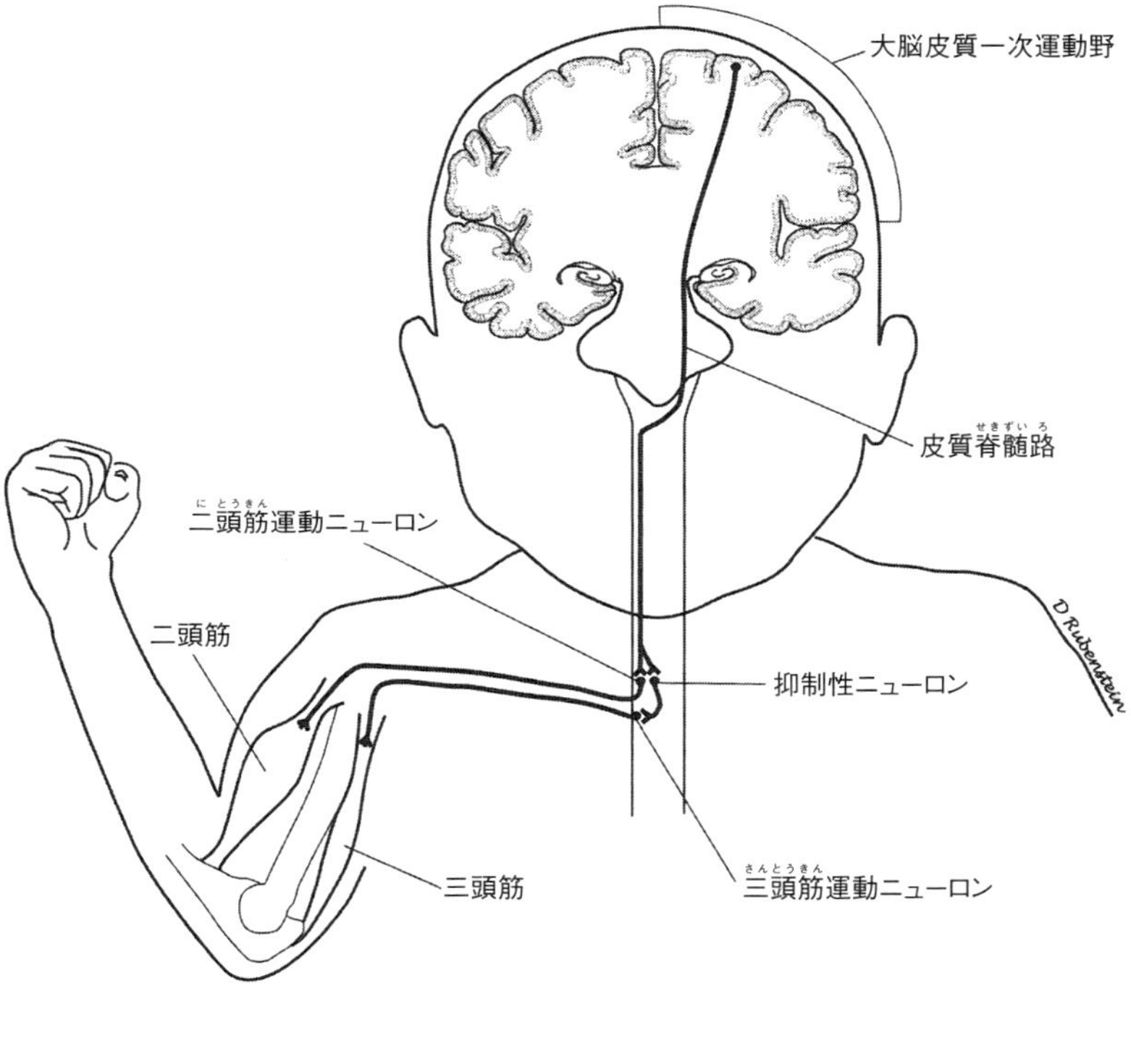

図11.2
単純な運動の仕組み。随意運動は大脳皮質運動野に始まり、皮質脊髄路《せきずいろ》を通じて伝達される電気信号によって適切な運動ニューロンが制御される（運動ニューロンの細胞体は脊髄内にある）。ここでは、大脳皮質は二頭筋《にとうきん》運動ニューロンを興奮させるとともに三頭筋《さんとうきん》運動ニューロンを（介在する抑制性ニューロンによって）抑制し、二頭筋を収縮させ、三頭筋を弛緩させる。

化する。こうした変化は、筋肉の活動の情報を脳に送る役割を担う**自己受容器**（*proprioceptor*）という特別な感覚ニューロンによって感知される。自己受容情報は脊髄にフィードバックされ、ここで二頭筋運動ニューロンの発火に影響を及ぼすとともに、大脳皮質に伝達されて腕の位置の意識的知覚を生じさせる。このような自己受容感覚のフィードバックにより、私たちはミリ秒単位で筋肉の収縮を感じ取り、力を細かく調節することができる。

二頭筋を制御するためにこれだけのことが行なわれている間に、拮抗筋《きっこうきん》［互いに反対の動きをする筋肉］である三頭筋《さんとうきん》では正反対のことが起きている。三頭筋の運動ニューロンは発火が減少し、三頭筋を弛緩《しかん》させる。すると三頭筋の自己受容器の活動が減少し、それが脊髄と大脳皮質へとフィードバックされ……。筋肉をどのくらい細かく収縮させるかによって、神経系はたぶん、前腕と手の筋肉を制御する同様の神経回路の活動もすべて協調させることになる。最後に、腕を動かすときにそこを見ているとすると視覚も関係してくる。この視覚情報は、それぞれの筋肉の収縮を協調させる運動回路に影響を及ぼすように経路が組まれている。

このように、単純な動きでさえ神経のかなり複雑な処理が必要になる。では、もっと複雑な動きを考えてみよう。たとえば歩行には一〇以上の筋肉と体全体の姿勢の調節が必要だ。運動の制御は明らかに非常に込み入った仕事で、神経系がそれをやり遂げるには非常に正確に相互作用する大規模で複雑な神経回路が欠かせない。

こうしたすべての動きを調整してタイミングを正確に合わせる役割を、脳は特別な部位——**小脳**《しょうのう》（*cerebellum*）——に委ねている。この皺《しわ》の多いかたまりは、脳の後方で大脳皮質の下、脳幹の背後にある（25ページ、図1・2を参照）。小脳はいわば神経系にとって航空管制システムのようなものだ。信じられないほど密度の高いネットワークで構成され、大きさは脳全体の一〇分の一にすぎないのに、すべてのニューロンの半分が集まっている。小脳は運動野からの入力（どんな種類の動きを試みようとしているかを知らせる）と、視覚、聴覚、平衡感覚、自己受容感覚といったさまざまな感覚の入力（どんな動きが実際に起きているかを知らせる）の両方を受け取る。小脳はこうしたすべての情報を比較して、意図した動きによりよく合致するように、そして――航空管制と同様――身体のすべての動きが計画通りに進行し互いに邪魔しないように、運動の指令を修正して送り出すことができる。

運動を作り出すうえで重要な役割を担うもう一つの脳の部分が**大脳基底核**（*basal ganglia*）で、これは皮質下ニューロンのいくつかの明確な集まり（クラスター、あるいは核）からなっている。大脳基底核は脳の奥深く、大脳皮質の葉《よう》の下方、脳幹の上、視床の隣にあり、視床と密接に結びついている。大脳基底核の運動における役割は（パーキンソン病やハンチントン病のように）損傷を受けたときに明確に分かる。大脳基底核に障害のある人は随意運動を始めるのが非常に困難になる。話す、歩く、握手するといった行動ができないか、非常にゆっくりとしかできなくなる。しかし、麻痺しているわけではない。実際、こうした患者はよく動く。痙攣《けいれん》、身もだえ、動揺［関節などの異様な動き］などの動作がほとんど意志と無関係に起きてしまう。このように大脳基底核は、目的とする運動が支障なく進行するよう、不随意運動［痙攣、心筋の収縮、反射など、自分の意志と無関係に起こる運動］を抑制してどの動きを実行するかを制御する重要な働きをしている。

運動野、大脳基底核、小脳、脳幹、脊髄を結ぶ複雑なフィードバック回路の構成を図11・3に示す。単純な随意運動でさえ、それを実行するためにどれだけ神経のハードウェアが機能しなければならないかを考えると、赤ちゃんの動きが驚くほどぎくしゃくしていて、まとまった動作ができるようになるまでの発達にかくも長い時間がかかるのも驚くにはあたらない。イーサンの脳は運動のための回路を形成し洗練する長い過程に入ったばかりで、小児期を通じてそれが続く。となると、靴ひもを自分で結べるようになるまでにまだ何年もかかるのもうなずける。

胎動とその重要性

こんなに複雑な神経回路はいったいどのようにして作られるのだろうか。ただ待っていれば正しい接続が形成されるのか、それともイーサンの経験——ずっと続いている腕や脚のランダムに思える動き——が配線を進めるのに何か役割を担っているのだろうか。

脳の発達はすべてそうだが、運動の発達にも「生まれ」と「育ち」——プログラムされた神経の成熟と、赤ちゃん自身が毎日行なう絶え間ない練習と——の精妙なダンスが含まれている。しかしイーサンのような新生児にとってさえ、このダンスは新しいものではない。妊娠の初期、イーサンがまだちっぽけな胚でしかなく、微小な脊髄に最初のシナプスが形成され始めたときから、それは始まっていた。

超音波画像診断が普及したおかげで、今や胎動はかなり詳細に理解されている。妊娠六週目になると、まだ八ミリメートルほどしかない胚が、初めて内発的に全身を丸めたり反り返らせたりし始める。それから一、二週間経つと、手足から全身にビクッとする動きが伝わるようになる。手と足が独立して動き始めるのは八週目頃からで、それから約二週間で指が動き出す。九週目には多くの胎児が手をゆっくり顔のところへ持っていけるようになるが、親指を吸うようになるのは妊娠五カ月になってからだ。その他にも、しゃっくり、伸び、あくび、指しゃぶり、呑み込む、手を握るなど、驚くほど協調した動きが第一トリメスターに現れる。このように、多くの母親がまだ気づかないうちから、胎児は小さな体にそなわったほとんどの筋肉をせわしなく動かしている。

胎動がピークを迎えるのは妊娠中期頃で、その後は胎内が窮屈になるとともに、自動運動が脳の高次中枢にコントロールされるようになるにつれて動きは減少する。しかし、妊娠期間の後半にはもっと複雑な動きが始まり、その多くは子宮を出た後で生存に必要になるものだ。たとえば、赤ちゃんは二七週頃から連続的

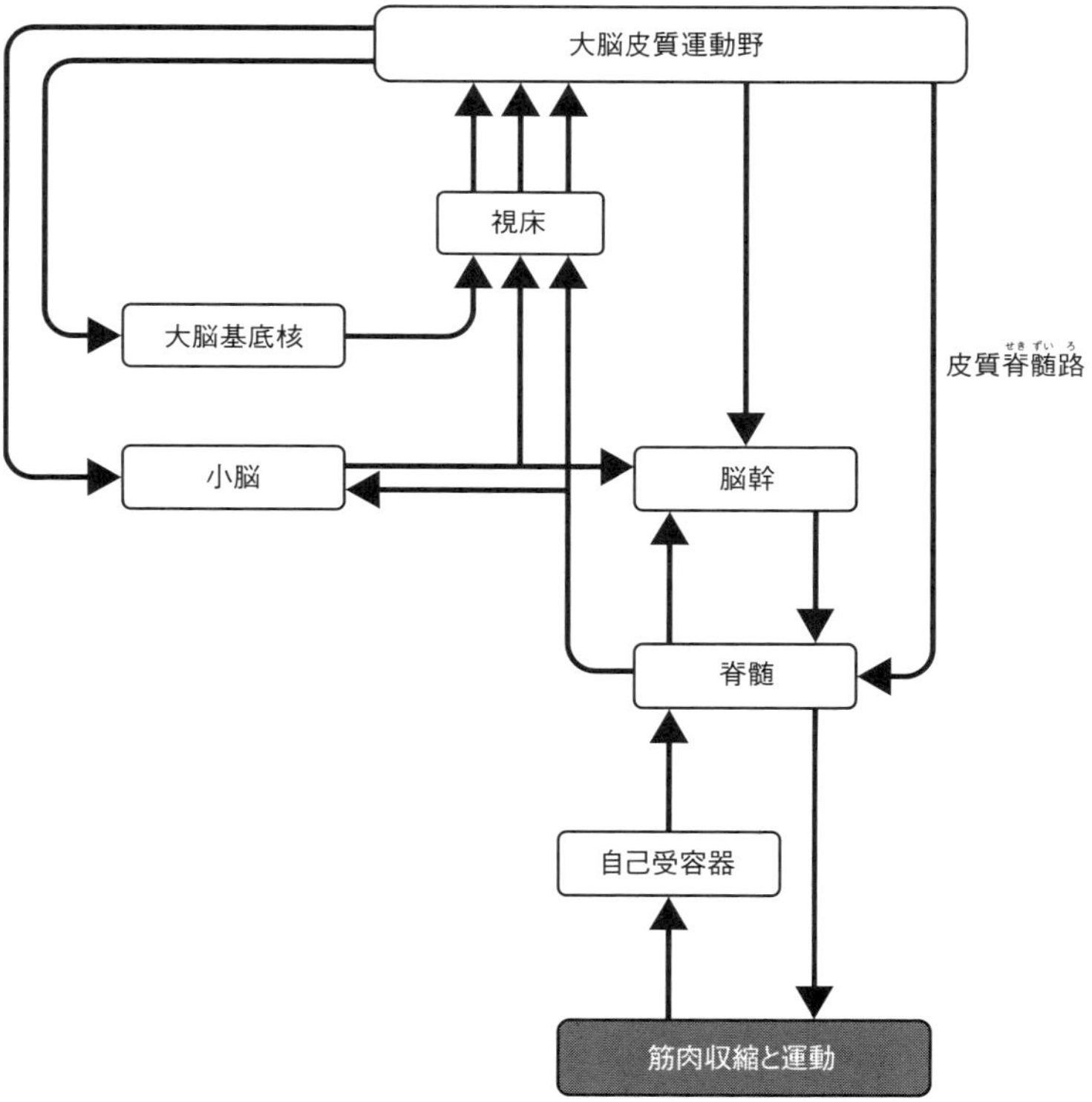

図11.3
随意運動の実行に関わる複雑な神経回路の概要

C. Ghez, "The control of movement," in Kandel et al., *Principles of Neural Science.* に基づく。

に「呼吸」をするようになる。つまり、横隔膜と胸の筋肉がリズミカルに収縮する通常の動きによって、液体で満たされた肺が拡大と縮小を繰り返す。二八週頃には指しゃぶりと呑み込む動きが協調してできるようになる。しかし吸引と嚥下《えんげ》を呼吸と統合できるようになるのは三三週頃からだ。この時期より前に生まれた赤ちゃんは乳首を吸うことができず、静脈から、あるいは胃にチューブを通して栄養を補給しなければならない。

このように絶え間ない胎動はただ漫然と練習しているのではなく、赤ちゃんが筋肉を強化し、運動に必要な神経回路を洗練させるのに欠かせないものだ。発生一日目のニワトリの胚を使った実験で、片方の脚が動かなくなる処置（麻痺させる薬物の注射）をすると、ヒトの内反足《ないはんそく》［足の裏が内側を向いて外側部だけが地についている、足の形態異常］に似た状態で永久に固定された。出生前の運動は神経と筋肉以外の組織の構造にも影響する。たとえば、胎児の呼吸様運動は肺組織が正常に発達するために欠かせないようだし、羊水を呑み込む運動は胃腸の発達を促すと考えられている。

出生時の赤ちゃんは子宮外での生活にそなえて、必要な練習を既に七―八カ月積み重ねてきている。臨床医は胎動にとりわけ注意を払うが、それは赤ちゃんの健康状態がそこによく表れるからだ。神経の活動が樹状突起やシナプスの発達にきわめて重大な影響を及ぼすことからすると、胎動の持続は胎児の脳が受け取る刺激の中で最も重要なものなのだろう。

運動の発達における「生まれ」と「育ち」

信じてもらえるかどうか分からないが、科学者が赤ちゃんの最初期における運動の重要性を評価するようになったのは比較的最近のことだ。二十世紀初頭には、運動の発達は概ね生得的、あるいは「もとから配線された」ものという見方が研究者の間で支配的だった。能力を獲得する仕方に著しい一貫性がみられることから、運動の発達はいわゆる**神経筋《きん》成熟**（*neuromuscular maturation*）のみに基づいていて、経験や練習が果たす役割はほとんどない、という説が唱えられた。

神経筋成熟説を支えるものとしてしばしば引き合いに出されたのが、ホピ・インディアンの赤ちゃんの歩行を分析した一九四〇年のある研究だ。伝統的にホピ族の赤ちゃんは生後一年間のほとんどを、母親の背負う「背負い板」にくくりつけられ、ほとんど身動きできない状態で過ごす。それにもかかわらずホピ族の赤ちゃんは、背負い板を使わない西洋式のやり方で育った赤ちゃんとまったく同じように発達することに研究者たちは気づいた。どちらのグループの赤ちゃんも、生後一五カ月で歩き始めた。これはやや遅いが、通常の範囲内に収まっている。もちろん、伝統的な育て方をされた赤ちゃんも日中ずっとくくりつけられていたわけではない。初期に入浴や着替えをさせるときは背負い板から出されたし、少し大きくなると毎日数時間はくくりつけられずに過ごした。九カ月を過ぎても背負い板に入っている赤ちゃんはほとんどいなかった。それでも初期の研究者たちの多くはこの研究から、運動能力の出現する時期を決定する要因として、練習や筋肉を動かす訓練の重要度は比較的低いと確信した。

運動を制限してもほとんど影響がないのなら、その反対――初期にたくさん運動させた場合――はどうだろうか。一九三〇年代の研究者たちは、この考えを検証する別の方法として、一卵性双生児に特別な訓練をする実験をいくつか行なった。どの研究でも双生児の一人には手助けをしながら、寝返り、おすわり、椅子に上がる、ブロック積み、三輪車に乗る、おまるを使うなど、特定の技能をたっぷり練習させ、もう一人には特別な訓練をしなかった。ところが訓練を受けた子も、長い時間をかけて練習したにもかかわらず、乳幼児期を比較的のんびり過ごしたもう一人の子と運動能力は変わらなかった。この結果は、歩いたり立ったりという基本的な能力については特によく当てはまった。研究者たちはこのことから、赤ちゃんの運動能力の発達を決定するのは定まった神経筋成熟のペースであると改めて結論づけた。赤ちゃんの脳と筋肉が十分発達していなければ、いくら練習させても運動能力が特に早く伸びるわけではない。*

＊双生児を対象に行なわれた初期の研究の問題点は、たいてい二人の赤ちゃんを引き離していなかったことだ。したがって、訓練の効果はあったのに、それを受けていない子がもう一人の動きをまねて運動能力を身につけた可能性はある。

▼脳の成熟と髄鞘《ずいしょう》形成

既に見たように、たいていの赤ちゃんはほぼ同じ時期に同じ運動能力の段階に到達する。このタイミングは非常に予測しやすく、体の大きさを見るより何をしているかを観察する方がその子の年齢を推定しやすいことが多い。おすわりはするけれどハイハイはまだ？——それならたぶん七カ月。四つん這いで動き回るけれどまだ一人で歩けない？——それならたぶん一一カ月。

運動に関わる脳の部位の発達に関する知見は、ある程度まで神経筋成熟説の支えになる。出生時に運動を制御する高次の領域がまだあまり発達していないのは明らかだ。運動野は新生児に電気的活動が最初にみられる領域の一つだけれど、乳幼児期に成熟しなければならない基本的な機能はまだまだたくさんある。ここでいう**成熟**（*maturation*）とは、暗号化された遺伝情報によるプランに従ってニューロンが生じ、それが適切な場所に移動し、軸索と樹状突起を伸ばし、シナプスを作り、髄鞘を形成することだ。最後の髄鞘形成プロセスは最も緩慢で観察しやすいため、科学者が脳の成熟と行動の発達を関係づけるために用いる中心的な指標となっている。

運動能力獲得までの段階を予測可能にしている主要な勾配（段階的な変化）は三つある。一つは脳領域の下部から上部への進展だ。運動神経の回路は、出生のずっと前にまず脊髄内で成熟し、続いて脳幹、一次運動野、最後に前頭葉の前部にある高次運動野で成熟を迎える。脊髄から出る運動神経は脳全体で最初に（妊娠中期）髄鞘形成を始める神経線維だが、脳幹の運動に関する領域で髄鞘形成が始まるのは第三トリメスターだ。一次運動野からの経路では出生の頃に髄鞘形成が始まり、二年以上も続く。最後に、前頭葉における髄鞘形成はとりわけゆっくりと進む。運動前野と補足運動野の神経線維は生後半年くらいからようやく髄鞘形成が始まり、その後数年はかかる。

　運動神経回路はだんだん脳の高次領域に向かって成熟していくので、それによってコントロールされる運動は次第に目的のある協調的なものになっていく。胎児の運動はすべて、脊髄と脳幹からの指令によって起こる反射的な自動運動だ。出生後も脳の下部が赤ちゃんの運動を支配し続けている。実際、新生児に対する通常の検査で小児科医が行なう神経学的なテストの大部分は脳の下部の機能を見るためのものだ。**ルーティング反射**（*rooting reflex*）――頭の向きを変える、口を開ける、頬に軽く触れられるとお乳を吸えるような形に舌を動かす。**瞳孔《どうこう》反射**（*pupillary reflex*）――強い光に反応して両目の瞳孔が縮まる。**人形の目反射**（*doll's eye reflex*）――頭を横に回しても目は正面を向いている。**モロー反射**（*Moro reflex*）――頭を急に落としたとき、両手がパッと広がり、脚が伸び、手が開いて、それからゆっくり関節の曲がった位置に戻る。**引き起こし反射**（*traction response*）――寝た状態の赤ちゃんの両手を引っ張って引き起こそうとしたとき、肘《ひじ》を曲げ、（まだできないのに）頭を持ち上げようとする。新生児の吸綴《きゅうてつ》や嚥下《えんげ》といった基本的な能力でさえも大部分は反射で、脳幹や脊髄の神経回路によってコントロールされている。しかし、生後の一年間で運動野が徐々に成熟すると、随意運動能力が発達してこうした反射の多くが置き換えられる。

　運動発達における第二の勾配――体の中心部から末梢《まっしょう》へ――についても、脳幹が早期に成熟することで説明がつく。赤ちゃんはまず体幹と頭部の筋肉をコントロールして、座った状態のような姿勢を維持できるようになる。四肢《しし》や手の動きをマスターするのはその後だ。これは、首や上体の筋肉の大部分をコントロールするのは脳幹にある神経回路であるのに対し、四肢の筋肉は大脳皮質の運動に関する神経回路の影響を多く受けるからだ。
最後に、運動野の中で成熟に至る第三の勾配が運動発達の進展に大きな影響を及ぼしている。この領域は下部から上部へと――コントロール対象となる筋肉の部位でいえば、頭から爪先に向かって――発達する。一般に赤ちゃんは、頭や顔の動き（微笑む、くわえる、首を動かす）をマスターしてから、腕の動き（手を伸ばす、意図的につかむ）に移り、脚の動き（ハイハイ、歩行）はさらにその後だ。

この三つめの勾配は細長い領域をなすニューロンの構造に見て取れるが、運動野からの出力の中心になる神経線維――皮質脊髄路――では特に明らかだ。皮質脊髄路は、脳が自発運動――特に、細かい動き、速い動き、高度な動き――の指令を送り出す主要な伝導路だ。左右両側にある皮質脊髄路にはおよそ一〇〇万本の神経線維が含まれ、運動野（およびその他の部位）から延びる軸索は脊髄を下り、体中の特定の筋肉をコントロールする運動神経にシナプス接合する。進化の観点からいって新しい伝導路である皮質脊髄路は哺乳類にしかなく、霊長類の進化の過程でだんだん大きくなった。ヒトの皮質脊髄路が最も大きく、したがって成熟する時期が遅い伝導路の一つとなっている。

皮質脊髄路の神経線維で最初にシナプス接合が形成されるのは頭部の筋肉をコントロールするもので、続いて腕と上体、さらに脚が続く。髄鞘形成も同じ順序で起こるが、こちらはかなり遅くなる。既に見たように、髄鞘形成の主な機能は神経伝達のスピードを高めることで、神経が長いほど髄鞘形成による高速化の効果は大きい。皮質脊髄路には体の中で最も長い神経線維が通っているので、自発運動の神経回路を「オン」にするために髄鞘形成はとりわけ重要だ。子どもの体を直接計測することで、運動野と脊髄の運動ニューロンの間を伝わるインパルスのスピードが生後の二年間で急速に上がり、その後は思春期まで徐々に速くなることが分かっている。皮質脊髄路でのスピードが上がることによって、テーブルを指で叩くといった単純な繰り返し動作ができるようになる。また、小児期を通じて動作が全般に素早く機敏になっていくこととも大いに関係がある。

皮質脊髄路が早期に成熟する様子を確認するのに使えるちょっとした明瞭な反射があり、これは**バビンスキー徴候**（*Babinski sign*）と呼ばれている。赤ちゃんの足裏を先の細いもの（キャップをしたペンなど）でこすると、爪先が伸展して甲の方に曲がる。この反応がみられるのは生後四カ月くらいまでで、その後は反対向きの反応が生じ、爪先が足底側に曲がる。この反応を引き出すスイッチは皮質脊髄路下部が機能し始めることに対応している。病気や損傷によってこの伝導路が麻痺している人は新生児と同じような反応を示し、爪先が甲の方に曲がる。生後六カ月頃を過ぎてもバビンスキー徴候がみられる場合は、神経の発達が遅れている可能性がある。

自発運動が生じることに関係するのは皮質脊髄路だけではない。大脳基底核、小脳、運動野の上部が成熟するスピードも、赤ちゃんの運動の発達に重要な制限を課している。小脳は新しいニューロンが生じる最後の部位の一つであることがよく知られている。実際、小脳の基本的な細胞の多くは生後に発達するため、栄養不良など、環境の悪影響を特に受けやすい。小脳と大脳基底核の運動に関する伝導路は皮質脊髄路以上に髄鞘形成が遅い。それよりさらに遅いのが二つの高次運動中枢——大脳皮質の運動前野および補足運動野——だ。このことは、子どもが複雑な計画を立てる必要がある作業——パズルボックス（シェイプソーター）でブロックと穴の形をマッチングさせる、円を描く、三輪車のハンドル操作とペダルを漕ぐ動作を同時に行なうなど——をマスターするのになぜ長い時間がかかるかを部分的に説明している。

▼環境の果たす役割

明らかに、運動の伝導路が完成するまでには長い時間がかかるし、さまざまな運動能力がどの時期に生じるかについては神経筋の成熟のスピードが重要な制限となっていることにもほぼ疑問の余地がない。しかし、これが全体像というわけではない。初期の研究は多くの赤ちゃんにほぼ共通して見られることに焦点を合わせていたが、近年の研究者たちは細かい特異性に注目し、運動の発達は遺伝情報の青写真に従って正しく神経回路が接続されるのをただ待っているのではない、ということを発見した。それ以外にも、感覚の発達スピード、体の成長、強さ、栄養、動機、感情の健全さ、さらには日々の練習など、数多くの因子が影響している。

第一章で見たように、ほとんど誰にも気にかけてもらえない状況で育った赤ちゃんは、運動能力も含めほぼあらゆる側面で発育が阻害される。感情や認知能力の発達に問題が生じることはそれほど驚くようなことでもないが、こうした赤ちゃんの運動能力の発達にも遅延が生じることから（生後一年でおすわりができず、生後二年でまだ歩けない子どもが多い）、神経の成熟以外の要因も関わっていることが分かる。愛情と刺激に満ちた環境、成長を促してくれる環境も欠かすことができない。

それ以外に、目の見えない赤ちゃんの例も挙げられる。正常な視力のある赤ちゃんと比較して、能力を獲得する順序が明らかに異なっている。目の見えない赤ちゃんは、うつ伏せの姿勢から胸を反らすことができるようになる前に寝返りをうつようになるし（通常とは逆の順序）、ハイハイや歩行は遅くなるが、座れるようになる時期はそうでない。興味のある人や物を見ることができないため、自分の運動能力を発達させようという動機が少ない。物を探索する動機もないし、手の動きをガイドする視覚的な手がかりを使うこともできないので、物に手を伸ばすようになる時期も遅い。

赤ちゃんを仰向けに寝かせる最近の傾向も運動能力獲得に影響を与えるようだ。仰向けの姿勢はＳＩＤＳ（乳幼児突然死症候群）を減らすのに有効だと証明されているが、うつ伏せの場合ほど腕や首の筋肉を働かせる機会がない。うつ伏せの姿勢だと赤ちゃんはまわりの世界を見るために上体を起こさなければならない。小児科医による最近の研究で、仰向けに寝ている赤ちゃんは、寝返り、おすわり、ハイハイ、つかまり立ちを始める時期が、うつ伏せに寝ている赤ちゃんよりも明らかに遅いことが分かっている。幸いにもこの遅延はそれほど大きくはなく——各発達段階の正常な範囲に収まっている——SIDSの予防に効果的な仰向け寝をやめることを正当化できるほどではない。それでも、生後の数カ月は上体を動かす練習の利点を親が意識して、起きている間はなるべく長く「腹ばいの時間」を作るようにした方がいい。

こうした事例から分かるのは、運動能力の獲得順序は——「遺伝子で固定された」かのように——完全に均一というわけではなく、生まれてまもない時期に経験する内容にかなりの程度まで依存しているということだ。実際、数は多いがかなり似通った赤ちゃんばかりを調べた初期の研究者たちが主張したこととは異なり、文化が違えば子どもの発達する時期にも——さほど大きくはないが——一貫した違いが存在する。最も有名な例は**アフリカ人の早成**（*African precocity*）で、アフリカのさまざまな伝統文化においては、赤ちゃんが座ったり歩いたりする運動能力を獲得する時期が、工業国の赤ちゃんに比べて数週間早いというものだ。この違いは、ある程度まで遺伝的因子を反映しているのかもしれない。アフリカ系アメリカ人の赤ちゃんも運動能力の獲得時期が米国の白人の赤ちゃんよりも一貫して早いからだ。しかし、ラテンアメリカやインドの産業化が進んでいない社会でも同じように早いので、子育てスタイルの違いも関係していると多くの研究者はみている。

産業化以前の文化で育つ赤ちゃんに運動能力を急速に発達させる可能性があるとすれば、その理由はいくつか考えられる。そういう社会の母親たちは、赤ちゃんが座ったり歩いたりできるようになってくれれば日々の用事をこなすのがそれだけ楽になるので、そうしたスキルを教え込もうと大いに努力する、というのが一つの理由だ。これと対照的に、工業国の社会で子育てをする親は、赤ちゃんを運んだり家事をしたりするのにいろいろな器具を使うことが多く、赤ちゃんが自分で動けるようにする必要性は低い。産業化されていない社会の母親たちは日中の大部分、赤ちゃんを抱っこひもで抱いていることが多いという事実も、運動能力の発達に寄与しているかもしれない。抱えられている赤ちゃんは、バランスをとって頭を安定させるために筋肉を使う必要があり、運動能力の発達を促すことが知られている(第六章参照)前庭感覚や自己受容感覚にも刺激を受けている。別の要因としては母乳での子育てがある。産業化以前の文化において赤ちゃんを調合乳で育てるというのはありそうになく、いくつかの研究によると、母乳で育てられる赤ちゃんは運動能力の獲得時期が早いという(第八章参照)。

▼練習の役割

キック、キック、キック、パンチ、パンチ、腕を振る、キック、そしてまた腕を振る……生後八週間になったイーサンは、自分がいかに無力かということに気づいていないようだ。目が覚めているときはたいていどこかを動かしている。大きな丸い頭をぐるぐる回し、手をせわしなく動かして自分の口を探り、丸々した足をバタバタさせてトイバー[小さな玩具を並べたアーチ状の棒]をガラガラ鳴らす。

イーサンの動きはまったくランダムに見える。手がうまく口に届いたり足がトイバーに当たって音が出たりすることはごくたまにしかない。それでも、こうした集中的な活動にまったく目的がないとは考えにくい。大人が新しい体の動かし方を身につけるとき――たとえば、ローラーブレードを使えるようになろうとするとき――練習がどれほど大事かを思えば、乳幼児の場合だって同じではないか。

実際、赤ちゃんも大人とほぼ同じようにして――根気強く練習することによって――運動能力を向上させる。一人で歩くといった新しい能力は何もないところから急に現れるのではなく、前段階の単純な能力――蹴る、立つ、つかまって歩く――の上に少しずつ積み上げていって、数週間あるいは数カ月の試行の後に獲得される。運動の学習における乳幼児と大人の唯一の違いといえば(私たちの多くよりも子どもの方がずっと練習好きらしいという事実を別にすると)、赤ちゃんの場合、脳が成熟して準備がととのって初めて特定の能力の訓練を積み重ねていけるという点だ。いい換えるなら、正しい時期に行なわれるならば練習は不可欠、ということだ。時期が早すぎると練習の成果を盛り込むべき神経回路がまだ存在していない（実のところ、時期尚早な練習は特定の能力の獲得を阻害する可能性があると考える研究者もいる。間違った神経回路のトレーニングをしてしまう、あるいは、その時点でマスターできる見込みのないことをやろうとして赤ちゃんがフラストレーションを感じる、というのがその理由だという）。

ここでもやはり、特定の仕事をやり遂げるために脳が**どのように**配線されるかを理解することが必要になる。感覚系の場合と同様、運動に関する伝導路も最初は遺伝子によって規定される。たとえば運動野からの軸索がじかに脊髄を下り、頸部《けいぶ》から運動神経を手に伸ばすのに適切な位置で止まるようなシグナルが、先天的に発せられる。こうした初期の接続はかなり特定的だけれど、イーサンが最終的に身につける高度で複雑な運動能力のすべてをコントロールできるほど厳密なものではない。運動神経の伝導路はむしろ、使うことによって洗練されるという別の発達段階に移っていく。一定の、目的に沿った動作をすることで特定の伝導路が活性化すればするほど、その伝導路は安定する可能性が高まる。

大人の場合も運動神経の伝導路はトレーニングによって修正され得る。最近のブレーンイメージングを使った研究から、決まった一連の仕方で指を動かすといった特定の運動に習熟した人は、その一連の動きをする間、それほど練習していなかったときよりも運動野の広い領域が活性化していることが分かっている。同時に、運動をしているときに小脳が活性化する度合いは、練習を繰り返すと減少することも知られている。運動の習得に小脳は欠かせないけれど、十分練習を積んであまり集中しなくてもよくなると関与しなくなるわけだ。

赤ちゃんに対してこのようなブレーンイメージングを使った研究はできないが、イーサンが新しい運動能力を身につけるたびに、脳の中で同じような変化が起きていることを疑う余地はほとんどない。運動の習得には神経の選択プロセスが含まれる。同一の運動をいろいろな伝導路と活動パターンによって実現できるけれど、最も効率がいいのはそのうちの一部でしかない。練習の役割は、試行錯誤によって最も効率的なパターンを突きとめ、それを強化して安定させることだ。イーサンは特定の運動を試すうちに、最も素早く滑らかに動く伝導路を使えるようになっていくだろう。

練習には他にも利点がある。双子を対象にした初期の研究のことを思い出してほしい（第六章、２０６ページを参照）。意図的に訓練しても歩いたり椅子に座ったりするスキルの習得は早くならなかったが、長い目で見れば、訓練を受けていない子に比べ、運動能力への自信と関心を高める結果となった。つまり、運動発達のマイルストーン（段階）達成の時期には影響を与えないかもしれないが、動くこと自体は——熱心な大人からの励ましがあった場合は特に——その子が身体活動においていずれ成功することにつながっていく。

このように、運動の発達は「生まれ」と「育ち」の両方が混じり合っている。遺伝子は、ある運動能力がいつ最初に可能になるかという下限を決める。しかし赤ちゃんの神経系の準備がいったん整った後は、こうした回路を磨き上げて、始めはぎこちなかった動作を洗練された動きに変えるために、辛抱強く練習することが必要になる。このように複雑に組み合わさった様子を理解するために、赤ちゃんの運動発達の最も重要な二つのマイルストーン——手を伸ばすことと歩くこと——を見てみよう。

リーチング（手を伸ばす動作）の発達

ついにやった！　生後四カ月のイーサンが何週間も挑戦した後で、柔らかいベビーシートの上にぶら下がっているカラフルでガラガラ音のする輪をようやくつかんだのだ。これは大きな一歩だ。生まれたばかりの頃は体も小さく、シートの上でバタバタしているだけで、輪がぶら下がっていることにほとんど気づいていないようだった。生後一〇週間あたりから、そちらに向かって手を振るようになった。三カ月の頃には、たまにはどうにかうまくつかめるようになった。しかし、なかなかしっかりコントロールできないことに明らかに苛立っていた。それでも今は、輪の動きを目で追い、腕を伸ばし、開いた手で輪を叩くことができる！　そして（ほとんど）毎回、うまくつかめるようになった。

手を伸ばして物をつかむくらい大したことではないと思うかもしれないが、何週間も多かれ少なかれ周囲の状況に翻弄《ほんろう》された後では大きな成果だ。イーサンは生まれて初めて、自分が経験していることについてわずかながら選択ができるようになった。音のする輪やおしゃぶりやベビーベッドに付いている柔らかい玩具を、つかむかどうか自分で決められるのだ。思い通りにできることに、イーサンは明らかにわくわくしている。手を伸ばし始めるというのは、赤ちゃんが積極的に物理世界の探索に乗り出したことを示している。大人を対象にした研究から、単に物をつかむだけではさまざまな性質を見分けるのに十分でないことが分かっている。重さ、手触り、硬さを感じ取るには手のダイナミックで探索的な動きが必要だけれど、赤ちゃんにとってこれが可能になるのは思い通りに物に手を伸ばし、つかめるようになった後だ。

手を伸ばすことは、物を扱う動作のいくつも続くマイルストーン（段階）の第一歩だ。大体は生後四カ月で手を伸ばし始めるが、その時期には二カ月から七カ月までの幅がある。最初のうち、手を伸ばす動作はかなりぎこちないけれど、生後六カ月頃にはずいぶん動きが滑《なめ》らかになり、コントロールもできて正確になる。六カ月を過ぎると手首や指の調節がだんだんうまくなって、七カ月から一二カ月までには物をつまむことも可能になる。その次の段階はつかんだ物を放すことだが、これは驚くほど難しく、生後一三カ月頃まで現れない。実際的なレベルでこれが意味するのは、子どもたちが自分のことを自分でやるための最も基本的な能力のいくつかを徐々にマスターしていくということだ。スプーンの使い方は一八カ月、フォークの使い方は二八カ月、ボタンがはめられるのは三歳、靴ひもを結べるのは四歳から五歳、ナイフを使えるようになるのは六歳を過ぎてからになる。

ある意味で、リーチング（手を伸ばす動作）は子宮内で始まるといっていい。妊娠中期の頃に母親ステファニーが超音波画像診断を受けたとき、手を振りまわしたり突いたりしていたイーサンのランダムな動きは、手を伸ばすのに必要な運動系を洗練させる最初のステップだった。腕の動きは妊娠七週間で早くも現れるが、これは脊髄のレベルで運動の伝導路が既に機能し始めていることを示している。つかむ動作も出生前に始まるけれど、これは純粋な反射だ。こうした自動運動や反射運動は誕生後何カ月も続く。これを通してイーサンはシナプスを安定させ、大脳皮質が随意運動のコントロールを引き継いでからは、正確に腕を動かせる運動パターンを自分で選択する。

出生時に初めて目が見えるようになったとき、イーサンのリーチングはもう一段階飛躍を遂げる。ランダムに見える腕の動きは、実はもうそうではない。注意深く分析した結果、生後一週間の赤ちゃんが玩具に注目しているときは腕をよく伸ばし、（手に触れるほど近くにあることはめったにないが）手を伸ばす方向はほぼ玩具のある方だということが分かっている。研究者たちが**プレリーチング**（*pre-reaching*）と呼ぶこの行動には、肩、肘、手を協調させて伸ばす動きが含まれ、手は物をつかむかのように開いている（実際には何もつかまないけれど）。新生児も自分の腕を見ているときに（あるいはその画像を表示しているコンピュータ画面を見ているときに）腕をよく動かす傾向がある。こうしたことすべてが示しているのは、乳児の腕の動きも――ランダムに見えるにもかかわらず――実は意図的なのかもしれないということだ。

プレリーチングは生後二カ月で終わり、赤ちゃんは**フィステッド・エクステンション**（*fisted extension*）と呼ばれる段階に入る。この時期も腕は伸ばすけれど、手は握りしめている。この頃のイーサンは大勝負を前にトレーニングに励むちっちゃなボクサーのようだった。そして数週間後、また手を開いて伸ばすようになった。このように動作が移り替わるのは、新生児がまず、手も含めて腕全体を伸ばす動きをマスターし、その後でようやく腕を伸ばすことと手の動きを分離できるようになるからだ。赤ちゃんが実際に物をつかもうと手を伸ばすようになるのは、生後三カ月くらいのこの時期だ。物をつかむ動作はもう純粋な反射ではなくなり、大脳皮質のコントロール下で行なわれるようになる。

最後に、生後四カ月か五カ月の頃、赤ちゃんは初めて自分の前にある物を実際につかむことに成功する。この時期にそれができるのは、いくつかの要因が重なるためだ。一つは腕と手の筋肉を発達させる皮質脊髄路が初期の成熟に至ることだ。荒削りなリーチングは他の運動伝導路を使っても可能だが、すべての洗練された手の動きには大脳皮質と皮質脊髄路の機能が必要になる。手に関わる運動野は生後六カ月頃まで成熟を続け、手の動きをさらに洗練するために――特に指先でつまむ動作の場合――皮質脊髄路のシナプスが並行して洗練されることが知られている。皮質脊髄路の髄鞘形成は生後三カ月頃に始まって少なくとも三歳になるまで続き、この時期を通じて子どもの手の動きのスピード、正確さ、歯切れのよさを高めることに貢献する。

リーチングの開始に貢献するもう一つの要因は視覚だ。奥行き知覚に重要な役割を果たす両眼視は、生後三カ月半頃になって急速に発達することを思い出してほしい〔第九章、288ページを参照〕。奥行き知覚は近くにある物の位置を知るのにとりわけ重要だ（片目をつぶって物をつかめるかどうか試してみるとよく分かる）。視力も生後四カ月から六カ月で劇的に向上するので、赤ちゃんはつかみたい物と腕の位置の両方がずっとよく見えるようになっている。視覚は九カ月の頃までずっとリーチングに欠かせない要素だが、この時期を過ぎると自己受容感覚がその役目を引き取り、目で対象物を見ていてもいなくても同じように正確に手を届かせられるようになる。

脳の成熟の他の側面――辺縁系と運動の計画を行なう領域の発達など――もリーチングの開始に貢献していることは間違いない。しかしここでも、経験が重要な役割を果たしている。運動に関わる神経回路すべてが適切に接続されるのを助けるためには、まず赤ちゃんが物に手を**伸ばしたい**と思わなければならず（目の見えない子はリーチングの時期が遅れることを思い出そう［358ページを参照］）、そして何時間もの「練習」（プレリーチング）を積み重ねなければならない。活発な赤ちゃんはあまり腕を使わない赤ちゃんより数週間早くリーチングに成功するという証拠もある。

右利きと左利き——利き手はどのようにして生じるか

イーサンのリーチングが上達してくると、左手を使うのが好きらしいことにステファニーは気づいた。もう生後一〇カ月なので、ほとんどどんな物でも——ステファニーの指、ベビーベッドの柵《さく》、お気に入りのガラガラや厚紙の絵本など——すぐにつかむことができる。取っ手の付いたコップでジュースを飲んだり、チリオス［穴のあいた小さな円板形の米国のシリアル］をすくいとってそのほとんどをどうにか口に持っていったりもできる。ずっと一貫しているわけではないけれど、こうしたいろいろな動作をするとき、イーサンは右手よりも左手を使う場合が多いようだ。

「困ったわね。また一人、左利きの家族が増えそう」と、ステファニーは父親にいう。自分が幼い頃、はさみや右利き用にできている学校の机の扱いに苦労したことを思い出したのだ。

実をいうと、イーサンが長期的にどちらの手を使うのが好きかを判断するのはまだ少し早い。赤ちゃんはたいてい生後一年経つまでにどちらかの手を好む様子を示すが、この傾向はとても不安定で、就学前の遅い時期になるまで固まらないことが多い。

意外なことに、利き手が決まる正確な原因はまだ解明されていない。八五から九〇パーセントの人は右利きだ。文化によってこの数字は異なるし、女性の場合は右利きの割合が男性よりも約二パーセント多い。親が左利きの場合、子どもが左利きになる可能性は右利きの親よりもずっと高いので、遺伝子が少なくとも部分的に関わっている。しかし、両親とも左利きの場合で子ども自身も左利きという例は半分しかないことや、母親のみが左利きの場合に子どもが左利きになる可能性は、父親のみが左利きの場合よりも高いという事実を説明できる単純な遺伝モデルは存在しない。遺伝以外の要因も関わっている。

たとえば、遺伝的な傾向にかかわらず利き手を変えられることを私たちは知っている。中国や一部のイスラム社会のように、左利きはよくないと考えられている文化では、利き手が変わりやすい傾向がある。こうした社会では左利きの人の割合はごくわずかだが、左利きを避ける傾向がそれほど強くない西洋の国々では、同じ民族の子どもでも左利きの割合が比較するとかなり高い。実際、英米では学校の先生や親が無理に矯正しようとしなくなったことから、二十世紀の間に左利きの割合が着実に増えてきた。

たとえ親が子どもにこちらの手を使いなさいと教えなかったとしても、子どもは周囲の人をまねることによって、ある程度までは身につけるようだ。普通は父親よりも幼少期にいっしょにいる時間の長い母親と子どもの利き手が同じになる傾向は、このような模倣で説明できるだろう。女性の方が左利きの割合が低いことも模倣で説明できるかもしれない。（次の章で見るように）幼少期は男の子よりも女の子の方が社会性が高いからだ。

遺伝や学習によって支配されるどうかはともかく、片方の手を他方よりもうまく使う能力は、結局のところ、大脳の左半球と右半球における構造の違いに帰着する。右利きの大人の方が裂溝《れっこう》が深く、白質《はくしつ》［中枢神経系組織の中で神経細胞体がほとんどない部分］に対する灰白質《かいはくしつ》［中枢神経系組織の中で神経細胞体がたくさん集まっている部分］の割合が右前頭葉よりも左前頭葉で大きいことが知られている。これらの特質は、細かい運動を実行するのに必要な神経の局所的処理にとって有利だ。左右半球の非対称性は妊娠二九週で早くも言語野に生じることが知られている（第十四章を参照）。また超音波画像診断は、妊娠後一三週の胎児が右手の親指を吸うのを好み、妊娠期間を通じてこの傾向は変わらないことを示唆している。つまり、一次運動野と体性感覚野は出生のかなり前から左右の脳に分かれ始めている可能性がある。実際、いずれ左利きになる子と右利きになる子とで、新生児でも既に触覚情報の電気的処理に違いがある。左利きになる子は左腕の刺激にのみ反応して皮質の活性を示すけれど、右利きになる子は左右どちらの腕に対する刺激にも同じようによく反応する。

　こうした脳の非対称性は、早い時期に発達することを考えると、大部分は先天的なのだろう。それでも、出生前から環境因子が働き始める可能性はある。一つの仮説は、子宮内でかなり自由に動かせるので右手が利き手になるというものだ。すべての胎児の約四分の三は妊娠最後の数週間、右腕を外側に――母親の腹壁《ふくへき》の方――に向けた状態で過ごす。ずっと母親の背骨の方に向けている左腕に比べ、右腕は動かせる余地が大きい。このことから左右の運動野で手の動きに関わる部位の成長と接続に差が生じるのかもしれないが、出生前の姿勢仮説を検証するこれまでの研究ではっきりした結果は出ていない［二〇一七年現在、出生前の姿勢と利き手に関連があるかどうかについて、確かな結論はまだ出ていない］。

　もう一つの可能性は、先天的な頭の向きの選好により、右手の方がうまく使えるようになる傾向があるというものだ。新生児の多くは頭を右に向けるのを好むことが分かっている。新生児の頭を横に向けると脳幹が反応し、反対側の腕と脚は曲がったままで頭の向きと同じ側の腕と脚が伸展する（非対称性頸反射）（２０３ページ、図６・３を参照）。したがって、赤ちゃんは左腕よりも右腕を見る時間の方がずっと長く、この姿勢は右側の手と目の協調をよく促進する。実際、リーチングを始めたばかりの赤ちゃんは頭の向きと同じ側の手を好んで動かす傾向があることが研究で明らかになっている――ただし、この時期の選好が後々まで残るわけでは必ずしもない。赤ちゃんが頭を右に向けるのが好きな理由は分かっていないが、たいていの親が自分の利き手にかかわらず赤ちゃんを左手に抱えるという事実と関係しているのかもしれない。

　最後に、ある一派の説によると（左利きの人たちの間ではあまり好まれない考え方だけれど）、発達の経路においては右利きが「正常」またはデフォルトで、左利きはすべて何らかの病因の結果だという。ここでの論理は、遺伝的に脳は右利きになるよう定められているが、出生前か出生に関連して左半球に何らかの損傷があって手のコントロールが（左手を支配する）右半球に移った、というものだ。実際、てんかんや精神遅滞など脳の損傷に関わる疾患を抱える人たちの間では、通常よりも左利きがずっと多い。困難な分娩で生まれてくる赤ちゃんの場合、手の使い方のパターンが異なるという研究もある。しかし、すべての左利きの人の左半球に隠れた損傷があり、他の認知機能には何の影響も出ていないということはほとんどありそうにない。多くの研究者はむしろ、左利きの人は二つのカテゴリーに分かれ、遺伝によって左利きになる人が大多数で、出生前か出生時の病因によって左利きになる人は少ないと考えている。

イーサンの利き手を決定づける究極の要因が何であれ、それが脳内で十分に表現されるには数年かかる。たいていの子の場合、好んで使う手が最終決着するまでに数回の入れ替わりが起こる。左右の半球がせめぎ合うように成長していって、やがてどちらが支配的になるかが最終的に決まるのかもしれない。実のところ、こうした利き手の交替は非常に有用で、脳がまだどんどん接続を複雑化していく段階にあるうちに基本的な操作を左右両方の手でマスターすることも可能だ。

利き手の交替はどの子にも見られるが、集団として見ると子どもたちは徐々に右手を好んで使うようになっていく。この偏りはまず、物をつかむ動作に現れる。生まれて何日か経つと、多くの赤ちゃんは左手よりも右手に握らせた物の方を、より長く、強く握る。リーチングでは右手への偏りはもっとゆっくりと生じる。プレリーチングの最も初期の段階では左腕を好んで使うと示唆している報告もあるほどだ。しかし生後数カ月になると、大多数の赤ちゃんは右手でリーチングをするようになる。この偏りは生後一年になるまでどんどん強まっていく。一年の終わりになると、赤ちゃんは左右の手を少し違った仕方で使い始める。左手は物を支える役割（ヨーグルトの入ったコップを持つなど）を果たし、右手は積極的に動く（ヨーグルトをスプーンで口に運ぶ）傾向が強くなる。

生後一年を過ぎると子どもたちは、食事、指差し、物を投げる、絵を描く、物を操作するなど、よく利き手と関係づけられる技能を習得し始める。生後一八カ月では約半数の子に好んで使う手が定まっている。その後この割合は増え続け、四歳になる頃には九〇パーセント近くになるが、最終的に利き手が決まるまでに七年かかる子もいる。いつ利き手が決まるにしても、子どもは一方の手を好む程度が大人ほど強くない。その後も両方の手を試し続け、両手を使う時期と一方の手を好んで使う時期が小児期のかなり遅くまで交互に現れることが多い。

歩行の「習得」

ようやくきた！　丸々と太ったおチビちゃんが初めて一人で歩き出している。私はずっとこのままこの子を抱えて動き回るしかないのかしら、とあなたが心配になり出した頃、おチビちゃんがコーヒーテーブルを離れ……トコ、トコ、トコ、トコ……、いったんへたり込んで、また立ち上がる。満面の笑みを浮かべキャーキャー言いながら、一四カ月の人生で最もわくわくする瞬間をもう一度繰り返そうとする。

歩行の始まりは本当に重要だ。リーチングの始まりと同じように、赤ちゃんが環境と関わる仕方がこのとき大きく変わる。探索の機会がここで一気に増え、独立心と自信が強まる。実際、赤ちゃんの認知能力の伸びと社会的発達は、一人で移動し始めたとき（ハイハイでも、よちよち歩きでも）に加速することが多くの研究で示されている。

たいていの子は生後一年を過ぎた頃に歩き始める。他の動物と比べると、赤ちゃんが独立して移動し始める時期は非常に遅い。しかし、直立して二足歩行するという私たちが身につけた移動方法は特別に難しい。

他人の手を借りず自分の力だけで歩くには、片方の脚だけで短時間バランスをとる難易度の高い動きをこなす必要がある。しかし、赤ちゃんはその前にまず筋力をつけ、とりわけ体を安定させられるようにならなければならない。

実際、歩行そのものはかなり遅く現れるが、その最も基本的な神経メカニズムはごく早い時期に成熟する。歩行は**中枢パターン発生器**（CPG——*central pattern generator*）という神経回路によってコントロールされている。CPGは中枢神経系〔脳と脊髄〕にあるネットワークで、リズミカルな筋肉の動き——呼吸する、噛む、さまざまな仕方での移動など——のトリガーとなる。歩行のCPGは脊髄にあり、他の脊髄の神経回路と同様、系統発生的にはかなり古い。ほとんどの動物は移動の仕方——歩く、駆ける、泳ぐなど——にかかわらず、脊髄にあるよく似た神経回路を使う。この神経回路は体肢筋に弛緩と収縮を交互に繰り返すよう指令を出すものだ。

進化の長い歴史の中で、歩行の中枢パターン発生器はかなり早期に——たぶん発生の二四週までに——成熟するようになった。その結果、生後まもない赤ちゃんも、直立姿勢にした状態で足裏をテーブルのような平面に触れさせたとき、足を踏み出すように左右の膝を交互に持ち上げる**足踏み反射**（*stepping reflex*）を示す。これはかなりの早産児も含めてすべての新生児にみられる反射だが、満期出産で生後六—八週に相当する時期までには消えてしまう。行進するような動作は非常に洗練されて見えるけれど、自発的な運動ではまったくない。大脳が形成されずに生まれた赤ちゃんにさえ足踏み反射はみられ、動物実験を使った研究から、この最も基本的な移動に関する運動が大脳を必要としないことが証明されている。

粗大運動技能の究極の目標が歩行だとしたら、なぜ足踏み反射のような「歩行」は消失するのだろうか。神経生物学者はずっと前から、大脳皮質の活動が増えるからだと考えてきた。生後二カ月を過ぎる頃、大脳皮質は歩行の中枢パターン発生器の反射を積極的に抑制し、自発的なコントロールへと引き継ぐ準備を始めるのだとされた。後で見るように、本当の歩行を始めるために皮質の成熟が必要だというのは正しいが、それはずっと後になって起きることだ。乳児期の早期に足踏み反射が消失する本当の理由は、もっと単純で、赤ちゃんが太って脚を上げられなくなるためなのだ。

このことは生後二—六週の赤ちゃんを対象にした巧妙な実験で証明されている。研究者たちは赤ちゃんを、テーブルの上でなおも足踏み反射を示すかどうかによって二つのグループに分けた。もう足踏み反射が見られない第一のグループも、胸の深さのお湯に浸かった状態では歩くような動きを示した。逆に、まだ足踏み反射が見られる第二のグループは、足首におもりを巻き付けると足踏みを示さなかった。生後の数週間で赤ちゃんの体は急速に太り、脚にも肉がつくけれどそれほど強くなってはいないため、単に持ち上げることができなくなる。実際、体のずんぐりした——身長の割に体重が重い——赤ちゃんは、ほっそりした赤ちゃんよりも早く足踏み反射を「失う」ことが知られている。

では、赤ちゃんが自発的に歩こうとし始めるずっと前に消えてしまうとしたら、足踏み反射は何のためにあるのだろうか。分かっている限りでいえば、足踏みそれ自体は新生児にとって大した価値はない。しかし、筋肉と関節を動かす同じパターンは、乳児が目覚めていて仰向けに寝かされているときいつも好んでやっている脚で蹴る動作にも含まれており、同じ中枢パターン発生器が関与していることがうかがえる。蹴る動作の場合は足踏みとは違い、太った脚を重力に逆らって持ち上げる必要がない。赤ちゃんは生後三カ月の頃から盛んに蹴る動きを始め、四—七カ月でピークに達するが、一歳になるまでに徐々に減って、初めての「真の」歩行へと移行していく。蹴る動作の方が中枢パターン発生器の働きの表れとしては有用で、赤ちゃんが自分の体重を支える必要なしに関節の動きのパターンを練習できることから、反射から本物の歩行への橋渡しとなっている。

それでも、脊髄の中枢パターン発生器から自分の意志で歩けるようになるまでには多くのことが起きている。本物の歩行には神経系の――脚の動きをコントロールする領域だけでなく、姿勢とバランスを維持するための感覚系、運動系の――さらなる成熟が必要だ。また、体格の基本的な変化も待たなければならない。脚が長く、肩幅が広くなり、体の他の部分に比べて頭が小さくなって体の重心が下がると、直立姿勢でバランスをとることが容易になる。最後に、歩行には練習が必要だ。初期の研究者が考えていたこととは違い、赤ちゃんが筋力と安定性を発達させ、一人で歩けるようになるためには、立ったり、動き回ったり、何かにつかまって歩いたりする練習を何時間も積み重ねる必要がある。

まず、必要とされる神経の成熟を考えてみよう。足踏み反射とは違って本物の歩行は自発的な動作なので大脳皮質の活性化が必要になる。脊髄の中枢パターン発生器からでも足踏みパターンは生じるが、いつ歩くかを決め、赤ちゃんが移動しようとするまさにその環境にマッチするよう――たとえば床に広がる玩具の山を避け、興奮の程度に応じて移動速度を変更するなど――中枢パターン発生器を調節できるのは大脳皮質だけだ。運転する係員がいない状態で機械――たとえば車や芝刈り機――を所有しているようなもので、スイッチを入れ、正しい方向に向ける人がいないのに、モーターだけで仕事をこなすことはできない。

だから本物の歩行は、脚の動きをコントロールする大脳皮質運動野の成熟を待つことになる。運動野には頭から爪先への勾配《こうばい》があって、脚に関わる領域の成熟は最後になる。生後一五カ月でも、この領域は一次運動野の他の部分に比べて発達が遅れている。同様に、皮質脊髄路の脚に関わる神経線維は腕に関わる神経線維よりもかなり髄鞘形成が遅く、就学前の時期まで継続する。

皮質脊髄路の成熟は、後に赤ちゃんの歩行を洗練していくためにとりわけ重要だ。歩き始めたばかりの赤ちゃんは、新生児の足踏み反射とよく似た、関節の屈曲と筋肉の動きのパターンを示す。たとえば、膝を高く上げ、足の前の部分をまず下につけるようにして踏み出す傾向がある。しかし、一人で歩き始めた直後からは大人の足の運びに近づいてきて、二歳頃までには踵《かかと》から爪先へ滑らかに着地するといった成熟した歩みになる。皮質脊髄路の成熟は、赤ちゃんのぎくしゃくした歩き方の原因になる足と脚の反射を抑制し、こうした移行を助けると考えられている。実際、脳性小児麻痺で脚に関わる皮質脊髄路に損傷のある子は、どうにか歩ける場合もあるが、成熟した歩行のように踵から着地する足の運びにはならない。

本物の歩行は、かなりの程度まで、脳のさまざまな運動系および感覚系にプログラムされた成熟を待って生じる。それと同時に練習や訓練も必要だ。赤ちゃんが最初に足を踏み出すまでには何カ月も、蹴ったり、立ち上がったり、つかまり歩きをしたりして脚と胴体の筋肉を強化し、バランスと四肢の位置を維持するための最適な神経伝導路を選択しなければならない。そしていよいよ本物の歩行が始まると最初の危なっかしい足取り自体が、大人のような滑らかな歩き方への移行に必要な、皮質脊髄路その他の伝導路を安定させるのに寄与する。

かつては歩行の開始に練習は何の効果もないという主張が優勢だったが、実際はそうでなく、注意深くコントロールされたある研究によって、特別な練習をすれば歩き始める時期を早められることが明らかになった。この研究では新生児のグループに、一日に一〇分間の「歩く練習」をさせた。生後一週間から九週間になるまで、親が赤ちゃんを直立した姿勢で抱えて足をテーブルに着け、足踏み反射を起こさせたのだ。他にも二つのグループを作り、一方は赤ちゃんに何も練習させずに毎週足踏み反射のテストだけを行ない、他方は赤ちゃんを寝かせたまま親が脚と腕を交互に動かす、受動的な練習をさせた。これら二つの対照群では八週間の間に足踏み反射が減少したのに対し、積極的に練習した赤ちゃんの方は足踏み反射を維持し、一週ごとに進歩した。また、一人で歩けるようになった時期も、積極的に練習した赤ちゃんは他の二グループより丸一カ月早く、さらに追加した、生後早い時期に足踏み反射のテストすらしなかったもう一つのグループに比べると二カ月早かった。

早期に練習したことが、どのようにして後の歩行開始を早めるのだろうか。おそらく皮質脊髄路に影響するのではないはずだ。皮質脊髄路の成熟は遅く、新生児期に行なった練習の効果は得られない。むしろ、練習によって赤ちゃんの筋肉が鍛えられ、比較的早く生じた神経伝導路——直立してバランスをとるための神経回路など——が調整されるのだろう。この研究では赤ちゃんが早く歩けるようになったといってもその効果はほどほどで、生後二カ月、五カ月、八カ月ではなく、一〇カ月ほど（まだ通常の範囲内）で歩いた。この事実は、運動発達の可塑性がそれほど大きくないことを示している。神経と体の基本的な発達が、赤ちゃんが歩き始めるまでの期間の下限を設定している格好だ。それでも他の運動技能と同様、歩けるようになるためには練習が必要で、生後まもない時期でさえ、活発に動かすことが赤ちゃんの脳や筋肉の発達に永続的な影響を及ぼす。

▼歩行器は歩行の助けにならない

歩けるようになるために練習が重要だとはいっても、ある種の練習は役に立たず、赤ちゃんにとって大きな危険にもなりかねない。それは歩行器の使用だ。ある研究によると、生後四カ月頃から一日に一時間ほど歩行器に入っていた赤ちゃんは、一度も歩行器を使わなかった赤ちゃんに比べて歩き始める時期が早くなかった。また他の研究によると、一日に二時間半ほど歩行器を使った赤ちゃんは、歩行やその他の粗大運動技能に遅れが生じた。歩行器の問題点は、赤ちゃんがあまりにも楽に移動できてしまうことかもしれない。バランス感覚や運動技能を身につけなくてもあちこち探索して好奇心を満足させられるので、そうした能力の発達が緩慢になる。また、一人で歩けるようになるときは視覚フィードバックが重要なのだけれど、歩行器に入っている赤ちゃんには足もとが見えないのも問題だ。

今では多くの親が歩行器の重大な危険性を認識している。歩行器が原因で緊急処置室に駆け込む事例は非常に多く、階段から転落したり、物にぶつかったりして、骨折したり、ひどいやけどを負ったり、さらに悪い結果になったりもする。多くの赤ちゃんは歩行器で動き回るのが好きみたいだけれど、歩行器はせいぜいベビーシッターの代用にしかならず、それもあまり気の利かない世話係だ。しっかりした保育者が熱意を持って教えるのに比べたら雲泥の差があるとしかいえない。

赤ちゃんの運動発達をどう促すか

脳には明らかに基本的な運動伝達路を構成するための決まったスケジュールがある。このことは、ほとんどの赤ちゃんが非常に似通った順序で同じ運動技能を身につけていく理由を説明するのに役立つ。遺伝子はまた、子どもによって運動発達に差があることの説明にもなる。その赤ちゃんが生得的に非常に活発だったり、体重が重かったり、好奇心旺盛だったり、発達の時計が単に「進んで」いたりすることが、リーチング、お座り、歩行にようやく成功する時期に影響を及ぼす。だから両親はいくらか安心していい。あなたの赤ちゃんは自分の予定表に従ってリーチング、お座り、ハイハイ、独り立ち、独り歩きをし、たとえ一カ月か二カ月「遅れて」いても、全体的な発達には何の違いも生じないのだから。赤ちゃんは常に何かを学んでいて、運動面で多少の遅れがあったとしても、何か別の技能が早めに発達することでたぶんそれを埋め合わせているのだろう。

それでもあまり気楽に構えてはいられないと思うかもしれない。神経系と筋肉の成熟の程度による限界があるにしても、運動発達において経験が重要な役割を果たしていることにもはや疑いはない。基本的な神経伝達路の準備が整えば、最終的にどれほどの機能を獲得するかを決めるのは、練習と、実際の運動活動を通じての選択と安定化だ。運動に関する複雑な神経回路が、滑らかで効率のいい動きをする厳密なタイミングを伴った活性パターンを選択するためには、練習の繰り返しが欠かせない。また、運動に関する神経の配線を最適化するための臨界期のようなものは存在しないのか、と気になるかもしれない。幼少期に練習を始めたゴルファーやバイオリニストの華麗な体の動きを見ると、運動伝達路が最もよく反応するのは、神経が最も盛んに張り巡らされる乳幼児期と小児期初期に行なう練習に対してだという考えを否定するのは難しい。

幸いなことに、ほとんどの赤ちゃんは自分で練習する動機づけを、既に信じられないほどよく身につけている。私たちの二人目の子サミーは玩具に手を伸ばすことに初めて成功したとき、もうずっと前から何か物を――コップ、玩具、サングラス、そしてずっとお気に入りの、私の車のキーなどを――つかむ**必要があったかのようだった**。新しく身につけた運動技能にも同じように強化機能がある。ハイハイを覚えたばかりの赤ちゃんを、少しの間でもじっとさせていることなんてできるだろうか。赤ちゃんは他のどの年代にも増して、成長する筋肉と運動の伝導路を働かせたいという強い思いに駆られている。この衝動が先に連なる運動のマイルストーン（発達段階）に到達する道を用意してくれるのだ。

それでも、親やその他の保育者が赤ちゃんの手助けをする方法はたくさんある。最も重要なのは、安全で束縛のない、探索のための環境を提供することだ。サルを使った実験から、狭い檻の中で体を動かす機会をほとんど与えられずに育った仔ザルは、走り回って遊ぶ機会をたっぷりもらった仔ザルに比べて大脳皮質ニューロンが小さく、複雑さの度合いも低いことが分かっている。

子育てをする家庭は早めに準備して、赤ちゃんが自由に筋肉を動かし、新しい物や遊ぶのに面白い物を見つけ、どういう向きに転んでもケガの心配がなく、動くたびに「ダメ！」と言われずに済む場所になるように心がけてほしい。また赤ちゃんにとっては、頭を上げる、転がる、手を伸ばす、座る、立ち上がる、といった技能を身につけ始めるとき、それぞれ軽く挑戦してみることが有意義なのは間違いない。練習の成果を最大限にするには、赤ちゃんがそれに最も適した気分でいなければならない。疲れていたり、おなかがすいていたり、むずかっていたりしてはいけない。また、保育者が常に注意を払い、しっかり見守ってはいても、赤ちゃんが自分で好きなように動けるようにしなければならない。こうした練習の素敵なところは、ほとんどの赤ちゃんが体を動かすのが好きだという点だ。早期にこのような練習をさせても運動発達のスピードが大きく上がるわけではないかもしれないが、赤ちゃんの動きの質は非常によくなる可能性が高いし、体を動かすことへの興味と自信はとりわけ高まるはずだ。

また、練習は運動発達を促進する唯一の手段ではない。これまでのいくつかの章で、感覚刺激がいろいろな形で運動技能の獲得を強化することをみてきた。椅子を回転させる単純な実験（第六章、202―204ページ参照）のような前庭刺激もその一例だ。別の例は乳児へのマッサージ（第六章、207ページ参照）で、幼い赤ちゃんには特に効果があるらしい。あらゆる種類の運動をコントロールするのに感覚フィードバックが果たす重大な役割を考えると、赤ちゃんの発達し始めたばかりの運動技能に磨きをかけるために、感覚系は少なくとも運動伝達路自体と同じくらい重要だ。

最後にもう一つ、母乳を与えることを忘れないように。赤ちゃんの発達面で母乳の利点は多いが、乳幼児期の粗大運動技能および微細運動技能の獲得や、長期的な神経学的問題を減らすという点で、特に母乳を与えることとの関係が重視されている。繰り返しになるけれど、赤ちゃんの心と体の健康にとっては母乳がベストだ。

第十二章

社会的・感情的な成長

幼少期は生涯のどの時期にも増して感情に支配されている。さっきまで満面の笑みを浮かべ、顎《あご》に皺《しわ》を寄せてはしゃいでいた赤ちゃんが、次の瞬間には——たとえばあなたが仕事に出かけようとすると——急に泣き出し、こちらまで辛くなるほど顔を歪《ゆが》めている。赤ちゃんは絶え間なく笑い、むずかり、泣き叫び、微笑み、悲鳴を上げる。よちよち歩きができるようになっても、もうすぐ学校に上がる頃になっても、いったん癇癪《かんしゃく》を起こして反抗し始めると大した違いはない。自分をコントロールできる時間は徐々に長くなっていくけれど、初めのうちはローラーコースターのように激しい感情の起伏に、両親はなかなかついて行けない。

そんなことが日々の暮らしの大きな部分を占めているので、私たちは赤ちゃんの感情の発達を当たり前のことと受け止める傾向があるのかもしれない。運動発達のマイルストーン（段階）や言葉の獲得についてはこと細かく注意を払うかもしれないけれど、感情の能力も急速に発達していることにはめったに考えが及ばない。それでも、感情はそれ以外の心的能力を開花させる基盤となるので、発達の最も重要な側面だといっていい。赤ちゃんは言語を習得するずっと前から感情表現によるコミュニケーションをしており、そうした相互作用を通じて安全、自信、意欲を確保したうえで、もっと目につきやすい運動、言語、認知の技能を獲得していく。

実際、私たちはとかくIQを重視しがちだけれど、大きくなってからの成功にもっと大きな影響を与えるのは、自分の感情を認識しコントロールするだけでなく、他人の感情を読み取って反応する能力――**心の知能指数**（*emotional intelligence*）の方だともいえるだろう。たとえば、四歳児のグループを対象に始まった実験がある。子どもたちにそれぞれマシュマロを一つ与え、今すぐ食べてもいいけれど、その場合はそれ以上もらえないと告げる。でも一五分経って実験者が戻ってくるまで食べずに待っていられたら、マシュマロをもう一つもらえ、二つとも食べていいと約束する。何人かの子どもたちは実験者が部屋を出るとすぐにマシュマロを食べてしまった。でも他の子どもたちは身をよじり、落ち着かない素振りを見せるものの、歌をうたったり独りごとをいったり、さらにはマシュマロが見えないように目を覆《おお》ったりしてどうにかもちこたえ、ごほうびを手に入れた。注目すべきは、四歳のときのIQよりもマシュマロテストの結果の方が、ハイスクールを終えた時点での成績を予測するのに有効だったことだ。つまり、就学前の年齢で衝動をしっかりコントロールできた子の方が、誘惑に負けてしまった子よりもその後の学業成績がよく、ＳＡＴ（大学進学適性試験）の点数も高かった。そういう子どもはティーンエイジャーの頃も社会適応に優れ、同年代の子どもとうまく付き合い、大人とも信頼関係を保っていた。この実験が示しているのは感情を調節すること――つまり、集中し、満足を先に延ばし、決められた社会的枠組みの中で活動する能力――がいかに重要かということだ。いい換えるなら、感情のスキルとそれを使いこなす成熟が欠けていれば、どれほど知能が優れていようと成功は保証されない。

もちろん、感情も知能と同じように脳の機能であるには違いない。感情生活も社会生活も**大脳辺縁系**《へんえん》（*limbic system*）と呼ばれる大きな神経系の構造に支配されている。他のあらゆる脳の部分と同様に、大脳辺縁系も「生まれ」と「育ち」の両方から影響を受けて形成される。どの子も自分だけのユニークな感情の構成——しばしば「気質」（*temperament*）と呼ばれる［414ページを参照］——を持って生まれてくる。しかし、生まれつきの性向はその子が育てられる独自の環境の影響を受ける。親、きょうだい、同じ年頃の仲間、その他の保育者、優しくされたり虐待されたりしたこと、可愛がられたり評価してもらえなかったりしたこと、気にかけてもらったか無視されたか、規律がとれていたか混乱していたか、そしてその子が目にした、周囲の人の感情の表現や社会的交流のモデルなど。遺伝子とこうしたたくさんの経験が混在する中で神経が結合することにより、辺縁系は独特な人格を形づくっていく。「大きくなったらどんな子になるのかな」という、すべての親の頭に浮かぶ疑問の答えがここにある。

神経科学の分野では近年、脳がどのようにして感情を生み、コミュニケーション、知的能力、意志決定から体の健康に至るまでのすべてに、感情に関わる神経回路がいかに影響を与えるかについての理解が大きく進んでいる。こうした知見に基づいて、子どもの感情生活の謎を解く手がかりを見つけ、さらに重要なことに、辺縁系の発達する初期の臨界期に子どもの感情面における健康をどう育むべきかを学ぶことができる。

大脳辺縁《へんえん》系が感情を生み出す仕組み

「limbic system」（大脳辺縁系）という名前は、「縁《へり》」を意味するラテン語［limbus］からきている。豊かであるとともに激しく揺れ動く私たちの感情生活（および長期記憶を保持する能力——第十三章を参照）の源となる辺縁系の多彩な構造は、大脳皮質と脳幹を隔てる部分にあるからだ。私たちが感情を二つの局面で経験することを考えれば、このような配置の意味が見えてくる。大脳辺縁系の「下部」（大脳皮質の外にある部分）は生の感情反応——恐怖、高揚感、不安などを感じたときのアドレナリンの分泌、動悸《どうき》、膝の震えといった身体反応——を自動的に生み出す。こうした反応は本能的なもので神経系にあらかじめ組み込まれて

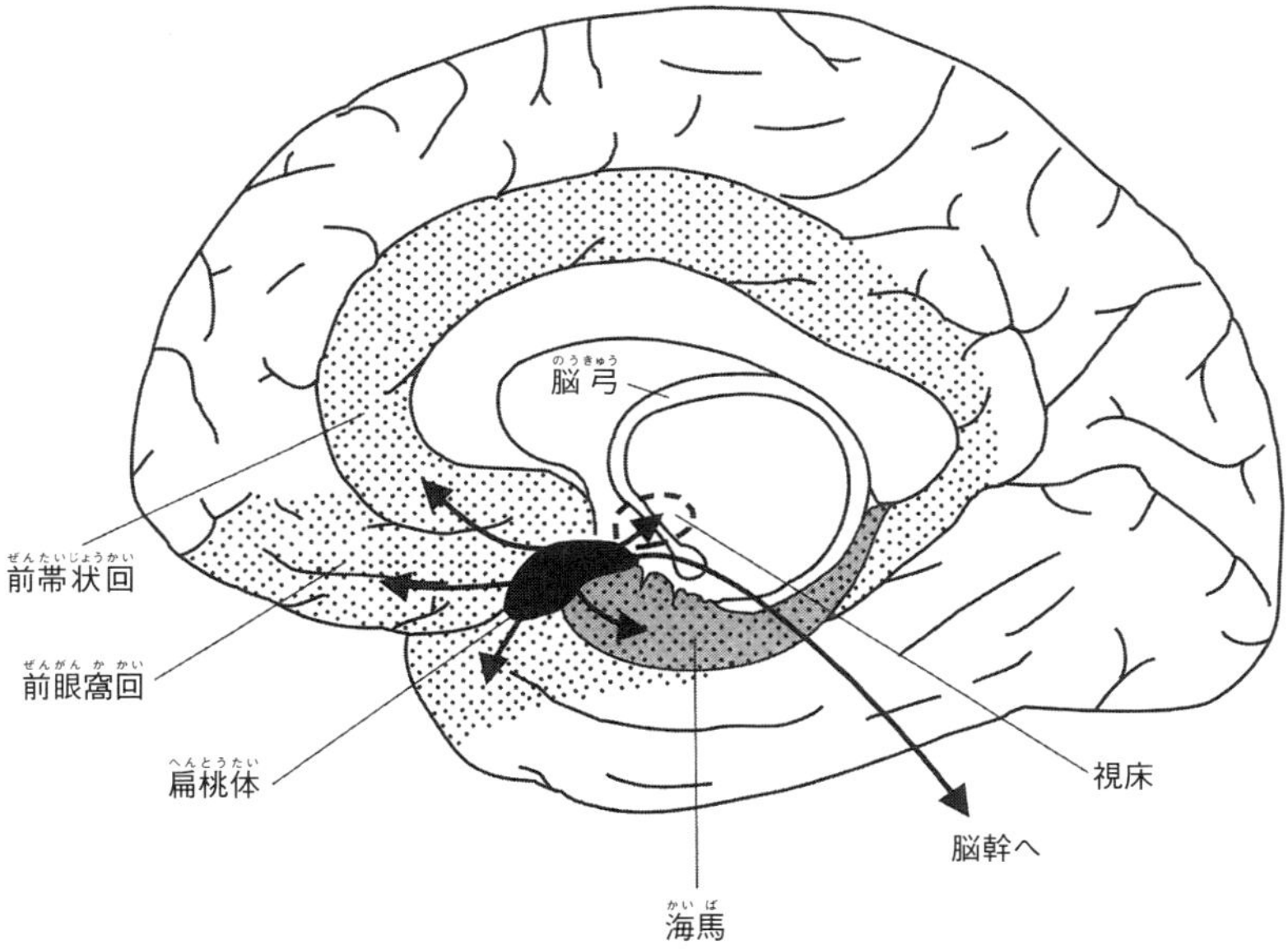

図12.1
大脳辺縁《へんえん》系の構造。大脳皮質の中で辺縁系に属する領域に網をかけて示した。扁桃体《へんとうたい》は大脳辺縁系の「上部」と「下部」の両方と広く結合している。

いるため普遍的にみられる。恐怖を感じると顔をしかめ、挨拶を交わすときは微笑む、といったふうに、どの文化に属する人も同じ表情を示す。しかもこのような表情のいくつかは、イヌやサルなど一部の哺乳類とも共有している。こういった自動的な感情反応は神経系の基本的なレベルでプログラムされているので、生まれてまもない乳児にも現れる。

大脳辺縁系の「下部」が感情の身体的発現をつかさどるのに対し、「上部」は感情を意識的に経験することに関わっている。つまらないものであれ、崇高なものであれ、感情的な思考が私たちの意識存在の大きな部分を占めている。なぜなら、大脳皮質の大きな部分がそれを生み出すことに関わっているからだ。集合的に**辺縁皮質**（*limbic cortex*）と呼ばれるこの領域は、前頭葉、頭頂葉、側頭葉の奥の部分をぐるりと走っている。私たちが自分の感情を意識するのはここだし、感情をコントロールすることが可能になるのもこの部位においてだ。つまり、大脳辺縁系の「下部」はきわめて本能的で純粋な形で感情を表現するが、辺縁皮質は個人が持っている文化や訓練の度合いに応じてこの反応を修正する。多くの大脳皮質の機能と同じように、赤ちゃんの感情生活におけるこの面も、十全に表現されるまでには長い道のりを経なければならない。

▼扁桃体《へんとうたい》――感情脳の門番

大脳辺縁系の中央部、大脳皮質と皮質下の部分との境界にあるアーモンド形の器官が**扁桃体《へんとうたい》**（*amygdala*）だ（図12・1を参照）。扁桃体は左右の半球に一つずつ、側頭葉内側の奥に位置する。大脳皮質に取り囲まれているが、扁桃体は大脳皮質に含まれない。進化の観点からいうと古い脳の一部で、比較的原始的な構造をしており、多数の層からなる大脳皮質よりも早く発達する。

扁桃体に損傷のある人は感情的・社会的反応が大きく変わり、自分の感情にも他人の感情にもまったく気づかないように見える。ある神経学者はそういう患者の一人のことを次のように記している――「もし誰かが（彼女の）頭に銃を突きつけたら、怖がることを知的に理解することはできるが、普通の人が感じるような恐怖を感じることはない」。他人の感情を読み取ったり理解したりすることができないので、そういう人は友人、家族、同僚と通常の関係を築く能力を完全に失ってしまう。実際、扁桃体の損傷や機能不全は、自閉症——社会的反応がひどく損なわれる重篤《じゅうとく》な障害で、幼児期からみられる場合もある——を説明する有力な仮説の一つとなっている。

大脳皮質とさまざまな皮質下の構造との中間に位置する扁桃体は、何か感情的に意味のあることが起きたとき、いま起きている心的活動を追跡し、高次と低次の両方の脳に注意喚起するのに打ってつけの器官だ。扁桃体はすべての感覚と大脳皮質の多くの領域から情報を受け取る。つまり、現実か想像上のものかに関わらず、あらゆる種類の出来事によって——迫ってくる車の光景や、赤ちゃんの泣いている声、近づきつつある締め切りを不意に思い出したことなどで——活性化する可能性がある。恐怖の場合は特に強く活性化され、大脳辺縁系全体にさまざまな反応を急激に生じさせる。たとえば車がどんどん迫ってくるのを見たとき、扁桃体はまず視床下部——ホルモンを分泌して私たちの基本的な身体機能の多くをコントロールする脳の領域——を活性化する。視床下部は一連のホルモンを次々に分泌し、それが重なって「闘争逃走反応」（第三章、119ページを参照）を引き起こす。心拍数と血圧が上がって瞳孔が広がり、皮膚が青白くなって発汗する。扁桃体は大脳基底核［大脳皮質と視床、脳幹を結びつけている神経核の集まり。第十一章、349ページを参照］や、運動反応をコントロールする脳幹の核にも接続している。あなたはブレーキを踏み込む。顔が恐怖で歪んでいる。われ知らず悲鳴を上げるかもしれない——不随意の発声を支配する脳幹のまた別の領域**中心灰白質**《かいはくしつ》（*central gray*）にもつながっているからだ。最後に、扁桃体は神経伝達物質——ノルエピネフリン、ドーパミン、アセチルコリン——を放出する脳の重要な核を活性化する。これらは感覚を鋭敏にし、興奮状態を維持するホルモンだ。

▼辺縁皮質《へんえん》――感情を感じる場所

扁桃体は感情を生み出す役割を担っているが、楽しさや悲しさ、苛立ちや平静、憎しみや愛を実際に**感じる**のは大脳皮質においてだ。扁桃体からの感情の情報は大脳皮質の多くの領域に到達し、そこで気分、モチベーション、社会性に変換される。このように情報が広く伝わることは、私たちが自分はあくまで合理的であるという幻想を持っているにもかかわらず、思考のあらゆる局面に感情が影響を及ぼしている理由の説明になる。視知覚［視覚的刺激から環境を解釈する能力］のような単純なプロセスだけでなく、プランニングや意志決定のような複雑な推論を伴う課題も感情に左右されている。感情がなければ芸術を鑑賞することも、友情を持続させることもできない。スーパーマーケットでどのシリアルを買うかといった選択すら不可能になる。

大脳皮質の大部分は感情の影響を受けるが、特に感情経験に影響される領域が二つある。それは**前眼窩回**《ぜんがんかかい》［「回」は「脳回」の略。大脳皮質の皺《しわ》の隆起した部分を「脳回（略して回）」、へこんだ部分を「脳溝《のうこう》（略して溝）」という］。（*orbitofrontal gyrus*）と**前帯状回**《ぜんたいじょうかい》（*anterior cingulate gyrus*）だ（図12・1を参照）。どちらも前頭葉の下側中央部（**内側部**《ないそくぶ》）に並んでおり、前眼窩回は前頭葉の下側辺縁（眼窩のすぐ上）にあり、前帯状回はその後ろ奥で湾曲部を形成している。扁桃体はこれらの領域を通じて、脳底部で生じた感情の状態を意識的な心に伝える。扁桃体損傷の場合と同様、前頭葉のこれらの部位に損傷を受けると、感情反応や社会的な振る舞いに劇的な変化が生じることがある。その変わりようはきわめて激しく、当人の人格がすっかり入れ替わったように見えるほどだ。特に前眼窩回への損傷は社会的判断に影響を及ぼす。損傷を受けた人は衝動的で乱暴になり、一般に周囲の人のことを考慮して行動を抑制する機構が失われる。前帯状回に損傷を受けた場合は意欲が低下する傾向がある。以前は野心家だった人が気力を失っておとなしくなり、体をあまり動かさなくなることもある（前頭葉の内側を外科的に破壊するいわゆるロボトミー手術にも、これと同様に人格を「穏やかにする」効果があった。ロボトミー手術は精神病の大胆な治療方法として行なわれたが、幸いにも一九五〇年代からは好ましくないと考えられるようになった)。

扁桃体から前頭皮質への接続と同じくらい重要なのが、情報を逆向きに送る伝導路だ。皮質神経線維は扁桃体その他皮質下の辺縁系に情報をフィードバックしており、その主要な機能は辺縁系下部の活動を抑制することにある。結局のところ、私たちが自分の感情を抑えるための手段となるのがこの伝導路で、恐怖、怒り、嫉み、貪欲など、人間関係をぶち壊したり、高い目標の達成を邪魔したりする反射的な反応をブロックする。実験者が戻ってくるまで四歳児がマシュマロを食べずに我慢したり、ティーンエイジャーがテレビを観る前に宿題をしたりできるようにするのは、前頭皮質からのネガティブ・フィードバックだ。社会的交流をうまくこなしたり修練によって何かを達成したりするために必要な自己コントロールの基盤には必ずこれがある。驚くまでもないが、辺縁系ネットワークのこの部門は特に発達が遅いものの一つだ。

▼感情脳における左と右

感情の解剖学的な基盤についてはもう一つ興味深い点がある。多くの心的機能と同様、感情も左右の半球で等しく処理されるわけではない。一般的に右半球の方が感情においてより重要な機能を果たしている。辺縁系の安静時代謝は右側が左側よりも高く、脳に損傷を受けて情動が失われる症例は左半球よりも右半球の方が多い。右半球は左半球の分析的な能力を興味深い仕方で補う傾向がある。たとえば、言語を理解する能力や発話能力は左半球に位置づけられるけれど、感情的な内容を評価するのは右半球だ。右半球に卒中が起きた患者は影響を受ける部位によって、話すことはできても声に抑揚がまったくなくなったり、他の人の表情が読み取れなくなったり、感動的な音楽を味わえなくなったりする。また、右半球は主として体の左側の感覚や運動機能をコントロールしていることから、たいていの人は左耳の方が言葉に込められた感情を少しだけよく感じ取れるし、顔の左側に感情がよく表れる。

この非対称性は前頭葉にも当てはまり、前眼窩回は左側よりも右側の方がかなり大きい。とはいえ、左半球が感情とまったく関わらないわけではない。両半球とも社会生活や感情生活にとって欠かせないけれど、それぞれが基本的に正反対の役割を担っている。簡単にいうと、気分がよいと感じるのは左前頭葉内側で、気分が悪いと感じるのは右前頭葉内側だ。通常は左右が拮抗しているが、苦悩や幸福を感じるときは一方が優勢で支配的になっている。しかし、左前頭葉に損傷を受けた人はひどく気分が落ち込んでしまう可能性があるのに対し、右前頭葉に損傷を受けた人はすごく上機嫌で、脳に重大な障害を抱えていることをまったく気にとめないかもしれない。健康な人の場合、左前頭葉と右前頭葉の活性の違いで基本的な気質の違い――否定的な感情を抱きやすい人と肯定的で明るい気質の人がいる理由――を説明できそうだ。この偏りは社会的な振る舞いにも影響を及ぼし、左側が支配的な人は内気で控えめな傾向があり、右側が支配的な人は比較的社交的で自己主張が強い。後で幼児の気質を扱うところで論じるが、このような違いはごく幼い時期から現れ、経験によって傾向が強まることは確かだが、おそらく大方は遺伝的に決まっている。

両半球の機能の違いを考えると、左側と右側が同時に発達するのでないことは興味深い。小児期を通じて、成長スパート［成長の急激な伸び］が左半球と右半球で入れ替わり、交互に一方が他方より先行する傾向がある。脳全体としてこの成長サイクルは数年を要するけれど、辺縁系前部の発達においてはずっと短いサイクル――数週間か数カ月単位――での交替があるのではないかと私はみている。一週間前は文句のつけようもないほどいい子だった三歳児が、急にとんでもなく扱いにくい子にもなる理由は、このような成長スパートの急激な交替で説明できるかもしれない。

感情脳の発達

脳の大部分と同様に辺縁系も下部から上部へと発達する。出生時の赤ちゃんは感情のハードウェアの約半分――下の半分――を持っている。特に扁桃体は妊娠末期までにしっかり形成されていて、海馬や脳幹の多くの部分との接続も十分に機能している。この神経回路が早くから成熟しているのは、ごく幼い赤ちゃんも何らかの感情を経験しているということを意味する。苦痛、楽しみ、驚きといった刺激に対して、赤ちゃんはほとんど同一の生理的変化――呼吸、心拍、血液循環、瞳孔拡張、運動活動性――を示し、私たちと同じ表情を作る。

しかし、赤ちゃんが実際に大人や年長の子どもと同じように**感じて**いるわけではない。感情を意識するには辺縁皮質が機能していることが必要で、感情脳の上層である辺縁皮質は発達にかなり長い時間がかかる。特に前眼窩回は進化的に新しい、前頭葉の**前頭前皮質**《ぜんとうぜん》(*prefrontal cortex*)（531ページ、図15・3を参照）に位置しているため、非常にゆっくりと成長する。出生時、前頭前皮質のニューロンは明らかにまだ未成熟だ。樹状突起が十分伸びてシナプスが最大限に形成されるまでには約二年かかる。誕生時の前頭前皮質にもわずかな電気的活動は存在するけれど、大脳皮質の感情中枢が意味のある形で機能し始めるのは生後六―八カ月だということを多くの証拠が示唆している。生後六カ月を過ぎてから、前眼窩回は着実に赤ちゃんの感情生活をコントロールするようになっていく。本当の意味で赤ちゃんはいろいろな感情を経験し、辺縁系の下半分をいくらか自分でコントロールできるようになる。そして二歳頃から（前眼窩回を含む）前頭前皮質はシナプス刈り込みの段階に入り、これは思春期まで続く。シナプスを洗練していく段階は明らかに子どもの環境と経験の影響を受けるが、長く続くこの時期こそが「成熟」の本来の意味である感情の発達にとっての基盤を形成する。

大脳辺縁系は髄鞘形成がとりわけゆっくり起こることで知られている。辺縁系前部と側頭葉をつなぐ主要な線維路《ろ》は、少なくとも生後九カ月まではあまり髄鞘形成が進んでいない。辺縁皮質内部の神経線維はさらに髄鞘形成が遅い。そして最も髄鞘形成が遅いのは、側頭葉皮質下の、これも辺縁系に属する海馬と情報をやりとりするいくつかの線維路だ。このことは（第十三章で見るように）、たとえ乳幼児期に強い感情の衝撃を受けても、この時期の意識的な記憶があまり残っていない理由の説明にもなる。

親がおどけた仕草をして見せたとき、赤ちゃんが笑顔を見せたりキャッキャと笑ったりしても**実は**喜びを感じていないというと、当惑してしまうかもしれない。ただ、寝かせつけようとしても泣き止まなかったり、抱き上げてもらいたくて泣いているのをそのままにしていたりしても、そのこともやはり意識していないと思えば気が楽になるはずだ。たとえひどく興奮してしまっても、赤ちゃんが傷つくわけではないし、記憶にも残らない。ときおりそういうことがあっても、愛情あふれる育て方をされていれば、発達中の辺縁系に対する影響は全体としてプラスの方向になる。

▼感情と記憶

感情は大脳辺縁系が扱う唯一の分野ではない。辺縁系の組織の多くは記憶の保持にも重要な役割を果たしている。このように解剖学的に近接していることは、感情と記憶が心理学的なレベルで密接に関係している理由の説明にも役立つ。感情的に強いインパクトのある出来事の記憶は保持されやすく、また、容易に思い出せない記憶も強い感情によって鮮明によみがえる傾向がある。

しかし赤ちゃんは、第十三章で述べる理由により、まだ意識的な長期記憶を使うことができない。それでも、見覚えのある顔を認識したり、泣くと注意を引けることを学習したり、特定の人や場所との感情的な結びつきを形成したりできる。こうした種類の記憶——脳の低いレベルに保持されている習慣性の行動パターン――は「本当の」意識的な記憶と違い、一度経験しただけで記録されることは稀で、刺激―反応の組み合わせが何度も繰り返されなければ保持されない。

世話をしてくれる人が一貫した反応を示してくれることを赤ちゃんが非常に好む理由は、この反復の必要性で説明できる。繰り返しを通じて赤ちゃんは自分の要求が満たされることを知り、外界をコントロールする能力を確立していく。一般的には、ときおり泣き叫ぶことがあっても――たとえ一五分か二〇分放っておかれても――愛情に満ちた気遣いがしっかり背景にあればほとんど問題はない。これに対して、世話の仕方に一貫性がないと赤ちゃんは自分がどう扱われるかを予測できず、健康な心にとってきわめて重要な、自信と感情の安定性を発達させることができない。虐待を受けるという最悪のケースでは、感情と記憶のつながりがとりわけ破壊的なものになりかねない。意識的なレベルでは特定の出来事をまったく思い出せなくても、大脳辺縁系下部――特に扁桃体――には恐怖や苦痛のような感情とそれを引き起こした人物や場所との強力な連合が保持されていて、ぬぐい去れない可能性もある。

生後六カ月までの大脳辺縁《へんえん》系の発達

生後六カ月までは大脳辺縁系下部が支配的な期間だ。赤ちゃんは生得的な感情表現のセットと他人の感情を本能的に理解する能力を持って生まれてくる。辺縁皮質が未発達であるにもかかわらず、社会的・感情的に豊かな毎日を送っている。つまるところ、赤ちゃんの行動の多くは何らかの要求を満たすことに向けられていて、感情の目的は食物、保護、快適さを求めるよう脳の他の部分を仕向けることにある。こうした要求の充足はほぼ完全に他人に依存しているので、社会的交流に対する赤ちゃんの衝動はとりわけ強い。

▼新生児の社会的・感情的生活

子宮の外に出てまだ数分しか経たないのに、ナタリーは既にコミュニケーションをうまくとっている。母親エヴァの腕の中から看護師に取り上げられるとすぐ、ナタリーは泣き出す。顔をゆがめ、下あごを震わせながら、小さな体をこわばらせてありったけの声を絞り出している。初めて母親になったエヴァは分娩の痛みもまだ完全には消えないうちから、泣き叫ぶナタリーの様子に不安を感じずにはいられない。母と娘の生涯にわたる対話が始まった。

生まれたときから赤ちゃんの辺縁系下部には基本感情をすべて表現する機能がそなわっている。ナタリーの顔の筋肉と運動神経はほぼ完全に発達していて、喜び、悲しみ、恐れ、嫌悪、興味、驚き、怒り、愛情を適切な状況で示せるようになるのもそう遠くない。社会生活も早くから始まる。ナタリーが泣き叫んでいる様子を考えると、自分の要求を効果的に伝えることができるのは明らかだ。泣くこと自体は脳幹より上の神経回路を必要としない（無脳症の赤ちゃんも泣くことができる）けれど、健康な赤ちゃんはそのときの状態に応じて違った泣き方をする――空腹のとき（リズミカルな繰り返し）、怒っているとき（長く大きな泣き声）、痛みがあるとき（急に泣き始め、ときどき中断して息をつぐ）。これには扁桃体や海馬など辺縁系下部からの入力を必要とする。

また、乳児は他の人の感情を驚くほどよく認識する。感覚系は――ぼんやりとではあっても――周囲の人を感知する準備ができていることは既に見た通りだ。ナタリーの視覚は顔を見るようにととのえられており、聴覚は人間の声の音域と音調を最もよく捉《とら》えるようになっている。ナタリーは生後数日で母親エヴァを、その姿や声で、そして特に、安らぎを覚えるあのなじみ深い匂いで認識できる。このように感覚の準備がととのっていることにより、ナタリーの世界における最も重要な人たち――両親――に注意が釘付けになる。ナタリーを育て、保護してくれるだけでなく、人生の貴重なガイドになるはずの感情的なスキルを教えてもくれる人たちだ。

実際、感情の習得は模倣という形でただちに始まる。生まれてまだ数時間しか経っていない赤ちゃんもいくつかの表情や手ぶりを真似し始める。ある報告によると、女優が喜んだ顔、悲しい顔、驚いた顔をしてみせると、その腕に抱えられた新生児はその表情を模倣する能力があったという。常に模倣したわけではなかったが、女優が嬉しそうにしていると口元を左右に広げ、悲しそうな顔をすると口をとがらせ、驚いたふりをすると口を大きく開ける傾向があった。

新生児がさまざまな表情を真似ることができるという事実は、何よりもまず、周囲の人のいろいろな感情表現を区別できていることを意味する。これは出生時の赤ちゃんの視力がいかに弱いかを考えると驚くべきことで、これほど早い時期から感情によるコミュニケーションが双方向的であるということを示している。実際、赤ちゃんには――たとえ意識下のレベルであっても――世話をしてくれる人の気分を感じ取る能力がある。

共感――他人がどう感じているかを経験する能力――を発達させるためにも模倣は重要だ。真の共感には他人を意識的に認識することが必要なので、これが生じるのは何カ月、あるいは何年も先のことだけれど、新生児にもこの感情の基本的な部分はそなわっているように見える。他の赤ちゃんが泣いているのを聞いて泣き始めるという行動がよく知られているからだ。つまり、他人の感情の状態に関する感覚入力と、自分の感情を生じさせる大脳辺縁系下部の機構を合わせる機能が、生まれたときから配線済みだということになる（実際、生まれつき辺縁系に問題があると考えられる自閉症の子どもたちは、他人を模倣する傾向が明らかに弱い）。

自分の表情を作ってまわりの人に反応する様子からみて、ナタリーは感情を外部に示すのが明らかに上手だ。しかし、ナタリーは実際に内部で何かを**感じて**いるのだろうか。このような感情が大脳辺縁系上部に銘記されているのだろうか。ある研究チームは、生後二、三日の赤ちゃんを対象に前頭葉の活動を測定することでこの問題を解明しようとしている。赤ちゃんに肯定的な感情と否定的な感情を持たせるために、砂糖水と酢の味を少しだけ味わわせる方法が用いられた。予想通り、甘い味は興味とくつろぎの表情（眉を上げ、口を大きく開ける）を、酢の味は嫌そうな表情（目を細くし、舌を突き出し、鼻に皺《しわ》を寄せる）を引き出した。しかし、こうした表情の反応があったにもかかわらず、大脳皮質を測定すると辺縁系上部ではほとんど活動がみられなかった。前頭葉の機能にいくらか非対称性――砂糖水に対して左側が活性化――が認められたものの、酢に対しては予想された右半球の活性化が生じることはなく、大人の場合にみられるように反応が前頭葉に限定されることもなかった。つまり、感情に関わる何らかの種類の情報が新生児の辺縁皮質に生じ始めているように見えるけれど、感情経験の浮き沈みを本当に知るようになるのはずっと先だということになる。

▼社会的な微笑み

ナタリーの感情の発達を示す最初の目安となるのは、生後六週間ほどで他の人に向かって微笑むようになったときだ。ナタリーが笑顔を見せるのはこれが初めてではない。誕生のときから口だけで短く笑っていたが、これまでの笑顔はほとんどがランダムなもので、脳幹の神経回路が内発的に発火した結果に過ぎず、特定の感情状態とは何の関係もなかった。実のところ、赤ちゃんは妊娠三〇週から内発的に微笑むようになる。眠っているときは特に多く、これは顔の動きをコントロールする運動神経が、レム（ＲＥＭ）睡眠を支配する脳幹領域とごく近い場所にあるからだ。

しかしナタリーはもう、特定の社会的手がかり――母親の声、ナタリーを見つめる父親の目、ルイーズおばさんの優しくなでる手――に反応して微笑むようになっており、いかにも嬉しそうにしているナタリーの様子を見て家族はみんな有頂天だ。これはナタリーの家族だけではない。多くの両親が、初めて赤ちゃんに深い愛情を抱くようになったのはこの時期だと答えている（これは「不可避的な注視」の時期とも一致している。第九章、２８４ページを参照）。

社会的な微笑みはたぶん、あらゆる発達のマイルストーン（段階）の中で最も普遍的なものだろう。どの文化においても赤ちゃんは生後四週から八週までの間に微笑むようになり、早産児の場合も（実際に生まれた日でなく）通常出産なら生まれていた**はずの**日付から六週間ほど経ってから微笑むようになる。実際、双生児を対象にした研究は、個々の赤ちゃんによる時期の差は概して先天的なものだということを示唆している。生まれつき目の見えない赤ちゃんでさえ、ほぼ同じ時期から、他の人の声を聞いたり触れられたりすると微笑むようになる。このマイルストーンは本当に神経の配線によって決まっているようだ。

すべての赤ちゃんが生後二カ月で社会的な微笑みを始めるのはなぜだろうか。ある説によると、大脳基底核の髄鞘形成によってこの時期が決まっているという。大脳基底核は運動系のカギになる部分だったことを思い出してほしい［第十一章、３４９ページを参照］。動物実験により、一群の運動行動――同じ種の仲間に社会的地位を示したり、挑みかかったり、手を結んだり、求愛したりするときの定型化したディスプレイ（誇示行動）――は大脳基底核の一部によって起きることが確認されている。ヒトの場合、微笑むこと――挨拶をするときの普遍的なサイン――が同様の機能を果たしており、同じく大脳基底核の活動によって起動されるのだろう。この部分は出生直後に髄鞘形成が始まり、誕生後の一週間で急速に進行する。

これと同じくらい興味深いのは、微笑みのきっかけに**ならない**ものだ。第十一章で取り上げたあらゆる発達のマイルストーンと同様に微笑みも筋肉を使う運動だからいささか驚いてしまうけれど、微笑みの開始は大脳皮質運動野の成熟に帰することが**できない**。なぜなら、この微笑みは意図的なものでないからだ。私たちは意識して笑顔を作ることもできるけれど、そうした「愛想笑い」は口元の筋肉だけしか使っていない。それに対して純粋な微笑は、目のまわりにある**眼輪筋**《がんりんきん》（*orbicularis oculi*）も関わっている。こちらの筋肉の動きは完全に内発的なものだ。眼輪筋は大脳辺縁系のみによってコントロールされていることが、特殊な損傷を受けた患者を調べた結果分かっている。大脳皮質運動野に損傷を受けた人は自分の意志で愛想笑いをすることができないが、何か面白いことがあると容易に微笑する。これに対し大脳辺縁系に損傷を受けた患者は、意識的に口角を上げることはできるけれど、本当に面白いと感じても微笑むことができない。大脳基底核は運動野よりもいくらか早く成熟するので、あなたの赤ちゃんが示す最初の微笑は間違いなく純粋なものだ。

▼原会話《げんかいわ》

私たちの最初の赤ちゃん——ジュリア——の場合、私たちが魅了されたのはその微笑みだったけれど、二番目の赤ちゃん——サミー——のときは絶妙な言葉のやりとりに惹きつけられた。サミーは生後八－一〇週頃から急に活発になって、不意に私の方をみて首をかしげ、眉を上げ、「アアアアアアアー」と長い声を出すようになった。音を上げたり下げたりしながら舌をあらゆる方向に動かし、声を長く引き伸ばす方法を試していた。そうやって「おはなし」したいという欲求がすごく強いようだったので、私はできる限りそれに応え、言葉を使う試みを後押しした。

微笑みの次にくる社会的発達のマイルストーンは、コミュニケーションを始めようとするこの熱烈な試みだ。生後六週間頃から始まって四カ月頃まで続く、赤ちゃんが顔を突き合わせてコミュニケーションをとろうとするのを、研究者たちは**喃語**《なんご》（*prespeech*）、あるいは**原会話**《げんかいわ》（*protoconversation*）と呼んでいる。たっぷり抑揚を付けた「クークー」あるいは「ウーウー」という声は手や指の動きを伴うことが多く、微笑みや興奮した表情も話し相手の姿が見えている限りずっと続く。

　会話をするには二人いなければいけないし、親は赤ちゃんとコミュニケーションをとる方法を本能的に知っているようだ。こうした原会話をよく観察すると、赤ちゃんの発する声にまず母親が耳を傾けて、そうだねと同意したり、驚いたり、褒《ほ》めたりといった反応を示し、それから赤ちゃんの言葉を邪魔しないよう、発声が一段落したときを狙って答える、というふうに役割を自然に交替していることが明らかになった。母親はまた、赤ちゃんの表情、手の動作、「おはなし」のテンポや強さに合わせて真似をすることが多い。このようなミラーリングで感情のやりとりを補完することは、赤ちゃんが自分の動きや表現についての意識を発達させるのに役立つ（当然、父親も同じような能力を持っているはずだが、まだ研究されていない）。こうした会話は言語獲得にとって重要だけれど、基本的には感情のやりとりで構成されている。この種の行動のきっかけを作るのは脳の感情中枢だからだ。

　原会話の始まりは前帯状回《ぜんたいじょうかい》での特徴的な活動の開始を反映している。前帯状回は感情的な発声——内発的なうめき声、求愛の声、あるいは人（やサル）が嫌悪や怒り、優しい気持ちや喜びのあまりに発する叫び声——を司《つかさど》っていることが知られている。出生時の前帯状回は皮質下の大脳辺縁系に比べると未成熟だが、前眼《ぜんがん》窩《か》回《かい》よりは成熟している。前帯状回から外に向かう主要な伝導路——**帯状束《たいじょうそく》**（*cingulum*）——では生後七週頃から髄鞘形成が始まるが、その進行は遅く、完成するまでに一年近くかかる。原会話が生後三、四カ月で終息する理由は知られていないが、これは真の言語のために用意されている大脳皮質の活動が増大する時期と一致しているのかもしれない。

生後六―一八カ月――愛着、抑制、感情の認識

乳児は社会的交流の能力をそなえているが、大脳辺縁系の高次中枢が関わるようになる生後六カ月頃に向かって感情生活は大きく飛躍する。私たちが最初にサミーの変化に気づいたのは、生後七カ月で本当に面白い振る舞いをするようになったときだった。すぐ泣きわめいていた長い時期が過ぎて、今は誰かが少しでも注意を向けると、目を細めてとびきりの笑顔を向けてくる。また急に、本当に家族の一員らしくなって、お姉ちゃんのレゴ・デュプロのブロックを嬉しそうにしゃぶったり、食事のテーブルについて身体をしきりに弾ませたり、家族――特に私――が行き来するのを注視したりしている。

赤ちゃんは生後六カ月から一年までの時期に社会的・感情的生活を獲得する。前頭葉が本格的に機能し始めるのがこの頃だということはＰＥＴスキャンで分かっている。前眼窩回のある前頭葉内側《ないそく》の代謝活性は、まず生後八カ月頃から検知されるようになり、四歳頃まで着実に増大していく。この代謝活性増大は、同じ時期に前頭葉ニューロンの樹状突起とシナプスが急激に成長することを反映している。大脳辺縁系の多数の経路で髄鞘形成が始まるのもこの時期だが、このプロセスは何年も続く。

こうした成熟過程が意味するのは、生後六カ月から一年の時期になってようやく、感情についての情報が大脳辺縁系下部から、生じつつある赤ちゃんの意識の一部に移管されるということだ。脳電図を見ればこのことを確認できる。新生児では感情への刺激に対する前頭葉の活動がわずかにしかみられないが、隣家のジェシーのように生後一〇カ月の赤ちゃんでは、電気信号のパターンに成熟した反応が現れる。誰かが笑っている場面のビデオを見ているときなどは快い刺激によって左前頭葉が活性化するが、同じ人が泣いているなど穏やかでない場面を目にすると、右側の活動が比較的優勢になる。

このように大脳辺縁系の高次中枢が関与するようになると、赤ちゃんの感情的・社会的交流が真に開花し

始める。発達初期のいろいろな表情に対応する感情を赤ちゃんが真に**感じる**ようになるのはこの時期だ。前頭葉の関与はまた、赤ちゃんがようやく周囲で起きていることと感情を関係づけてその意味を理解し、この知識を実地に活用し始めるということでもある。たとえばジェシーは母親の注意を引くのが本当にうまく、自分が疲れているとか、おなかが空いているとか、テーブルの上にある塩やコショウの容器に手が届かないでイライラしているとかいった感情を正確に伝えられるようになってきた。おやつの時間にはチェリオスを食べるのが大好きだけれど、母親のサンディにも差し出すようになったのを見ると、母親にも感情があることがやっと分かり始めたのかもしれない。ジェシーは行動抑制の最初の徴候をも示している。まだ荒削りながら、自分の感情と行動をコントロールする能力が芽生えているのだ。ねんねの時間がきてベビーベッドに寝かされたとき大人しくしていられるようになるのも、表のドアが開いているときに這って出て行くのを何度も注意されて思いとどまるようになるのも、この抑制性入力が手伝っている。生後六カ月頃からこのような抑制的なコントロールを身につけ、自分の感情がよく分かるようになると、ジェシーやサミーのような赤ちゃんは自分でも嬉しいし、周囲の人にも大きな楽しみを与えてくれる。

▼愛着と人見知り

乳幼児の社会的／感情的発達において最も重要なのは、いちばんよく世話をしてくれる人（たいていは母親）に対する強い絆――愛着――の始まりだ。* 親は赤ちゃんが生まれて数日から数週間のうちに絆を感じるようになるが、大脳辺縁系がまだ十分発達していないため、赤ちゃんから親への絆はもっとゆっくり形成される。それでも、前頭葉が急速に発達してくると、ナタリーは初めて純粋な愛情を感じ、いつも自分の空腹を満たし、おしめを替え、抱きしめ、なでてくれるママが、最初の大好きな人になる。

一八カ月になったナタリーは、母親エヴァともっともっといっしょにいたい様子だ。エヴァが部屋に入ってくるたびに身を乗り出し、愛くるしい素敵な笑みを浮かべる。今のところは、泣いたり、微笑んだり、声を上げて笑ったりと、コミュニケーション能力を使ってエヴァを自分のそばに留めようとしているけれど、じきにハイハイしたりトコトコ歩いたりして後を追うようになるだろう。エヴァはすっかり虜《とりこ》になる。ナタリーがいつも自分に注意を向けてくれるのはとても嬉しいけれど、愛着が生まれることには困った面もある。日常生活で離れなければならない場面があると、母も子も本当に辛く感じてしまう。エヴァは毎朝、ナタリーを保育所に残して職場に行っても、娘の涙や哀願する様子が目に浮かんで仕事が手につかなかったりする。ナタリーの方も「人見知り」をするようになり、よく知らない人を——たとえスーパーで機嫌をとってくれようとする気のいいおばさんであっても——怖がってしまう。とにかくダメなのだ。ナタリーは好ましい人を選ぶだけでなく、知らない人を嫌がるようにもなっている。せっかく愛想よくしてくれているのに、そのおばさんがそばにくると泣き出してしまう。

多くの心理学者は人見知りを、感情の発達における重要な出来事——子どもの安心、自己評価、自制、社会的スキルの主要な源泉——と見なしている。このきわめて個人的な関係を通じて、赤ちゃんは自分自身の感情を知り、他人の感情を読む方法を学ぶ。ナタリーとエヴァのように健全な絆であれば、赤ちゃんは愛され受け入れられていると感じ、愛情と共感の価値を知るようになる。それと同時に、この関係が——できれ

＊それが誰だろうと、赤ちゃんの身体的・感情的必要性を始終満たしてくれる人が愛着の第一の対象になる。この点で母親は——授乳していればとりわけ——優位にあるが、父親や祖母など、この役割を果たしてくれる人なら誰にでも赤ちゃんは愛着を持つようになる。さらに、赤ちゃんはいちばん好きな一人に対して主要な愛着を持つけれど、他の家族や保育者とも同時に絆を形成できるようにプログラムされているようだ。それでも、特に慣れない場面や不安な状況で母親を好む傾向があるのは確かで、少なくとも生後一八カ月まではこの状態が続く。

ば少ない方がいいけれど――不満や諍《いさか》い、恥ずかしさの源になることは避けられない。そしてこのことは、感情教育の仕上げとして必要でもある。生後一年が近づいて赤ちゃんがしきりにあたりを探索し始める頃には特に、独立心の芽生えを愛着が重要な仕方で補ってくれる。母親エヴァが安心できる感情の基盤となり、ナタリーはそこから新しく自己主張を試してみることができる。娘が危なっかしいことをしないよう母親が限度を厳しく定めるようになっても、いつでも安心と心地よさを求めて戻って行ける場所というわけだ。

愛着と人見知りは人間社会を通じて驚くほど普遍的なものだ。米国の都会でも、イスラエルのキブツ［農村共同体］でも、グアテマラの辺鄙《へんぴ》な村でも、アフリカの原始的な社会でも、赤ちゃんは愛着と社交不安を同時に示す。これは生後六カ月頃から始まり、一八カ月頃までどんどん強くなる。保育所や乳母に預けられて一日に八時間も母親と離れて過ごす赤ちゃんでさえ、愛着と人見知りを同時に示す。ただし、（後で見るように）両親がともにフルタイムで働いているケースでは、子どもの愛着の性質について議論がある。このように愛着は、大脳辺縁系の発達過程に組み込まれているようだ。愛着が発達しないのは、深刻な育児放棄を受けていたり、（自閉症における特定の症例などで）大脳辺縁系が他の人とのつながりを確保できなかったりする場合に限られる。

アヒルの雛《ひな》などでは、卵から孵《かえ》って最初に見た相手を――鳥であれ人であれ――親と思ってついて行く本能的な刷り込み（インプリンティング）がみられるが、愛着も多くの点でこれに似ている。実際、子どもが生存できるかどうかが親の保護に大きく依存している鳥類や哺乳類では、どの種においても愛着行動が顕著にみられる。特にサルの赤ちゃんはほとんど母親にしがみついたまま過ごし、母親に下に置かれると鳴き声を発する。それによって母ザルを近くに留め、健全な感情と正常な社会的発達に欠かせない絆が生まれる。つまり脊椎動物の進化には愛着行動の先行形態が明確に存在し、これが私たちの遺伝子に深く根ざしていることを示唆している。

しかし、愛着がそれほど重要なら、赤ちゃんが親との絆を築き始めるまでに半年もかかるのはなぜなのか。アヒルの子と同様、ナタリーも生まれてすぐ——最も脆弱《ぜいじゃく》な時期に——エヴァとの結びつきを確保する方が有利ではないだろうか。実際、いろいろな動物種を見渡すと、愛着の生じるタイミングと発達における特定のマイルストーン——独立して移動できるようになる時期——との間に対応がみられる。さまざまな動物の子どもは自分でよちよち歩きを始めるまさにその時期に、愛着や刷り込み行動を示すようになる。この理屈からいえば、ヒトの赤ちゃんは自分でハイハイができるようになる時点まで、本当は愛着を感じる**必要**はないのかもしれない。

とはいえ赤ちゃんには、世話をしてくれる人をそばに引き留めるための——愛着よりもずっと早く現れる——手段が他にもある。泣いたり、微笑んだり、嬉しそうな声を出したりすることは、自分が何を必要としているかを知らせ、保育者を近くにいさせるために赤ちゃんが本能的に用いる信号だ。赤ちゃんはまた、自分の母親を見分ける能力が非常に高い。既にみた通り、赤ちゃんは生後数日で声、顔、匂いを判別でき、ほどなく家族をそれぞれ識別できるようにもなる。この能力のおかげで赤ちゃんの感覚はいちばんよく世話をしてくれる人に集中し、愛着の生まれる基盤が作られるが、これがその後に生じる深いつながりにそのまま移行するわけではない。実際、幼い赤ちゃんは——たとえ知らない人からでも——すべての働きかけに積極的に反応する。そして母親が部屋を離れるとむずかるようになる生後五カ月頃までは、ほとんど誰にあやしてもらってもたいてい機嫌がよくなる。

愛着が生じるのにこれほど長い時間がかかる理由として考えられるのは、前頭葉のゆっくりした発達によって制限されているということだ。愛着は**事物の永続性**（*object permenence*）を理解するという別の認知能力の発達と関係がある。つまり、物や人はたとえ見えなくなっても存在し続けているということが理解できる能力だ。ある物や人をある程度の時間は記憶できないと、その対象に愛着を持つことは難しい。この種の短期記憶は前頭前皮質の別領域の機能を必要とすることが知られていて（第十五章、５３０ページを参照）、これも生後六カ月から一年の間に発達する。

前頭葉の発達によって愛着が生じるという最も明確な証拠は、赤ちゃんの脳の活動を実際に計測することで得られる。生後一〇カ月になる隣家のジェシーは楽しい出来事に反応して左前頭葉の活動が増大するけれど、それと同じように、母親のサンディが部屋の向こうから近づいてくるのを見ると左前頭葉が活発な反応を示す。でも今夜は残念ながら長続きしない。サンディがジェシーを私に預けて珍しくお出かけすると、ジェシーの右前頭葉の活動が激しくなる。このような脳波の計測結果が示唆するのは、前頭葉が十分成熟するまで愛着は生じないということだ。いちばんよく世話をしてくれる人がそばにいると純粋に嬉しく感じ、知らない人がいると不安になるのは前頭葉の働きによる。

愛着と人見知りに関しては、脳波の計測で他にも興味深いことが分かっている。生後一〇カ月の赤ちゃんは全然知らない人に対してもにっこりすることがある。しかし、研究によるとこうした笑顔は大脳辺縁系が関わる真の笑みではないという。このとき眼輪筋《がんりんきん》は動いておらず、左前頭葉の活動も伴っていない。つまりジェシーはこの幼い時期から既に、知らない人がそばにいる不安と居心地の悪さを覆い隠すための「愛想笑い」を使えるというわけだ。これと対照的に、本当に嬉しいときの笑みはいちばん好きな人たちのために取ってある。特に、左前頭葉が最も活発になる二人——ママとパパ——のために。

母親が働きに出ること——他人から世話を受けることが愛着や後の感情の発達にどう影響するか

前頭葉の成熟に関連して、いちばんよく世話をしてくれる人に惹きつけられるよう赤ちゃんがプログラムされているとすれば、起きている時間のかなりの部分を両親から引き離されている場合、何が起きるのだろうか。後の心理学的な健康に欠かせない最初の絆を作るのに失敗するのだろうか。赤ちゃんが生まれて一年間に多くの母親が職場に戻っている現状を踏まえて、この問題はかなりよく調査されている。私たちは深刻な問題行動を抱える子どもたちを作り出しているのだろうか。それとも、保育所やベビーシッターをめぐる大騒ぎは女性に対する新しい形の反動で、幼い子どものそばにいてやれない時間が続くことで母親に罪悪感を抱かせているだけなのか。

よいニュースは、既にみたように、母親が働いているかどうかに関わりなく、ほとんどの赤ちゃんがどうにか母親との絆を作れるということだ。愛着は強力な本能であり、必要な神経のハードウェアがいったんととのえば――働いている両親の多くが勤務時間外はできるだけ子どもといっしょに過ごそうと努力するせいもあって――実際には母親が仕事を持っていても、昼間（あるいは夜、週末、休みの日、育児休暇中）にしっかり子どもの世話をし、注意深く愛情を注ぐのに十分な時間がとれる。また、母親以外の信頼できる人がいつも注意を払ってくれ、愛情を込めて面倒をみてくれるなら、赤ちゃんがその人に愛着を持つのも必ずしも悪いことではない。子どもは生まれてから数年の間に何人かの大人に愛着を持つことが可能で、またそれが普通だ。安心感と健全な交流の源となっている限り、こうした関係は子どもによい影響を与える。

しかし、愛着が生じる**事実**については見方が一致していても、働く母親の子どもが示す愛着の**質**については議論がある。研究者たちは**ストレンジ・シチュエーション**（*Strange Situation*）と呼ばれるテストを実験室で行ない、子どもが母親に対して示す行動に基づいて、愛着をいくつかのカテゴリーに分けた。実験のために用意したプレイルームに生後一二―一八カ月の赤ちゃんを連れてきて、親しげに接してくれる見知らぬ女性と母親が二〇分間、八回にわたって出たり入ったりする。そして母親が戻ったときに赤ちゃんが示す反応で愛着の質を判断する。（特に動揺した様子で）母親を探し求める赤ちゃんや、部屋を出て行かせまいとする赤ちゃん、母親が戻ってくると安心したように見える赤ちゃんは「愛着が安定している」と判断される。

これに対して、母親が戻ったときに近づいたり触れたりしようとせず、大泣きする赤ちゃんは、いろいろな面で「愛着が不安定」だと見なされる。

一九八〇年代にこのテストを使ったいくつかの研究は、働く母親の赤ちゃんはそうでない母親の赤ちゃんに比べて愛着が不安定だと結論づけている。具体的な数字はさまざまだが、ある調査によると日常的に母親以外の人に世話してもらっている一歳未満の子どもの三七パーセントが不安定タイプだったのに対し、母親だけが世話をしている子どもの不安定タイプの割合は二九パーセントだった。数字の差は小さいが、無視できるほどではない。母親への愛着が将来の感情的適応に重要だと多くの発達心理学者が考えていることを思えばなおさらだ。しかし、ストレンジ・シチュエーションによるテスト法は働いていない母親の子どもを対象に一九六〇年代に考案されたものなので、母親以外の保育者に触れる機会の多い赤ちゃんについては正確な結果が得られないとの批判もある。このような見方によると、働く母親の子どもたちは日常的に引き離されることに慣れているため、ストレンジ・シチュエーションに置かれてもあまり動揺しないという。

そこで研究者たちは、母親が働くことの影響を子どもが示す行動の別の面で調べるようになったが、あまりはっきりした結果は出ていない。生後一カ月までに母親以外のケアを受けるようになった子は攻撃的で従順さに欠ける傾向があり、就学前後の時期に同じ年頃の子や先生とうまく関係を築けないなど、困った影響が生じるという報告がある一方、そうした影響はみられなかったという報告もある。さらに、早い時期から（家庭や保育所で）何らかの集団的な保育ケアを受けるようになった子は社会的能力が高く、協調して遊ぶことができ、同年代の子どもに好かれるという**優位性**を指摘する研究もある。

この問題の重要性とさまざまな論争を踏まえて、米国立小児保健発達研究所（ＮＩＣＨＤ）［国立衛生研究所（ＮＩＨ）を構成する一機関］は一九九一年から広範な全国調査プロジェクト［ＳＥＣＣＹＤ――Study of Early Child Care and Youth Development］を開始した。一五の研究施設が設置され、あらゆる主要エスニック・グループおよび社会経済階層の一三〇〇人を超える子どもを対象に、誕生時から長期にわたって、初期の保育ケアが感情的・認知的発達に及ぼす影響を調べた。この研究には規模の大きさに加えて二つの注目すべき特徴がある。一つは、母親以外のケアを**受けたかどうか**だけでなく、受けたケアの質と量も考慮に入れたことで、これはいずれも子どもの感情の発達に影響することが知られている。そしてもう一つは、いわゆる「選択効果」の細かなコントロールが盛り込まれたことだ。つまり、仕事を持つ母親とそうでない母親では、性格、子育てのスタイル、教育程度、配偶者のサポートなどに差がある傾向がみられ、それが子どもの発達に影響する。選択効果は親が働いている家庭間でも生じるため、この研究では家族の収入、教育程度、子育てのスタイルといった因子に帰することのできる保育ケアの質の違いも考慮しようと試みている。

これまでに明らかになった結果は早くから赤ちゃんの保育ケアを利用している両親にとって心強いものだ。どの分析でも赤ちゃんの発育に大きな役割を果たしていたのは、保育ケアよりも家族の因子だった。つまり、これまでの研究とは対照的に、生後一五カ月の赤ちゃんは日々の保育状況に関わりなく――母親だけ、父親だけ、ベビーシッター、あるいは家族や施設によるケアでも同じように――母親にしっかりと愛着を持つ傾向があった。愛着の安定性に**影響があった**のは世話の仕方――母子がいっしょにいるときに赤ちゃんが何を必要としているかを母親がどれだけ敏感に察しているか――だった。いい換えると、仕事を持っているかどうかに関係なく、鈍感な母親の場合は子どもの愛着が安定しにくい傾向がある。

二歳児、三歳児でも同様の発見があった。幼児が問題行動を示すかどうかを決定する主要な要因はすべて家族に関わるもので、特に母親の子どもに対する心理的適応と敏感さだった。この研究では「これまでの研究結果とは対照的に、母親以外のケアを早期から集中的に継続して行なうことが子どもの問題行動と関係があるという証拠はほとんど」見つからなかった。ただ、母親以外のケア自体が影響することはほとんどないが、**保育の質**は幼児の行動に小さいけれど有意の影響を及ぼしていることが明らかになった。少人数の保育で子どもに対する保育者の比率が高く、積極的に対応している場合は、それよりも劣った状況での保育に比べて、子どもが素直で社会的能力も高かった。

また最近の研究は、赤ちゃんが一歳になるまでに母親が職場に復帰した場合でも子どもの感情が傷つけられはしないことを示唆している。たいていの場合、ともに働いている親もそうでない親と同じように赤ちゃんの発達に大きな影響を与える。しかし、データにはいくつか注意すべき点がある。一つは、NICHDの調査はまだ進行中で［一九九一年から二〇〇七年まで実施 https://www.nichd.nih.gov/publications/pubs/documents/seccyd_06.pdf］、これまでにいくつか他の研究が報告したように、これから保育ケアのマイナス面が就学前と学童期中期に浮かび上がる可能性もある。もう一つは、保育ケア自体が子どもの感情適応に果たす役割はかなり小さいが、親の関わりが薄いこととの相互作用で一部の子どもが感情面で大きなリスクを負う可能性があることだ。たとえば、NICHDの調査によって、母親があまり敏感でなく、そこに質のよくない保育ケアまたは長時間の保育ケアが**重なった**場合、愛着が不安定になることが分かっている。また、母親以外の保育ケアで男児と女児が同じようにうまくいくわけではないことも注意すべきだ。NICHDのプロジェクトも含めたいくつかの研究から、生後数年間に母親が働きに出た場合、男児では社会的・感情的発達に悪影響が、女児では良い影響が出る傾向があることが分かっている。その理由についてはいろいろ言われているが――男児の方が成熟が遅いこと、母親以外の保育者が女児に対してほど注意を向けないこと、働きに出ておらず伝統的な生活スタイルを持つ母親に比べると、仕事を持つ母親は男児をあまり好まない可能性など――男の赤ちゃんに対する保育ケアを検討する際に気がかりな点ではある。

さまざまな議論はあっても研究者の意見が一致しているのは、保育ケアの**質**の重要性だ。質の高いケアは子どもの健やかな情緒をはぐくみ、社会的能力を高め、そして特に（第十七章で見るように）認知能力の発達を促す。しかし最近の推定によると、米国の幼い子どもたちの多くはこの水準に満たないケアを受けている。多くの施設では子どもの数が多すぎたり、職員の数が少なすぎたりし、環境も劣悪で、発達を適切に促す遊び道具がなく、言語的刺激が不十分で、保育者の訓練も足りておらず、退職率が高くて乳幼児の心に大きな不安をもたらしているという。両親が保育ケア施設を選ぶ際に慎重にならなければならないのはもちろんだが、社会の方ももっと保育ケアの水準を引き上げる努力をしなければならない。ヨーロッパの多くの国々では質の高い保育ケアが子どもの感情的・認知的発達に良い影響を与えていることが明らかになっており、米国もこのレベルに近づけるべきだ。

ストレス、愛着、脳の発達

愛着と脳の発達は双方向の道路のようなものだ。前頭葉の成熟が愛着に先立っていなければならないのと同様に、赤ちゃんが保育者と安定した信頼できる関係を築くことは、脳の発達――特に大脳辺縁系の健やかな発達――にとって欠かせない。

この場合、ストレスとの関わりがきわめて重要だ。脳にとって――とりわけ海馬、前帯状回、扁桃体など、大脳辺縁系にとって――ストレスホルモンの増大が危険だということを示す証拠が集まってきている。たとえば大人のラットの場合、ストレスホルモンが過剰になると海馬ニューロンが損傷を受けやすくなり、高い濃度が長く続けば続くほど、記憶を保持する重要な細胞における永続的損傷の度合いが強まる。うつ病や心的外傷後ストレス障害（PTSD）ではストレスホルモンであるコルチゾールが増大することが知られているが、これらの患者に海馬の萎縮《いしゅく》がみられることから、ヒトの場合も同様に損傷を受けやすいようだ。ある研究ではコルチゾールのレベルの高い生後一年の赤ちゃんにも海馬の電気的活動の低下がみられ、赤ちゃんの脳も同様にストレスの影響に弱いことを示唆している。

赤ちゃんが自分で説明することはできないが、生まれてからしばらくの生活にはストレスが多い。新生児は特に、服を脱がされたり体重を測定されたりといった些細に思えることでもコルチゾールが急に増加しやすい。とはいえ、幸いなことにストレスに対応する仕組みがまもなくできてくる。ここでは保育者との健全な関係が非常に重要らしい。たとえば、ラットの仔の場合、生後四日から一四日までの間にストレスに対応する仕組みが発動されにくい時期を通過するが、母親との接触によってこの効果が生じることが知られている。サルの赤ちゃんも同様で、母親や代わりに世話をしてくれる個体とのつながりがあれば、ストレスホルモンの増大が和らげられる。

赤ちゃんのストレス反応は生後二カ月を過ぎると着実に下がっていく。生後一五カ月の頃になると予防注射を受けてもコルチゾールのレベルが増大することはなくなる（泣かなくなるのではない。泣くこととコルチゾールのレベルは必ずしも一致しない）。ラットやサルの場合と同じように、ストレスに対応するシステムを調節するのに愛着が重要な役割を果たしているようだ。母親への愛着が安定していると判断される赤ちゃんは、知らない人に会ったり怖い思いをしたり（たとえば、ピエロが近づいてくるなど）したときのストレスホルモンの増加が、不安定な愛着しかない赤ちゃんに比べて小さかったからだ。幸いにも、赤ちゃんのストレス対応を和らげてくれる保育者は母親に限らない。なじみのないベビーシッターに接した場合の研究でも、それがよく気のつく人で親しく愉快に対応してくれれば、初めて二人だけになったときでもコルチゾールのはっきりした増大はないことが分かっている。しかし、冷淡で近寄りがたく、やる気のなさそうなベビーシッターの場合は、明らかにコルチゾールのレベルが高まった（この場合も、母親が離れるときに赤ちゃんが嫌がって泣くかどうかということとは相関関係がない）。ここでもやはり、赤ちゃんの脳と感情の発達を守るためには、保育ケア（および親との関わり）の質がカギになることが分かる。

男児と女児で社会的・感情的発達に違いはあるか？

男の子も女の子もいる親に尋ねると、性別による「生まれつきの」違いについてきっといくらでも聞かせてくれるだろう。男と女が——特に感情のスタイルと社交性について——違うという点ではほとんど異論がない。女性の方が言葉でも表情でも感情をはっきり表に出し、他人の表情や行動から感情を正確に読み取ることはよく知られている。女性の方が共感能力に優れている傾向があるのはそのためだ。男性は比較的感情的でないように見えるが、発汗や心拍数の変化など、感情によって生じる生理学的な変化は実は大きいし、攻撃性に関わる感情については男性の方がはっきりと示す。しかし、多くの性差と同様に、実際の性別による差は同性の中での個人差よりもずっと小さい。いい換えるなら、たいていの男性よりも攻撃的に振る舞う女性は多いし、たいていの女性よりも繊細な感情を持つ男性も多い。それでも、「生まれか育ちか」という問題の核心に触れることから、性差という話題への興味はいつまでも薄れない。こうした感情の違いは遺伝子に組み込まれているのか、それとも、男児と女児の社会化［その社会の文化や価値や規範を身につけていく過程］の違いによって、幼いうちに学習して獲得するのだろうか。

親が「育ち」派に傾くのはたぶん、子育ての仕方はそれぞれ違うということを認めたいからだろう。実際、感情面での性差には生まれて数日でみられるものもあり、先天的だという証拠になっている。たとえば、女児は生後一—三日で社会的な刺激——人の声や顔など——に男児よりもよく反応する。また、女児は男児よりも長く視線を合わせているし、別の子の泣き声に反応して泣くといった形で共感を最初に示すこともよくある。女の子は四歳になると他人の表情を認識するのがうまくなり、他人の顔に表れている感情を自分も実際に**感じる**などと話すことも多い。

女の赤ちゃんは社会的な反応がいいという利点を持っているけれど、実際のところは男の子の方が感情的だ。実際、何かと騒ぎ立てるのは男の子だ！　新生児の男の子は女の子よりもよく顔をしかめ、すぐにびっくりしたり、イライラしたりし、なだめるのに手間がかかる。母親が働きに出ている場合、女の子よりも男の子の方が愛着が不安定になりやすいのも、感情の揺れが大きいことで説明できるかもしれない。

しかし、こうした発見の多くには一つ問題があって、それは観察者バイアスが入り込んでいることが多いということだ。たとえばある研究では、大人の観察者がその赤ちゃんを女児（あるいは男児）だと思っているかどうかで、表情を違ったふうに評価していることが明らかになった。実際の性別には関わりなく、ピンクの服を着せられて女の子の名前が示された赤ちゃんについては楽しそうにしていると評価されやすく、青い服を着せられて男の子の名前が示された赤ちゃんについては、怒っている、悲しそう、苛立っていると評価されることが多かった。

この発見からすると、親が男児と女児とで多少なりと違った扱いをしていても驚くようなことではない。たとえば、母親は男児よりも女児に対してより多く微笑みかけ、男の赤ちゃんの怒った顔に気を留めることが多いことが分かっている。父親は女児よりも男児に対して「取っ組み合い」のようなあやし方をすることがずっと多く、このような訓練を強化している。一般に、男親も女親も自分と同性の子どもと積極的に関わる傾向が強い。早くからこのように対応が分かれることは**性自認**（*gender identification*）――生後一八カ月から三〇カ月で自分は男の子（女の子）だと知ること――のプロセスを容易にしている。そして遠からず子どもたちは、文化全体における――子どもどうし、テレビ、広告などでの――男の子は泣いてはいけないが、攻撃的になっても構わない、女の子は攻撃的になってはいけないが、世話をしたり共感したりするのはいい、といったジェンダーの区別に敏感になる。

どうして親は――最も「リベラルな」人たちでさえ――相変わらず息子と娘とで扱いを変え続けるのだろうか。一つには、単純に、決まり切ったジェンダーの型に当てはめてしまうからだろう。わが子にどんな感情的特性があっても受け入れようといくら思っていても、自分が受けた文化的訓練により、男の子と女の子に違うことを期待してしまう。そして子育てにおいて、親の期待はどんどん膨らんでゆく。しかし、男児と女児が**実際に異なる**から親が違った扱いをする面もあることを理解することは大事だ。たとえば母親は、女の子が敏感に反応し、騒ぎ立てることが少ないので、余計に微笑みかけるのかもしれない。父親は、男の子の方が体が大きいことが多いので、余計に取っ組み合いをしようとするのかもしれない。いい換えれば、「生まれ」が、性によって異なった種類の「育ち」を**作り出す**ので、影響がどう及んでいるかを解きほぐすのがそれだけ難しくなっている。

社会的・感情的な性差の起源を理解するには、脳を——特に大脳辺縁系の初期の発達を——直接見るアプローチの方が良いのかもしれない。近年のPET（陽電子放射断層撮影）による検査では、性別によって大人の大脳辺縁系の機能に違いのあることが確認されている。女性の方が休んでいるときの眼窩前頭《がんかぜんとう》皮質の活性が高く、男性は辺縁系の大脳皮質に近い部分全体で非対称の活性（右脳が支配的）を示す傾向がある。赤ちゃんを対象にして同様のPET検査を行なうことは倫理的な理由で不可能だけれど、サルの仔を使った研究では、オスとメスの大脳辺縁系の発達と直接的な並行関係にある、辺縁系の二つの重要な部分の発達に性差が見出されている。

サルの仔に**逆転**（*object reversal*）課題をさせた成績から判断すると、オスのサルは眼窩前頭回がメスよりも早く発達する（この課題は眼窩前頭回に依存することが知られている）。これに対し、メスは側頭葉内側が早期に成熟する。側頭葉内側に含まれる扁桃体と海馬の機能は、また別の**併行弁別**《へいこうべんべつ》（*concurrent discrimination*）課題によって評価される。オスの眼窩前頭回の発達が早く、側頭葉内側の発達が遅いことは、どちらもテストステロンに依存しているらしい。というのは、早期に男性ホルモンを与えたメスの子も、両方のテストでオスと同じような結果を示すからだ。つまりサルの仔は、ホルモンがベースになっていておそらく遺伝子によって決定されている大脳辺縁系の発達において、二重乖離《にじゅうかいり》［二つの現象が互いに独立して観察される場合、互いに独立した処理機構が存在すると考えられるという神経心理学の原則］を示していることになる。

　最近見つかった証拠が示唆するのは、ヒトの発達においても性別による同じ乖離が起こっているということだ。研究者たちは一歳から四歳六カ月までの子どもに同じ課題をさせてみた。メスの仔ザルと同じように、女児は男児よりも併行弁別課題の成績が良かった。これはいくつかのアイテムの組み合わせのうちどれが「当たり」かを覚えて、うまく選べたら賞品（フルート・ループス［ケロッグ社が販売する甘いシリアル］）をもらえるというものだ。ところが、逆転課題の方は女児がふるわなかった。こちらの課題で使うのは一対のアイテムだけだけれど、どちらのアイテムが「当たり」かはいつでも変わる可能性がある［それまでの正刺激のもとでの反応を誤反応とし、それまでの負刺激のもとでの反応を正反応とする「逆転操作」を行なう］。これらの課題は感情の処理以上に別の大脳辺縁系の機能――記憶――を使っているけれど、それでも社会的・感情的経験の基盤にあることが分かっている脳の二つの領域に、発達のスピードの性差があることを証拠立てている。

　扁桃体とその他の側頭葉の部分は顔や感情表現の認識に関わっていることが知られているので、女の子の方が社会的志向が強い理由は、側頭葉が早く成熟することで説明がつくかもしれない。他方、男の子の眼窩前頭皮質が早く発達するのは、感情表現がそれほど豊かでない理由の説明になるかもしれない。眼窩前頭皮質の機能の一つは、大脳辺縁系下部の活動を抑制することだからだ。大脳辺縁系の構造と感情機能のつながりが何であれ、やはり親たちの考えは正しかったように思える。感情面での性差は、実際に先天的な違いに由来する。社会化も確かに一定の役割を果たすとはいえ、むしろ男女で既に分岐した大脳辺縁系の発達の方向を強化しているというべきなのかもしれない。

気質の神経学的基盤

親は息子と娘の違いが気になるけれど、実際には性別にかかわらずすべての子どもに感情面の違いが存在し、この違いは男か女かということと同じように遺伝的に決定されている。心理学者は個人の感情と社会性の特徴的なスタイルを**気質**（*temperament*）と呼ぶ。この語は**人格**（*personality*）と区別せずに使われる傾向があるけれど、気質は特に生得的な感情傾向を指し、出生の時から（それより早い時期からということはないとしても）世界に持ち込まれる。つまり気質は遺伝的形質であると考えられ、*その核の部分は子どもの成長とともに――身体的形質が変化し続けるように――発達していくが、多くの人の場合、基本的には生涯にわたって安定している。

＊赤ちゃんの行動のうち、私たちが気質の違いに帰しているいくつかの面は胎児期の要因によっても説明可能かもしれない。母親のストレスや薬物使用のような要因が新生児の刺激反応や行動のレベルに影響を与えることが分かっているからだ。（第三章を参照）

二人以上の子どもを持った親は誰でも、一人一人が赤ちゃんのときからずいぶん違う場合もあることを知っている。私たちの場合、ジュリアは扱いやすい子だった。泣くこともほとんどなく、よく眠り、一人で過ごすのも平気だった。しかしサミーはずっと手のかかる子だ。よく泣くし、あまりよく眠ってくれず、生後六カ月まではほとんどずっと抱いていてやらないといけなかった。ジュリアの面倒を見るのは楽でどこへでも連れて行けたけれど、サミーがいると私たちの行動範囲はいささか制限されてしまう（子どもが二人になったことも関係しているけれど）。サミーのいいところは、ジュリアほど活動的でなく、つい抱きしめたくなるところだ。ジュリアだとしょっちゅう私を蹴飛ばしたり引っ張ったりした年頃になっても、サミーなら長い時間、大人しくお乳を飲んでいる。

気質は、その子が最終的にどんな人格を持つようになるかを決定する唯一の因子ではない。最初に精神分析が私たちを納得させたように、そして今は神経科学者が実証しつつあるように、感情のスタイルは個人の生活経験によって――そして特に子どもを育てる人たちの価値観や人格によって――形成される。しかしここでも、子どもの独特な気質がこうした初期の関係を形づくるという面がある。その子がどのくらい怒りっぽいか、愛想がいいか、体をよく動かすかに応じて、親の子どもに対する扱い方は変わってくる。私がサミーを抱く回数はジュリアのときより多く、新生児の頃もジュリアより授乳の頻度が高かったことは分かっている。新しい状況や知らない人に慣れにくいようだから、保育ケアをいつ始めるかについても、サミーの場合はどうしても慎重になる。つまり、いくら私たちがどの子も同じように扱おうと思っていても、一人一人の子が親との関係の中に持ち込む感情のスタイルはそれぞれ違うので、子どもを育てる感情の環境も異なってくるということだ。

人の気質はどうしてこうも違うのだろう！　慎重な子と衝動的な子を分ける脳はどう違うのだろうか。すぐに反応する子とのんびりした子の違いは？　順応性のある子と聞き分けのない子は？　恥ずかしがり屋と社交的な子は？　活発な子と静かな子は？　感情の激しい子と冷静な子は？　明るい子と暗い子は？　残念だけれど、こうした違いの多くにどんな神経系の基盤が関わっているのかはほとんど分かっていない。しかし、人間の気質のある面については、神経生物学の理解が大きく進んでいる。それは、新しいものに接したとき抑制的な傾向を示すかそうでないかという点だ。

▼引っ込み思案か大胆か――気質スペクトラムの両極

生後二一カ月のアンドルーは今日、機嫌がよくない。母親のパトリシアが幼児の行動に関する研究でアンドルーを被験者にすることに同意したのだけれど、いい刺激になると思って連れてきた研究所のプレイルームがお気に召さないようだ。アンドルーはまったく探検してみようとせず、母親の脚にしがみついている。大学院生たちが親しげに寄ってきて、カラフルなジャングルパズルで気を引こうとしても黙り込んだままだった。

ビデオでこの場面を再生してみている観察者の目には、アンドルーが**抑制型**（*inhibited*）の子であることは明らかだ。室内の新しい人や物に近づくのを非常に嫌がり、母親にべったりくっついていて、（家ではよくしゃべっているのに）言葉を発しないのは、どれも非常に抑制的な子どもであることを示す行動だ。幼児の約一五パーセントがこの気質類型に当てはまる。もちろん新しい環境に入ると、極端な人見知りの時期はもう過ぎているにもかかわらず、最初のうちは恥ずかしがる幼児が多い。しかしアンドルーのように抑制型の子は、知らない相手がどれだけ愛想良くしても、玩具がどれほど魅力的でも、ちっとも打ち解けないように見える。

これと対極にあるのがはっきりと**非抑制型**（*uninhibited*）の子で、こちらも幼児の約一五パーセントが相当する。この気質の子はプレイルームでの行動が非常に異なっている。たとえば、次に実験を受ける順番になっている幼いアリソンは、母親を振り返ることもなく新しい部屋に駆け込んで、次から次へと玩具を全部チェックし、よく知らない大学院生とも話し始める。抑制型の子は——人でも物でも場所でも——目新しい対象は何でも怖がる傾向があるけれど、非抑制型の子は新しい対象に強く引かれる。そのため研究者は、この種の実験的状況で子どもたちが示す**回避**（*withdrawal*）あるいは**接近**（*approach*）の程度を見ることで行動を客観的に定量化することができる。

双子を対象にした研究で、子どもが抑制スペクトラムのどこに位置づけられるかは遺伝によってほぼ決まっていることが明らかになっている。抑制型の幼児でも学齢に達するまでにどうにかそれを「脱する」場合もあるけれど、接近か回避かという傾向は人間の気質の中で比較的安定しているものの一つだ。幼児期に非常に抑制的だった子の約六〇パーセントは、幼稚園に行く頃まで、知らない子や大人が近くにいると非常に恥ずかしがったり静かだったりする。初めて会った人に微笑むことはめったになく、新しい状況に慣れるのに長い時間がかかり、一般に何をするにも慎重だ。こういう子は何かに対する恐怖を抱きやすく、もう少し年齢が高くなると、どこかに出かけたり親を失ったりすることを極度に心配する例もある。

こう説明するとあまり幸福ではないように聞こえるかもしれないが、高度に抑制型の気質は子どもの将来に暗い影を投げかけるわけではない。抑制型の子は学業に優れていることが多い。これは失敗を怖れる気持ちが強いからかもしれないし、一人でできる勉強の方が社会的な試練よりも不安が少なく、報われると思っている可能性もある。機会さえあれば、多くの子は優秀な成績を示し、職業でも家庭生活でも満足できる結果が得られるはずだ。

非抑制型の子はたぶん、幼児期から幼稚園の頃まで同じような状態が続く可能性が高い。その時期を過ぎて控えめになっていく子は約一〇パーセントにすぎない（これは米国の文化において大胆で積極的な行動様式が高く評価される事実を反映している。社会的抑制が尊ばれるアジアの文化では、ずっと抑制型でいる子が多い）。非抑制型気質にはある種の利点がある――簡単に人と仲良くなり、自分を押し出して探索することを通じて多くを学べる――けれど、ときには問題が生じることもある。特に、きわめて非抑制型の男の子は、あふれんばかりのエネルギーを良い方向に向けることができなければ、過剰に攻撃的な人間になってしまうかもしれない。

▼臆病さの生理

ハーバード大学の心理学者ジェローム・ケーガンによると、抑制型の子どもは神経学的レベルで純粋に臆病だという。恐怖という感情は非常に有用であることが多い（攻撃に弱かった私たちの祖先にとっては特に有用で、恐怖心を持つ個体が選択されて生き残ってきた）。恐怖はまた、扁桃体によって精緻に構成される複雑な生理的状態であることを思い出してほしい〔385ページを参照〕。ケーガンは、抑制型は単に扁桃体が反応しやすいだけではないかという見方を提示している。抑制型の子どもの扁桃体は危険を察知しようと常に警戒しており、生理的なあらゆる恐怖反応の引き金が容易に引かれ、不快な経験をしそうなあらゆる新しい状況から退避させようとするのかもしれない。非抑制型の子どもの場合はこれと反対に、扁桃体が恐怖反応を引き起こすほど活性化することはめったにない。負の方向性を強める仕組みが内部で働かずブレーキがかからないために、非抑制型の子は生《なま》のエネルギーと好奇心に突き動かされやすく、ときには骨折したり、社会のルールを踏みはずしてしまったりすることもある。

ケーガンの説は、子どもと同じくらい気質に差がある家ネコの研究にも興味深い並行関係を見出している。人間と同じように、ネコの場合も約一五パーセントが非常に臆病で、新しいものを回避し、あまり探索をせず、ネズミにさえ攻撃をしかけないことが明らかになったという。防御的な振る舞いが最初に現れるのは生後一カ月頃で、ネコの扁桃体が海馬を支配するようになることが知られている時期だ。こうしたネコの脳の電気的活動を記録したところ、過敏になっているのは扁桃体で、大脳辺縁系のそれ以外の部分はそうでなかった。臆病なネコの扁桃体ニューロンは押しの強いネコの扁桃体ニューロンに比べて、感覚入力によって興奮しやすいことが分かっている。

扁桃体が恐怖を身体反応に変換する手段の一つは、身体の闘争逃走反応（第三章、119ページ、第十二章、385ページを参照）をコントロールする自律神経系である交感神経系を活性化することだ。ケーガンと同僚たちの研究で、抑制型の子どもが実際に交感神経系の活性化を示すことが明らかになっている。ある一人の子がすべての徴候を示すとは限らないが、一般に抑制型の子どもは、安静時の心拍数が高く、ストレスのかかる状況で瞳孔が大きく拡張し、声の音高があまり変わらないために神経質に聞こえる。また、血中のストレスホルモン――コルチゾールとノルアドレナリン（ノルエピネフリン）――の濃度が高い。対照的に非抑制型の子どもは、交感神経系のこうした反応はどれも低い傾向がある。つまり、軽度のストレスに対する反応の仕方が根本的に異なっているように見える。

もちろん、恐怖は単なる一組の生理的反応ではなく、私たちの行動を大きく左右する力を持つ心の状態でもある。既に見たように、私たちが感じていることに対する意識的な評価は前頭葉で行なわれ、脳の両半球がそれぞれ基本的に異なった種類の感情を処理している。退避の基盤となる恐怖、悲しみ、不安の場合は、一般に右半球の活動が強くなっている。これに対して、新しい人や状況に接近する傾向の基盤となる、喜び、興味、愛情といった感情は左半球で生じている。どんな神経系の基盤が感情における左右の違いを作り出しているのかはまだ分かっていないけれど、恐怖を感知して反応することが主要な機能である二つの扁桃体は、大脳辺縁系の前頭葉領域への接続が同等でなく、左脳よりも右脳での接続の方が強いのかもしれないとケーガンは考えている。

最近の研究により、抑制型の子どもは右半球、非抑制型の子どもは左半球が高い活性を示すことが確認されている。明るくて同年代の子と仲良く遊べる四歳児は左前頭皮質が大きく活性化しているのに対し、社会的に慎重で他の子が遊んでいるのを一人離れて見ていることが多い子は、前頭葉の右側領域が比較的高い活性を示す。

左右のどちらかが支配的になる傾向は生後一〇カ月で早くも現れてくる。つまり、大脳辺縁系の前頭葉領域が機能し始める、その最初からだ。母親と分離されたときの前頭葉活性を脳波で測定する実験を行なった中で、この左右の違いが明らかになった。ほぼどの赤ちゃんも母親が離れていくと取り乱し、それに対応して右前頭葉が活性化するが、実験の最初に、母親が赤ちゃんの前で静かに座って微笑んでいるときに記録した「安静」時の脳の状態に差があった。左半球の基準となる活性度が高い赤ちゃんは、母親が部屋を出てもあまり泣き叫ばないのに対して、右側が支配的な赤ちゃんは非常に嫌がった。いい換えると、前頭葉が感情の処理に加わり始めてまもない時期でさえ、赤ちゃんの不安の度合いが強いか弱いかは既に配線済みということになる。

▼乳児期からの気質の予測

生後一〇カ月というのは早いけれど、この時期の子どもにみられる社会的抑制の差は、真の気質の違いというより育て方の結果かもしれない。生まれてから三〇〇日ほどの間に親が子どもとどう関わったか、その関わり方のある種の側面によって前頭葉の配線が変わり、抑制型と非抑制型という違いが生じると想像するのは難しくない。たとえば、（まったく検証されていないけれど）極端に過保護な母親の赤ちゃんは、何かを怖れての振る舞いをいつも手本にしていることから、右前頭葉の機能が促進される可能性がある。

研究者たちはこの問題を解明するため、その子が抑制スペクトラムのどこに位置づけられるようになるかを予測できる気質のマーカーとなる徴候を求めて、生後一〇カ月に満たない赤ちゃんにも目を向けるようになった。乳幼児期の初期において前頭葉はまだ抑制行動を十分判別できるほど発達していないが、ケーガンとその同僚たちは、二つが同時にあると後に抑制型となるかどうかを予測できそうに見える、大脳辺縁系「下部」によって生じる特徴を発見した。それは、特に新しい感覚刺激に対する反応での**易《い》刺激性**（*irritability*）および**運動活動性**（*motor activity*）だ。生後四カ月で泣きわめいたりむずかったりすることが多く、**しかも**鮮やかな色のモビールやアルコールの匂いに反応して体を強く動かす——手足をバタバタさせたり背中を反らしたりする——ことの多い赤ちゃんは、恐がりな子になる可能性が高い。しかし、易刺激性がみられてもそうした刺激に対して体をあまり動かさない生後四カ月の赤ちゃんは、抑制型の子どもにならない。そして、体を盛んに動かすけれど易刺激性が高くない——つまり、微笑んだり声を上げたりする傾向のある――生後四カ月の赤ちゃんはたぶん、抑制スペクトラムで大胆さの度合いが強いところに位置するようになっていく。

初期の運動活動性が後の臆病さと関係しているというのは驚くようなことかもしれないが、抑制型の子どもは扁桃体の活性化する閾値《いきち》が特に低いという見方と一致する。扁桃体は――特に、運動野がまだ四肢や胴の随意的コントロールを引き受けていない幼い赤ちゃんの場合――運動をコントロールする神経伝達路に影響を与えることが知られている。扁桃体はまた、泣いたりわめいたりする行動を引き起こす下位の脳回路にも接続している。したがって、運動活動性が高いこととよく泣くことの組み合わせは、扁桃体がとりわけ活性化しやすいことを示しているのだろう。そして、ひとたび大脳皮質が関わるようになると、この活性化しやすさが臆病さに変わっていく。実際、生後四カ月でこれらの特徴を両方とも示していた赤ちゃんは生後九カ月で既に右半球が支配的になっており、生後四カ月のときに活動的だけれど前向きな感情を持つ傾向があった赤ちゃんは生後九カ月で左前頭葉が高い活性を示すことを、研究者たちは発見した。

初期の行動パターンから後の気質を予測できるという事実は、接近―回避の基本的傾向に遺伝的な基礎があることを示唆している。もちろん（次のセクションで見るように）経験によってこうした傾向が修正される可能性はあるけれど、新しい経験に肯定的な反応を示すか否定的な反応を示すかという傾向は、初期の大脳辺縁系の発達に基づいて、あらかじめ神経系にそなわっていることになる。

辺縁系《へんえん》の可塑性《かそせい》――親の関わりは子どもの人格をどう形成するか

パトリシアはアンドルーが臆病な子だということをよく知っている。アンドルーが最初の誕生日を迎えてすぐパトリシアが職場に復帰したとき、アンドルーは数週間も悲しんでいた。いっしょに出かけると――遊び場でも、クリニックでも、日時の決まった催しの会場にどうにか連れ出したときも——ずっとパトリシアにしがみついている。他の子たちが遊んでいるのを見ても、一人で部屋の片隅に座っているか立っているかしたままで、遊びに加わろうとしない。年長の子が渡してくれる玩具でさえ、それで遊んでいいのか自信がないように見える。

アンドルーが引っ込み思案なのが心配だとパトリシアはいう。このままだと影の薄い人になってしまうのではないか。もっと積極的に行動するよう、自分が何か手伝ってやれないだろうか。子どもの人格は、特に脳が発達する幼い時期だと、どのくらい柔軟なのだろうか。

どういう人になるかを決めるのに遺伝子が大きな役割を担っていることは疑いようがない。人格という山のどちら側にボールが転がっていくかを決めるのは、私たちが人生を歩み始めるときから生得的に持っている気質だ。しかし、気質がほぼ遺伝的に決定されているとしても、人格はそこまで決まってはいない。一卵性双生児と二卵性双生児の大人を比較した推定によると、感情性、社交性、攻撃性、用心深さ、伝統主義など、人格特性の違いの半分ほどは遺伝で説明できるようだ。もちろん、アンドルーの人格の残りの部分を形成するのは経験だから、パトリシアはそれを最大限に利用しようと心に決めている。

人格が気質よりも柔軟である理由は、脳のいろいろな部分によってコントロールされているからだ。気質は大部分が大脳辺縁系下部——興奮しやすさに大きな幅のある扁桃体——によって作られるけれど、私たちが後に手に入れる豊かでニュアンスに富んだ感情生活をより大きく支配するのは、辺縁系の上部構造——ゆっくりと発達する前頭葉——だ。そして大脳皮質全体と同じように前頭葉は著しく可塑《かそ》的で、個人が感情経験を積み重ねるのに従って自分自身を形成していく。前頭葉前部のシナプスが形成され始める乳幼児期は特に顕著だけれど、大変なスピードでシナプスの再編成が起こる就学前の初期や、大脳辺縁系の配線がまだ終わっていない小児期全体を通じてこの過程は持続する。アンドルーの視覚野が物を見る仕方を視覚経験が形づくったのと同じように、辺縁系の大脳皮質領域がどのように構成されるかを、小児期の感情的・社会的経験が決定づけることになる。

明らかに、赤ちゃんにとって最も重要な大脳辺縁系の導き手は親だ。食べ物を分かち合う、体をくすぐる、厳しく叱るといった一つ一つの交流が、子どもの辺縁系にある特定グループのシナプスを発火させ、それ以外のものを抑えて安定化する。親は感情の反応と社会的交流の一つのスタイルを手本として示し、子どもは――新生児でさえも――そのスタイルを模倣し、行動のリハーサルを行なう。このことは特定の神経伝達路を活性化し、大脳辺縁系の回路の中に固定して、生涯にわたって利用できるようにする。私たちの行動――特に親としての振る舞い――が自分の親と驚くほど似ているのは、このように大脳辺縁系の同調が集中的に起こることで説明できる。良くも悪くも、親が子どもと経験する無数の出来事が、子どもの大脳辺縁系に何世代にもわたって痕跡を残すことになる。

▼社会的隔離と正しく配線されなかったサルの脳

大脳辺縁系の発達の仕方が親によって実際に変わるというしっかりした証拠が、サルの研究によって得られている。ヒトの場合と同じように、サルの赤ちゃんは全面的に母親に依存していて、それは保護と栄養の問題だけではない。生まれてすぐ母親から引き離し、他のサルからも隔離して、人間がわずかに接触するだけで育てたサルは、情緒が著しく不安定になる。普通の仔ザルは遊んだり探索したりするのが好きだけれど、隔離して育てたサルは片隅にうずくまり、悲しげな表情やぼんやりした表情でずっと体を揺すっている。母親との接触がないせいだろうが、その代償として自分の体を抱えたり舐《な》めたりするか、体を壁に打ち付けてケガをしてしまうことすらある。普通に育ったサルたちの中に入れてみると、隔離ザルの抱えている障害は特に際立って見える。通常の社会的交流がほとんどできないのだ。ときおり場違いな形で攻撃することもあるが、それ以外は完全に引きこもっている。交尾をすることはめったにないし、隔離されて育ったメスを人為的に妊娠させた場合でも母親らしいことは何もできず、自分の赤ちゃんを育児放棄するか虐待するかし、ときには死なせてしまう。

隔離されて育ったサルは、多くの点で孤児や育児放棄されて施設で育った子どもに似ている（第一章、18ページを参照）。したがってこうした研究は、発達中の脳に社会的隔離がどんな影響を及ぼすかについて、きわめて有用な知見を与えてくれる。たとえば、隔離されて育ったサルは前頭前皮質ニューロンの樹状突起の枝分かれが少なく、おそらくシナプス間の情報伝達が少ない。脳内の多くの神経伝達物質濃度にも問題が生じている。最も顕著な影響はノルアドレナリン（ノルエピネフリン）が永続的に減少していることで、そのため大脳辺縁系の神経伝導路の成長と安定性が阻害される可能性があり、（親にしっかりした愛着を持たない人間の赤ちゃんと同じように）こうしたサルのストレスに対処する能力が非常に低い理由の説明にもなるかもしれない。興味深いのは扁桃体や海馬への影響があまりみられないことで、これは社会的経験が大脳辺縁系の上部構造だけに影響を及ぼすことを示唆している（こうした構造の多くが誕生後に発達することから予想できるかもしれない）。

社会的隔離によって赤ちゃんの脳が正常に発達しないのは驚きではない。実験対象になったサルのように隔離された状況に置かれれば、誰でも少しおかしくなるだろう。しかし注目すべきは、さらなる研究から分かったように、こうした永続的な異常を生み出す時期がそれほど長くないことだ。生まれて三カ月だけ母親と過ごしてから隔離されたサルは、生まれてすぐ隔離されたサルほどには行動異常を示さなかった。そして**生後六カ月から一歳になるまで**隔離されたサルには、長期間続く情緒障害がほとんどみられなかった。つまり、サルには感情を形成するための臨界期があって、生まれて六カ月間がそれにあたり、これは大脳辺縁系上部が急速に発達する段階に対応している。ヒトの場合、社会的発達にとっての臨界期はおそらく三歳頃まで続いており、最初の一年に社会的隔離があると深刻な影響を受けることになる。

▼児童虐待と大脳辺縁系《へんえん》への影響

こうした実験でサルが経験したほど極端な隔離状況で成長する人間の子どもはほとんどいない。それでも、感情の発達にとっての臨界期をあまり顧みられることもなく過ごす子はかなり多いし、暴力と恐怖に満ちた環境で虐待を受ける子はさらに多い。児童虐待がどのくらい起きているかが明らかになってきたのはここ一〇年ほどでしかない。虐待はさまざまな精神障害を引き起こす要因になるし、攻撃性、薬物依存、非行といった社会問題の原因にもなる。育児放棄と児童虐待が大きな社会問題を生み出しているのはほとんど疑いようもない。なぜなら、感情脳の配線を永続的に変えてしまうからだ。

神経科学者は虐待と育児放棄がどのように子どもの大脳辺縁系に持続的な傷跡を残すのかを探るために、パズルのピースを集め始めたばかりだ。ＭＲＩ（磁気共鳴映像法）スキャンを使った最近の研究によると、著しい育児放棄を受けた子どもの脳は対照群の子どもの脳に比べて三〇パーセントも小さいという。別の研究では精神科の子どもの患者を、身体的・精神的・性的虐待を受けた子とそうした経験をしていない子の二グループに分けて脳の活動を比較した。虐待を受けた子は特に前頭葉と側頭葉の、大脳辺縁系の活動が最も顕著になる領域で、異常な電気的活動を示すことが二倍多かった。虐待を受けた子は左前頭葉――「気分がよいと感じる」側［388ページを参照］――にも異常がみられることが多かった。そして、子どもの頃に虐待を受けたことのある大人では、大脳辺縁系の一部で長期記憶を保存するのが主要な機能となっている海馬《かいば》が萎縮していることを示す証拠がある。このような海馬の損傷は、たとえ小児期の終わりの方であっても、ひどい虐待を受けたことを意識的に思い出せる人がわずかしかいない理由の説明になるかもしれない。

こうした発見から、児童虐待と育児放棄の傷が本当はどこに残るかが分かる。それは子どもの脳、特に人格を形成し感情の型を決定づける大脳辺縁系だ。虐待される子どもたちは苦痛と恐怖の世界にいるだけでなく、こうした圧倒的なストレスから若い脳を守ってくれるはずの健全な愛着を持てる関係も持っていない。その結果、大脳辺縁系に生じた傷はその後の人生にずっとついてまわる恐れがある。

▼子育てのスタイル

幸いなことにほとんどの子どもは虐待を受けていないけれど、こうした発見に触れると、それ以外の形でも初期の経験が、発達する子どもの大脳辺縁系にどんな影響を与えるのかがどうしても気になってくる。子どもが成長する環境は千差万別で、その特徴が感情脳に特定の痕跡を残す可能性がある。たとえば、両親ともに働いていて複数の保育者に育てられる場合、大脳辺縁系の配線にどんな影響があるのだろうか。出生順位による違いは？　父親がいない場合はどうか。他の子に接する機会がないとどうなるか。親の人格や子育てのスタイルによって大脳辺縁系の発達も影響を受けるのか。のんびりした親とストレスの多い親とではどう違うか。辛抱強い親と狭量な親とでは？　感情を表に出す親と抑える親とではどうか。注意深い親といいかげんな親とではどう変わってくるか。

こうした因子がそれぞれ子どもの大脳辺縁系の接続をどう形成していくのか、私たちの理解はまだまだ覚束ない。それでも神経科学者たちは、ある特定のタイプの——気分が沈みがちな——母親に焦点を定めて、親の人格の影響を調べ始めている。抑うつ的な母親が選ばれたのは、そうでない母親と赤ちゃんの扱い方が違うことが分かっているからだ。赤ちゃんに微笑みかけて刺激することが、対照群の母親に比べて少ない傾向がある。また、赤ちゃんの気分に合わせることも少ない。赤ちゃんが必要としていることに自分の反応を合わせるよりも、むしろ互いの関係を自分の気分に合わせてしまう傾向がある。

ワシントン大学の研究者たちは、このような違いが赤ちゃんの大脳辺縁系の発達に影響するかもしれないと考え、抑うつ的な母親とそうでない母親の赤ちゃんを対象に前頭葉の脳波を比較した。生後一年頃までの場合、抑うつ的な母親の赤ちゃんには対照群の赤ちゃんと確かに異なる神経反応のパターンがみられた。いないいないばあのような遊びをしているとき、抑うつ的な母親の赤ちゃんは対照群の赤ちゃんに比べて左半球（「気分がよいと感じる」側）の活性が低かった。一方、母親が部屋を出て行くのを見るなど悲しい出来事を経験しているとき、抑うつ的な母親の赤ちゃんは左半球の活性が高くなり、対照群の赤ちゃんは右半球の活性が高まった。

このように反対の反応が生じたことは、母親が抑うつ的だと赤ちゃん自身も抑うつ的になりがちだと思われる理由の説明になるかもしれない。抑うつ的な母親の赤ちゃんはそうでない母親の赤ちゃんよりも怒りっぽく、引きこもりがちで、明るい表情になることもずっと少ない。もちろん、母親と子どもの感情の一致は抑うつ性に関する遺伝的傾向のせいかもしれない。また、出生前の（たとえばホルモンによる）影響が赤ちゃんの気質に及んでいる可能性もある。それでも、経験が大脳皮質の発達に与える影響について得られた知識からすると、こうした赤ちゃんの大脳辺縁系は実際に母親の例をモデルに形づくられているのだろう。

▼親との感情的な関わりが持つ意味

母親の抑うつ性によって赤ちゃんの大脳辺縁系の配線が変わる可能性があるとすれば、その他の親の行動が発達中の脳に痕跡を残すことも容易に想像できる。どの親も赤ちゃんの大脳辺縁系に伝わりそうな特異性を少なくとも二つや三つ持っている。「父親似だね」とか「お母さんとそっくりね」とかいった言葉を使うときの意味は、遺伝もさることながら、親の振る舞いが子に伝わるということだ。運がよければ、親、きょうだい、先生、同年代の子どもたちが示す感情のスタイルのうち、悪いものは棄《す》てて良いものを身につけてくれるだろう。

しかし、運に頼る以上のことはできないのだろうか？　意図的に手を加えて子どもの気質にとって「プラスになる」シナプスを残し、「マイナスになる」傾向を刈り取ってしまう方法はないのか？　間違いなくそれはある。子どもの健全な心を育てるカギは親の細やかな関わりだ、という点で心理学者たちの意見は一致している。つまり、とりあえずは赤ちゃんの出すシグナルに気をつけてすぐに反応し、お乳が欲しい、眠りたい、心地よくして欲しい、優しくして欲しい、といった必要性を適切に満たしてやることだ。たとえ親が叱ったり矯正したりしているときでも、子どもは自分が受け入れられていて、尊重されていると感じる必要がある。親がどれほど忙しくても、子どもは自分が無視されておらず、（ときおりの「小休止」は別として）親に手が届くと感じることが必要だ。子どもが大きくなって言葉を理解できるようになったら（三歳くらい）、自分たちの感情やまわりの人との関係について話すことも必要になる。そうやって内省というきわめて重要な前頭葉の機能の発達を手助けすることができる。

しかし、何事においてもそうだけれど、親がどれだけ気を配るべきかという点には限度がある。研究者たちを驚かせたのは、常に気を配っていて、赤ちゃんがちょっとでも喉を鳴らしたりしゃっくりしたりするとすぐに反応する母親の子が、それほど注意を払っているわけでもない母親の子に比べて、実は愛着の安定性が**低い**と分かったことだった。いい換えると、たとえ乳幼児期でも、息苦しいほどべったり世話をすると子どもはあまり反応しない。それは独立したいという衝動や自分の感情をコントロールする能力を発達させる妨げになる。一歳の子が部屋を歩いて横切るのに手を貸す場合であれ、一〇歳の子が植物を育てるのを手伝う場合であれ、子どもは自分が努力するのを親が邪魔せず、協力してくれていると感じたいのだ。

それでもバランスよく対応すれば、子どもの気質の最も難しい面でさえ親が修正することはできる。たとえば、著しく抑制的な一五パーセントの幼児のことを考えてみよう。アンドルーのように、知らない人や状況に接するといつも前頭葉で一気に不安が高まってしまう子どもたちだ。こうした子どもの多くは変わらないが、約四〇パーセントの子は幼稚園に行く頃になると極端な臆病さが消える。変化があった子の親は（神経質ではあっても）どうにか子どもに刺激を与え、恐怖と向き合って少々のストレスに対処する方法を身につけさせようとし、それによって脳の左半球の接続を促していることが研究によって分かっている。

パトリシアは子どもにもっと刺激を与えようと心に決めた親の一人だ。アンドルーを保育園に通わせ、遊び場でもっと大胆に振る舞えるように仕向けている。また、親子で旅行に出かけることも始め、アンドルーは自宅を離れて夜を過ごせるようになった。これまでのところアンドルーは大喜びというわけではないけれど、それでも親が与える刺激に反応し、徐々に受け入れる徴候を示している。そのうちアンドルーは学校で楽しく過ごせるようになり、友だちを作ることもできるだろう。これからもずっとアンドルーは慎重な子でいるだろうけれど、親が一歩踏み出して大脳辺縁系の配線を意図的につなぎ替えるのに手を貸さずにいた場合よりも、ずっと楽しくやっていけるに違いない。

第十三章

記憶の始まり

二月のメキシコ。素晴らしい休暇だった。ジュリアはまだ生後一一カ月だったけれど、私たち両親と同じくらい楽しそうだった。ジュリアが鮮やかなブーゲンビリアの花のそばを（まだ歩けなかったけれど）動きまわり、温かい潮だまりで嬉しそうに水を跳ねかけ、バックパックで背負われて、打ち寄せる波が砕《くだ》けるのを高いところから眺めたり、暖かい風が顔をなでていくのを感じたりしながら、白い砂浜を進むのを面白がったことを、私は鮮明に覚えている。

でも残念なのは、少しもジュリアは覚えていないだろうということだ。そのときどんなに興奮していても、ジュリアの記憶にはこの旅行も、生まれてから三年間に起きたその他の出来事も、まず間違いなく残っていないだろう。私たちの誰もが自分の経験から知っているように、大人は生まれてまもない時期の出来事を思い出すことができない。心理学者はこの大いなる記憶の欠落を**幼児期健忘**（*infantile amnesia*）と呼ぶが、この状態は幼児期を過ぎても続く。病院に入院したりきょうだいが生まれたりといった二歳頃からの劇的な出来事を覚えている大人もわずかながらいるけれど、ほとんどの人は三歳半より前のことは何も思い出せない。その頃でも記憶はまだ断片的でしかなく、幼児期健忘がすっかりなくなるのは五歳か六歳くらいになってからだ。

幼い頃のことはなぜこんなにも思い出せないのだろうか。すべての記憶は年月が経つと薄れていくが、幼児期健忘は単なる時間の経過の問題ではない。七〇歳の老人でも、五〇年間会わなかった高校の同級生が分かるけれど、一〇歳の子どもはほんの六、七年前に遊んだ学校に上がる前の友だちを認識するのが難しい。初期の記憶が欠落しているのは――これまで本書で述べてきたように――それ以外の神経および心の発達のほぼすべての面に初期の経験が強いインパクトを与えることからすると、なおさら矛盾しているように思える。

心理学者たちは幼児期健忘についてあらゆる説明を試みてきたけれど、基本的には大きく二つにまとめられる。そもそも初期の記憶は保存されていないというのが一つ、もう一つは、保存されてはいるが成長するとアクセス不能になるというものだ。ジクムント・フロイトは後者の見方をとり、何事も真に忘却することなどなく、意識的な心によって抑圧されるだけだと、何世代にもわたってセラピストたちに信じさせた。フロイトによると、初期の記憶は特に深く埋もれているけれど、下意識の周辺にしみ出てきて、それが重要な仕方で大人の人格を形づくるのだという。現代の心理学者の多くも幼児期健忘は記憶を引き出せるかどうかの問題だという点に同意するが、忘れるのは幼児に特定の認知能力――特に言語――が欠けているからだとしている。

記憶は実は失われておらず、アクセスが困難なだけだという考え方には非常に魅力的なところがある。しかし残念ながら、記憶に関する神経のメカニズムについて得られている知識とはうまく一致しない。今では脳内の特定の回路が永続的な記憶を保存する機能を担っていることが分かっており、幼児期健忘はこの回路が発達するのに数年かかるという事実の結果にすぎないと考える十分な理由がある。つまり、幼児期健忘は記憶保持の問題であって、記憶を引き出す機能の問題ではない。脳の記録機構がまだ機能していないために、初期の経験は長期記憶に入っていかないのだ。

しかし、乳児の脳には情報が保存されないという意味ではない。既に見たように、赤ちゃんは生まれてもない頃でさえ、学習——経験の結果として情報を獲得すること——と、記憶——その情報を事後もしばらく保持すること——を必要とするさまざまなことをやってのける。生後四カ月のミーガンでさえ、なじみのある人や玩具を認識し、新しい運動技能を獲得し、周囲で起きる予測可能な事柄にいろいろな形で適応できる。学校に上がる頃までにはいろいろな事実を覚え、二回目の誕生日を思い出すことさえたぶんできるだろう。もっと後になると、こういったことすべてを思い出せなくなるにもかかわらず。

記憶は単一のものではなく、いくつかの形式で保存された情報がパッチワークのようになっている。それぞれの脳神経回路が成熟するにつれて、さまざまな形式の記憶が次第に生じてくる。赤ちゃんの生活は、原始的だけれど非常に有用な一組の記憶能力がそなわった状態で始まる。脳の「下部」は情報を保持できるが、これは意識されずに自動的に起こるレベルで、比較的短い時間しか持続しない。そして生後八—九カ月から、情報をもっと柔軟に、意識的に保持する徴候を示すようになる。私たちが普通に考える記憶に近いものの始まりといっていい。その後、就学前の早期に記憶はだんだん長く、どんどん意識的に保持されるようになり、子どもたちは自分の記憶能力を意識して、真に成熟した仕方で使うようになる。つまり、新しい情報を意識的に調べ、獲得するようになる。

記憶の発達は魅力的であると同時に、認知発達のあらゆる側面の基本となる。記憶の発達が魅力的なのは、ごく現実的な意味で私たちは自分が記憶できるものの総体であるからだ。自分が誰かということや自分だけが経験したことについての一貫した感覚を与えてくれる、心の連続性を生み出すのは記憶だ。幼い子どもに記憶が生じる様子を観察するのは、初期の経験を取り巻いている霧の中から意識が次第に出現するのを見ているような気がする。そして、記憶の発達はきわめて重要でもある。脳が膨大な情報を保持できるからこそ、さまざまな種類の学習が可能になるのだから。母親との絆の形成、ベッツィーおばさんを認識すること、ハイハイの習得、言葉と物を結びつけること、水にさわったら濡れるのだという理解――あらゆる心の発達は、経験を整理保管しておき、この情報を使ってもっと賢く効率よく行動するという脳の能力に依存する。記憶は知的成長の真の礎石《そせき》であり、脳が知識を獲得するための唯一の手段だ。したがって幼児期の記憶能力が、後にどれほどの知性を持つようになるかを示すマーカーと捉《とら》えられるのも驚くようなことではない。同時に、記憶は練習によって改善できる柔軟な能力でもある。脳のさまざまな記憶システムがどのように発達するかを理解することによって、知的成長に欠かせない記憶のスキルを最適化できるかもしれない。

記憶のさまざまなタイプ

子どもがどのようにして記憶を持つようになるかをきちんと把握するには、まず私たちの脳が保持できる記憶の種類を理解することが役に立つ。コンピュータが目的に合わせていろいろな記憶装置を使い分けるのと同じように、人間の脳も質の異なるいくつかの記憶を使い分けている。よく知られているのが短期記憶と長期記憶という区別だ。七桁の電話番号は短時間（メモ帳を閉じて番号を押すのに十分な時間）なら記憶できるけれど、それ以上長い数字だとしっかり集中して頭の中で反復しなければならない。この短期記憶はコンピュータのＲＡＭ（ランダムアクセスメモリ）に入っている情報に似ている。これは起動中のアプリケーションがすぐに使うためのものだが、電源を落とすたびに情報は消えてしまう。長期記憶というのはこうした当座の時間枠（数分から数十分）を超えた記憶で、コンピュータではハードディスクやＣＤ―ＲＯＭなどのデバイスに保存される情報に相当する。こちらはいくぶん永続的な記憶で、いつでも呼び出すことができる（残念ながら、私たちの記憶はデジタル記憶よりも抜け落ちやすいけれど）。

記憶はまた、意識されているかどうかという別の根本的な点でも区別できる。心が純粋に無意識のレベルで膨大な情報を保持しているという見方においてフロイトは正しかった。**記憶**（*memory*）という語は普通、私たちが思い出せる事実や出来事——意識的あるいは**顕在的**（*explicit*）な記憶——を指しているけれど、私たちの脳にはまったく別の種類の記憶——**潜在的**（*implicit*）な記憶——も大量に保存されている。これも経験によって獲得する技能、習慣、条件づけられたり習慣化したりした反応だけれど、普通はほとんど意識されない。第十二章で説明した感情による条件づけ［390ページを参照］や、自転車の乗り方、車の運転、文章を読むことなど、運動、知覚、認知のあらゆるスキルを管理するのに使われる、保持された神経のパターンも潜在記憶に含まれる。何かを一回経験しただけで保存され得る意識的記憶とは違い、潜在記憶は普通、何度も繰り返されることで保持されるようになる。それでもいったん保存されると、潜在記憶は意識的記憶よりもずっと失われにくい傾向がある。自転車に乗れるようになった日付は思い出せなくても、乗り方を忘れることがないのはそのためだ。コンピュータのたとえに戻ると、**やり方**についての知識である潜在記憶はハードディスクに保存されたプログラムのようなものだ。これに対して顕在記憶は、私たちが誰で、これまでにどんなことを経験し、何を知っているかについての情報で、データファイルに似ている。

▼大人と幼児期の健忘

顕在記憶と潜在記憶の最も顕著な違いは健忘にみられる。脳の特定部位が著しい損傷を受けると、新しいことを意識的に記憶する能力が永久に失われる。最も有名なのがHMという患者の症例で、一九五三年に重度のてんかんを治療するための外科手術を受けた結果、健忘症になった（二七歳のときに受けたこの手術で発作は治まったが、記憶への影響が深刻だったため、手術をした外科医［ウィリアム・スコヴィル　一九〇六—一九八四］はその後、同じ過ちを繰り返さないよう広く訴えた）。HMは手術を受けるまでの人生を思い出すことはできたが、その後の半世紀近く、新しいことを記憶したり想起したりすることがまったくできない［HMは匿名で研究に協力し続け、二〇〇八年に死亡した。ニューヨークタイムズは追悼記事を掲載し、HMの本名がヘンリー・グスタフ・モレゾンだったことを報じた］。HMにとっては、毎日、毎時間が新しい存在だ。有名人の顔が（一九五〇年頃までによく知られていた人でない限り）認識できず、朝食に何を食べたか思い出せず、何カ月も前から毎日やっている作業を詳しく説明することもできない。このような重度の記憶障害にもかかわらず、HMは新しい技能を学ぶことができる。鏡に映った自分の手しか見えない装置を使って絵を描く練習を繰り返す鏡映描写課題で、HMは難なくこの技能をマスターし、また同一のジグソーパズルに繰り返し取り組んで、そのたびに上達した。それでも、自分が鏡映描写に習熟したことをHMは認めようとせず、このジグソーパズルを見るのは初めてだと言い張った！

脳に損傷を受けたその他の患者の研究から、健忘症の影響を受けない潜在記憶による技能の数々が明らかになってきている。たとえば、こうした患者は**プライミング**（*priming*）と呼ばれる知覚的バイアスによって課題を見事にこなす。プライミング効果の典型的な実験では、まず被験者にいくつかの単語が書かれたリストを見せる。しばらく別のことに意識を向けさせた後で、単語の語幹三文字だけを見せて、最初に思い浮かべた語を答えさせる（たとえば「org――」をみて「organ」と答える）。健忘症の患者はこの実験で、健康な被験者とまったく同じようにもとのリストにあった単語を答えることができる。さらに、反復練習や試行錯誤による学習が十分できれば、抽象化やカテゴリー化といった新しい認知スキルも習得できた（このような研究が魅力的なのは、健忘症に関する知見を与えてくれるだけでなく、患者以外の私たちについても、最も高度な学習が意識の外側で驚くほど深く行なわれているということを教えてくれるからだ）。

幼少期の記憶がないことも「健忘」と呼ばれるのは偶然ではない。赤ちゃんも運動、知覚、認知のさまざまなスキルを学ぶことができるけれど、自分が達成したことをほとんど意識しておらず、このような経験の顕在記憶もない。幼い子どもたちはプライミング効果も顕著に示す――もちろん、文字を刺激としないテストの場合だけれど。このように、赤ちゃんの記憶は大人の健忘と驚くほどよく似ており、健忘症の患者が損傷を受けた部位と同じ脳の構造が、乳幼児期に最も遅く発達することを示唆している。

脳はどのように記憶を保存するのか

ＨＭは左右側頭葉の内側を切除する外科手術によって記憶を失った。この部分は意識的な長期記憶を保持するのに欠かせないことが今では分かっている。側頭葉内側《ないそく》は大脳辺縁系の中枢で、ここには大脳皮質と皮質下の構造をつなぐ密集したネットワークがあり、第十二章で見たように、豊かな感情を生み出している。記憶も大脳辺縁系のもう一つの重要な機能だけれど、感情が扁桃体《へんとうたい》（側頭葉の前にある卵形の小さな核）に支配されるのに対し、記憶は海馬《かいば》（扁桃体のすぐ後ろで側頭葉の内側の湾曲部に収まっている、もっと大きくて長い器官）に支配される。専門的には海馬も大脳皮質の一部［大脳辺縁系は大脳皮質の縁の部分にある］だけれど、系統発生的には大脳皮質の大部分［新皮質］よりも古い［原皮質］。脳の両半球とも海馬や側頭葉のその周辺（海馬への神経回路入力のすべてを送り出す部分）に損傷を受けると、永続的な記憶障害が生じる。

側頭葉内側の他に、脳の三つの領域が長期記憶の保存に関わっていることが、こうした部位に損傷を受けた場合に生じる記憶消失から分かっている。その一つが**視床内側《ないそく》**（*medial thalamus*）で、**コルサコフ症候群**（*Korsakoff's syndrome*）と呼ばれる健忘症状を示すアルコール依存症の患者の場合、ここに障害がみられることが知られている。別の一つが**前脳《ぜんのう》基底核**（*basal forebrain*）で、神経伝達物質アセチルコリンを作り出す主要な器官となっている。名前から想像がつくように前脳基底核は脳の前方、視床の前に位置するが、視床と同じように大脳皮質の下に深く埋もれている。アルツハイマー病では前脳基底核の障害によって健忘が生じる。記憶を促進するアセチルコリンが前脳基底核の障害によって奪われるからだ。

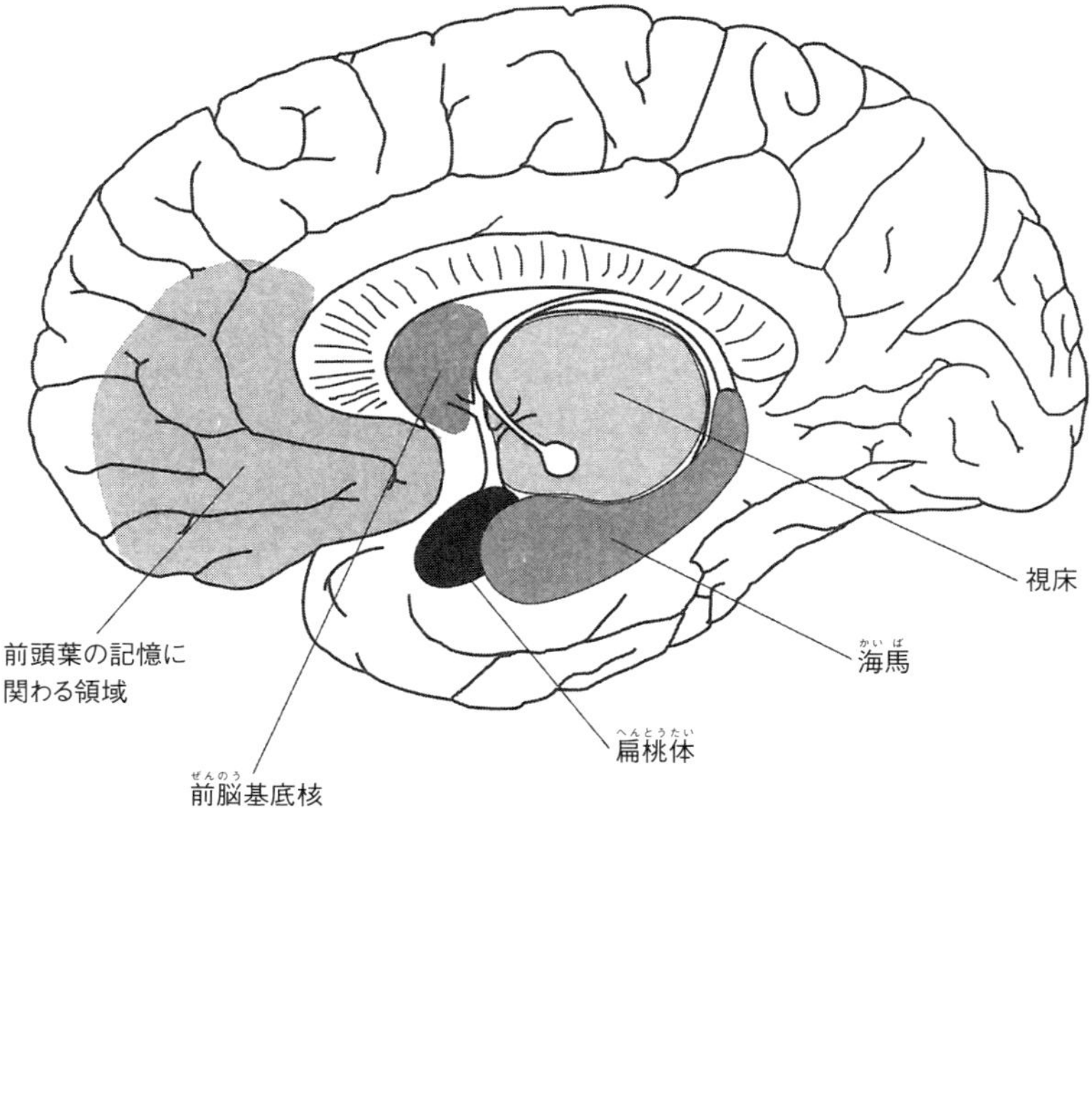

図13.1
意識的記憶に関わる脳の部位

M. Mishkin and T. Appenzeller, "The anatomy of memory," *Scientific American*, June 1987. による。

意識的な長期記憶にとって重要な第四の領域は前頭前皮質《ぜんとうぜん》だ。第十二章で述べたように、前頭前皮質は側頭葉内側の構造と密接に接続しており、大脳辺縁系の重要な一部となっている。前頭葉だけに損傷を受けた人は健忘症になるが、これは非常に特殊なタイプのものだ。海馬に損傷がある場合とは違って前頭葉に損傷がある患者は、出来事、事実、人などを記憶できるけれど、**いつ**あるいは**どこで**出来事があったかや、特定の事実をいつ、どこで覚えたか、といったことが記憶できない。心理学者はこうした高次の技能を**情報源記憶**（*source memory*）と呼ぶ。これは発達の過程で最も遅く生じるタイプの想起能力だ（高齢者において最初に障害が生じる想起能力の一つでもある）。幼い子どもたちは特定の事実や出来事の詳細を記憶する能力が高いが、何かをどこで学んだか、ある出来事がいつ起きたかを思い出すのはきわめて不得意だ。（最近の性的虐待事件の例などで）暗示的な質問をされたり、自分自身の幻想に囚われたりして、簡単に混乱してしまうのはそのせいかもしれない。

＊＊＊

海馬、視床内側、前脳基底核、前頭前皮質——これら四つの構造はどれも、意識的な長期記憶を保持するために欠かすことができない（図13・1を参照）。しかし、脳が情報を保存するときに働くのは、これらの部分だけではない。実際はもっと複雑で、（脊髄やすべての末梢神経も含めた）神経系全体が関わっている。情報の保持はニューロンの基本的な特性だからだ。すべての神経細胞は、個々の「経験」——電気的活動のパターン——に応じて自分自身を修正し、シナプスや樹状突起を作り変えることができる。すべての記憶は——意識的であろうとなかろうと——シナプス変化のパターンとして脳のどこかに保存される。自転車の乗り方やクラリネットの演奏法といった運動スキルは、小脳、大脳基底核［大脳皮質と視床、脳幹を結びつけている神経核の集まり。第十一章、349ページを参照］、運動野など、運動に関わる神経回路の変化として保存される。鏡に映った文字を読んだりジグソーパズルのピースを見分けたりといった知覚スキルは感覚系伝導路に保存される。あなたがおばあちゃんの家の匂いや光景と結びつけている、暖かく居心地のいい感じなどの感情記憶は、扁桃体とそこに接続された神経回路の活動を通して保存される。

そしてもちろん大きな大脳皮質も、潜在記憶か顕在記憶かを問わず、記憶の保持に関わっている。プライミングや抽象化のように、高度ではあるが無意識的なスキルは高次の感覚野におけるシナプスの変化として整理され、出来事や事実の意識的な記憶はおそらく、大脳皮質の多数の領域における集合的な変化として保存される。しかし重要な違いは、学習と保存の段階で海馬─視床内側─前脳基底核─前頭前皮質の神経回路に依存するのは意識的記憶のみであるという点だ。これら四つの構造は実質的に脳の特別な記録装置として働いている。意識的な記憶はここで作り出されるが、それが大脳皮質に転送されて、長期記憶として保管される。

記憶が脳に保持される仕組みについてはまだまだ分からないことが多いけれど、一つ確かにそうだと思える事実がある。私たちの脳は、発達の過程で自らを形づくるのと同様の仕方で記憶を保存する、ということだ。既に何度もみてきたように、経験によって脳の配線は組み替えられる。生まれてまもない赤ちゃんであろうと高齢者であろうと、見た光景、聞いた音、感じたこと、日々の出来事に応じて、活発なシナプスと伝導路は強化され、不活発なものは衰退する。つまり、実際のところ学習は発達の延長にすぎない。学習も、時期は少し遅れるけれど各個人の独自の経験に応じて、脳が自らを修正する驚くべき能力の一端という点では同じなのだ。

脳と記憶の発達

脳のあらゆる部分が何らかの形で情報の保存に関わっているという事実は、幼児期の記憶の始まり方を説明するのに役立つ。まず現れるのは潜在記憶で、これは脊髄や脳幹など比較的早く成熟する下位の脳領域に保存可能な、習慣や条件づけられた反応だ。それから幼児期の初めに大脳基底核や小脳が急速に成熟すると、赤ちゃんの潜在記憶に含まれるスキルはさらに幅広くなる。大脳皮質に依存する記憶――潜在記憶の一部と顕在記憶のすべてを含む――はもっとゆっくり生じる。大脳皮質は皮質下の部分よりも成熟が遅いからだ。最後に、情報源記憶――自分がいつ、どこで何かを学んだり、経験したりしたかということ――はかなり遅れて現れるが、これは前頭葉の成熟が非常に遅いためだ。このことは、学習に必要で就学後ますます重要になっていく記憶を意図的にコントロールする能力が、なぜゆっくりとしか生じないかの説明になる。

大脳皮質の発達のみが赤ちゃんの意識的な記憶を制限する要因ではないかもしれない。海馬も幼児期健忘が生じる原因であることを示唆する重要な証拠がある。いろいろな面で海馬の発達は、大脳皮質の大部分の構造に比べるとずっと早いけれど（妊娠中のより早い時期に形成され始め、シナプスや樹状突起の発達も早くからみられる）、二つの点で発達の遅さは注目に値する。まず、海馬は誕生後にニューロンが形成され続けるわずかな脳領域の一つだということ。海馬の最初の中継点である**歯状回**《しじょうかい》（*dentate gyrus*）にある細胞の二〇パーセントほどが、生後九カ月頃までさらに追加される。そしてもう一点、海馬の主要な入出力経路のいくつかは、脳のあらゆる線維路の中で髄鞘形成が最も遅いものに属するということ。特に海馬から視床に情報を伝える**脳弓**《のうきゅう》（*fornix*）と呼ばれる線維束《そく》（383ページ、図12・1を参照）は、二歳になるまで髄鞘形成が始まってもおらず、髄鞘形成は小児期の後半まで続く。つまり、小児期健忘は実のところ、ある程度まで大人の健忘症と同じ問題で、海馬の機能が欠けていることによって起こる。

胎内記憶

ジュリアは最近、自分がどこから来たかということにすごく興味を持つようになった。そして私のおなかにいた頃の話をしきりに尋ねてくる。私は子どもに話して差し障りのない範囲で説明し、生まれてくる前のことを何か覚えているかと聞いてみた。「ママのおなかを蹴るのが好きだったの」というジュリアの返事は、生まれてからの三年間、何度も何度も聞かされたことをただ繰り返しただけで、本当は子宮の中にいたときのことを思い出したわけではなかった。

それでも、ジュリアの神経系のどこか下の方に、出生前のいくばくかの記憶がたぶん残っている。それは基本的な運動パターンや、脚で蹴る動きを繰り返した後で保存された感覚フィードバックを洗練したものだ。海馬と大脳皮質が機能し始めるずっと前から、赤ちゃんや胎児でさえも、経験したことについての情報を保存することができる。感覚運動学習は発達の途上で最初に現れるタイプの学習だけれど、それは最も単純な神経伝導路のいくつかによって支援され得るからだ。蠕虫《ぜんちゅう》［体が細長く蠕動《ぜんどう》によって運動・移動する虫の総称］やウミウシでさえ、経験がそう命じれば、のたくったり特定の仕方で鰓《えら》を引っ込めたりすることを「記憶」できる。人間の赤ちゃんの場合、脊髄と脳幹の反射経路は生まれるずっと前から機能し始めており、単純な形の学習は妊娠の第三トリメスターで早くも可能になっている。

最初に現れる学習のタイプは**馴化**《じゅんか》（*habituation*）だ。これは反応がだんだん弱くなっていくことで、心理学者はこれを赤ちゃんの心を調べる方法として役立てている。母親の腹部のそばで大きな音や振動を発して音響刺激として使うのだが、胎児は音が聞こえ出すとすぐ、繰り返される刺激に慣れてしまう。最初、音響刺激は劇的な驚愕反応を引き出す。超音波画像で観察すると、胎児が四肢や胴を大きく動かしているのが分かる。ところが二〇秒ごとに刺激が繰り返されると反応がどんどん弱まって、ついにはまったく反応しなくなる。妊娠二三週で早くも一部の胎児は馴化を示し、二九週になると健康なすべての胎児がそうなる。

馴化は些細なことに思えるかもしれないが、実は情報を保存する形式として非常に重要だ。馴化のおかげで私たちは、自分が身につけている衣服の感触や、胎児のときの母親の大きな心拍音など、定常的で無意味な刺激をふるいにかけることができる。母親の心臓の心室が収縮するたびに驚いていたら、胎児は成長と発達に必要なエネルギーの多くを無駄に費やしてしまうだろう。神経レベルでも馴化は些細な問題ではない。これは単なる感覚適応や筋疲労の結果ではなく、中枢神経系の細胞とシナプスの電気的特性に長期間持続する変化が生じたことを意味する。酸素不足、遺伝的異常（ダウン症候群など）、母親の喫煙、その他出生前の問題によって子宮内で脳に損傷を受けた赤ちゃんの脳には正常な馴化が生じない。このように胎内での馴化は、赤ちゃんの神経学的健康と心の発達を臨床的に予測するために用いられる。

馴化は誕生前の赤ちゃんにみられる唯一の学習形式ではない。**古典的条件づけ**（*classical conditioning*）として知られる複数の刺激を提示（対提示《つい》）したときの学習による連合のプロセスでも、同じように胎児の反射が起きるようになることが知られている。イヌにベルの音を聞かせて餌を与えるということを繰り返すと、音を聞いただけで唾液を出すようになるというパブロフの有名な発見のことは、ほとんどの人が学校で習ったはずだ。ヒトの胎児もこれと同じように、音がすると振動刺激が生じる、あるいは短い音楽が聞こえると母親がリラックスするという、もう少し意味のある刺激の組み合わせが繰り返されると、それを学習できる。後の例の場合、実験に参加した妊婦たちは、特定の曲――たとえばベートーベンのピアノソナタ「月光」――が聞こえたら必ず意識的にリラックスしてほしいと依頼されていた。身ごもった経験のある女性なら誰でも知っているように、胎児は母親がいちばんリラックスしているときに最も活発に動くのだけれど、実験に参加した妊婦はまもなく、この曲が流れただけで――自分がリラックスするよりも早く――胎児が動き始めることに気づいた。そして誕生後、同じ曲に赤ちゃんをとりわけ落ち着かせる効果があることが分かった。妊娠五カ月半という早い時期の胎児についても古典的条件づけの報告があり、これは生涯にわたっての重要な学習形態となる。

こうしたいろいろな証拠から、赤ちゃんは出生前から記憶を形成できることが分かる。しかし、そういう記憶はどのくらい持続するのだろうか。生まれる前の潜在記憶を保持するということは本当に可能なのか。

これまでに研究者たちは、胎児馴化が二四時間しか持続しないことを実証している。しかし、これまで本書でみてきたように、新生児は出生前に大量に浴びた刺激の多くを認識することができる。生まれる前の数週間、ドクター・スースの『キャット イン ザ ハット』を朗読する母親の声を繰り返し聞いていた赤ちゃんは、母親の声やこの物語を聞くことを好んでおしゃぶりをよく吸う。また、子宮の中に伝わっていたはずの音で再生した母親の心音を聞いたときも、赤ちゃんは落ち着きを取り戻す（第十章、316ページを参照）。また、子宮の中で感じていた母親の匂いを認識することさえできる（第七章、219ページを参照）。したがって、赤ちゃんが子宮内の記憶を数週間――それより長くはないとしても――保持していることは明らかだ。意識的に想起しようとしても、こうした初期の記憶にはアクセスできないけれど、出生後の赤ちゃんが世界を知覚し反応する仕方に影響を与え、そのことが生まれて数カ月の間に生じる重要な学習の大部分を形づくっているのは疑いようもない。

生後六カ月までの記憶

赤ちゃんがどんなことを記憶できるかを知るのは簡単ではない。当然ながら、赤ちゃんに尋ねるわけにもいかない。それでも幸いなことに、動物の学習に関する研究の何十年にもわたる蓄積で、言葉を持たない生き物の記憶を調べるための信頼できる手法が確立している。特に有益であることが明らかになった学習のタイプは**オペラント条件づけ**（*operant conditioning*）と呼ばれるもので、被験者や実験対象の動物の行動と、何らかの報酬または罰とを関係づけるものだ。有名なスキナー箱の実験では、箱の中に入れたハトに、ランプが点灯したときにスイッチをつつくと餌が出てくることを学習させる。これと同じように人間の赤ちゃんも、報酬（ミルク、母親の笑顔、玩具、あるいは単なる達成の喜び）と特定の動作（吸う、微笑む、手を伸ばす、歩く）との結びつきを学習し、記憶することで、芽ばえたスキルを急速に洗練していく。

　赤ちゃんはオペラント条件づけが非常に得意なので、研究者たちは可能な場合はいつでもこれを利用して、赤ちゃんが何を認識し、区別しているかについての理解を深めようとした。たとえば、新生児の感覚の選好を調べるテストはすべて、赤ちゃんが特定の報酬（母親の顔や声）を獲得するために吸綴《きゅうてつ》の度合いを調節するようになる［第十章、315ページを参照］という事実を利用していた。しかし、本来オペラント条件づけはそれ自体、赤ちゃんがどれだけ長く、しっかりとものを覚えていられるかを調べる方法としても役に立つ。

　最もよく研究されているオペラント手続きはとても単純で、赤ちゃんが楽しめるものだから、自分の子どもで試してみたくなるかもしれない（ここで紹介する、生後三カ月で明るい目の色をしたロバートのように）。これは**モビール条件づけ**（*mobile conditioning*）と呼ばれている。赤ちゃんをベビーベッドに寝かせ、明るい色のブロックが五つぶら下がった、素敵なモビールが見えるようにする。これだけでも十分わくわくするけれど、ロバートの片方の足首にリボンを結び、反対側の端をモビールの横棒につなぐと、ますます面白くなる。するとロバートは急に、リボンを結ぶ前（ベースライン期間）より二、三倍多く足で蹴る動作をするようになる。ロバートは足を動かせば実際にモビールを**動かす**ことができると気づいて、新しく発見したこの力を楽しんでいる。

　これはこの実験の「学習」段階で、記憶のテストはもっと後で行なう。このときもモビールを設置するが、足首に結ぶリボンはない。前回から三日経っていたにもかかわらず、ロバートはモビールを見たとたんに足で蹴る動作を始める。神経系のどこかのレベルで、この行動に報酬がついてくることを覚えているのだと分かる（もちろん、今回はリボンがないので報酬は得られない。そのため、数分以上そうさせておいた場合、いったん増加した蹴る動作はこの段階で**消失**する可能性がある）。

　生後二カ月の赤ちゃんでもモビールを動かすようになり、その方法を一、二日の間覚えていられる。生後二カ月から六カ月くらいになると、課題をどんどん早くマスターするようになり、記憶できる期間も長くなる。一度の訓練の後、生後三カ月なら一週間くらいまで、生後六カ月なら二週間くらいまで覚えていられる。記憶できる細かい部分の量も着実に増える。たとえば、モビールを少し変えても（五つのブロックを五つのボールに変えるなど）ロバートは同じように足をバタバタさせてモビールを動かそうとする。ところが生後六カ月になると細かな違いに気づいて、訓練を受けたのと同じモビールほどには足の動かし方が激しくならない。ベビーベッドを別の部屋に移動したり、特徴のあるベッドバンパー［ベビーベッドの柵に取り付けるガード］を別の模様のものに取り替えたりすると、まったく足を動かさなくなるだろう。生後まもない赤ちゃんも何かを学ぶ環境や**コンテクスト**（文脈）の細かな違いに敏感だという事実は注目すべきことで、**どうすれば**報酬が得られるかだけでなく、特定の行動が**どこで**強化されるかも学んでいるということを示している。たとえば、母親の腕に抱かれているときだけ乳を探したり、アイコンタクトがあるときだけ微笑んだりというふうに。

　単純な形での条件づけや馴化を学習し記憶するためには、大脳皮質はおろか海馬でさえも必要ない。モビールを足で動かすための記憶は小脳に保存されると考えられ、その他の運動課題と同じように動作が着実に改善されていくのは、この重要な運動中枢の発達と髄鞘形成が継続していることを反映している。しかし、視覚皮質や海馬を含む、他の多くの脳領域も同じ時期に急速に成熟していて、モビール条件づけの特異性とコンテクスト感度の向上に貢献しているはずだ。

▼認知と新奇性選好

赤ちゃんは新しいものに目がない。いつもの玩具や代わり映えのしない壁にはすぐ飽きてしまう。いつも泣いてばかりの新生児も車で連れ出すと大人しくなる理由の一つはそこにある。生後三カ月のロバートは、トイバー［小さな玩具を並べたアーチ状の棒］に何か新しいものがぶら下がっているとすぐに叩こうとする。生後一〇カ月でハイハイの得意な我が家のサミーは、まだいじったことのない玩具や台所用品がチラッとでも見えたら、部屋を素早く横切ってくる。新奇性選好があることで、赤ちゃんは発達中の脳に供給する新しい形の刺激をいつも探し、作られかけているシナプスを常に活動させている。

新しいものを察知するには記憶が必要になる。何が古く、変わっていないかを記憶していない限り、ロバートは何が変わり、新しくなったかを知ることができない。これはかなり直接的な種類の記憶で、専門的には**再認**（*recognition*）と呼ばれる。直接的というのは、特定の顔、玩具、匂い、音などの刺激と厳密に同じ痕跡が神経組織に保存され、取り出されるからだ。**想起**（*recall*）は、まったく何の手がかりもなしに何かを思い出す能力と定義できるが、再認は想起ほど難しくない。とはいえ、非常に簡単なわけでもない。HMのような健忘症患者は、よく親しんでいる人の顔や場所の再認にさえも大変な困難を抱えている。再認の記憶は海馬にある記憶回路の機能に依存し、そのため顕在記憶の一形態と考えられている。しかし、再認は意識的行為ではない。新生児でも刺激が繰り返されると見るのをやめるが、見慣れたものだと実際に分かっているとは考えにくい。再認の記憶は意識的記憶と同じ回路を一部使っていても、完全に意識的なものではないことから、研究者たちはこうした赤ちゃんの能力を**前顕在**《ぜんけんざい》（*pre-explicit*）記憶と呼んでいる。

どのように分類するかはともかく、赤ちゃんの再認能力は驚くほど高い。新生児が母親の声、顔、匂いなど、慣れ親しんだ刺激を再認できることについては既に述べた。しかし、こうした個々の再認形態には条件づけが混入している。赤ちゃんは必然的にそれを、乳、心地よさ、温かさなど、正の強化と関連づけているからだ。研究者たちは再認記憶の発達をもっと厳密に研究するため、赤ちゃんがこれまで見たことも、聞いたことも、匂いを嗅いだこともない、まったく新しい刺激に触れさせる実験を構成した。そして間をおいた後、その刺激と、完全に新しい刺激との間で選択させた。選択肢に母親が入っていると、赤ちゃんは明らかに慣れ親しんだ刺激を好んだけれど、何も他に報酬がない場合は、たいてい**慣れていない**刺激の方を好んだ。このように新奇性選好は、慣れ親しんでいるかどうかを言葉で説明できない子どもの記憶を評価する方法として優れている。

生まれてまもない赤ちゃんでさえ、未成熟な感覚で区別できさえすれば、明らかに新しい刺激を好む。新生児は見慣れた顔の写真よりも新しい顔の写真を見る方が好きだし、聴覚の再認はさらに優れている。新生児を対象にしたある研究では、ある珍しい単語（tinder［燃えやすいもの］）を繰り返し聞いた二四時間後、別の聞き慣れない単語（この場合はbeagle［ビーグル犬］）を聞く方を好むことが分かった。生後八カ月の赤ちゃんは、おはなしの本で繰り返し聞いた特定の単語を二週間後でも再認できるようになる。つまり、早いうちから何度も読み聞かせをするのには十分な理由があるわけだ！

再認記憶は幼年期を通じて着実に向上する。新生児は新しい視覚刺激を何秒も、あるいは何分も見つめないと、その表象を保存できないけれど、生後五カ月の赤ちゃんはわずか数秒でできる。また記憶を保持できる時間も着実に伸びる。新生児が視覚刺激を再認できるのは見てから数分だけだが、生後五カ月の赤ちゃんは長ければ二週間経ってからでもそれを思い出せる。このような再認記憶の向上は経験というよりも脳機能の成熟による。早産児も、月満ちて生まれた同じ**在胎齢**《ざいたいれい》（*conceptional age*）の赤ちゃんと同等の成績を示すからだ（たとえば、三カ月早く生まれた生後六カ月の赤ちゃんと正期産の生後三カ月の赤ちゃんは、視覚刺激の記憶の成績がほぼ同等となる）。サルを使った研究で、重要な成熟が視覚の「what」経路（第九章、268ページを参照）――海馬に直接接続する側頭葉の部位――の後半で起きることが分かっている。子どもの再認記憶は少なくとも九歳まで向上し続けるが、たぶんこれは脳弓《のうきゅう》［440ページを参照］の髄鞘形成が遅いことと、小児期を通じて大脳皮質のシナプスが洗練されていくことを反映している。興味深いことに、あるタイプの再認——物体の位置の記憶——はそれ以外のものよりも早く成熟するようだ。五歳の子どもも大人と同じかときには大人以上に、「神経衰弱」のようなゲームでカードの位置を覚えることができる。

幼児の再認記憶と後のＩＱ

再認は知能の発達にとって明らかに重要だ。物、人、場所、色、語、数を分類し、それについて話し、判断する前に、子どもはそれらを記憶しなければならない。再認は新奇性選好の基盤となって、子どもが環境の中にある新しいもの、刺激的な要素に集中できるようにし、常に変転する感覚経験を脳に供給する。

もちろん、親やその他の保育者がこの過程を大いに補助することもできる。子どもが明らかに興味を示さなくなった玩具は取り除くか、少なくとも別の部屋や戸棚に移動させるといい。赤ちゃんも行動とそれを経験した**コンテクスト**（文脈）を関連づけるようになるので、遊び慣れた玩具や本も、不意に車の中やキッチンや浴室で見かけると、ずっと面白く感じられるかもしれない。

幼児の学習にとって再認や新奇性選好がいかに重要かを思えば、それが大きくなってからの知的能力を推測するよい手がかりになるのも不思議ではないだろう。一九七五―八九年の二〇あまりの研究は初期の再認記憶と小児期初期のＩＱの関係に着目し、そのほとんどが重要な予測可能性を見出している。つまり、生後二カ月から八カ月のときに受けた検査で新奇性選好を強く示した赤ちゃんは、二歳から八歳になってからの知能検査で高得点になる可能性が高い。ベイリー乳幼児発達検査（Bayley Scales of Infant Development）のような「ベビーＩＱ」テストは運動能力に重点を置いているが、後の知能（少なくとも、知能検査で測定されるタイプの知能——第十五章を参照）を予測するには再認記憶の方がずっと適している。

どうして再認のような単純なスキルから、子どもの後の知的能力を予測できるのだろうか。一部の研究者は、すべて処理速度に帰着すると考えている。先天的な因子、出生前、出生直後の要因など、さまざまな理由から、脳が情報をコード化したり、引き出したり、区別したりする能力には個人差がある。慣れ親しんだ刺激を効率よく再認できる赤ちゃんは、就学前の時期や小学校低学年になると、言葉を覚えたり、問題を解決したり、抽象的な推論をしたりする能力が高くなるだろう。また、再認記憶に優れた乳幼児はそうでない子に比べて学習速度が速く、初期の経験から多くを得られるはずだ。そういうわけだから、赤ちゃんに新しい玩具を与えたり別バージョンのいないいないばあをして見せてもすぐに飽きてしまうことを嘆くより、明るい面に目を向けた方がいい。ひょっとしたら、未来のアインシュタインがそこにいるのかもしれない。

テストステロンと記憶の発達

発達の多くの面と同様に、記憶も一般に女の子の方が男の子よりも成熟のスピードが速い。女の胎児は子宮の中で、男の胎児より二週間ほど早く聴覚刺激に慣れることが知られている。出生後は視覚刺激に慣れるのも女の子の方が早い。生後一年の頃になると、玩具を見せてから隠し、数秒間注意を逸《そ》らせた後で思い出させるといった短期的な顕在記憶のテストで、女の子は男の子よりも約一カ月進んでいる。長期的な潜在記憶のテスト——第十二章で説明した併行弁別《いこうべんべつ》課題（４１３ページを参照）——でも、女の子は男の子よりも好成績だ。このテストでは、いくつかのアイテムの組み合わせのうちどれが「当たり」か（フルート・ループスという甘いシリアルが隠されている）を、何度も試行して覚えなければならない。このテストで一歳から三歳までの女児は男児よりも間違える回数が少ないが、その後は男女とも同じくらいになる。最後に、言語想起のテスト——最近の出来事について詳細を思い出す——で、女の子は得点が高くなる傾向がある。四歳の頃から男女で差がつき、大人になるまで続く。

サルの赤ちゃんを使った研究で、こうした性差を生む神経の基盤に関する手がかりが得られている。ここでもやはり、テストステロンに原因がありそうだ。オスの赤ちゃんではテストステロンのレベルが妊娠初期に急増し、生後三—四カ月まで高い状態が続く。生後六カ月までには、メスとほぼ同等のレベルに戻る（思春期に再び増加）。併行弁別課題でのオスの成績は生後三カ月だとメスよりも著しく低いけれど、生後六カ月で同等になり、テストステロンの変化と並行している。生後三カ月のオスどうしの間でも、テストステロンのレベルが最も高い仔ザルは記憶の成績が最も低く、テストステロンのレベルが低いと記憶の成績が高い。しかし、テストステロンが脳の記憶保存メカニズムの発達に影響を及ぼす最も信頼できる証拠は、オスのサルを去勢したり、メスのサルの卵巣を切除してテストステロンを注射したりすることによって、ホルモンレベルを操作する実験で得られたものだ。予想通り、去勢されたオスは通常のオスよりも、どのアイテムと報酬（この場合は切ったバナナ）が結び付けられているかをよく記憶し、同じ年頃のメスと同等だった。一方、テストステロンを注射されたメスは対照群のメスよりも成績が低かった。

ヒトの場合、テストステロンの増加はサルよりもいくらか長く続き、生後一年になるまで下がり切らない。このことは乳幼児期と小児期初期の男児が一般に女児よりも学習が遅い理由の説明になるだろう。併行弁別課題では下側頭葉の視覚系領域が関わっていることが知られており、メスの仔ザルではここが構造的にも機能的にもオスより成熟している。これを含む大脳皮質の特定領域の細胞発達をテストステロンが遅らせているようだ。

こうした形式の記憶の発達をテストステロンが**どのようにして**遅らせるかを理解するのは、**なぜ**かを理解するよりも易しい。考えられる仮説は、テストステロンに何かそれと同じくらいの利点があるということだ。

一方、男児は逆転課題（413ページを参照）を早くからうまくこなすことが知られている。この課題に使う物は一対だけだけれど、フルート・ループスの隠し場所が変わる可能性があり、前回何もなかった方が今回は当たりかもしれない。大人も就学前の子どもも、この精神的柔軟性のテストを急速にマスターするが、幼児――特に生後一五―三〇カ月の女児――はこの課題がかなり苦手で、報酬が入れ替わっていることに気づくのが男児よりも遅い。仔ザルもこの課題をマスターでき、実のところ、人間の幼児よりもかなり習得が早い。こうしたサルの脳の研究から、性差は眼窩前頭皮質の成熟度の違いによるものだという証拠が得られている。この場合、テストステロンは神経発達を加速しているようだ。つまり、テストステロンの持つ成長に関する効果は脳の部位によって異なり、男児の精神機能のある面を、記憶能力の一部を犠牲にして増進していることになる。

生後八カ月以降――想起の始まり

再認と技能学習の能力はかなり高いにもかかわらず、赤ちゃんは私たちが普通**記憶**（*memory*）と呼ぶもの――事実や過去の出来事を意識的に覚えていること――を保存する能力がない。こうした「真の」顕在記憶は非常にゆっくりと生じるもので、幼児期の後期に始まって小児期にどんどん向上していく。幼児期の後期は海馬《かいば》歯状《しじょう》部分の顆粒《かりゅう》細胞層ニューロンの形成が完了する時期で、大脳辺縁系の重要な伝導路の髄鞘形成が進行し、（短期および長期の意識的な記憶に重要な役割を担う）前頭葉の真の活動が始まる頃でもある。したがって生後八カ月というのは、社会的・感情的発達の場合と同様に、記憶の発達においても重要な節目となっている。

大きな変化は想起の始まりだ。赤ちゃんが何か刺激を見て（聞いて、触れて、匂いを嗅いで、味を感じて）、前にも経験したかどうかを判断するだけの再認とは違い、想起はこうした再度の経験なしに生じる。以前に経験した出来事、顔、物体などが――同じ経験の結果としてではなく、関連づけられた刺激が明らかにきっかけとなって――単に心に浮かぶ。再認は自動的ないし反射的であるのに対し、想起はその定義から意識的なもので、赤ちゃんが初めて想起を示すところを目にするとわくわくしてしまう。

生後八カ月というのは、赤ちゃんが隠された玩具を初めて取り出せるようになる時期で、これはたいていの生後六カ月の赤ちゃんにはできない。また、分離不安が生じるのもこの時期だ。ナタリーは母親の姿がちょっとでも見えないとぐずり始める。この時期の赤ちゃんはようやく、母親、玩具、出来事が視界から消えた後も、しばらくはある種の心的イメージを保持できるようになる。これは**事物の永続性**（*object permanence*）と呼ばれ、愛着が生じるために欠かせない能力だ（第十二章、４０２ページを参照）。この種の意識的な短期記憶は、ほぼこの時期に起こる前頭前皮質の急激な発達の結果として生じると考えられている。

しかし、乳幼児に長期的な想起能力はあるのだろうか。保育所にサミーを預けてバイバイしてから、ようやく分離不安が収まったサミーは、数分あるいは数時間経った後も、離れていく私の姿を思い浮かべるのか。昨日プールに行ったことや、先月の休暇のことなど、もっと前の出来事はどうだろう。赤ちゃんが永続的といえるような記憶を持っていないことは分かっているけれど、乳幼児期の間にどれだけ長く物事を覚えていられるのだろうか。

これは簡単に答えられる質問ではない。しかし、研究者たちは**遅延模倣**（*deferred imitation*）という手続きを使って、想起の発達についての理解をかなり進展させている。この時期の赤ちゃんが示す、他人の行動を模倣せずにいられないという衝動を利用して、自分の身の回りで起きた一回限りの出来事を赤ちゃんが記憶し、しかも驚くほど長く記憶を保持**できる**ことが明らかにされている。

▼遅延模倣

遅延模倣実験の背後にある基本的な構想は、普通でない行動――できれば一連の行動――を乳幼児に見せ、しばらく時間をあけて、一連の行動を自分で再現するかどうかを調べるというものだ。もし子どもが模倣すれば――特に、練習もせず、何度も繰り返し見せられることもなく模倣すれば――何らかの潜在記憶によってただ真似ているのでなく、示された出来事を意識して想起しているに違いない、と研究者は主張する。

たとえば、生後一四カ月の赤ちゃんに、実験者が上体をかがめて頭を平たい箱の上面に当てる様子を観察させる。あるいは、よちよち歩きができるようになった子どもに、三つの金属パーツから呼び鈴を組み立てるところを見せる。何日か何カ月か経ってから子どもを実験室に連れて来てもらい、実験に使った小物を渡し、一連の行動を再現するかどうかを観察する。こうした実験から、生後九カ月の赤ちゃんも出来事を記憶して、最大で二四時間経ってから再現できることが分かった。生後一三カ月の場合は一週間後まで記憶していた。生後一五カ月の場合は**四カ月**経ってから――つまり、生後一九カ月になってから――模倣でき、さらに重要なのは、一連の行動を見た直後に練習する機会が与えられても与えられなくても、同じように模倣できたことだ。

遅延模倣には何らかの純粋想起［ヒントや手がかりを与えられずに思い出すこと］が含まれている。しかし、それがどの程度まで意識的・意図的なものかという点では意見が分かれている。よちよち歩きの幼児が**練習することなしに**数カ月経ってからでもこうした行動を模倣できるという事実は、これが単純な潜在記憶の問題でないことを示している。健忘症の患者には遅延模倣ができないという事実も同様だ。海馬の損傷やコルサコフ症候群による健忘症の患者は、実際にやって見せたかなりの数の行動を（はっきりそうしてほしいと頼んでも）模倣できない。したがってこの課題は、脳の同一のハードウェアも含めたいくつもの特質を「本物の」記憶と共有しており、多くの研究者は赤ちゃんが実際に意識して模倣していると考えるに至った。

その一方、遅延模倣には純粋想起に当てはまらない点もある。一つは、遅延模倣が特定の玩具や小物の存在に依存していることだ。赤ちゃんは単にそうした物を再認する以上のことをしなければならないけれど、物が想起のための強力なヒントになっている。心理学者はこの種の記憶課題を**手がかり再生**（*cued recall*）と呼び、純粋な**自由再生**（*free recall*）よりもかなり容易だとしている。たとえば、四年生で習った州都がなかなか思い出せないとき、ワイオミング州の州都は「ダイアン（Diane）」と韻を踏むというヒントが与えられれば、「すぐにシャイアン（Cheyenne）」が思い浮かぶ。模倣自体はたいてい意識的な行動でないという問題もある。新生児は前頭葉が視覚にしっかり関わるようになるずっと前から、まわりの人の表情を模倣できることを思い出してほしい（第十二章、３９３ページを参照）。そして私たち大人も、始終誰かの仕草、表情、話し方を無意識のうちにコピーしている。他の高度に社会的な霊長類と同様に、人間は非常に基本的なレベルで周囲の人の行動を真似るようプログラムされているらしい。実際、特にティーンエイジャーの頃、この傾向に打ち勝って自分の個性を発揮するには大変な努力が必要だ。

▼遅延模倣の危険性

赤ちゃんが何を模倣しているかを自分で意識しているかどうかにかかわらず、こうした記憶が非常に長く残るという事実は本当に驚くべきことだし、少し恐ろしくもある。子どもたちが――何十年経ってからも――親の行動を繰り返しがちになる理由を説明できるのは、まだまだ遠い先のことだろう。幼児が一度か二度目にした行動を数カ月経ってからでも模倣できるのなら、毎日見ている親の行動がどれほどの影響を与えているか想像がつくというものだ。働き、遊び、争い、タバコをふかし、酒を飲み、本を読み、叩き、笑い、言葉や身振りを使う――子どもの見聞きしたそうしたすべての振る舞いが脳に保存され、後の子どもの行動を形づくる。そして特定の振る舞いを多く見れば見るほど、子ども自身の行為に繰り返される可能性が高くなる。

いうまでもなく、幼い子どもたちに影響を与えるのは親だけではない。同年代の子ども、きょうだい、ベビーシッター、祖父母、その他の保育者たちはみな、子どもが模倣できる行動の事例を追加する。テレビの影響もある。生後一四カ月の赤ちゃんでも、テレビで観ただけの行動を模倣することが分かっている。テレビの暴力的な表現と子どもの攻撃的な行動とのよく知られたつながりにおいても、遅延模倣が明らかにみられる。米国の**平均的な**二歳から五歳の子どもが一日あたり約四時間、テレビやビデオを観ている事実を考えると、それが『バーニー&フレンズ』〔米国で一九九二年から放映された子ども向けテレビ番組〕か『パルプ・フィクション』〔クエンティン・タランティーノ監督の映画〕かという違いは間違いなく大きい。長期的な模倣という形で具体化する強い記憶は、私たちが子どもに何を見せるかに応じて、良くも悪くも影響を及ぼす。

▼再び、言語、想起、幼児期健忘について

最後に取り上げる記憶のマイルストーン（段階）は、覚えていることを子どもが**言える**ようになる、言語的想起の段階だ。遅延想起の場合は幼児が以前の出来事を意識的に思い出しているのかどうかを確実に知ることができないが、言語的想起はその定義上、意識的なものだ。想起を評価する際に、子どもが過去に経験したことを本当に知っているかを判断できる確実な基準だ。

子どもたちは生後二年目に入って言葉を使い始めるとほぼ同時に、記憶している出来事について話すようになる。言語的想起はその後、幼児期から就学前の時期に、言語の発達と並行して劇的に向上する。ほとんどの子どもが完全な文を使って話すようになる三歳頃までに、過去の出来事について――たとえ一年前に起きたことであっても――覚えているあらゆる事実をどんどんしゃべるようになる（ただ、既に見たように、数年後には思い出せなくなるのだけれど）。たとえばつい先日、ジュリアはゴミ入れをかき回しながら、八

カ月以上前、別の州にいたときのゴミ捨て場について細々としたことを思い出し、私を驚かせた。もっとびっくりするのは（自分の子どもについてはこういう自慢ができないのだけれど）、赤ちゃんだった頃のあらゆる出来事を口にする三歳児についてときどき耳にすることだ。

実際、幼児の想起に関して最も注目すべき事実は、言葉を使い始める以前に起きた出来事についても話せることだ。研究者たちは遅延模倣の実験を受けている幼児が、生後一三カ月のとき——ほとんどの子にとっては言葉を使い始めるよりずっと前——から目にしていない小物について頻繁に尋ねることを発見した。つまり言語は、かつて心理学者が考えていたような、意識的記憶を保持するための必須条件ではない。今ではそれとは逆に、少なくとも六歳までの子どもは言葉で表現できるよりもずっと多くのことを記憶していると考えられている。六歳というのは、言語のスキルがようやくさまざまな記憶能力に追いつく時期だ。

言語は子どもが意識的記憶を保持するのに必須ではないけれど、記憶を持続させるために——幼児期健忘を克服するのに——重要な役割を果たしている。基本的な海馬と大脳皮質の回路ができた後でも、特別な種類の言語能力——語りのスキル——が身につくまで、言語的想起が完全に発達することはない。出来事と出来事の関係に目を向け始め、自分の個人的な回想を時間、場所、因果関係の枠組みに当てはめるようになって初めて、子どもの記憶は幼児期からその後の人生への移行を果たすことができる。

たとえばある研究では、保育所でのちょっとした火事という印象的な出来事から七年経って、子どもたちに面接を行なった。この事件に関する具体的な質問（当時の先生の名前、火災報知器が鳴ったときどこにいたか、遊び場のどこに避難したか）に答えることができたのは、火事の原因（ポップコーンが燃えた）と事態の推移（「外に出るのは僕が最後だったよ。ホチキスで（何かを）留めるまで、動きたくなかったから」）を説明できた子だけで、そういう子の当時の年齢は平均して四歳半（面接の時点で十一歳半）だった。それよりも年齢の低い子どもたち（当時三歳半、面接時は十歳半）の記憶はごくわずかだった。具体的な質問に答えられず、覚えていることを詳しく説明するように求められても、当時の出来事について意味のある話はまったくできなかった。

記憶能力の訓練――臨界期はあるのか？

記憶スキルは個人差が大きい。リストを作ったり予定表をつけたりする必要を感じず、人の名前や顔をけっして忘れず、本で読んだり経験したりしたことを何でも苦もなく思い出せる人もいる。でも、それほど能力に恵まれていない人もいる。もちろん、こういう違いの多くは遺伝によるものだ。一部の人は生まれつき、情報をコード化したり取り出したりするのが速く、効率よくできる。初期の再認記憶の予測価値から判断すると、このような差は幼児期の早いうちからみられる（448ページを参照）。双子を使った研究で、記憶スキルの個人差の約四〇パーセントが遺伝子によるものであることが分かっている。この数字はかなりのものだが、視覚的・空間的スキルや知覚スピードなど、他の認知能力の場合と比べると、記憶スキルにおいて遺伝子の果たす役割は小さい。つまり、記憶スキルの大部分は遺伝子以外のもの――つまり経験――によって形成される。他のスキルと同様に、記憶も練習によって――新しい情報を獲得し、保持しようと、意識的に繰り返すことによって――向上する。

最も明確にこれが行なわれる場所は学校だ。心理学者たちは世界中の人々を対象に記憶能力をテストし、少なくとも数年間正式な教育を受けた人は、同じ文化で経済状態も同等だけれど学校に通わなかった人よりも得点が高いことを見出した。学校教育を受けた年数が長ければ長いほど成績も良かった。特に学校教育の効果が高かったのは、記憶ストラテジーにおいてだった。つまり、子どもたちが練習問題や最終試験で長年使いこなす、言語リハーサル、情報クラスタリング、ノート作成といった意図的な方策だ。

しかし、学校教育が始まる前の、意識的な記憶の保存の基盤となる基本的な神経回路がまだ作られている段階についてはどうなのだろうか。こうした初期の記憶発達に臨界期は存在するのだろうか。子どもたちは三歳で早くも意識的に記憶を使い始めることが分かっている。ある研究では、実験者が明示的に「イヌがどこにいるか**覚えてね**」と言ってイヌの玩具を隠した場合、単に「イヌといっしょにここで**待っていてね**」と言って実験者がしばらく部屋を出た場合よりも、三歳児は隠された玩具を見つけ出すことが多く、二歳児はそうならなかった。子どもたちは三歳の頃になると既に、隠し場所に手を置いておくとか、四〇秒間待っている間ずっとそこを見つめているとか、記憶を保つのに役立つ方法を思いつくようになっている。

子どもたちがこのように早いうちから自分の記憶を意識していることは、記憶そのものではなくてもこうしたストラテジーを、小学校に入るずっと前から向上させられる可能性を示唆している。実際、実験室の研究では、四歳の子どももソーティング（分類）やネーミング（命名）といったストラテジーを学び、語や物を再生する能力を高めることができるという十分な証拠が見つかっている。また、それ以上に興味をそそられるのが親の果たす役割だ。たとえば三歳児で、子どもの記憶力への母親の要求が高く、過去の出来事について何度となく質問したり、一般的な知識の増え方を探ったりしている場合、そうした要求をあまり持たない母親の場合に比べて、子どもの記憶テストの得点が高い。重要な事実——誰が、何を、いつ、どこで、どのように、なぜ——に注意を向けさせることで、親は語りに必要なスキルを子どもに教えられる。それは時間や因果関係という点から、その出来事をどう考えるかということで、つまるところ私たちはそうやって事実や出来事を想起している。幼い子どもたちがおはなしを聞くことを好むのは、たぶんそのためだろう。それはまるで、自分の語りのスキルを磨くため、本能的にお手本を求めているかのようだ。

このように、記憶の発達は確かに練習によって影響を受けるらしい。早いうちからでも子どもに記憶を使う機会を多く与えれば与えるほど、後の人生で役に立つ可能性が高くなる。記憶スキルが——情報を保存するための基本的な神経伝導路がまだ作られつつある時期においても——経験によって形成され得るという事実は、生涯役に立つ記憶スキルを確立するための臨界期が、実際に早い時期にあるという可能性を示唆している。

第十四章
言語と発達中の脳

「ジア！……ジア！」私は二回続けて聞くまで、それがサミーの初めて口にした言葉だと確信が持てなかった。サミーはお姉ちゃんの名前を言おうと一生懸命だった。それから二カ月、何度もはっきりそう言うので、今ではそれがジュリアのニックネームのようになってしまった。ジュリアは誇らしげだ。私も心配性の親の例に洩れず、サミーが一歳になるまでに――たった一語とはいえ――言葉を話したことにほっとしている。

子どもを持った親が最初の一年に気を揉むのが運動発達だとしたら、次の一年の気がかりは言葉だ。新しい言葉が一つずつ増えるのを親は心待ちにし、どんなに発音が危なっかしくても嬉しくてたまらない。子どもがなかなか話すようにならなければ、親は心配になって言葉の遅れや障害について調べ始める。三年目になる頃の親は、子どもがよくしゃべるので有頂天になっているか（「うちの子、ほんとにおしゃべりなの」と、親が自慢げに話すのを何度耳にしたことだろう！）、さもなければ、ちょっと舌がもつれたり文法を間違えたりするたびにじれったい思いをしているかだ。

実のところ、心配する必要はない。ほとんどの子どもは苦もなく言葉を学んでいく。実際、大人にとって新しい言語を習得するのがいかに難しいかを考えると、ほんの三、四歳の、足し算も靴ひもを結ぶこともできない子どもが、**何の訓練も受けずに**複雑な文法で組み立てられた完全な文を理解したり話したりできるという事実から――今では大多数の言語学者たちが考えているのと同じく――人間の言語は眠ったり食べたりするのと同じように生まれつきそなわった必然的な振る舞いなのだと得心《とくしん》がいくはずだ。人間は言葉を使わずにいられない。言葉は社会的交流の基本的な手段なのだから。何らかの理由で周囲から言語を獲得できない場合、子どもたちは新しい言葉を作り出すことさえある。ちょうど双子が秘密の方法で連絡しあったり、耳の聞こえない子どもたちが新しい身振りを考案したりするように。言語が本能的だという理由は、かなりの程度まで脳内の配線によって実現されているからだ。食べたり物を見たりするための神経回路を進化させたのと同じように、私たちの脳は――高度な発声器官とともに――言語を急速に知覚し、分析し、構成し、発するための複雑な神経回路を進化させてきた。

ほとんどの子どもが運動発達のマイルストーン（段階）を同じように通過していくのと同様に、言語の習得も一定の道筋に沿って進行する。言語ごとに多少の違いはあるけれど、世界中の子どもがほぼ同一のスケジュールに従って単一の語を発し、次に二語をつなげて使い、さらにどんどん複雑な文を扱うようになる。このすべてが一歳から四歳までの間に起こる。耳の聞こえない子どもたちでさえ、これと同じ段階を踏み、正式な手話を――生まれた直後からその環境に浸っていたなら（つまり、両親も耳が不自由な場合）――容易に身につける。言語の獲得がこれほどまで顕著に普遍的だという事実は――世界中の数ある言語がいかに多様に見えようと――言語が私たちの心的装置の特別な構成部分であって、人間の大型化した脳の単なる副産物ではないことの証左だ。

脳そのものにも証拠がある。言語には独自の神経装置があって、あたかも進化によって人間のコンピュータに専用チップが追加されたかのようだ。特定の種類の脳損傷や疾患によって、当人の一般的な知能に影響することなく、言語の機能だけが損なわれることも起こり得る。また、**ウィリアムズ症候群**（*Williams syndrome*）と呼ばれる特殊な精神遅滞のように、言語能力が特に保持される場合もある。発生頻度の低いこの遺伝的障害を持つ大人は、ＩＱが五〇台と低いにもかかわらず、言語に関しては驚くほど能力が高い。語彙《ごい》が豊富で面白い言葉を使い（動物の種類を挙げてみてと言うと、「アイベックス」［アルプス地方に生息する角の大きなヤギ］や「コアラ」といった名称を次々に答える）、些細な文法の誤りをすぐに見つけ出す。ウィリアムズ症候群の人の脳には異常な部分が多数みられるけれど、言語の生成と把握をコントロールする領域――言語能力を失った患者で損傷がみられるのと同じ領域――は、不思議なくらい無傷なままなのだ。

たとえ脳自体からの証拠をすべて無視したとしても、言語が人間にとって生得的なものだと考えるべき理由は十分にある。ノーム・チョムスキー［一九二八― 米国の言語学者、（変形）生成文法を提唱］は世界中のすべての言語に同じ基本構造――「普遍文法」――を見出し、一九五〇年代後半に言語学に革命を起こした。あらゆる自然言語は文からなっており、同じ品詞（名詞、動詞、形容詞、副詞、前置詞［言語によっては後置詞］、接続詞など）を使い、語順や（性・数・格などの）一致は規則によって明確に規定されている。言語の構造はかくも普遍的なので人間の精神に内在するに違いない、とチョムスキーは論じ、子どもは行動によるフィードバックを通じて言語を学ぶ――適切な発話は報酬をもたらし（「ミルク」と言えば、哺乳瓶が得られるなど）、不適切な発話は無視される（「ムック」と言った場合は理解してもらえない）ことで、いずれは有用な語彙と文法を身につける――という、Ｂ・Ｆ・スキナー［一九〇四―一九九〇 米国の心理学者で、行動主義心理学を創始した］などによる学習理論を退けた。チョムスキーが指摘したように、幼児も始終、それまでの経験からは生じるはずのない新しい語句や文を作り出す（たとえば、ジュリアはこのあいだ、yesterday とは明らかに意味の違う yesternight という語を使った）。つまり、わずか数年間、言語データに触れる機会さえあれば、文法規則を発見するようすべての人間の脳はプログラムされており、この文法規則によって言語が構築される、とチョムスキーは主張した。

とりわけ文法は、人間の言語を、動物が用いる別の形式のコミュニケーションから区別するものだ。多くの動物は、鳴いたり、吠えたり、叫んだり、歌ったり、身振りを使ったりして、重要で具体的な情報を伝える（「捕食者がいるぞ！」「交尾相手を探している！」「子どもたち、戻っておいで！」）。しかし、純粋に抽象的なシグナル（語）を新しい仕方で組み合わせ、新しい意味を作り出すという洗練された方法を用いるのは人間だけだ。文法こそが言語を限りなく創造的なものにしている。新しい考えを表現するために語を組み合わせる方法にはまったく限界がない。そしてこの意味での文法は、高校の授業で覚えさせられた堅苦しい規則の集合体を指すのではなく、「The ball I gave you rolled off the deck.（僕が君に渡したボールはデッキから転がり落ちた）」のような文を意味あるものにするのに必要な、直感的だけれど複雑な理解のことだ。上記の文でどの動詞とどの名詞が結びついているかは二歳の子どもでも分かるが、動物には理解できない。人間に訓練を受けて言語を理解するようになったとされる、数少ない有名な類人猿でも難しい［たとえば、初めて手話を習得した動物とされるチンパンジーのワショー］。

ただし、言語は人間という種にそなわった本能的なものだけれど、私たちは生まれながらにして言葉を話せるわけではない。言語能力は遺伝子に組み込まれており、文法規則は人間の脳のハードウェアの普遍的特徴によって制限されているかもしれないが、子どもが習得する特定の言語と、その言語を話すようになるまでの仕方は、ほぼ経験に依存している。言語経験はきわめて重要で、どんな人種や文化の子どもであれ、別の国や文化の中で育てられれば、母語使用者と区別できないくらいその言語を使いこなせるようになる。それは、言語を学習するという行為そのものが言語脳の特殊化を支配するからだ。早期に言語に浸り、練習することは、特定の言語に限らず、言語一般を習得するために欠かすことができない。言語に触れる機会を完全に奪われた子どもは——その状態が長く続いた場合——言語を学び、使うことが永久にできなくなる。そして、最も損なわれやすい面は文法だ。

したがって言語には、視覚その他の脳機能の多くと同様に臨界期があって、早い段階で言語を経験しなければ、そのための特別な神経が正しく配線されない。幸いにもほとんどの子どもは、言語にさらされるという欠くことのできない経験をしながら育っていく。実際、効果的なコミュニケーションに必要な言語経験はごくわずかだ。とはいえ、この臨界期の言語経験の質は子どもによって大きく異なる。そして今では、早期にさらされる言語の豊かさと量によって、その子が将来到達する言語スキルのレベルが影響を受けることが分かっている。

話せるようになることは、人生における最大の知的飛躍といっていいだろう。疑問、推論、社会的コミュニケーション、さまざまな意見（良くも悪くも！）という、新しい世界が言語によって開かれ、他のあらゆるタイプの学習がワープ速度にまで加速される。そしてその子は、ようやく一人前の人間になったように見えてくる。いろいろな点で言語は人間の心と脳の明確なモジュール［構成要素］だけれど、知的な振る舞いだと私たちが考えるさまざまな事柄の、欠くことのできない基礎でもある。脳の言語をつかさどる器官がどのように発達するかについて理解が進めば進むほど、私たちはこの、子どもの知的発達における最も重要な基礎を大事に育《はぐく》めるようになる。

言語はどのように機能するか

言語をはっきりとした心の器官だと考える理由の一つは、脳内で物理的に位置づけられるからだ。左脳は言語優位だという説明を読者はどこかで聞いた経験があるだろう。実際、言語について左脳が支配的である人は九五パーセントを超え、左利きの人の大多数もそこに含まれる。私たちは文字通り「脳の半分」で話している（しかし、右脳が言語に何の役割も果たしていないという意味ではない。右脳は抑揚や言語的コミュニケーションにとって重要な強弱を示す言葉の音楽的な面——**韻律**《いんりつ》（*prosody*）——に関与し、感情的な特徴を加えている）。さらに言語は**傍**《ぼう》**シルビウス裂**《れつ》**皮質**（*perisylvian cortex*）と呼ばれる左半球中央部にある幅の広い楔《くさび》形の領域に位置づけられる（傍シルビウス裂皮質は、側頭葉を前頭葉と頭頂葉から隔てる水平方向の裂け目、**シルビウス裂**（*Sylvian fissure*）の周辺にあることからこう呼ばれる）（図14・1を参照）。

言語に関する脳の働きについて分かっていることの多くは、**失語症**（*aphasia*）の症例から得られたものだ。一世紀以上にわたって神経学者は、脳の損傷によって言語能力がどのような形で失われるかを記録してきた。初期においては、死後の解剖を待ってどの領域がどんな種類の失語に関わっているかを調べるしかなかったけれど、今日ではコンピュータ・イメージングの技術を利用して、生存中の患者を対象に研究が続けられている。

シルビウス裂より前の部分に損傷のある患者と後の部分に損傷のある患者とでは症状がはっきりと異なる。一般に、左前頭葉下部、特にシルビウス裂のすぐ上にあたる**ブローカ野**《や》（*Broca's area* これを発見した神経学者の名前から）という側面の領域に損傷があると、言語の**産出**が非常に困難になる。単語をばらばらに、つかえながらゆっくりと話し、きちんとした文にならない。さらに後方にある言語領域——**ウェルニッケ野**（*Wernicke's area*）として知られる側頭葉後部上方の領域や、頭頂葉の隣接領域——への損傷では、症状の現れ方がまったく違う。このような患者は言葉を**理解する**ことができないようだ。いくらでもすらすら話せる（書ける）のに、ほとんど意味をなさない。しばしば間違った語を使ったり、どこにもない語を作り出したりするけれど、言葉をさえぎってどういう意味かと尋ねるとうまく答えられない……**私の言っていることなんてくだらないと思う、だって睡眠はそうよくも悪くもないし、だいたいのところ問題ないし……**。

こうしたさまざまな症状に気づいた神経学者たちは当初、言語は次のように働くと考えた。たとえば四歳になるドナルドの脳に、言葉が聴覚系を通して入り、すみやかに近傍のウェルニッケ野に送られる（書き言葉や点字の場合、言語入力はもっと離れた視覚系や触覚系からも後頭言語野に伝えられる）。このモデルによると、ウェルニッケ野は言葉を理解する領域ということになる――ダニエルの聴覚経験はここで言葉に転換され、ダニエルが頭の中で作り出した考えが言葉に変わるのもここだ。ダニエルが話すことを選ぶと、ウェルニッケ野は**弓状束**《きゅうじょうそく》（*arcuate fasciculus*）と呼ばれる神経線維の集まりを通して、考えをブローカ野に送る。ブローカ野は一次運動野、特に顔、舌、顎、喉の動きをコントロールする大脳皮質の領域に隣接している。この位置は、言語産出の基本的な作業――頭の中の考えを、話す、書く、タイプする、手話を使う、といった運動の計画《スキーム》に変換すること――を担うのに適している。

以上のような古典的言語モデルは数十年にわたって支配的だったが、そこにはもっともな理由があった。失語症の基本的に異なる二つのタイプを簡単かつエレガントに説明できたし、大脳皮質の感覚運動に関する基本的な構成という点でも非常に筋が通っていた。しかし――科学ではよくあることだが――最新の研究によって見方が大きく変わった。ウェルニッケ野とブローカ野という基本的な区別は今も残っているが、言語の理解と産出がそれぞれの主要な機能だとはもはや考えられていない。最近のデータが示唆しているのは、これらの領域が言語を意味論《セマンティックス》と統語論《シンタックス》に区分しているということだ。言葉の意味に関わる作業については左脳の後方領域が活性化し、文法処理に関わる作業については左脳の前方領域が特に活性化する。たとえば、意味は同じでも語の並べ方――つまり統語構造――が異なる二つの文を比較するとき、被験者のブローカ野が活発に働く。一方、たとえば We bake cookies in the zoo.（私たちは動物園でクッキーを焼く）のように意味が不自然な文を聞いたときは、左側頭葉―頭頂葉の領域（ウェルニッケ野と、その上方および後方の広い領域）が活性化する。いい換えると、後頭《こうとう》言語中枢は――心の中の辞書のように――語の意味が蓄えられている場所で、前頭《ぜんとう》言語中枢は――文法書のように――語の並びの意義と適切さ（誰が誰に何をしているか、

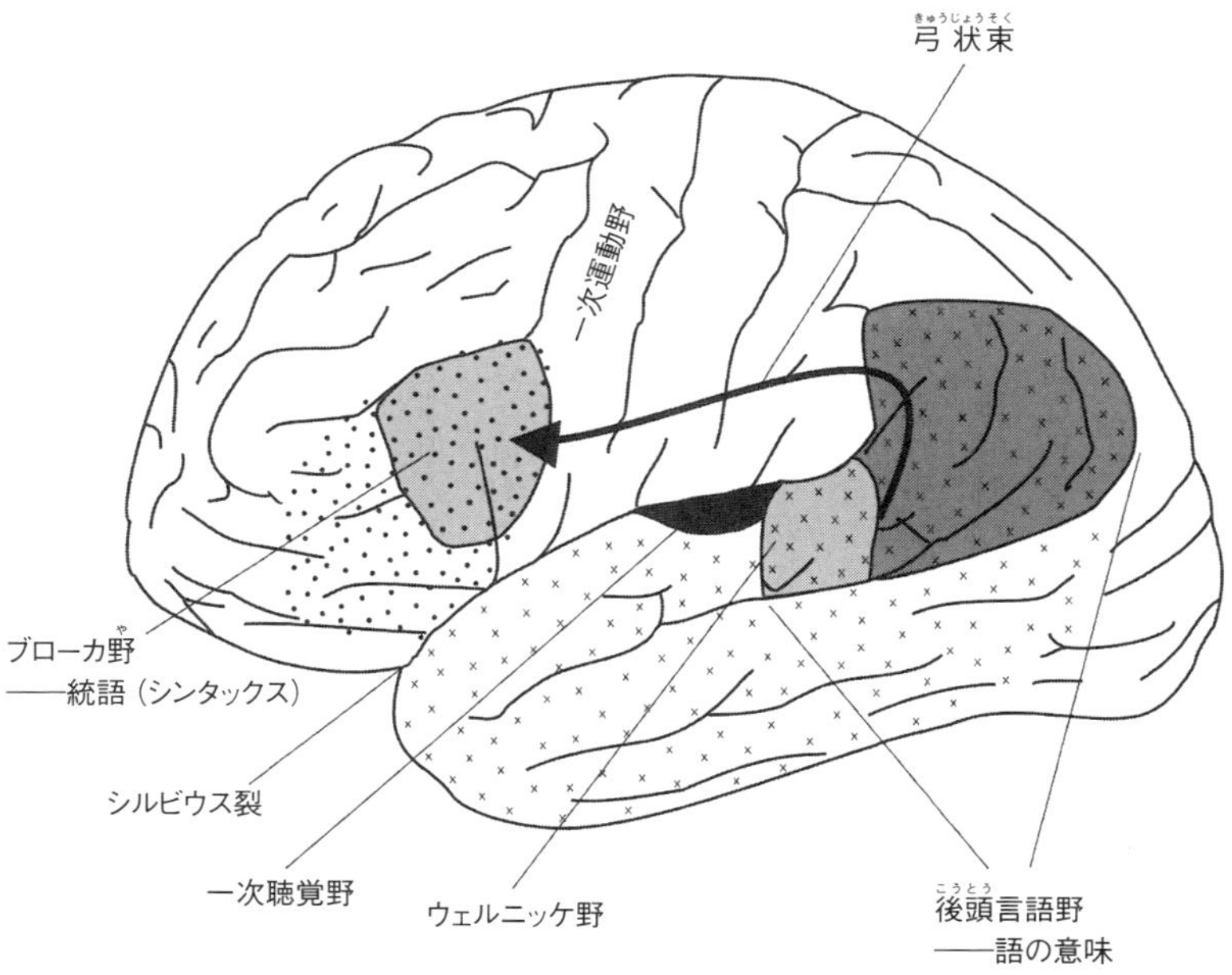

図14.1
脳の言語中枢。黒い点で示した領域は動詞、xで示した領域は名詞を使うときに活性化する。

A. R. Damasio and H. Damasio, "Brain and language," *Scientific American*, September 1992. による。

といった古典的な統語の問題）を判断する場所であるということだ。

このような作業分担が行なわれているのは驚くべきことだ。それはあたかも高校の先生がそこにいて、「語彙は後ろへ、文法は前へ」などと脳の言語機能に応じて分配しているようなもの。さらに、品詞による機能の違いを見ると、語のグループ分けも同じように単純な方法で行なわれていることが分かる（動詞は前へ、名詞は後ろへ）。動詞は他のどの品詞よりも文法の中で中心的な要素だ。動詞は主語と目的語の関係を決定し、すべての品詞の中で形が変わることが最も多く（英語なら -ed, -ing, -s などが付加される）、時制や人称など、状況に合った文の特徴を伝えるのに用いられる。脳画像や電気的な計測結果も、名詞が左脳の側頭葉—頭頂葉領域で、動詞が前頭葉で処理されるという見方を支持している。

この新しい見方によれば、ブローカ野に損傷を受けた人は言語産出が阻害されるのでなく、文法がうまく使えなくなっている。そうした患者が使う電文のような途切れ途切れの文は動詞が欠けているのが特徴的で、文と文をつなぐ細かい要素（of, to, and, in, the）もほとんどみられない。それでも、意味を推定するのに動詞は不可欠ではないため、言葉が理解不能ということはない。たとえば、I..lunch..noon..McDonald's...Big Mac, fries...Coke という名詞の連なりは、英語の使用者なら誰でも理解できる。ウェルニッケ野に損傷がある場合の失語はずっと困難が大きい。語をつなぐ規則——文を組み立てるための時制、前置詞、接続詞——は保持されているけれど、損傷を受けた心の辞書には何か意味のあることをいう（あるいは理解する）ための単語が十分残されていない。

文法と意味の分離は、言語以外の心の機能に関する脳の区分という観点からも筋が通っている。ウェルニッケ野は三つの重要な感覚——聴覚、視覚、触覚——の接続部分の近くに位置しており、これは語の音とそれが表す物理的存在——人、場所、物——の連合を保存するのに打ってつけの場所だ。それに対して文法は、計画、順序づけ、論理、ルール学習など、言語以外のスキルが収められている前頭葉に置く方がずっと都合がいい。

脳の構造と言語発達

意味と文法が神経のうえで分離していることは、言語発達にとって重要な意味を持っている。喃語《なんご》期を過ぎて赤ちゃんが一語を理解し発する能力を持つところから、本当の言語が始まる。最初に発する語はほぼ例外なく名詞だ（cup, ball, Mama, Dada）。続いて使うようになる二語のフレーズには初歩的な文法が関わっているが、機能語［前置詞・接続詞・助動詞など、語彙的な意味をほとんど担わず主に統語的関係を示す語］や特殊な動詞語尾はすべて欠落しており、成熟した文法ではない。この段階での発話はしばしば**電文体**（*telegraphic*）と呼ばれ、ブローカ失語症と似通っている（類人猿にできるのはせいぜいここまで――少なくとも、早期から手話その他の記号システムを教わった場合）。動詞や機能語をほぼ正確に組み合わせて使い、完全に文法的な構造を作り出せるのは、子どもが三歳の誕生日を迎えてからとなる。

単語の学習から徐々に文法的な発話に至る進行は、二つの言語中枢の相対的な成熟について私たちが知っていることとよく一致する。いくつかの計測結果は、ウェルニッケ野と後頭言語中枢のそれ以外の部分がブローカ野よりも先に発達することを示している。左側頭葉では生後八カ月から一二カ月までの間にシナプスの数がピークに達するが、左前頭葉では生後一五カ月から二〇カ月までの間にピークがくる。ブローカ野で細胞層が成熟したパターンに達するのは四歳になってからだ。髄鞘形成もブローカ野はウェルニッケ野よりもかなり遅い。ウェルニッケ野では二歳になる頃にはすべての皮質層でミエリン［髄鞘の構成成分］が検出されるが、ブローカ野では四歳から六歳の頃だ。髄鞘形成が特に遅いのはウェルニッケ野とブローカ野をつなぐ弓《きゅうじょうそく》状束で、このことは幼児が意味のある発話を文法的なコンテクストに入れ込めるようになるまでのスピードを制限する要因となっている。

言語経験の臨界期

つまり、言語発達はある程度まで、ウェルニッケ野とブローカ野を接続して両者を結ぶ配線を整備するという、脳が成熟するまでの単なるスケジュールの違いに影響される。この過程は、胚の発達初期にスタートして後部から前部への勾配《こうばい》に従って脳の成長を支配する、遺伝による全体的なプログラムの一部分となっている。しかしもちろん、遺伝子だけが影響するのではない。シナプスが形成され軸索が髄鞘化されるのをただ待っているだけでは、子どもは言葉を話すようにならない。言語の発達は、それが依存する感覚や運動のスキルと同様に、経験によって決定的に形づくられる。

ひょっとすると、感覚や運動のスキル以上かもしれない。何といっても、言語は基本的に社会的行動だからだ。同じコミュニティに属する人が確実に同一の言語を話すようにするため、言語能力自体が、子どもの置かれた厳密な言語的環境に深く依存するよう進化した。つまり脳内の言語ネットワークは、人間のどの言語においてであれ、音と意味と文法の一貫性のある結びつきにさらされた場合にのみ、適切かつ永続的に配線される。* 見るという行為によって視覚回路が完成するのとまったく同じように、早期に言葉を聞いて使うことが、語の音を分析する神経回路から、その意味と統語構造を解釈する回路、素早く正確に音を産出する回路に至るまでの、大きな言語ネットワークのあらゆる要素を磨き上げるのに役立つ。そして視覚と同じように、言語にさらされる経験は決まった時期に――初期の比較的短い「臨界期」のうちに――しなければならない。

＊もちろん、バイリンガルの家庭の子どもも言語を申し分なく獲得できるが、通常の場合に比べると言葉を使い始めるのがやや遅いことが多い。

ほとんどの子どもにとって、言語に浸る経験は自動的に生じる。子どもたちは言葉を使うコミュニティに生まれ、ほどなく――実際、生まれてから一年以内に――特定の言語的スタイルに合わせて樹状突起とシナプスが形成される。しかし、ある種の状況では――わりとありきたりな状況と稀な状況があるけれど――子どもが言葉に触れる機会が著しく損なわれる。こうした事例を通して、私たちは言語にとっての臨界期がどの時期にあるかを知り、この期間に言語にさらされることが脳の発達を促すのだと理解するようになった。

▼初期の隔離と言語喪失

児童虐待の事例はますます増えているようだけれど、それでも第五章で取り上げたジーニー（188ページを参照）が偏執的で心を病んだ父親にどんな扱いを受けたかを想像するのは不可能に近い。一家はロサンゼルス郊外の家に住んでいたが、ジーニーは生後二〇カ月のときから、奥のがらんとした小部屋に置いた幼児用便器に縛り付けられていた。父親は誰もジーニーに話しかけないよう命じ、自分もジーニーの前ではのしったり唸《うな》るような声を出したりするだけだった。食事のときと寝床に入るときを除くと、ジーニーは社会的に完全に孤立していた。寝るときも拘束状態はほとんど変わらず、拘束衣に似た袋に入れられて、針金の網で覆ったベビーベッドに寝かされるのだった。玩具も、いじって遊べる物もほとんどなく、見て楽しめる事物もほぼ皆無だった。父親が騒音を極端に嫌うため、耳を傾ける対象もなかった（音量を下げたテレビやラジオさえ見られなかった）。ジーニー自身が何か音を立てようものなら、脅すために部屋の隅に置いてある長い板で父親に叩かれた。後にジーニーの事例を研究した言語学者スーザン・カーティスは次のように書いている。「夜は檻《おり》に入れられ、昼は縛り付けられていたジーニーにとって、人生は何時間も何年も、ただ耐えるだけのものだった」

ジーニーと同様、心理的に夫に縛られていた盲目の母親は**一二年後**にようやくジーニーを連れて脱出したが、さまざまな面で手遅れだった。ジーニーはほとんど歩けず、数メートル先までしか目の焦点を合わせられず、食べ物を噛んだり呑み込んだりできず、言葉を話すことも理解することもできなかった。発見されてから数年間、ジーニーは集中的なリハビリテーション（および集中研究）を受けたけれど、言葉は二歳児の程度から大きく進歩することがついになかった。

歴史上、言語にさらされることなく成長した子どもはジーニーだけではない。監禁されたり、死ぬまで放置されたり、野生動物に育てられたと噂されたりする子どもの似たような話は何世紀も前からときおり現れる。「アヴェロンの野生児」と呼ばれたフランスのヴィクトールもその一人で、一八〇〇年に発見されたときは一二歳になっていた。当時の知識人たちが大いに関心を示したにもかかわらず、ヴィクトールは言葉を話すようにはならなかった。ドイツ大公の世継ぎだったとの噂も立ったカスパー・ハウザーという別の子どもは、三、四歳の頃からティーンエイジャーになるまで、薬づけにされて暗い小部屋に監禁されていた。カスパーは一八二八年に保護されてから五年間しか生きられなかった。知的にはずいぶん進歩したものの、言葉の方は「ぶつ切りの単語」以上にはならずじまいだった。

最後に紹介するのは一九八〇年代の終わりに知られるようになったチェルシーの場合で、社会的に孤立していた子どもたちとは重要な対照を示している。チェルシーはオオカミに育てられたのではないし、地下牢に閉じ込められていたのでもない。カリフォルニア北部の辺鄙《へんぴ》な町で普通の家族に育てられた。一家の犯した——深刻ではあるが——ただ一つの過ちは、チェルシーの聴覚障害に気づかなかったことだ。誕生直後、母親はチェルシーの耳が聞こえないのではないかと疑ったが、診断が誤っていたためにチェルシーは、小児期も大人になってからも、何年にもわたって正しい処置を受けないまま過ごすことになった。聴覚障害の正しい診断を受けたのは三二歳になってからで、補聴器を与えられて初めて本当の言語に触れることができたのだ。しかし、この場合も手遅れだった。チェルシーは比較的正常な育てられ方をしたにもかかわらず、口語英語の単純な規則の多くをマスターできておらず、言葉の理解にも発話にも大きな困難を伴う。チェルシー自身が話すのは次のような文だ。The boat sits water on.（ボートは浮かぶ、水、上に）Combing hair the boy.（髪をとかす、少年は）The girl is cone the ice cream shopping buying the man.（少女は、コーン、アイスクリーム、ショッピング、買っている、男の人）

こうした不幸な人たちの事例は、特定の言語を学ぶためにかぎらず、どんな言語を習得するにも経験が重要だということの証明になっている。ジーニー、ヴィクトール、カスパー、チェルシーの生育環境に共通する一つの要素は、小児期のほとんどまたは全部を通じて言語が欠落していたということだ。そして全員に共通するハンディキャップは、深刻で永続的な言語能力の喪失だった。

しかし興味深いのは、言語のあらゆる側面が同じように初期の経験に敏感というわけではないという点だ。上述の人たちはいずれも（ヴィクトールは例外かもしれない）、最終的に有用な語彙を獲得した。たとえばチェルシーは高校レベル以上の単語を使えるし、カスパー・ハウザーの辞書はかなり洗練されていたと考えられる。ところが早期の隔離によって最大限のダメージを受けるのは、文法を使ったり理解したりする能力だ。複数名詞の語尾に「-s」を付ける、動詞の時制を合わせる、代名詞を正しく使う、といった単純なルールを、上述の全員が習得できなかった。言語能力の欠落は個々の音を分離して発音する能力にも影響を及ぼすらしく、ジーニーもチェルシーも発音はひどく下手だった。

▼言語の臨界期はいつまでか

明らかに、完全な言語の発達には早期に言語にさらされることが欠かせない。しかし、ジーニー、ヴィクトール、カスパー、チェルシーは一〇年かそれ以上も隔離された状態だった。もしもっと早く発見されていたら、彼らは言語能力を回復できただろうか。臨界期はいったいどの時点で終わるのか。この問題にもっと厳密に取り組むために、研究者たちは単独事例の研究を離れて二つのグループの子どもにおける言語獲得に焦点を合わせた。生まれつき耳が聞こえず、アメリカ手話（ＡＳＬ）を第一言語として学んでいる子どもたちと、英語を第二言語として学んでいる移住者の子どもたちだ。

チェルシーと同じように、生まれつき耳の聞こえない子どもは完全な言語能力を獲得できないリスクを抱えている。幸いなことに、先天性聴覚障害はたいていチェルシーの場合よりもずっと早期に見つけられるが、大事なのは障害を見つける年齢よりもむしろ、耳の聞こえない子どもが言語にさらされる年齢だ。米国の耳の聞こえない子どもたちはＡＳＬを選択する。ＡＳＬは単なる身振りの集積ではなく、あらゆる自然言語と同様の文法的複雑さをそなえた完全な言語だ。熟達した手話使用者は、手の形の微妙な違いとともに個々のサインが持つ空間内の位置と動きを使い、通常話される言語が語尾の形、語順、冠詞、前置詞、代名詞などによって規定するのと同じ論理関係を表現する。

文法は初期の経験にとりわけ敏感であることから、耳の聞こえない子どもの言語獲得に関する研究の焦点とされてきた。ロチェスター大学の研究者たちは、子どもの頃に同じペンシルベニア聾《ろう》学校に在学していたけれど、最初にＡＳＬに触れた年齢が異なる二グループを対象として文法能力を比較した。被験者の何人か（**ネイティブ**の手話使用者）は両親も耳が聞こえず、誕生直後からＡＳＬに触れていた。しかしそれ以外のほとんどの人は、四歳かそれ以上の年齢になって寄宿制のこの学校に入るまで、流暢《りゅうちょう》なＡＳＬ使用者に会ったことがなかった（注目すべきは、被験者たちが在学していた間、教室では——唇の動きを読めるようにしようとの考えから——手話の使用が禁じられていたことだ。しかし寄宿舎ではＡＳＬにどっぷり浸っていた）。テストを実施した時点で、被験者たちは全員、少なくとも二〇年にわたって手話を使っており、使用レベルは安定していた。それにもかかわらず、ＡＳＬの文法をフルに活用していたのはネイティブの手話使用者、つまり学校に入る前に両親からＡＳＬを教わっていた人たちだけだった。もう少し後で、四歳から六歳の頃になってＡＳＬを習った人たちも成績は良かったが、ネイティブの手話使用者には及ばなかった。そして一二歳を過ぎてからこの学校に入り、ＡＳＬを習うのが遅かった人たちは、ある文法に合わない仕方で常に手話を使っていた。研究のために彼らの能力を評価した流暢な手話使用者によると、それは外国人の話す英語のようなもので、コミュニケーションは支障なくできるけれど、どこか不自然さが残るのだという。

同じ研究者たちは、第二言語の学習――この場合は中国と韓国から米国に移住した人たちの英語能力――の研究でもほぼ同じ結果を得た。注目したのはやはり文法だった。大人の被験者に数百の文を聴かせ、それぞれについて正しい文かどうかを尋ねた。聴いてもらう文のうち、約半数は文法的に正しくないものが混じっている。たとえば、次のように。

The farmer bought two pig at the market.〔pig→pigs〕
The little boy is speak to a policeman.〔is speak to→is spoken to by〕
Yesterday the hunter shoots a deer.〔shoots→shot〕
Tom is reading book in the bathtub.〔book→a book〕
The man climbed the ladder up carefully.〔climbed the ladder up→climbed up the ladder〕

テストの結果はかなり明白だった。英語の文法を正しく使えるかどうかは、移住時の年齢だけに左右され、正式な訓練、学習者のモチベーション、態度、さらには米国で過ごした年数には関係がなかった。被験者のうち、ネイティブスピーカーと同じくらい成績がよかったのは七歳までに移住した人たちだけで、移住した年齢が高いほど成績は下がった（テストの内容は、六歳のネイティブスピーカーでもほぼ完全に答えられる程度の易しいものだ）。最も若い年齢で移住した人たちより、八歳から一〇歳のときに移住した人たちは成績が低く、一一歳から一五歳のときに移住した人たちはさらに成績が低かった。最も成績が低かったのは米国に到着したとき一七歳を超えていた人たちだけれど、このグループ内では文法を使う能力に移住時の年齢による差がみられなかった。

これら二つの研究からやっと、言語獲得の臨界期について明確な見方が得られた。子どもの脳が言葉を吸収する能力は——特に文法の規則や論理については——六—七歳までがピークで、それ以降、思春期の終わりにかけて、文法を習得する能力はどんどん低下していく。大人になりかけた頃には、臨界期は完全に終わっている。聴覚障害があることに気づいてもらえなかった子どものように、まったく言語にさらされる機会がなかった場合、どの言語も習得できずに終わってしまう。現在では、こうした研究の結果、子どもの聴覚に問題を感じた親に対して、できるだけ早く子どもに聴覚テストを受けさせ、臨界期の最適な期間内に——つまり四歳までに——障害を発見し、手話を使った滑らかなコミュニケーションに浸らせることが推奨されている。

第二言語の学習の場合はいくらか事情が異なる。思春期を過ぎてから新しい言語を習得することは、もちろん不可能ではない。大人は子どもよりもかなり多くの努力と集中を必要とするが、ジーニー、ヴィクトール、カスパー、チェルシーが最初の言語を習ったときより、たいていはずっと上達する。それでも、臨界期を過ぎて学習した第二言語には明らかな特徴が残っている。どれだけ努力しようと、大人になってから外国語を学習する人は、文法を正しく使うこと（代名詞を正しく選ぶ、冠詞を忘れないなど）だけでなく、発音にも問題があって、ネイティブスピーカーでないことが露呈してしまう。成長してからの場合、最初の言語が下地にあって脳はそれを新しい言語の習得に役立てられるが、幼児期ほど完璧にやり遂げることはできない。子どもに外国語をマスターさせたいと本当に思っているのなら、なるべく早く始めた方がいい。もちろん、米国で伝統的に外国語を教え始めることになっているハイスクールに入学する前からだ。

▼脳と臨界期

幼い子どもの脳の何が、言語をこれほどうまく吸収できるようにしているのだろうか。まだ新しい未成熟な脳が、これほど文法学習と発音を古い脳よりも上手に習得するのはどうしてなのか。ここでも、答えは若い神経系の著しい可塑性にある。脳はシナプスや樹状突起を作り替えることによって学習し、子どもの脳のシナプス数がピークにある発達初期は、言語を媒介するのに最適な神経伝達路を選択する機会が最も大きい。

実際、発達初期の脳の可塑性を、言語はきわめて劇的に物語っている。大人が左脳の傍シルビウス裂皮質領域に損傷を受けて失語症になった場合と異なり、それと同様の脳損傷を受けた子どもの言語能力は目覚ましい回復を見せる。**左半球全体を切除**した場合でも（ある種の難治性の脳障害があって、他に治療手段がないときに行なわれることがある）、もちろん臨界期の初期に手術が行なわれたとすればだが、話したり、読んだり、書いたりできるようになる。四歳か五歳になる前に半球を切除した子どもは、ほぼ完全に回復するが、思春期の頃まで手術が行なわれなかった子どもは完全に言語能力を失ってしまう。

こうした事例から明らかなように、脳の言語回路は一般に左脳優位だけれど、かなり初期に回路が作られ始めた場合に限っては、右脳に形成することも十分可能だ。しかし、あらゆる言語回路が同じように可塑的というわけではない。社会的孤立、発達初期の脳損傷、先天性難聴などで言語に触れる機会がひどく損なわれた場合、語の意味を学習する能力よりも文法能力の方がずっと影響を受けやすいことが分かっている。また、最近の研究では、ウェルニッケ野よりもブローカ野の方が臨界期の経験にずっと敏感だということが確認された。大きくなってから第二言語を学習する人（この事例では、既にＡＳＬに熟達している聴覚障害者が英語を学習）で、英単語に対する脳の後部の反応が比較的正常だったのに対し、文法を処理する間の前頭葉の活動が普通とは異なっていたのだ。この感受性の違いは、視覚系においても色の知覚や周辺視野などよりも視力と立体視などの機能の方が、初期の経験にずっと影響されやすいことを思い起こさせる［第九章、２９８ページを参照］。幸いにも言語の場合、ウェルニッケ野での臨界期がそれほど厳しく定まっていないおかげで、私たちは生涯にわたって語彙を拡充し続けることができる。

新生児にとっての言語？——言語に対応するため、脳は先天的に偏っている

言語はどのようにして始まるのか。明らかに子どもたちは、何もないところで言葉を学習することはできない。しかし、言語の獲得が経験に大きく依存することと同じように、人間だけが言語を習得できるという事実は否定できない。家で飼われているペットにも発達初期に人間の言語に浸る環境があるけれど、言葉を話せるようにはならないし、ごく簡単な言葉を除いて理解できるようにもならない。経験は不可欠だけれど、いくら言語にさらされたところで、脳が言語獲得に向けてデザインされていなければ何の役にも立たない。

この特殊化は、実のところ生まれるかなり前から始まっていて、早くも妊娠六カ月で**側頭平面**（*planum temporale*）として知られる領域が左脳で大きくなり始める。これは側頭葉と頭頂葉の境界部分にあたる三角形の幅広い領域で、ウェルニッケ野はここに含まれる（図14・2を参照）。早産児の脳電図から判断すると、妊娠三〇週までに両半球が言語音に対して異なる反応を示し始めている。早くも第二トリメスターの終わりに左脳が言語を担当するようになっている事実は、これが遺伝的に決まっていることを強く示唆している。

この生得的な非対称性は、赤ちゃんの左右の耳が言語に反応する仕方について重要な意味を持っている。聴覚神経線維の大多数は大脳皮質に向かう途中で交差するため、新生児が言語音を知覚する能力は右耳の方

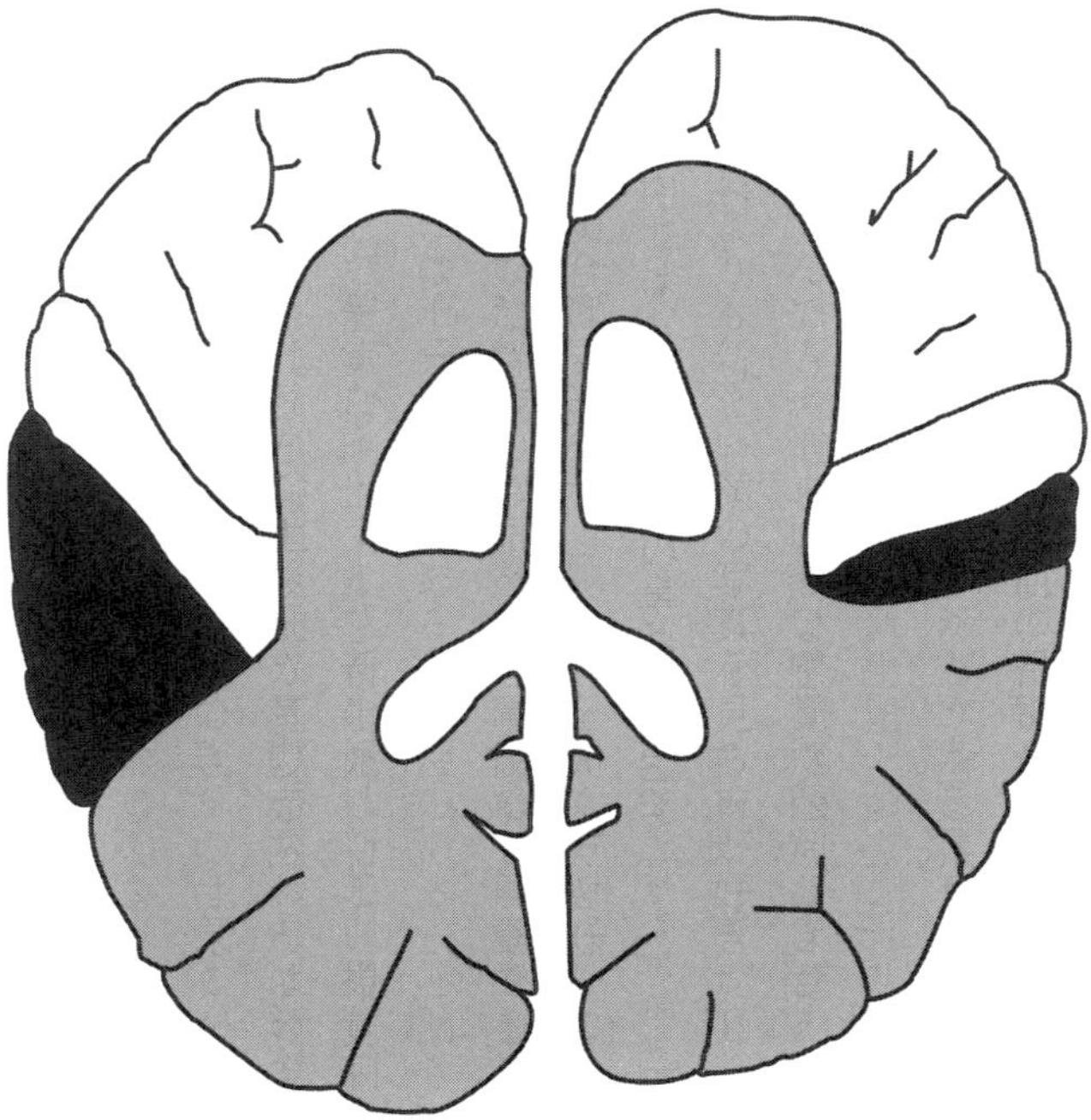

図14.2
側頭葉上部の表面（白と黒の領域）が見える脳の断面図。側頭平面（黒い部分）は左脳でかなり大きく、ウェルニッケ野はここに含まれる。この左右非対称は妊娠29週で早くも現れ、男児の方が目立っている。

N. Geshwind and W. Levitsky, "Human brain: Left-right asymmetries in temporal speech region," *Science*, 161:186-87, 1968.

がわずかに優れている。一方、楽音を聞き分ける能力（右脳の機能）は左耳の方がいくらか高い（優しくささやきかけるときは赤ちゃんの右耳に、子守歌を聴かせるときは左耳にするといいかもしれない）。

言語脳が早期に定まっているという見方は、新生児の他の能力——言葉によく反応することや、母語と外国語を区別する能力など——の説明にも役立つ（第十章、318ページを参照）。最近のある研究は、新生児に語の境界を感知する能力さえそなわっていることを示唆している。私たちが外国語を聴いたとき、たいていは音節が途切れなく続くように聞こえることからすると、これは驚くべき能力だ。

研究者たちは音声知覚の生得的なある面に特に焦点を合わせてきた。それは、赤ちゃんの脳が言語の個々の音（**音素** *phoneme*）を区別できるように調整されている仕組みだ。大人であれ新生児であれ、実際には誰も厳密に話された通りの音声を知覚してはいない。なぜなら、話者は誰か、話者はどんな気分か、どの言語を話しているか、さらにはどの語句の中に埋め込まれているかなど、あらゆる種類の要因から、同じ音素でも音響的な構造はまったく異なっている可能性があるからだ。しかし、話しているのがバーニー［米国の子ども向け番組『バーニー&フレンズ』に出てくる恐竜］だろうとシンディ・ルー・フー［ドクター・スースの絵本が原作の映画『グリンチ』に登場する女の子］だろうと、私たちは/b/は/b/だと知覚する［「//」でくくることで音素を表す］。それは、私たちの脳が自動的に言語音をカテゴリー化し、話し言葉の部分部分を明確な仕切りの中に入れていくからだ。虹にはあらゆる波長の光が含まれているけれど、私たちはたいてい、それをいくつかの光の帯として見る。それと同じように、私たちの耳は音声のスペクトラムをまるごと拾うけれど、私たちはそれを限られた数の音素として聴くことになる。

乳児には、母音、多くの子音、さらには外国語の音など、ほぼあらゆる種類の音素を区別し、カテゴリー化する能力がある。研究者たちはこのことを証明するため、音声合成した単一の音節/pa/を赤ちゃんに繰り返し聞かせた。次に、音響パラメータを一つ調整して大人が/ba/だと認識する音を作成すると、赤ちゃんの吸綴《きゅうてつ》回数が増加した。このことから乳児も二つの音素を区別していることが分かる。それから音声合成装置を逆方向に調整して、純粋に物理的には/pa/から/ba/と同じくらい隔たっているけれど、大人には/pa/だと感じられる音節を作った。赤ちゃんはこのときも馴化《じゅんか》されたままだった。いい換えると、同じ/pa/の音が聞こえているかのように振る舞ったということになる。この実験、およびそれに似た多くの実験の結果、乳児でさえも言語音をカテゴリー化し、私たちが感知できるようプログラムされた比較的数の限られた音素にまとめていることが明らかになった。

異なる言語音の認識能力が本質的に生まれながらにそなわっているというのは、子どもに発音を教えようとしたことのある人にとっては驚きだろう。実をいうと、音素をカテゴリー化する能力は人間だけのものでもない。霊長類の多くの種や、さらには霊長類以外の哺乳類の一部にもこの能力がある。哺乳類の神経系は音声を構成する要素のタイミングにおけるわずかな差異——これが多くの音素を弁別する基盤となる——を察知できることが分かっている。人間の言語は、既に私たちの脳にそなわっていたこの能力を最大限に利用できるように進化したのだろう。

生後一八カ月までの言語

つまり赤ちゃんは最初から言葉を学ぶ用意ができている。人間の言葉を認識し、語の境界や、いろいろな音素のカテゴリーを見出すことのできる特別な脳を持ってこの世界に生まれてくる。しかし、入り口こそ有望だけれど、本当の言語に至る道はまだまだ遠い。「infant」（乳幼児）の語源であるラテン語の*infans*は「話す能力がない」という意味で、本来、まだ話せないのが赤ちゃんということになる。生得的に言語能力を秘めているとはいえ、どの言語であれ、真の言語を一つ身につけるまでに——神経は——山ほどの作業をこなさなければならない。たとえ一語でも意味のある言葉を発するまでには、膨大な回路を調整する必要がある。そして、このような基礎固めは経験に依存する。最初の一年だけでも、何百万もの単語と音素を聴くことになる。

言語は疑いもなく、赤ちゃんが受け取る刺激の中で最も重要なものだ。赤ちゃんに語りかけているときの親は、脳の聴覚的、社会的、感情的、言語的な中枢をすべて同時に活性化させている。しかし、それが言語発達に及ぼす影響はとりわけ深い。第十章〔312ページ〕で説明したように、出生前でさえ胎児が聴く言語は後の言語知覚を左右する。新生児は母親の声や母語を好むし、ドクター・スースのおはなしまでお気に入りになるかもしれない。それもみな、子宮内でくぐもった声を数週間にわたって聞いていたからだ。しかし胎内での経験は、言葉全体の音楽的な面——つまり母親の声や『キャット イン ザ ハット』の音高、抑揚、強勢のパターン——に関わるものだけれど、言語は出生後、はるかに具体的な影響を及ぼす。いずれ言語を理解し、産出することになる神経系を磨き上げるためには、すべての母音と子音が欠かせない。

生涯の最初の一二—一八カ月、言語はじっと身を潜めている。乳児期にはわずかな兆ししかみられないけれど、言葉は深い海に沈められた気泡のように、浮かび上がって拡大する時機を待っている。そして二年目のどこかの時点で表面に達すると、爆発的にあふれ出た言葉を誰もが聴くことになる。

▼波長を合わせ、スイッチを入れる（母語を知覚するための神経回路）

経験が初期の言語発達を見えない形で方向づける方法の一つが音素の知覚だ。既に見たように、赤ちゃんは言語音をカテゴリー化する能力が驚くほど高い。実際、ある面では大人より——それも**著しく**——優れている。大人よりもずっと多くの言語音を感知できるのだ。たとえば、日本人が/r/と/l/の音をうまく区別できないことはよく知られているけれど、日本人の赤ちゃんはそれができる。同様に、英語圏で言葉を覚えつつある赤ちゃんは、両親が区別できないヒンディー語やチェコ語のある音素を区別できる。つまり音素の知覚に関して、赤ちゃんは「世界市民」なのだ。民族や生まれた国に関わりなくどの赤ちゃんも、育った国の言語をそこで生まれた人と同じ滑らかさで話すようになるという事実は、この許容範囲の広さで説明がつく。

しかし、この驚くべき柔軟さは長続きしない。外国語の音を区別できる能力は生後六カ月で早くも衰え始める。この頃になると、英語圏の赤ちゃんは既に、生後四カ月のときにまだ持っていた、ドイツ語とスウェーデン語の特定の母音を区別する能力を一部失っている。外国語の母音は最初に失われていく音素だ。そして、生後一〇―一二カ月で外国語の子音――日本人の赤ちゃんにとっての/r/と/l/や英語圏の赤ちゃんにとってのヒンディー語の子音など――を区別する能力が失われる。

多言語の音を区別する能力という、保持していれば大いに役立つかもしれないものを、どうして私たちは失ってしまうのか。これは母語への感受性が上がっていくことと裏腹の関係にある。耳に届く範囲で話される語を構成している特定の音素を赤ちゃんが聴くたび、その経験により、母語にはない隣接する音（つまり、物理的属性が似ている音）を犠牲にして、当該の音の知覚カテゴリーが拡大される。だから、世界中の言語音を弁別できる能力を持って生まれてくるにもかかわらず、こうした細かいカテゴリーはいずれ、母語の解釈に必要な限られた数の音素（たとえば、英語には全部で四〇ほどの音素がある）に包摂されてしまう。そして、各カテゴリーの幅が広がることでカテゴリー間の境界は厳しくなっていく。その結果赤ちゃんは、聞こえた言語音を（不明瞭な発音であっても）周囲の誰もが使っているらしいかぎられた種類の一つだと、さらに素早く判定できるようになる。こうした余分なカテゴリーを取り除くことで、赤ちゃんは母語を習得するのに必要なカテゴリーに集中しやすくなる。

つまり音素の知覚も、発達中の脳における「使うか、失うか」の一例といえる。言語音の知覚は経験によって――この場合、ごく早い時期に一つの母語にさらされることによって――変更される。神経科学者たちはこれが起きる正確な脳の場所をまだ突きとめていないけれど、特定の聴覚回路――母語の音をカテゴリー化するための回路――が選択され、それ以外の――外国語の音素の――カテゴリーを犠牲にして安定化すると考えていい。

音素知覚が非常に早い時期に形成されるということは、外国語学習への重要な示唆となる。明らかに、外国語の音を聴くのが早ければ早いほど、それを学習するのが容易になる。赤ちゃんはこの能力をすぐに失い始めるけれど、もし急に新しい言語に浸る状況になったなら、臨界期内に外国語の音素知覚を回復する十分な余裕が持てるだけの柔軟さが脳に残っている。これとは対照的に、大人の場合は外国語の音声を聴いても文字通り「チューニングがずれて」いて、なじみのない言語に左脳がまったく活性化しない。よほど努力すれば難しい外国語の音もいくらか区別できるようになるけれど、子どものように容易に、自然に、完璧に聞き取れるようにはならないし、外国語の正しい発音を身につけることもほとんど望めない。大人が後から身につけた言語の発音に、明瞭な訛《なま》りがあるのはそのためだ。

音素知覚が早期に形成されることの影響は**外国語の**訛りだけではない。喃語《なんご》を発し、その後話し始めると き、当然ながら赤ちゃんはそれまで最も頻繁に出合った音素――つまり、その地域の方言に含まれる音――を発音しようとする。ボストンで育つ子どもは、中西部（口の開きが狭く鼻にかかった/a/の音を使う）で生まれた子どもとは大きく異なる/a/音のひな形――口を大きく開け、喉で音を出す――を持つようになる。小児期や思春期の初めに発音が変わる可能性はあるが（特に仲間集団の影響下にあるとき）、こうした/a/音は大学に入る年頃までにかなり固定される。ジーニーやチェルシーの事例が示すように、発音は言語のいろいろな側面の中で臨界期の経験に特に敏感なものの一つで、その理由は初期の音素形成によって直接決まるからだ。

▼喃語《なんご》

音素の学習は双方向的だ。赤ちゃんは音を聴くのと同じくらい、自分で発音を練習することによって言語音を身につける。赤ちゃんにとっての練習とは喃語《なんご》のことだ。まだ言語がどういうものかよく分からない頃から赤ちゃんは喃語を使い始め、いろいろな音を発して会話の方法を実験するようになる。よくしゃべる四歳児のそばにいた経験があれば、話すことなんて簡単だと思えるかもしれないが、実際には複雑な運動で、唇、舌、口蓋《こうがい》、喉頭《こうとう》をコントロールする多数の筋肉を素早く調整する必要がある。だから喃語は、赤ちゃんが自分に注意を向けさせる可愛らしい手段にしか見えなくても、話すための複雑な運動のリハーサルとしてきわめて重要でもある。

喃語が始まるのは生後二カ月の頃で、これは発声に関わる喉、口、舌の筋肉を支配するさまざまな運動神経における髄鞘形成の時期を反映しているのかもしれない。この段階では世界中の赤ちゃんが――重い聴覚障害がある場合でさえ――同じように音を発する。たいていの赤ちゃんは親に向かって、ウーまたはアーという長い声を出す。これらの音は複雑な口の動きをほとんど必要とせず、またあらゆる言語に共通している。そして生後五カ月頃、いくつかの子音がレパートリーに加わるようになる。一般的なのは、/b/ /d/ /m/ /n/ /w/ /j/ で、それはお乳を吸うときに十分練習を積んだ唇と舌先の筋肉を動かすことで作れる音だからだ。生後一〇カ月頃まで続くこの段階で、赤ちゃんは子音と母音を組み合わせ、babababa, nenenene, mamamama のように音を長く繰り返すようになる――**規準喃語**（*canonical babbling*）期と呼ばれる時期。これは脚や腕の回路をスピードアップさせるためにこの時期の赤ちゃんが行なう、脚と腕をリズミカルにバタバタさせる運動といくぶん似ている。

生まれて最初の一年が過ぎる頃までに喃語はさらに複雑化して、複数の音節を混ぜたり、大きな抑揚をつけて長く発声したりするようになる。こうした**混合性の喃語**（*variegated babbling*）は、生後二年目に入って本当の単語を交えるようになってからも続く。英語圏の赤ちゃんは生後一二カ月までに、母音のほとんどと子音の半分ほどを発声できるようになる。しかし、最も難しい子音をマスターするまでには、さらに何年もかかることがある。小学二年生になってもI fink dat doze tree bwankies are lellow.（I think that those three blankies are yellow.）［blankieは「安心毛布」］のような話し方をする子がいるのはそのせいだ。

喃語の発達はある程度まで、単に子どもの発声機構が成熟したことの結果だ。出生時、赤ちゃんの声道は人間よりもサルに近く、大人に比べて不釣り合いなほどに短い。口腔《こうくう》は大人より幅広で、喉頭《こうとう》は高い位置に、舌は前方にある。赤ちゃんの特定の母音（head, hat, hut, hot などの語に含まれるもの）や /g/ /k/ /h/ といった子音の傾向は、この形状で説明がつく。喉、口、舌は生後六カ月までにもっと大人の声道に近い形状になり、赤ちゃんの発音もそれに応じてよくなっていく。

しかし、解剖学的な面だけでは最初の一年間に起こる喃語の変化のすべてを説明できない。赤ちゃんの言葉の進歩は学習にも同じくらい影響される。一つには喃語の量が、大人がどれだけ注意を払うかということに影響を受ける。赤ちゃんの発声を真似したり、他の方法で反応したりする大人は、さらに多くの喃語を聴くことになるが、赤ちゃんが声を出しても無視していると、それは子どもの発声を禁じる結果になり、長期にわたって問題が生じるかもしれない（５０３ページを参照）。しかし、たとえ大人が強化しなかった場合でも、赤ちゃんは自分の声を聴くことに喜びを感じている。その証拠に、耳の聞こえない赤ちゃんは数カ月経つと発声をやめてしまう（ただし、最初の数カ月に手話にさらされれば、生後六―七カ月で指を使った「喃語」を始める）。

喃語の質は早期の言語体験にも影響される。初めのうちはどの赤ちゃんの出す声もほぼ同じだけれど、文化横断的な研究から、生後一〇カ月の赤ちゃんではその国で支配的な言語（この場合は英語、フランス語、中国語、アラビア語）を反映して、喃語の音がはっきり異なることが明らかになっている。生後一二週の赤ちゃんも、女性の話者によるわずか一五分の「訓練」の後、母音がお手本に似た発音になるよう修正されることが知られている。初期の経験が言語音の**聴き方**を形成するのと同じように、**産出する**言語音の種類も経験の影響を受ける。その理由もまったく同じで、脳が音素をカテゴリー化する方法に関する配線が変わるからだ。

▼初語

喃語は素晴らしい。赤ちゃんが一生懸命、意味のない音節を長々と発している様子ほど、可愛らしく、無垢に思えるものはない。それでも遅かれ早かれ、その小さくて愛らしい口から何か意味をすくい取れる音声が出ることを期待しないではいられなくなる。ちっぽけな頭の中で何が起きているか、もっとよく理解する方法はないのだろうか。たとえば生後一四カ月のネイサンは、日ごとに熱心にいろんな物を指差し、何がほしいかをママに分かってもらえるまでうなり声を発するようになっている。遠からずこのフラストレーションが、単に声を出す遊びの範囲を超えて、音と物体、人、概念とを結びつけるよう仕向けることになるはずだ。

この飛躍は小さなものではない。指差しに母親が反応して「bottle」（瓶）といったとき、ネイサンの心に生じるかもしれないあらゆる可能性を想像してみてほしい。それは容器の内容物（ミルク）を指しているのかもしれないし、容器の一部（乳首）のことかもしれない。容器の属性の一つ――紫の色、あるいは長い円筒形――を意味する可能性もある。あるいは、その特定の「紫色の長い円筒形をしていて、シリコンの乳首がついている、ミルクの入った瓶」を意味するのかもしれない。それとも、私たち誰もが「哺乳瓶」として知っている一般化された物体だろうか。可能性は限りなくあるにもかかわらず、たった一歳の赤ちゃんが正しい一般化のレベルに到達し、哺乳瓶にはたくさんのスタイルがあって、乳首の種類はいろいろで、ミルクやジュースが入っていたり空だったりするけれど、それが全部「bottle」という言葉で指示される、ということを理解する。そんなことができるのは、先天的に赤ちゃんの脳が、語について次のような三つを仮定する傾向を持っているからだ、と科学者たちはみている。(一)部分や属性よりも、物体全体を指す。(二)集合の個々のメンバーよりは、物の集合を指す(紫色の瓶、透明の瓶、小さな瓶等々)。(三)物体が持つ名前は一つしかない。こうした命名上の仮定のおかげで、赤ちゃんはたいていの物を呼ぶための単一の語を素早く見つけることができ、既知の項目に対する新しいラベル(「乳首」「紫色」など)に直面したときには、対象物の一部か属性に適用されるのだと演繹《えんえき》することができる。

音と意味の間に初めて橋がかかるのは生後九—一〇カ月という早い時期だ。赤ちゃんは、家族やペットの名前、「ダメ!」の意味、さらに「靴」や「クッキー」など、一般的なラベルのいくつかを知る。一歳の誕生日を迎える頃、平均的な赤ちゃんは約七〇語を理解するようになっている。人の名前や物の名称がほとんどだけれど、「やあ」とか「バイバイ」とかいった社会的表現もいくつか含まれている。もちろん、話せる言葉はそれほど多くない。一歳児の発する語数の中央値は六だが、一語も話せない子がたくさんいるし、五〇語ほども話せる子も中にはいる。幼児が一定の数の語を理解できる時点と、それと同じ数の語が話せるようになる時点との間には、通常五カ月のギャップがある。

新しい語は生後一二カ月から一八カ月の間ゆっくりと増加する。ネイサンは毎月いくつかの名詞その他の言葉を覚え——spoon, blankie(安心毛布), nose, milk, up, allgone(ぜんぶない)——数日その語を口に出そうとし、それからたいてい別の語に移って前の語は使わなくなる。しかしその後、ネイサンの語彙は堰《せき》を切ったように膨れ上がり、毎日新しい言葉をしゃべり始める。car, cup, kitty, flower, plane, birdie, teeth, keys, hair, light, foot, let's go, ball, kiss, cracker, doggie(わんわん), peekaboo(いないいないばあ), book, dance, water, Gramma(おばあちゃん), down, night-night(おやすみ), bath-time, eyes, ears, block, phone, bunny（うさちゃん）, hug（ハグ）, (com)puter, chair, tree, crib（ベビーベッド）……あまりに多くて、記録をつけ始めていた母親もなかなかついていけないほどだ。マジックナンバーは五〇。たいていの幼児の語彙は、五〇前後になると爆発的に増え始める。毎日、話すときに一つ、二つ、三つと新しい語を付け加えるようになるし、受容語彙――理解できる語の数――の増え方はさらに急速だ。二歳から六歳までの間、子どもは何と一日に八語の意味を学ぶと推定されている。つまり起きている間、二時間ごとに一つかそれ以上の新しい言葉を知ることになり、小学校の頃までこの割合が続く。六歳になるまでに子どもが理解するようになる語彙は一万三〇〇〇語ほどになると推定される。もっとも、話せる語はそこまで多くはない。

わが子のこうした変化を間近で見る経験は、子育ての中で感じる大きな驚きの一つだ。ジュリアがおばあちゃんの庭で「キツネノテブクロ」（ジギタリス）という名前を口にしたとき、私はびっくりして、口をあんぐり開けていたはずだ。どこでその名前を覚えたかは分かっている。その二日前に買ってきた、きれいな花の絵が載っている本からだ。でも、バラとゼラニウムの違いさえはっきり分からない私からすると、ジュリアがその名前を記憶しただけでなく、本に出ている何十種類という花の中からそれがどれか見つけ出したという事実は、卒倒しそうなほどの衝撃だった。

語彙の爆発的増加は生後一八カ月頃に始まることが多いが、早ければ生後一二カ月、遅ければ二四カ月くらいになることもある。たとえば生後二〇カ月の子が話せる言葉の数には三語から五〇〇語以上までの幅があり、中央値は一六九だ。もちろん、一カ月に二〇〇語も語彙が増えるようになれば、追いつくのにそうは長くかからない。しかし、生後一八カ月の頃、言葉の学習がここまで急激に進むとき、いったい何が起きているのだろうか。幼児の脳はどのようにして、これほど急速に、文字通り新しい言葉を吸い込むスポンジと化すのだろう。

驚くまでもないけれど、語彙の爆発的増加は脳の急速な発達と関係している。生後一三カ月から二〇カ月までの間、子どもの脳は言葉に反応するようにどんどん特殊化していく。この期間の初め、子どもは知っている語と知らない語の違いを検出するために、大脳皮質のかなり大きな部分を使う。これに対して生後二〇カ月の子どもでは、活性化する領域が左脳の側頭葉—頭頂葉に絞られている。さらに、生後二〇カ月という点では同じでも、早くから話していた（既に数百語を話せる）子どもの左側頭葉の電気的反応は、話し始める時期が遅い（まだ一〇〇語以下しか話せない）子どもに比べて範囲が絞られていた。このように、まさに子どもが新しい言葉——特に名詞——を大量に学び、産出するようになるとき、大人では言葉の意味の保存と取り出しに関わっている左側頭葉が活動し始めているようだ。もちろん、どちらが先なのかは断言しにくい——脳の成長が語彙増大のきっかけとなるのか、その逆に、子ども自身が初めて言葉を口にするなど、初期の経験が言語脳の急速な成長を促すのか。子どもによって数カ月の開きはあるものの、通常の幼児はみな、生まれて二年目のどこかの時点で語彙が爆発的に増加する段階に入る。これは大脳皮質のシナプス形成と代謝活性が最も増大する時期にあたる。

生後一八カ月を過ぎて——文法の爆発的開花

語彙の爆発的増加は言語発達の劇的な連鎖反応における最初の一歩でしかない。すぐ数カ月後には文法の爆発的開花が控えている。子どもは急速に基本的な統語規則をすべて獲得し、生後四年までには小さな頭で思いつくほとんどすべてのことを言う能力が身につく。

世界中のあらゆる言語の文法は、基本的に二つの方法を使って意味を作り出している。語順を調整するか、語尾（一部の言語では語頭）につく細かい部分を変化させる（**屈折**）かだ。たとえば、"Big Bird is tickling Cookie Monster."（ビッグバードはクッキーモンスターをくすぐっている）と"Cookie Monster is tickling

Big Bird."（クッキーモンスターはビッグバードをくすぐっている）の違いは、語順（どの固有名が動詞のどちら側に置かれるか）と動詞の形（"tickling"を"tickled by"に変えるとどちらも意味が逆になる）によって伝えられる。

幼児は自分が発する言葉の中で語を結びつけ始める前に、語順による違いを理解するようになる。テレビを二台並べてその前に生後一六―一八カ月の子どもを坐らせ、先ほどの二種類の文の動作をしているセサミストリートのパペットを見せると、どちらのナレーションでもそれに応じた動きをしている画面を見る方が多かった。つまり、子どもはごく幼いうちから、語順に埋め込まれた意味を理解していることになる。これは通常一八―二四カ月の頃から二語文を自分で話すようになったとき、非常に役に立つ。実際に幼児の大多数は、初めて話す二語文で次のように適切な語順を使っている――All dry.（みんな乾いてる）I shut.（ボク閉める）See baby.（赤ちゃん見る）More cereal.（もっとシリアル）Mail come.（手紙くる）Our car.（ボクたちのクルマ）など。

言語発達に三語文の段階というのはない。語彙を急速に増やしながら、二語文の段階が数カ月続く。そして生後三年目の初めから、またもや怒涛《どとう》のように言語能力が増大し、今回は文法の運用スキルが急速に高まる。もちろん、最初は単語を少しずつ連ねていくことから始まるが、単語の数は三つだったり、四つだったり、さらに多かったりする――I drive car-car.（ボククルマ運転する）Plane go fast.（飛行機速い）That big doggie nice.（あの大きいワンちゃんすてき）Now go outside.（さあ外行って）What the man doing on roof?（あの人屋根で何してるの?）のように。語順は正しいけれど、こうした初期の文では語形変化や小さな機能語――of, to, the, am, do, inなど――の多くが欠落する傾向がある。どの語も重要性は変わらないかのように扱われることから、この時期の言葉は**電文体**（*telegraphic*）と呼ばれる。しかし、それからまもなくいくらか文法的要素が加わるようになるが、これは驚くほど予想しやすい形で起こる。英語を覚える子どもはたいてい、Where Mommy going?（ママはどこへ行こうとしているの?）のように、動詞の現在分詞の語尾「-ing」から始まる。それからinやonのような前置詞、さらに複数名詞の語尾「-s」、所有格の「-s」(hers)、冠詞（the, a)、規則変化の過去形語尾「-ed」、三人称単数現在の「-s」(walks) へと続く。

子どもが文法を覚えていく過程のいちばん素晴らしいところは、単なる試行錯誤に頼っているのではないことだ。つまり、違ったグループの語をどう結びつけるかという実際の**ルール**を推定しながら学んでいく。最初に、異なる品詞――名詞、動詞、形容詞など――の区別を直感的に把握する。その後まもなく、表したい意味になるよう、こうしたいろいろな部品を調整して組み合わせる方法を発見する。たとえば、四歳のダニエルにこれまで見たことのない単語を示す。誰かが鳥に似た動物の絵を見せて、これは「wug」だという。それから、その動物が二つ描かれた絵を見せて、これは何かと尋ねると、ダニエルはきっと「wugs」と答える。教えられたわけではないのに、名詞を認識してそれを複数にする方法を既に知っているわけだ。実のところ、英文法には語尾に「-s」のつくケースが三通りあって、子どもたちは四歳になるまでにそのすべてをはっきりした順序で習得する。まず、複数形の作り方を発見する（dogs, cats, Elmo dolls)。続いて、所有の意味を表す「-s」の使い方を覚える（dog's bone イヌの骨、Fluffy's yarn フラッフィーの毛糸、Elmo's doll エルモの人形)。そして最後に、三人称単数の主語と現在時制の動詞を一致させるための「-s」を習得する（The dog barks. イヌが吠える。Fluffy plays with yarn. フラッフィーが毛糸で遊ぶ。Elmo pees! エルモがおしっこする!)。三種類の「-s」を使い始める時期が異なることから、子どもたちが品詞を区別できていて、適用する規則も異なることを理解していることが分かる。つまり、ママやパパの使う個々の語句を単に真似ているのではない。

さらに興味深いのは、幼い子どもたちの言葉の間違いだ。親は気を揉むかもしれないけれど、二歳児、三歳児、四歳児が He gots a purple truck.［正しくは got］She beed happy.［正しくは was］Katie comed over.［正しくは

came］We swimmed at the pool.［正しくは swam］といった間違った文を使うとき、そこにはもっともな理由がある。どの間違いも「過度の一般化」によるもので、英語に一八〇語ほど存在する不規則動詞（過去形は単純に「-s」を付けた形にならない）を使うときに、規則動詞と同じように扱ってしまっている。この種の間違いは数年間続くけれど、驚くのは非常に幼い子どもの言葉にはこの間違いが**あまりみられない**ことだ。つまり、初めのうちは came, was, has など一部の不規則動詞を正しく使っていたのに、規則があることを知ると、comed, beed, gots のような形に間違って置き換えてしまうようになる。大人が直そうとしても、子どもが不規則動詞の過去形を一つずつ覚えて、規則動詞と同じ便利な規則を上書きしてしまうまでこの種の間違いは続く。不規則な形をとる複数名詞や比較表現も同じような混乱のもとになるため、サーカスを見に行った就学前の子どものこんな感想を耳にすることになる。The goodest part was those mans with the funny feets!（いちばんよかったのはおかしな脚の人たち！［正しくはgoodest→best, mans→men, feets→feet］）

子どもは非常に予測しやすい形で言語を学習する。言語によっていくらか相違点はあるけれど、世界中の子どもたちが驚くほど似通った道をたどって急速に言語を使いこなせるようになっていく。まったく異なる（視覚的な）媒体で言語を学ばなければならない聴覚障害のある子どもでさえ、誕生直後から手話に浸っていた場合は、事実上同一のスケジュールに従っている。一年目は指による「喃語」を使い、それからすぐ「一語文」を手話で作り、生後一七カ月頃になると手の形を組み合わせて使い始め、さらに長い「電文体」へと進み、三歳頃にはほとんどの文法を使いこなせるようになる。この過程で、通常の子どもとよく似た間違いもする。動詞の形に適用する規則が行きすぎて、「goed」［正しくはwent］、「holded」［正しくはheld］といった間違いとあらゆる点で似通った手話を使ってしまう。「you」や「me」のような代名詞の意味を初めて覚えたときには、耳の聞こえる子どもと同じようにごちゃ混ぜになる。話し言葉では話し手が変わると代名詞の指示対象が変わるので、間違えるのは無理もないことだが、手話の場合は単に指で差すだけだ。耳の聞こえない赤ちゃんは、最初は正しく指差しをするのに、生まれて二年目の終わり頃、二つの身振りの使い分けに混乱が生じるようになる。これはその時期の耳が聞こえる子どもとよく似ている。

すべての子どもが非常によく似たスケジュールに従って、よく似た仕方で言語を学習するという事実は、言語がいかに深く私たちの生物学的な成り立ちに根ざしているかを示している。私たちは言語を学習する用意のととのった脳を持って生まれてくるのだ。正しい時期に言語にさらされさえすれば、子どもの言語能力はきちんとスケジュール通りに開花する。どの子も四歳になるまでに、滑《なめ》らかに話せるように（あるいは手話を使えるように）なり、驚くほどの数の単語を記憶し、話し言葉のあらゆる文法を習得する。実のところ、言葉を教わる必要もない。ただ子どもに話しかけていれば、言語脳が成長し、開花するのを目の当たりにすることになる。

言語の個人差——言語能力における「生まれ」と「育ち」

これまでのところは、言語学習の普遍的な面——通常の子どもが滑らかに話せるようになるまでに通過する段階——だけをみてきた。言語発達の神経における基礎を理解しようとする心理言語学者にとって、すべての子どもがほぼ同じようにして言語を学習するという事実は大きな財産となる。しかし、一般に両親が気にかけているのはそれと少し違い、言語学習の初期段階において個々の子どもの間に存在するように見える大きな差の方だ。確かに、生後二〇カ月のネイサンは何十という単語を口に出している。ところが隣家のケルシーは、同じくらいの年齢なのに、もう文の形で話している。子どもたちは私たちには無理なスピードでどんどん新しい単語を覚え、文法構造も理解できるようになっているけれど、多くの親はどうしても発達のスピードをよそと比較してしまう。どうしてうちの子は喃語が少ないのか。うちの子は言葉が遅いんじゃないかな。いつになったら単語を組み合わせて使えるようになるのかしら。

もっと重要なのは、長い目でみて、話し始める時期が数カ月早いか遅いかで本当に差がつくのかということだ。驚いたことに、この疑問に対する答えはまだ得られていない。一方で、言語発達が（脳損傷や精神遅滞以外の）何らかの理由で遅い子どもも完全に遅れを取り戻せるという証拠はたくさんある。顕著な例は、初期に気管切開術——生命を救うために気管に穴をあけて呼吸ができるようにする処置——を受けた赤ちゃんだ。こうした赤ちゃんは喃語《なんご》や話し言葉の練習ができないけれど、気道が元通りになれば急速に進んで滑らかに話せるようになる。もっと数の多い事例でいうと、慢性の耳の感染症がある。両耳での聴取が一時的にできなくなった子どもは、初期の言語発達に遅れが生じるけれど、たいてい小学校低学年までには追いつくことができる（第十章、３３４ページを参照）。それに、ヘレン・ケラーのような人の例もある。ヘレン・ケラーは生後一八カ月のときから耳が聞こえず目も見えなくなったけれど、それでも読み書きを習い、聴衆の前で雄弁に語ることさえできるようになった。明らかに言語能力には、少なくとも生後六年から七年までの間、信じられないほどの柔軟性がそなわっている。

とはいっても、言語発達の早い子どもに有利な面があまりないとも考えにくい。言語学習は累積的なので、一般に早く話し始めた子の方が、句、文、文法の段階へ迅速に移行できる。実際、生後二〇カ月のときに話せる単語の数によって、三年目に入ってからの文法や意味の理解といった言語能力を予測できることが分かっている。早くから話せる子の方が、自分が何を必要としているかを伝えたり、他の人と関わりを持ったり、周囲で何が起きているかを理解したりする能力において、明らかに優れている。というわけで、言語発達が早ければ、子どもの感情的、社会的、認知的発達のあらゆる面が加速されると考えるしかなさそうだ。

子どもの言語発達の早い遅いを決める要因は何なのだろうか。三歳で長々と独り言をいう子がいる一方で、短い文もろくに組み立てられない子がいるのはなぜなのか。単に遺伝子の違いなのか、それとも子どもの言語学習を加速するために何か親にできることはあるのだろうか。

▼遺伝子の役割

その答えはやはり、「生まれ」と「育ち」の間のどこかにある。言語能力は身長や髪の色のように、ある程度までは遺伝で決まるので、人によって差があるのは避けられない。双子を対象にした研究によると、言語能力の約五〇パーセントは遺伝で決まるけれど、読解や文字を正確に綴《つづ》るといった能力が遺伝に影響される割合はそれよりかなり低いという（こうした学業成績の違いを遺伝で説明できる割合はわずか二〇パーセント）。この他に、言語の基礎が遺伝的に決まっているという証拠は、あるタイプの失読症や、ずっと稀にしか起こらない**特異的言語障害**（*Specific Language Impairment*）といった、遺伝することが明らかな言語障害から得られる。特異的言語障害のある大人は言語を話したり理解したりするのがきわめて困難だ。話す速度が非常に遅く、大変な努力で精神を集中しても、The boy eat four cookies.（少年はクッキーを四つ食べる［正しくは eats］）のような明らかな文法的ミスをしてしまう。それでもこの人たちは精神遅滞があるわけではないし、耳が聞こえないわけでもなく、他の点では障害がない。問題は脳の言語野に特異的に影響を及ぼすたった一つの遺伝子における突然変異にあると考えられている（これは、言語それ自体が単一の遺伝子によって機能しているという意味ではない。コンピュータやスペースシャトルなど、高度な装置はたった一カ所に不具合があるだけでもうまく作動しない可能性がある）。もしたった一つの遺伝子やいくつかの遺伝子のまずい組み合わせによって言語能力が損なわれる可能性があるのなら、スペクトルの反対側にいる人たち——詩作や雄弁や外国語の才に恵まれた人、あるいはヘレン・ケラーのように途方もない逆境を克服した人——は運がいいだけでなく、言語能力に関する遺伝の「くじ」で大当たりを引き当てた、たぐい稀な勝利者だともいえそうだ。

おそらく遺伝子の役割をいちばん検知しやすいのは、教育と言語にさらされる程度の差によって大きな影響が生じる前の、初期の段階だろう。赤ちゃんのときに養子になった子どもの研究から、生後一二カ月の時点での言語能力――言葉での指示を理解すること、物の名前を言うこと、身振り、意味のない発声、言葉の模倣――が、養父母よりも実の両親の認知能力に近いことが明らかになっている。したがって、少なくとも初期においては遺伝子の方が、子どもの言語能力を決定するのに重要な役割を果たしているようだ。この遺伝的な潜在能力を誕生時に測ることさえできるかもしれない。研究者たちは新生児に単純な音節を聴かせて脳の電気的活動のパターンを調べ、こうした言語音に対する最初期の反応から、子どもが五歳になったときの言語能力の違いを予測できることを発見した。

子どもたちが世界に生まれ出るときにそなわっている、言語に関する潜在能力がさまざまに異なるとすれば、初期の遺伝的優位性がどんどん大きくなって、言語学習全体の進展を前倒しするかもしれないということは容易に想像できる。しかし、遺伝子の働きは誕生の瞬間に停止するわけではない。二歳の頃に始まる「文法の爆発」や、もしかすると小児期のずっと後に言語的才能が急に開花する「遅咲き」の子どもにも、遅れて発現する遺伝子が働いているのかもしれない。年齢が進むにつれて、「生まれ」と「育ち」の役割を解きほぐすのはどんどん難しくなるけれど、言語発達の全期間を通じて、言語脳が自らをつなぎ変えるやり方を決めるにあたっては、おそらく遺伝的要因が関わり続けているのだろう。

▼言語と脳における性差

遺伝子が果たす役割についてのもう一つの証拠は言語能力における性差から得られる。既に多くの親が考えている通り、女児は男児よりも言語能力が優れている。最近のある研究により、早くも妊娠中期から、女の胎児は男の胎児よりもはっきりと、既に生涯にわたって話す練習をしているかのように口を動かすことが分かっている。女の赤ちゃんは男の赤ちゃんよりも一―二カ月早く話し始め、口にする語句や文も女の子の方が長い傾向がある（図14・3を参照）。女児の使う文法は男児よりも多様で間違いが少なく、少なくとも最初の何年かは語彙も女児の方が多い。男児は四―五歳頃までに、こうした分野の多くで女児に追いつく。しかし、いくつかの点では女児に及ばない。小学校の年代でも女の子は、綴り、大文字の使い方、句読点、語法、読解力のテストで男の子よりも成績がいい。また大人になっても女性の方が、言葉の流暢さや、特定の文字で始まる単語を思い浮かべるといったテストで、やはり高得点を取る傾向がある。

もちろん、これらのデータは男児と女児の集団について、能力の**平均**を示しているにすぎない。言語能力に優れた男の子はたくさんいるし、話し始める時期や単語を結びつけるようになる時期が遅い女の子も多い（実際、私の子どもたちがいい例だ――少なくとも今までは。サミーは姉のジュリアに比べて、話し始めるのが数カ月早かった。もっとも、おしゃべりなお姉ちゃんが近くにいることが影響したのかもしれないけれど）。全体として、男女間の差は男性あるいは女性それぞれの中での個人差よりもずっと小さい。さらに、語彙の量や言語による推論など、男女間で成績に差が認められない能力もいくつかある。

言語能力の性差に関する神経的基盤について、私たちはまだやっと把握しかけたばかりのところにいる。それでも、左半球をどの程度まで活用するかという点で男女間に差があるという発見は驚くようなものだった。いくつかの基準からすると、男性の脳では言語処理機能が左脳に偏っているのに対し、女性の脳ではあまり偏りなく左脳と右脳を使っている。最近のある研究は、被験者に意味のない単語のペアを見せて韻を踏んでいるかどうかを判断してもらい、前頭葉下部の活動を画像で観察するというものだ。男性では左半球（ブローカ野）だけが活性化したのに対し、女性ではブローカ野だけでなく、右前頭葉でも同様の領域が活性化する傾向があった。また別の研究では、ＭＲＩを使って左右それぞれの半球で側頭平面――後方の言語

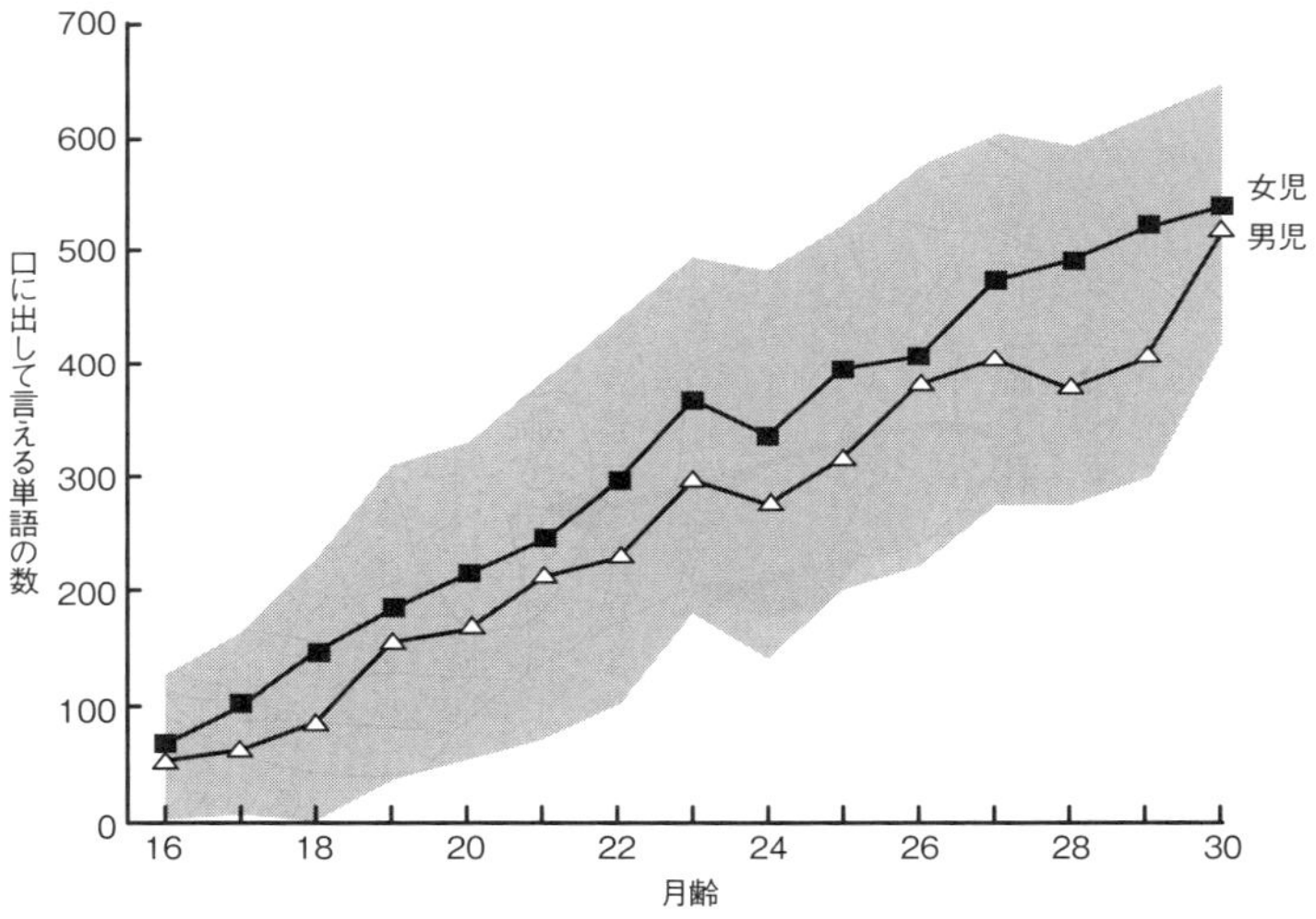

図14.3
声に出して言える単語の数では、女児が男児より約2カ月先を行っているが、男女それぞれの平均の差はすべての子どもの正常域（すべての子どもの3分の2が影をつけた部分に含まれる）よりもずっと小さい。

L. Fenson et al., "Variability in early communicative development," *Monographs of the Society for Research in Child Development* 59(5), 1994. を修整し、出版者の許可を得て掲載。

中枢の一部（479ページ、図14・2を参照）――の大きさを測定した。これらの生体脳画像から、それまでの報告とは異なり、側頭平面が左右非対称なのは男性のみであることが分かった。男性では左半球の側頭平面が大きいが、女性の側頭平面は左右とも同程度の大きさだった。こうした発見は、左半球に卒中その他の損傷を受けた場合、女性は言語の機能を失う可能性が男性よりもかなり低いという、ずっと以前からある神経学上の観察を説明する助けになる。つまり、女性の脳の右半球はもともと仕事の一部を分担しているからだ（偏りが大きければ言語能力についてはリスクが高まるが、視覚的・空間的スキルについてはたぶん有利なのだろう。この面では男性の方が女性より優れている。第十六章、565ページを参照）。

左右半球での機能の偏りだけでなく、男女の言語脳の基本構造には他にもいくつか違いが見つかっている。たとえば最近になって、ウェルニッケ野とブローカ野はどちらも、脳に占める割合は女性の方が男性より大きいことが明らかになった。さらに、ウェルニッケ野を詳細に調べた結果、女性のニューロンは男性に比べて密集しており、しかも樹状突起が長いことが分かっている。脳の構造のこうした違いが言語能力の具体的な差にどう関係しているのかはまだ分からないが、もっぱら言語の機能に使われる脳領域が広く、ニューロンも長い女性の方が、言葉がものをいう領分で大きな能力を発揮する傾向があるというのは理にかなっている。

もちろん、重要な問題は性差が存在するかどうかではなく、なぜそうなのかということだ。その違いが遺伝的なものだと、どうして分かるのか。ひょっとすると、言語経験に常時差があるせいで、言語脳の発達が男女で変わってくるのかもしれない。たとえば、非常に早い時期から社会性は女児の方が高い傾向がある（第十二章を参照）。そのため、親は女の子に話しかける方がやりがいがあると思うのではないか。その結果、女の子は言語にさらされる機会が実際に増えて、樹状突起が長く伸び、右半球の言語機能への関わりが増大するかもしれない。

　こう書くともっともらしく聞こえるかもしれないが、いくつかの証拠は言語能力の性差が確かに先天的なものだという方向性を示している。一つは、幼い女の子や男の子と親が話す時間を実際に測るという、心理学者によるかなり骨の折れる研究だ。その結果、時間の差はないことが分かった（少なくともこの点に関して親が子どもを平等に扱っていると分かったのは喜ばしい）。同時に神経科学者たちは、男の子と女の子で脳が言語を処理する仕方にいくつかの違いを記録した。生まれたその日でさえ、男女で単純な言語音に対する神経の反応に違いがあり、生後三カ月の頃になると女児の脳は言語刺激に対して左半球で大きな電気的活性を示し、男児の脳では右半球の活性が大きかった。この結果は大人における発見といくらか異なるけれど、左半球にある言語を支配する領域が、女児の方が実際に早く成熟していることを示唆しており、言語に関して早熟である理由の説明になるだろう。

▼経験の役割

　遺伝的言語障害、双子の研究、養子の研究、初期の言語能力と相関する脳活動、初期の性差――こうしたすべてを考慮すると、子どもの相対的な言語能力を決定するのに遺伝子が大きな役割を果たしていることは明らかだ。しかし、既にみてきたように、言語脳は言語経験によって形成される面もかなりある。ジーニーやチェルシーの事例はこのことを如実に物語っているけれど、私たちの誰もが自分の育った環境にあった言語と訛りを色濃くとどめているという点からもそれと同じことがいえる。遺伝子に左右されるとしても、子どもがさらされる言語の**質**が言語脳の構造と機能を恒久的に形づくるということに、疑問の余地はほとんどない。

　子どもが成長する場の言語環境は多種多様だ。ある子どもは文字通り「言葉のスープ」に浸かっていて、起きている時間の大部分を、よくしゃべる両親、きょうだい、保育者たちの絶え間ない会話に触れながら過ごしている。また別の子どもは比較的静かな環境で育てられていて、控えめだったり物静かだったりする親は、たとえ愛情にあふれていたとしても、子どもに話しかけることをぎこちなく感じている。そして大多数の子どもの場合、ずっと言語にさらされてはいるけれど、全部テレビを通してだ。

言語環境のこの多様さをどう考えたらいいのだろうか。初期のさまざまな言語経験は、後の言語能力にどう影響するのか。言語脳を成長させるのに最も適した環境はどういうものか。いい換えれば、遺伝的な潜在能力がどうであれ、子どもの言語能力を最適化するにはどうしたらいいのだろう。

▼子育てのスタイルと言語学習への影響

この問題は何十年も議論されてきたが、専門家たちはその答えを見つけるためにようやくやっかいな研究に手をつけた。これまでで最も詳細な研究はベティ・ハート［Betty Hart 一九二七―二〇一二］とトッド・リズリー［Todd Lisley 一九三七―二〇〇七］という心理学者によるもので、カンザスシティの四〇家族を対象に、子どもが生まれてからの三年間を調査した。研究チームのメンバーが毎月各家庭を訪れ、親が子どもに話しかける様子をあらゆる面から記録した。子どもの言語発達についても語彙の大きさと増え方を調べ、三歳になった時点での知能検査の成績（この年齢での言語能力の目安になる）も記録した。徹底した分析を通して、ハートとリズリーは子どもの言語能力に大きく影響すると思われる子育てスタイルの特徴をいくつか発見した。

注目すべきは、子どもの言語発達に最もはっきりと表れる影響は、親が話しかける**量**だと分かったことだ。早いうちから子どもによく話しかけたり反応を示したりする親を持つ子どもは、それほど話しかけない親の子に比べて語彙の増大速度が大きく、知能検査の成績も高かった。子どもによく話しかける親は当然ながら子どもを多様な単語や文に触れさせることになるため、親の言語の多様さ（使う名詞や形容詞の種類の多さ、フレーズや文の長さ）と子どもの言語発達にも相関性がみられた。

こうした定量的な特徴に加えて、ハートとリズリーは特に子どもの言語に影響を与えるように見える質的な側面を発見した。それは子どもが受け取る肯定的なフィードバックと否定的なフィードバックの量の差だった。「ダメ！」「やめなさい！」「しないで」といった禁止の言葉を聞くことが多かった子どもは、否定的なフィードバックをそれほど受けなかった子どもに比べて、三歳の時点で言語能力が劣っていた。もちろん幼い子どもを持つ親は、ダメなことははっきり禁止するしかないけれど、否定的な反応をできるだけ控えて、子どもの発した言葉を繰り返したり、すぐ後で問いかけたり、そうだねと認めてやったりして、なるべく肯定的な反応を強調すれば言語の発達を促すことができる。

同じ子どもたちを対象にしたフォローアップ研究により、こうした言語能力の差は小学生の頃まで残ることが明らかになった。三歳までの時期によく話しかけた親の子どもは、読むこと、話すこと、聴くこと、綴り字などいろいろな言語能力が、三年生になるまで高いままだった。つまり、小学校に入って知的発達に影響を与えるのが親だけではなくなってからも、初期に言語にさらされたことが持続的な好影響を与えているということになる。

しかし、ハートとリズリーの報告にはかなり気になる面もある。研究対象とする四〇家族を決めるにあたって、彼らは意図的に米国の社会経済的な各階層を代表するように選んだ。この違いを考慮して検討すると、家族の教育程度や経済的優位性が上がるに従って、親の子育てスタイルの事実上すべての面が大幅に向上することが明らかになった。子どもにかける言葉の数といった単純なことでさえ、生活保護を受けている家庭では平均で一時間に六〇〇語、労働者の家庭では一二〇〇語、親が専門職に就いている家庭では二一〇〇語と、劇的に増加する傾向がある。社会経済的階層は親から子どもへのフィードバックのタイプとも強い相関があった。親が子どもをほめたり肯定的な反応を示したりする頻度は、専門職の家庭では平均で生活保護を受けている家庭の七倍で、否定的なフィードバック――特にとげとげしい禁止や命令の言葉による反応――の頻度は半分だった。親との交流において質量ともにこれほど大きな差があれば、社会経済的に異なるグループの子どもたちが言語を学習していく過程にも大きな違いが生じるのも容易に想像がつく。

　こうした発見の社会的・政治的な意味は圧倒的だ。明らかに、初期の言語経験におけるこれほど極端な差を子どもが克服するには大変な努力が必要になる。しかし重要なのは、社会経済的階層それ自体が子どもの言語発達を決定づける主要因なのではないという認識だ。子どもたちの運命は経済的優位性の程度によって封じ込められているように見えるかもしれないけれど、真に重要なのは親が子どもと交流するスタイルだ。いい換えるなら、単一の社会経済的グループ――たとえば、ハートとリズリーの報告で「労働者階層」に位置づけられている二三家族――の内側だけを見れば、親の経済力や教育程度よりも子育てスタイルの方が、子どもの言語能力を予測するのにずっと役立つことが分かる。このグループ内では、子どもによく話しかけ、多様な語句や文を使い、子どもに命令するよりもそうしてほしいと求め、子どもの言葉や行動に否定的でなく一貫して肯定的な態度で接する親の方が、そうでない親に比べて、子どもの言語能力が高くなる傾向があった。同様の発見は、シカゴの親が専門職に就《つ》いている階層の子どもを対象にした研究でも報告されている。ここでも、生まれて二年目の子どもに言葉を多くかける母親の方が、子どもの語彙は急速に増えた。つまり、社会経済的に高い階層の中でも、子育てスタイルの違いによって子どもの言語発達の質は大きく影響されるわけで、いわゆる「教育程度の高い親という神話」は打ち砕かれることになる。

▼言語学習を加速させるには

　こうした発見が明らかに意味するのは、親は子どもに話しかけるやり方を変えるだけで子どもの言語能力を向上させることができ、ひょっとしたらIQまで高くなるかもしれないということだ。しかし、それだけで効果が上がるという確かな証拠はあるのか。子どもの相手をするスタイルを意識的に変えて、実際に言語の発達を促進することに成功した親はいるのだろうか。

教育心理学者ウィリアム・ファウラーは、赤ちゃんが言語に接する初期の経験を豊かにする方法を親に教える試みでの、印象深い成果について報告している。ファウラーのプログラムは会話の**量**にはそれほどこだわらないけれど、子どもがごく幼い頃から毎日何度か短い時間を設けて言葉を交わす**やり方**を指導するもので、結果的に言語による交流の総量は間違いなく増える。

ファウラーの基本的な方法は、言語発達の各段階を——赤ちゃん自身がそこに達する**前に**——親に示しておくというものだ。親はまず、赤ちゃんの喃語がまだ始まっていなくても、いろいろな音素と音節、音節の組み合わせを提示して**声を出す遊び**（*vocalization play*）から始める。次に、生後三カ月の頃から**名前づけ遊び**（*labeling play*）に移って、最初は赤ちゃんの注意を引いた物、人、行動に名前をつけることで名詞と動詞の使用を促し、それからもっと複雑な品詞——前置詞（on, off, in, out）、形容詞（big, red, wet, soft）、副詞（fast, slowly, quietly, loudly）、代名詞（me, you, him, her）へと進む。さらに、生後九カ月から**語句と文の遊び**（*phrase and sentence play*）になり、単語の代入（the red/blue/little/fast car）、拡張（that balloon→that big balloon; that big yellow balloon→that big yellow balloon is flying away!）などいろいろな操作で、単語をどのように組み合わせたらいいかをやってみせる。そしてプログラムの最後に、生後一四カ月からの**テーマ遊び**（*theme play*）がくる。この段階では、子どもがそれまでの生活で経験した出来事について、だんだん複雑な会話ができるように導いていく方法を親に教える。

ファウラーと同僚の研究者たちによると、言語発達を加速させる訓練を受けた三〇人ほどの子どもは全員、言語学習の基本的な各段階を通常より数カ月早く通過したという。刺激を受けた子どもたちは生後七カ月から九カ月で初語を発し、一歳の誕生日の頃には単語を組み合わせて使うようになった。生後一〇カ月で早くも文を話し始めた子もいた。二歳になる頃にはほとんどの子どもが基本的な文法規則を習得していたが、通常なら四歳まではこの段階に達しない。さらに、大多数の子は小児期を通じて言語能力の優位性を維持していた。多くの子は小学一年生までに文章を読めるようになり、学校の成績も（算数や理科など「非言語的な」分野でさえ）非常に良かった。そしてハイスクールに入る頃には、教科課程を短縮できる何らかのプログラムに六二パーセントの子どもが参加していた。

ファウラーの研究は、厳密に再現されない限り確実とはいえない。しかし、もっと多くの子どもに対してファウラーのプログラムに効果があるかどうかはともかく、言語脳の発達と生まれてから数カ月間の言語経験への感度に関する私たちの知見に照らして、有効な方法であるとはいえる。

初期の言語環境を豊かにする方法

こうした研究成果をすべて考え合わせることによって、私たちは言語がどのように発達するかについてかなり明確なイメージを思い描くことができる。そして、言語という基本的な心の能力を最大限に発揮させるために、親やその他の保育者ができることについても同様だ。脳が形成される決定的に重要な時期に子どもの言語を育てていくという素晴らしい仕事に携わるすべての人が念頭に置くべきいくつかの点を、以下に挙げておきたい。

何よりもまず、言語刺激は**きわめて早い時期**から開始すべきだ。三歳の子どもは言語経験の蓄積の結果、将来の言語能力を決定づけるきわめて多様な道を、既にかなりのところまで進んでいる。理想をいえば、誕生の瞬間から言語刺激を始めた方がいい。なぜなら、新生児の脳は人間の言語を受け止めるように最初からチューニングされていて、生まれるとすぐ母語の音の学習を開始することが分かっているからだ。実際、ファウラーの研究グループは、生後六―八カ月でプログラムに参加した赤ちゃんの成績が、生後三カ月という最も早い時期に始めた赤ちゃんほどには高くないことを発見した。明らかに、早ければ早いほどいいわけだ。

第二に、**言語の量**がきわめて重要だ。耳に入る語の数が多ければ多いほど、子どもの語彙は大きくなり、ますます速く増えていく。しかし、この言語の量が**子どもに向かって話す語数**を意味するということは、いくら強調しても足りない。母親が一日中電話でしゃべっていても、子どもには何の足しにもならない。同僚とばかりおしゃべりしている保育士も同様だ。テレビも子どもの言語経験を増やすのに有効な方法ではない（実際、聴覚障害のある親に対して、耳が聞こえる赤ちゃんのためにテレビをつけたままにしておくといい、と助言が行なわれたこともあるが、話し言葉を教えるのに役立ったためしはない）。赤ちゃんが言語の意味を理解し始めるのは、自分が直接関係を持つことができるものを言葉が指しているときに限られる。したがって、親やその他の保育者は頻繁に赤ちゃんに話しかけ、自分たちを直接取り巻く環境の中にある、もの、人、出来事を指差したり、名前づけをしたりして、できる限り「いま―ここ」に焦点を合わせるようにすべきだ。

次にくるのは当然、子どもがさらされる**言語の質**だ。幼児に話しかける言葉に最大限の価値を持たせるには、**簡単明瞭で、肯定的なトーン**にする必要がある。幸いなことにたいていの保育者は既に、乳幼児に話しかけるとき特別なスタイルを用いている。第十章［323ページ参照］で述べたように、明らかに赤ちゃんが好むのは、高い音で抑揚をたっぷりつけてゆっくり話す「マザリーズ」だ。しかも最近では、音素を学ぶ最初期の段階でさえマザリーズが役に立つことを示唆する証拠が得られている。とはいえ、あまりに不自然な「赤ちゃん言葉」は避けるべきだ――たとえば、"Is she the cutest little baby in the world?"（この子は世界一可愛いお嬢さんじゃない？）という文を、"Uz see da cooest wiwo baby inna wowud?"のように発音するなど。乳幼児に話しかけるとき、保育者は明瞭な発音を心がけ、できるだけシンプルできれいな発声の手本を示すべきだ。
もちろん、話す言葉を子どもが理解できるレベルにした方がいいと言うのはたやすい。しかし、それがどのレベルか判断するのは必ずしも簡単ではない。たとえば、少し成長した赤ちゃんは話せる言葉よりずっと多くの言葉を理解できるので、こちらが話す言葉を単一の音節や単語一つだけに限定する必要はない。その一方で、生後一八カ月までの赤ちゃんにとっては『セサミストリート』でさえむしろ害になる面が多いという証拠がある。それはおそらく、親との直接的で肯定的な交流が犠牲になるからだろう（ただし、就学を控えた子どもにとっては非常に有益だ）。どの年齢であれ、子どもが大部分を理解できるけれど、ほんの少し能力を超える部分も含まれているという、理想的な話し言葉を親は目指す必要がある。

簡単な言葉にとどめる秘訣の一つは**繰り返し**を多用することだ。世界をコントロールする力がまだほとんどないせいか、子どもたちは同じおはなしや歌やナーサリーライム［マザーグースのような韻を踏む詩］を聴くときのように、先の展開が分かるものが大好きだ。同じ語句を繰り返すことによって、子どもの脳の中で音と意味を結びつける特定の神経伝達路を迅速に強化できる。しかし、これを反復練習のように扱ってはいけない。誰であれ、退屈してしまったら何も学習できなくなるからだ（熱が冷めるのはさらに早い）。先ほど説明したように代入や拡張の手法を使って繰り返しをゲームにしてしまうといい。

年齢に関係なく、言語を教える最も優れた方法は子どもと**会話する**ことだ。会話では役割の交代があるので、あなたの言葉を子どもが聴くだけでなく、子どもが話す練習をする機会にもなる。幼い子どもにとっては、顔と顔が向き合っていて、自分が話しかけられていることも、自分の言うことをあなたが聴いてくれていることもよく分かるという点が大事だ（赤ちゃんが人の顔に惹きつけられることを思い出してほしい。第九章、２７９ページを参照）。さらに、顔と顔を突きあわせたコミュニケーションでは、単語の音を聴くだけでなく、発音する様子を**見る**こともできる。どの口の動きがどの音と結びつくかを、赤ちゃんは生後四カ月の頃から見出していくことが分かっている。だから、あなたが話す様子を見せることが、言語の音をうまく作り出そうと努力している子どもへの支援になるわけだ。

どんな会話についてもそうだけれど、**聴く**ことは話すことと同じくらい重要だ。研究者たちは、多くの親が赤ちゃんの発した最初の単語を聞き逃していることを発見した。ネイサンの「ba」は「bottle（瓶）」で、「gee」は「Chia」という飼いネコの名前だけれど、もちろんちゃんとした発音ではないので、他の意味のない喃語と区別がつきにくい。しかし肯定的なフィードバックが得られないと、多くの赤ちゃんは数カ月の間その語を使うのをやめて新しい単語をいくつか試してみるか、さらに数カ月、完全に喃語の段階へ戻ってしまうかする。最初の単語を逃さないための最良の方法は、赤ちゃんが喃語を発し始めるごく早い時期から細心の注意を払うことだ。赤ちゃんがどの子音とどの母音を出せるか、どの音はまだ省いているかを見きわめようと心がけてほしい。よい聞き役になる習慣がついたら、最初の「ba」に気づいて"Yes, that's your bottle."（そうね、あれはあなたの瓶よ）と応じられるチャンスはずっと大きくなる。

会話では、ひどく意欲をくじくことになりそうな禁止や批判的な反応を回避して、肯定的な反応を強調するチャンスもつかめる。子どもの発話に、質問（特に、イエスかノーで答える単純な疑問文でなく、「who」「what」「how」などを使うもの）、肯定、反復、展開といった形で応じてやれば、子どもはもっと話し続けて新しい語句や文を練習しようという気になる。乳児の場合は、単語や音節を試しているようなら、それを真似て繰り返すことに集中しよう。赤ちゃんは発話を真似されると、自分がコントロールしている気分になって嬉しくなる。また、そうやって真似されることは、声を出す練習をしているときの音と口の動かし方に関する有用なフィードバックにもなる。実際、養母を対象にした研究で、子どもが一歳になった時点での言語発達の程度を、真似ることによる交流から予測できることが明らかになっている。

幼児に驚くほど悪い影響を与えるフィードバックは言葉を直すことだ。特に、初めての単語を口に出そうと一生懸命になっている頃、親がやっきになって間違った発音を直そうとしたり聞き直したりすると、言語発達の妨げになることもある。

赤ちゃん：ガー
お母さん：なに？
赤ちゃん：ガー
お母さん：ああ、カー（car）ね！「カー」って言ってみて。
赤ちゃん：ガー

もっと先で、子どもが避けようのない文法のミスをするようになった頃も、言葉を直すのは得策でない。たとえば、Sammy gots a spot on his nose.（サミーは鼻におできができた。［正しくは got］）、Ice cream is the bestest food!（アイスクリームは最高のたべもの！［正しくは best］）のような間違いだ。問題の一つは私たちに一貫性が欠けていて、親が見過ごしてしまう間違いの方がはるかに多いというところにある。しかし、たとえ私たちがもっと注意深く見張っていたとしても、言葉を直すことには禁止と同じ問題がある。つまり、「話すのが上手じゃないのに、どうしてわざわざ話そうとするの」と言っているも同然の、否定的なメッセージを伝えることになってしまう。**どう言っているか**よりも**何を言おうとしているか**に注目すれば、幼い子どもたちは全般によくやっている。だから間違いは心配しなくてもいい。幸いなことに、乳幼児は自分の間違いを一掃して周囲の言葉に合わせることが得意だ。親が自分の言葉でお手本を示すことこそが、子どもに申し分のない文法を身につけさせる最善の道となる。

言葉のレッスンは、何よりもまず、**楽しく**なければならない。幼い子どもは遊びを通じて学ぶのがいちばん効果的だ。赤ちゃんの場合は、「いないいないばあ」や「このブタさん」（This little piggy）［『マザーグース』にある指数え唄］のようなゲームでの楽しい社会的交流ということになる。就学前の時期の子どもは、脚韻や頭韻を使った言葉遊びが好きだ（たとえば、The big...brown...buffalo...that built a...brand-new...boat...in the bayou!［bayou は「緩い流れの河川」］）。それから、いうまでもないけれど、子どもはみんな音楽が大好き。子守歌はもちろん、「しあわせなら手をたたこう」（"If you're happy and you know it..."）や「あたま、かた、ひざポン」（"Head, shoulders, knees and toes (knees and toes)"）など、たくさんの愉快な歌も忘れてはいけない。歌詞を忘れたり新しい歌を覚える必要が出てきたりした場合は童謡のCDなども利用できる。ただし、録音された音楽に頼りすぎてはいけない。子どもにとっていちばんよく身につくのは、言葉を聴くとともに単語がどんな風に作られるかを見ることだ、という点を思い出して欲しい。だから、音楽を教材として使うには、どんなに調子っぱずれでもあなた自身が歌って聴かせるのがいちばんいい。

最後になったけれどけっしておろそかにできないのが本だ。言葉を学べる完璧で心地よい場を整えるには、子どもといっしょにおはなしの本を眺めるのがいちばん。シンプルで鮮やかな色づかいの絵本は赤ちゃんの心を捉《とら》え、あなたの言葉が指している対象にしっかり注意を向けさせることができる。就学前までの幼児なら、絵入りの物語が少し長い語句や文を理解させるのに役立つ。小学校入学前後や小学生になってからは、挿絵のない言葉だけが書かれた本でイメージを養い、自分の力で本を読めるようになりたいという気持ちに導くことができる。それと、できれば親自身も読書を（特に子どもの見ている前で）続けるようにしてほしい。親が手本を示すことで、自分も同じようにしてみたいという強い気持ちを子どもに持たせられるからだ。

研究によると、親がいちばんうまく教えられるのは幼い子どもに本を読んであげているときで、その効果は本当に大きいという。親が早いうちから頻繁に読み聞かせをした二歳児は、そうでない子よりも言語能力が進んでいて、この優位性は学童期まで長く続くようだ。本を利用すると親が幼い子どもと話すときの語彙が豊富になる傾向があり、会話を拡げるときにうまく使えば、子どもの発話を刺激する方法としても優れている。実際、おはなしの時間に子どもにコメント、反応、展開などを積極的にさせる**対話型読書**（*dialogic reading*）として知られる方法によって、二歳児の言語発達が九カ月も進んだという報告がある。本は言語を教えるのに間違いなく最も効果的なツールだし、図書館で借りれば誰でも無料で利用できるのも素晴らしい。

要約すると、子どもの言語能力を増進させるために親ができることはたくさんある。生得的な素質がどうであれ、テレビ視聴を少なめにして読書や会話を増やした肯定的な言語環境があれば、どの子も恩恵を受けることができる。そして、これはすべての年齢の子どもに当てはまる。言語に関する臨界期は六、七歳までで、かなり集中的に発達するけれど、その後は思春期を通してゆっくり低下していく。実際、最近の研究では、高等学校と大学で学んだ年数が長いほど、ウェルニッケ野の樹状突起が長いという。社会的に不利な立場にある子どもたちが、それまで受けていた支援プログラムの終了により、あまり優秀でない公立学校に入るなどして言語環境の充実化が失われると、言語能力と知能指数は間違いなく低下することが分かっている。言語環境の充実化は早期に始めるのがいちばんだけれど、効果を長続きさせるには、幼児期と就学前の時期にとどまらずさらに継続することが必要だ。

幸いなことに、やり方はきわめて簡単――ただ子どもに話しかければいいのだから。

第十五章　脳の中で知能はどう発達するか

「さあジャック、おやすみ前のおはなしの時間だよ」と、デイブが言う。歯磨きを済ませ、顔を洗い、お気に入りのプーさんの（サイズ二つは小さく見える）パジャマを着た三歳半になるボサボサ髪のジャックは、リビングに飛び込んでいく。

「これがいい」と言いながら、ジャックはコーヒーテーブルの上にある本の山から三冊の絵本を抜き出す。そして二人は三〇分ほどいっしょに寝そべって、その日のいちばん素敵な時間を過ごす。

デイブが読み始めようとしたとき、「待ってよ、パパ」とジャックがいう。「自分で読めるんだよ」

「The ... cat ... in ... the ... hat ... comes ... back.（ぼうしの……中の……ネコ……が……もどって……きます）」

単語を一つ一つ指差しながら読むふりをして、ゆっくり声に出してみせる。

「わあ、すごいじゃないか！　本を読めるなんて知らなかったよ！」と、デイブが部屋の向こう側から妻の顔を見て言う。妻も驚いた様子でデイブを見つめる。

ジャックは得意げに満面の笑みを浮かべるけれど、デイブがページをめくって続きを待っていると、何やら恥ずかしそうにしている。

「ここからはパパが読んで」
「いいとも。でも、どんどん賢くなっているんだね！」

自分の子どもは天才かもしれない、と一度も思ったことのない親がいるだろうか。生後九カ月で歩いたり話したりし始めるほど早熟な子だったりすると、生まれて一年目にそんな気になることがある。生後二年目に入って、毎日新しい単語を使うようになり、歯磨き、フォークを使うこと、靴をはくこと（少なくとも、はこうとすること）など、何でも自分でするると言い出す頃には、天才だという考えを否定するのが難しくなる。そして二―三年が経ち、複雑な文を使ったり、ずっと前の出来事を覚えていたり、「蝶《バタフライ》って、ほんとは蝿《フライ》じゃないんだよね？」などと気の利いたことを言ったりして、毎日驚かせてくれるようになると、その思いはほとんど確信に近くなる。

結局のところ、認知能力の発達とは知能が伸びることだ。子どもは年齢とともに賢くなっていく。時間が経つうちに知識が増え、推論がうまくなり、注意を集中していられる時間が長くなり、抽象概念を把握し、難しい問題を解決できるようになる。また、子どもは自分の心の能力をどんどん自覚するようになり、意識が発達してくる。つまり、高まりつつある自分の知的能力を、意図的に、役に立つ仕方で応用できるようになる。

赤ちゃんの知的能力はごくわずかなので、初期の変化はきわめて劇的なものになる。いくつかの認知的本能（後述）を除けば、新生児はほとんど知覚して反応するだけだし、こうした単純な入力―出力の処理でさえ乳児期はきわめて未成熟だ。しかし、脳の大きさは大人の四分の一に過ぎず、子宮の中で温かい羊水以外にはほとんど何も触れたことがないのだから、それも当然ではないか。認知的発達は、脳の成長と経験という二つの相互に作用する影響の産物だ。そしてこの二つは、生後数年間にきわめて大きく作用する。脳は生後の一年間だけで三倍の大きさになり、幼稚園に入る頃には事実上成長しきっていることを思い出してほしい。経験はもちろん生涯にわたって影響を及ぼすけれど、シナプスがまだ形成中で脳の可塑性が最大限になっている初期の数カ月間は、経験の影響が果てしなく大きい。だから、子どもたちが認知の段階を早々と超えていくのを見てもそれほど驚く必要はない（驚かずにいるのは難しいけれど）。ジャックは三年前に比べるとまさに天才的なのだ。

それでも、「天才的」というのは相対的な言葉だ。一部の子どもが他の子よりも頭がいいと認めることなく知能の発達について語ることはできない。隣の家の子どもがどの程度早く、歩いたり、話したり、本を読んだり、最初の交響曲を作曲したりしているか、塀越しにのぞき見てしまう――それが、子育ての醜い側面だ。知性のきらめきに見えるものがそれほど例外的でもないことを、私たちのほとんどが――冷静なときは――認識している。あなたの子どもの発達は、ある面においては早いのだろうけれど、他の面では遅いかもしれない。最終的にはいくつかの分野で才能を示すけれど、他の面ではそうではない（膨れ上がる夢を打ち砕《くだ》くものが他になくても、親と教師の最初の懇談でおそらく幻想は消える）。しかし、わが子が完璧でないと認識したときでさえも、子どもの心が成長し、独自の知的能力が生じて開花するさまを目の当たりにする魅惑が色褪《あ》せることはない。

知能の生物学的な基盤は何か。脳を「賢く」するのはどの特質で、それは幼少期においてどのように現れてくるのだろうか。

知能は定義しにくいことで知られている。知能は包括的な単一の能力なのか、それとも個別の心的能力の集まりなのか。脳は一様なピンクのぼんやりとした塊《かたまり》ではなく、知覚、運動、感情、言語、記憶など、多数の個別の回路が集まったものだということがもはや明白になっている。これらの回路は基本的に独立したまま、すべてが互いに緊密に作用しあっている。しかし、脳が単一の器官でなく、それぞれ独立に機能する強力なマシンのネットワークであり、互いに接続されることによって統一されたものだという幻想が生じているにすぎない、とまで言えるのだろうか。

この立場をとった場合の論理的帰結は、知能は一種類でなくたくさんの種類があり、「知能」という概念は何であれ一つの分野における卓越と同義語になるというものだ。教育心理学者のハワード・ガードナー［一九四三―］の唱える「多重知能理論」では、言語的、空間的、論理数学的、音楽的、身体運動的、人的（内省的理解および社会的理解が含まれる）という、知的卓越の七つの基本領域を立てている。**イディオ・サヴァン**（*idiot savants*）――精神遅滞があるが、言語、算数、絵画、音楽など、限られた面できわめて優れた才能を持つ人――の存在は、このようなモジュール化された［「機能的にまとまった部分」で構成されている］知能という見方を支持している。最近の脳画像からも、音楽、数学、言語、芸術の並外れた能力を持つ人は、平均的な能力しかない人とは異なる脳の特定部位を使っていることが明らかになっている。偉大な詩人とそうでない人との違いは、特に左半球に優れた機能があるかどうかだということになりそうだ。芸術家や航海者は右半球が特によく整理されているのかもしれない。ダンサーや運動選手は、大脳皮質運動野、小脳、大脳基底核が完璧に近い構成なのだろう。人間の感情や動機に関する深い洞察力を持つ心理学者や政治家は、大脳辺縁系が特にうまく調整されているのかもしれない（これまでのところ、数学や音楽の能力についてはまだうまく絞り込めていない）。

いうまでもなく、心の能力は人によって違うから、知能の理論は能力の多様さを説明できなければならない。しかし、多くの心理学者は「一般知能」というようなものも存在すると考えている。これはすべての心的活動に影響する処理の、全体的な効率ないし正確さのことだ。この意味での知能には、どのような活動でも熟達するのに欠かせない基本的な認知の要素――知覚、カテゴリー化、抽象、記憶、注意など――が含まれると考えられる。一般知能は才能の代わりにはならないけれど、一般知能が優れていなければ、作家、建築家、物理学者、ピアニスト、政治家、さらには運動選手としても大成するとは考えにくい（イディオ・サヴァンが好奇心の対象にとどまるのはそのためだ）。

やっかいなのは知能を測る方法を考案することだ。標準的な方法は筆記式の知能検査で（幼児の場合は口頭での質問と課題を使用する）、言語的、空間的、量的な問題によって推論と抽象の一般的な能力を測定する。知能検査は動機、自制、集中力など、どの分野でも成功するために重要な推論以外の多くの特性も測っている。知能検査の価値を強く信じている人たちは、再現性と予測価値が高いことを指摘する。同じ人がさまざまな種類の検査を受けると非常に似通った結果が得られるのは、どの検査も同じ種類の一般的な能力を調べていることを示唆している。知能検査の得点からは学業や職業の達成度をかなり正確に予測することもできる。

しかし、知能検査はもちろん完全ではないし、人種的・文化的な偏りについてももっともな批判を受けてきた。狩猟者、採集者、仲裁者としての技量がどうであれ、文字を使用しない文化で生まれ育った人が「精神遅滞」と判断されてしまうという事実は、知能検査の価値にも限界があることを明確に示している。また、音楽的、身体的、対人的な能力など特定領域の知能の一部を知能検査で測れないことは明らかだし、一般的な能力であっても、知恵、創造性、常識などは計測できない。実生活のいろいろな場面で、人は知能検査のスコアに関わりなく賢明に振る舞えるし、実際そうしていることを心理学者たちは明らかにしている。たとえば、経験を積んだ買い物客はスーパーの棚から最もお買い得な商品を素早く見つけ出せるし、熱心な競馬ファンは抜け目なく予想を立てて次々と始まるレースに臨む。しかし、どちらの技能も驚くほど複雑な計算が必要だけれど、個人の知能指数には関係がない。いい換えるなら、知能検査や、その代わりとして広く用いられているＳＡＴ（Scholastic Assessment Test 大学進学適性試験）やＧＲＥ（Graduate Record

Examination 大学院入学共通試験）で優秀な成績を収めるのは、勉強が得意な少数の人だけかもしれないということだ。「テストに向かない」人たちにとって知能検査は危険なものかもしれない。テストの得点に基づいて先生が子どもたちをタイプ分けしてしまうかもしれないし、子どもが自分の属する人種やジェンダーグループの通常の得点を知っているだけでも潜在的な力を発揮できなかったりすることがある。*

*たとえば最近のある研究によると、難しい言語によるテストを受ける前に人種欄にチェックを入れなければならない場合、黒人の大学生は白人よりも成績が低くなるが、人種を明らかにする必要がなかったり、黒人と白人とで差はないと事前に告げられたりした場合は低くならなかった。また、難しい数学のテストの前に、通常は男女で成績に差が出ると女子大学生に信じさせておくと男子よりも成績が低くなるが、性別による差はないと告げていた場合は実際に差がつかなかった。

こうした限界があるにしても、知能検査は一般に、同一の文化グループに属する個人間の認知能力を比較するための、再現性が高く、有効な方法だと見なされている。本章で取り上げた研究の多くはＩＱに焦点をあわせているけれど、それは知能を測る「最良の」指標だからではなく、最も測定しやすいからであり、科学者たちが知能の神経学的基盤を研究するための第一の指標として扱ってきたからでもある。ＩＱ測定のもう一つの利点は、小児期に安定して着実に伸びるということだ。この意味で、たいていの九歳児は実際にたいていの六歳児よりも「賢い」し、その子の**精神年齢**（*mental age*）――子どもの多くが同じ知能指数に達する平均年齢――に言及することで、個人の認知能力をかなり正確に把握できるようになる。良くも悪くも知能検査は、学校で優秀な成績を残すために必要な技能を調べる傾向があり、その得点は後の経済的達成度と相関関係にあることも知られている。しかし、この関係の基盤はＩＱ自体の基盤と同じくらい込み入っている。つまり、「育ち」よりも「生まれ」によってどの程度まで決まるのかという問題だ。これは次の第十六章で取り上げる。

知能の神経学的基盤と発達

脳を知的にするものは何か。科学者たちは何世紀も前からこの問いに答えようとしてきた。一部の人の脳が他の人より優れている理由の説明になるかもしれないと考えて、頭の形状や神経の活動を単純に測定したこともあった。確かに、こうした研究の多くはイデオロギー的な動機によって歪《ゆが》められていた。スティーヴン・ジェイ・グールド［一九四一—二〇〇二 米国の古生物学者、進化生物学者］は、初期の解剖学者が自らの人種的・性的優越性を信じ切っていたために、頭の大きさや脳の重さを「測り間違えた」ことを指摘した［『人間の測りまちがい——差別の科学史』河出書房新社 一九九八年］。こういうデータについては懐疑的でなければならないけれど、一部の生物学的特徴は——それほど強くはないにしても——確かに知能検査での個人の成績に関係しているように見える。そして、私たちの目的からいって最も興味深いのは、どの子どもも発達の過程で測定値が変化していくことだ。これは、成長するにつれて子どもが賢くなることの生物学的にまっとうな理由を示唆している。

知能を全体的な知的能力の指標と考えるなら、脳に単一の「知能中枢」がないことに何の不思議もない。これまで考えてきた、視覚、運動、言語、記憶、感情、その他の心の能力とは違い、推論、抽象、問題解決などに単一の神経系が関わっているわけではない。一九二〇年代にカール・ラシュリー［一八九〇—一九五八 米国の心理学者］が行なった一連の古典的な実験で、大脳皮質に小さな損傷のあるラットが、損傷を受けた部位にかかわらず、餌を置いた迷路をかなりよく学習することが分かった。ラットの知的能力がどの程度損なわれるかは、損傷の**大きさ**によってほぼ決まることをラシュリーは発見した。同様に、脳のさまざまな部位に小さな損傷があってもＩＱはほとんど損なわれない。この点に関する最も大がかりな研究は、ベトナム戦争で頭を打ち抜かれた米国の退役軍人を対象に実施された。軍人は全員、入隊時にＡＦＱＴ（American Forces Qualification Test）という認知能力のテストを受けているので、不運にも頭部に負傷した多数の兵士について、研究者たちは脳損傷と知能との関係を厳密に分析することができた。得られた結果はラシュリーの実験と同様だった。多くの退役軍人には顕著な知能の低下がみられなかったけれど、比較的損傷が大きい場合は、損傷部位の広さに応じてＡＦＱＴのスコアが下がっていた。

▼脳の大きさ

損傷が大きければ機能する脳組織の量は少なくなるので、このことからすれば脳が大きいほど賢いと考えるのは当然の帰結だ。もちろん、十八―十九世紀の解剖学者によるまったくの「測り間違い」と同じで、脳の大きさについての仮説も古い。それでも、脳の大きさと知能には何らかの関係があるという説は人々の間で根強く（そのいい例がジェイ・レノ〔一九五〇―　米国のコメディアン、テレビ司会者〕扮する「ミスター・ブレイン」）、古い研究についてまわった偏見からは自由に見える最近の証拠によると、そこには多少の真実が含まれているという。いくつかの研究で、大人のＩＱと頭囲《とうい》〔頭の周囲の長さ〕の間に小さいけれど統計的に有意な相関があることが分かっている（完全な相関関係を一、何も関係がないことを〇としたとき、頭のサイズとＩＱとの相関は〇・一四）。もちろん、頭蓋骨《とうがいこつ》の厚さは人によって大きく違うので、頭のサイズを調べても間接的に脳の大きさを推定していることにしかならない。もっと良いデータが得られるのはＣＴやＭＲＩからで、この場合は脳の体積を直接測っており、ＩＱスコアとの相関は約〇・三五だ。五歳から一七歳までの子どもの場合も同様の相関がみられる。こうした相関関係は、一般的に脳が大きければ頭がいいことを示しているが、数値がそれほど大きくないことから、特定の個人のＩＱを予測するのに頭のサイズはほとんど役に立たないといっていい。＊

＊実際、グールドが指摘するように、ウォルト・ホイットマン〔一八一九―一八九二　米国の詩人、随筆家〕やフランツ・ヨーゼフ・ガル〔一七五八―一八二八　骨相学で知られるドイツの医師〕など、脳のサイズが平均より間違いなく小さかったにもかかわらず並みはずれた能力を発揮した事例について、初期の解剖学者は説明に窮することがしばしばあった。

それでも、小児期初期における認知能力の発達の多くを、脳の体積の単純な増加に基づいて捉《とら》えようという試みは魅力的だ。赤ちゃんの脳は誕生時の約二五〇グラムから一年目の終わりに約七五〇グラム、五歳になる頃には大人と同じ大きさの約一三〇〇グラムへと、信じられないほど急速に成長する。明らかに、このペースは体の他の部分の成長よりもはるかに速い。こうした脳の成長を新しいニューロンの誕生に帰することはできない。既に見たように、幼い子どもの灰白質《かいはくしつ》はシナプスと樹状突起の爆発的成長で急速に拡大し、白質は幼児期および小児期初期の急速な髄鞘形成（第二章、56ページを参照）にともなって成長する。

シナプスが増えるというのは神経回路がさらに大きく複雑になることであり、こうした成長によって子どもの知的な受容能力が劇的に増えるのは疑いようもない。誕生後の数カ月、あるいは数年の間、小児科医が子どもの頭の大きさに注意を払うのはそういう理由からだ（図15・1を参照）。しかし、髄鞘形成の速度が落ちてシナプスの数が実は減少し始めても、子どもの知的能力は急伸を続ける。読むこと、書くこと、算数、コンピュータプログラミングなどは、脳が最大のサイズに到達した後で子どもが身につけられる知的能力の、ほんの一例でしかない。脳の体積だけで子どもの知的成長を十分説明できないことは明らかだ。知能の神経学的基盤を発見するには、脳全体の重さや体積ではなく、もっと微妙な部分に目を向ける必要がある。

▼頭の回転の速さ

人間の知能を考えるにあたって、コンピュータになぞらえるのも一つのやり方だ。容量が大きく処理速度が大きいほどコンピュータは賢くなる。したがって、脳の大きさだけで知能の違いを説明するのに十分でないなら、脳の機能する速度の個人差に目を向けてみればいい。心理学者たちは数十年前から頭の回転の速さと神経の速度を計測し、ＩＱとの相関関係をいくつか発見した。ランプとボタンがいくつか並んだ装置でランプが点灯したらその下にあるボタンを押すという単純な課題で、頭のいい被験者は反応速度が高く、縦線

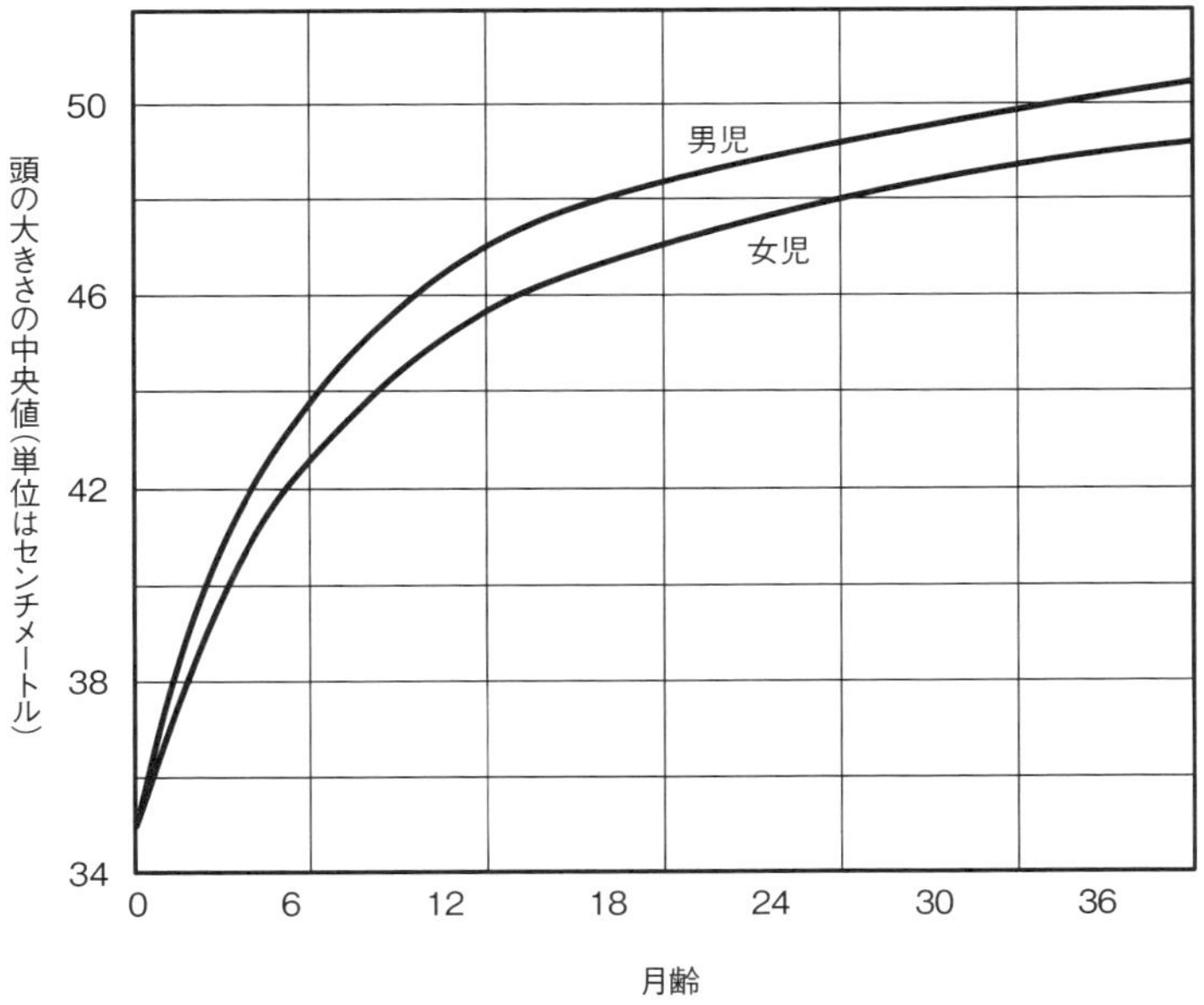

図15.1　三歳までの頭の成長

のペアを示してどちらが短いかを答える課題でも知覚的判断が速い。**持続視時間**（*inspection time*）を測定する後者の課題では特に、ボタンを押すといった課題の反応時間に含まれる運動の要素を含まないことから、純粋に頭の中での処理速度を推定できると考えられている。縦線のペアはごく短時間だけコンピュータ画面に表示されるが、被験者は答えるまでに好きなだけ時間をかけてよい。ＩＱの高い被験者は五〇ミリ秒（〇・〇五秒）の刺激でも正確な判断ができるが、ＩＱの低い被験者は約一〇〇ミリ秒（〇・一秒）以下の刺激になると間違いやすくなる。全体として、持続視時間とＩＱのスコアの相関は約〇・五となっている。

処理速度そのものをもっと直接的に測ろうとする研究者もいる。かなり多数の被験者を対象に脳内の電気的伝達速度を直接測定し、各人のＩＱスコアとの比較を行なう。神経の状態を測定する方法の一つとして、事象関連電位（ＥＲＰ——event-related potential）を使うものがある。これは、視覚または聴覚の単純な刺激によって生じる特徴的な電圧の変化を頭皮に貼り付けた電極で拾う。ＩＱの高い被験者はＥＲＰも速くなる傾向がある。この関係が最も強く現れるのは刺激を与えてから二〇〇ミリ秒（〇・二秒）までで、個人のＩＱスコアとＥＲＰが現れる速度との相関は〇・五と高い。この反応の最初の部分は主に感覚の処理時間を測っていることになる。真の「知能」は意志決定の部分にあるとする研究者もいるが、こうした課題でそれを論じるのはまだ時期尚早だ。

ＩＱの高い被験者と低い被験者では、反応速度以外にもＥＲＰ波形の違いがある。頭のいい被験者は、そうでない被験者よりも複雑で「のたうつような」波形を示す傾向がある（図15・2を参照）。こうした細かな違いは脳が感覚刺激をどのくらい忠実に追従できるかを反映するものと考えられる。この説によれば、高級なオーディオシステムが原音を忠実に再生するのと同じように、知能の高い人の脳は特定の刺激の細部にまで追従できるためＥＲＰ波形も複雑になる。

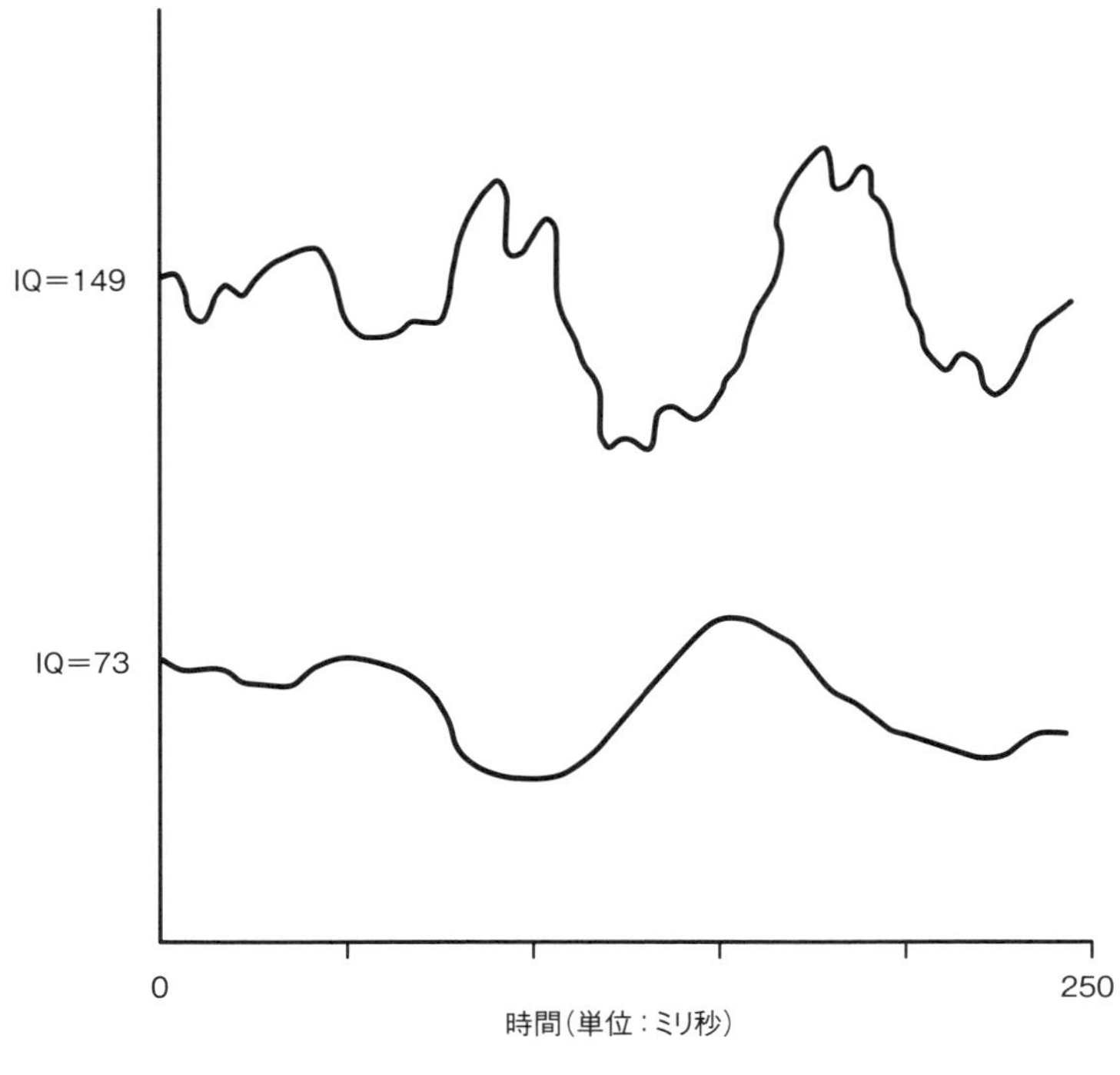

図15.2
IQの高い子どもと低い子どものERP波形

M. Anderson, *Intelligence and Development: A Cognitive Theory*, Cambridge MA: Blackwell, 1992. による（H. J. Eysenck のデータに基づく）。

▼速度の増大

子どもの知的発達に神経の伝達速度の増大が重要な役割を果たしていることはほとんど疑いようがない。脳と認知処理のほぼすべての計測値は、子どもが成長するにつれて速くなっていく。反応時間や持続視時間は着実に短くなり、文字照合や心的回転といった単純な課題も一貫して速くなる。このような研究の多くは五歳以上の子どもを対象に行なわれており、最も大きく伸びるのは小児期の中期、五歳から一一歳の頃だ。しかし一二歳になっても、ほとんどの認知課題での速度は大人の半分ほどでしかない。そして一五歳を過ぎる頃になって、ようやく速度は最大に近づく。

おそらく幼児期と小児期の初期は、さらに急速に速度が増大しているはずだけれど、幼い子どもを上述のような課題の被験者にすることは不可能だ。しかし第十三章で述べたように、幼い赤ちゃんでも特定の視覚刺激の記憶能力は急速に向上する（447ページを参照）。新生児が標的（ブルズアイ［射撃やダーツの標的に使われる、複数の円からなる図柄］）などのはっきりした絵柄を後から思い出せるようになるには数分間「注視する」必要があるのに対し、生後五カ月の子どもはほんの数秒で記憶してしまうようだ。たいていの大人は赤ちゃんや幼児の処理時間が長いことを理解していて、ゆっくり話しかける傾向がある。そうやって問いかけに反応する時間の余裕を与え、パズルを組み合わせたり新しい言葉を口に出したりして新たな認知的課題に取り組んでいるときは気長に待ってやっている。それでもやはり、朝、みんなを早く送り出そうとしているときなど、スニーカーをはくのにどうしてそんなに時間がかかるのか、とても信じられないことがある。

電気的な計測により、子どもたちが成熟するにつれて脳の処理速度が劇的に増大していくことが確認されている。新生児に単純な刺激――腕に触れるなど――を与えると大脳皮質に電気的変化の波形が生じるけれど、脳に信号が到達するまでの時間は大人の三倍近くかかっている。体の成長を考慮すると（幼い被験者は体が小さいため、伝達時間は短くなる傾向がある）、ニューロンが情報を伝達する速度は誕生時から思春期までに**一六倍**近くになっている。この速度増大の大部分は、髄鞘形成が最も速く進む生後一年間に起こる。それでも、一歳から一〇歳までに神経の伝達速度はさらに二―三倍速くなる。さまざまな認知的課題をどんどん速くこなせるようになるのは、明らかにこの変化のおかげだ。

脳の成熟で変化するＥＲＰの特徴は速度だけではない。子どもの脳波の活動も生後数カ月から数年でどんどん複雑になる（61ページ、図2・8を参照）が、これもＩＱの高い大人と低い大人の違いを思い起こさせる。もう一つの顕著な違いは、赤ちゃんや幼児の場合、**Ｐ三〇〇**と呼ばれる素敵な波形がみられないことだ。大人の場合、刺激開始後三〇〇ミリ秒ほどで現れる特徴的な波形ということから名づけられたＰ三〇〇は、現在知られている反応の中で意識的な心の経験の指標に最も近いものかもしれない。ＥＲＰの初期の波形（三〇〇ミリ秒より前にピークが現れるもの）は脳幹や大脳皮質中枢における初期の感覚処理を反映しているが、Ｐ三〇〇はそれとは違い、大脳皮質の高次の活動を示している。

大方の推測によると、乳幼児にはＰ三〇〇波形が存在せず、明確にＰ三〇〇と認められる波形が最初に現れるのは四歳からとされている。しかし最近のある研究では、生後五―一〇カ月の赤ちゃんでも、急に音楽が聞こえたときにＰ三〇〇ともとれるような波形が現れるという。ただし、この電気的反応は大人に比べてかなり小さくて現れるのも遅い（むしろ**Ｐ六〇〇**と呼ぶのがふさわしいかもしれない）。他の研究は、赤ちゃんでさらに遅れて生じる特徴的な波形（刺激開始から一四〇〇ミリ秒）を記述している。赤ちゃんに真のＰ三〇〇反応が生じているかどうか、結論はまだ出ていないけれど、たとえ生じているとしても、ごく未成熟であることは明らかだ。Ｐ三〇〇波形は思春期後期まで振幅も速度も最大にはならない。

▼「効率性」

脳が速く機能すればするほど頭がいいというのは容易に分かる。高速道路の流れが速ければ、渋滞した道路よりも多くのクルマが一定時間内に通行できるのと同じように、一定時間内に処理し、保存し、記憶から取り出せる情報が多くなれば、それだけ頭の能力が高いことになる。速度には脳を大きくするのと同じ効果があり、しかも頭を大きくするよりも簡単だ。速度には別の利点もある。処理が速いということは**効率よく**情報を処理できるわけで、クルマにたとえれば、ガソリンをそれほど消費せず、アイドリングしていても汚染物質をあまり出すことなく、ドライバーを早く家に帰すことができる。

最近得られた証拠も、知能は人々の脳の相対的な効率に反映されるという考え方を支持している。脳画像を使った実験で、頭のいい被験者はそうでない人に比べて、同じ心的課題に取り組んでいても脳のエネルギー（グルコース）消費が実際に少ないことが明らかになっている。また別の研究では、大学生を対象に視覚的・空間的課題としてコンピュータゲームのテトリスを習得してもらい、その前後でPETスキャンを行なった。研究者たちがまず発見したのは、どの被験者もゲームに習熟するに従って消費する脳のエネルギーが低下したことだった。次に、IQの高い被験者は学習に伴う脳の代謝の減少が大きかった。いい換えると、頭のいい被験者にとって心的課題は簡単で、そうでない被験者が必要とするほどには問題を解くのに知的な筋肉を必要としないことになる。

子どもの脳のエネルギー消費を考えると、こうした発見はとりわけ興味深い。処理速度が遅いにもかかわらず、子どもの脳は大人よりも実はエネルギーを**多く**使っている。グルコース（ブドウ糖）の消費は誕生時から四歳になるまで急速に増加し、大人の二倍に達する。その後は小児期の中頃から思春期にかけて徐々に減少する（第二章、62ページを参照）。このエネルギー消費のパターンは、子どもの脳がシナプスを過剰に作り出して刈り込むこととぴったり並行していて、子どもの非効率性の単純な理由を示唆している。つまり、必ずしも直通というわけではないのに、情報が流れる可能性のある経路——高速道路、一般道路、裏通り——をあまりにも多く持っているからだ。もちろん、そのおかげで驚異的な学習能力を発揮できるのだから、この過剰生産も有用なのだけれど、全体の効率は悪くなるというコストがかかっている。

というわけで、脳の効率性も大人のＩＱと相関関係にあり、子どもにおいてはそれが知能の着実な成長に寄与している。実をいうと、言語学習の最初期段階で私たちはこの関係に出合っている。歩き始めたばかりの子どもは、もう少し大きくなって語彙もかなり増えた幼児に比べて広い脳領域を、単語を検知するために使っている（第十四章、４８９―４９０ページを参照）。最近の別の研究では、七歳から一二歳の子どもが単純な文字弁別課題に取り組んでいるとき、大人よりも広い脳領域が活性化していることが明らかになった。工場の組み立てラインと同様に、認知発達においても効率性が大きくものをいう。

▼知能と前頭葉《ぜんとうよう》

大きさ、速度、効率性――これらの特徴はいずれも脳全体に関わるもので、知能が――多くの心的機能とは違い――特定の領域に位置づけられるのではなく、全体としての脳の特質であることを示唆している。とはいえ、脳のある特定部分に言及することなく知能の神経学的基盤を議論することは不可能だ。その部分とは、前頭葉――それも特に運動野の前方に位置する前頭前《ぜんとうぜん》皮質と呼ばれる大きな領域――だ。前頭前皮質は進化的にみて比較的新しく、哺乳類の古くからいる種ではあまり目立たないが、霊長類の上位種、特にヒトでは顕著になっている（図15・3を参照）。前頭前皮質は私たちの複雑な心的活動のほとんど――注意、記憶、言語、創造性、計画、自己認識――に関わっている。第十二章で見たように（３８６ページを参照）、前頭葉に損傷を受けた人は著しい影響を被《こうむ》る可能性があり、人格がすっかり入れ替わったようになったり、高い知能が必要な仕事をこなせなくなったりする。ところが驚いたことに、ＩＱにはほとんど変化がないことが多い。なぜかというと、前頭葉は知能検査で評価される「機敏さ」や「巧妙さ」とは異なる種類の知能に携わっているからだ。よく「知恵」と呼ばれる種類の判断や柔軟な思考を前頭葉は担っている。

前頭前皮質の説明によく使われるもう一つの言葉は**実行機能**（*executive function*）というものだ。大企業のＣＥＯ（最高経営責任者）のように、前頭前皮質は脳のあらゆる部分——五感、記憶と感情をつかさどる大脳辺縁系、気分、性的興奮、および基本的な欲求すべてを支配する皮質下の系——からの情報を追跡している。前頭前皮質はこれらの入力を考量し、判断し、隣接する前頭葉運動野を介して——言語、運動、その他の行動で——実行する。前頭前皮質は過去と未来の時間における情報を統合するのにとりわけ重要だ。前頭葉に病変のある人は、ある出来事の細部をかなりはっきり想起できているのに、それがいつ起きたかを思い出すのが非常に困難な場合がある。また、計画を立てたり目標を立てて働いたりするのが難しいこともよく知られている。

この人たちの抱える問題は、これも前頭葉の基本的な仕事である抑制に関係がある。計画通りに事を進めるには、目標に向かって行動するだけでなく、それと相容れない行動を抑制することも必要だ。前頭葉に損傷を受けた人は反応をなかなか抑制できないことが、**ストループ検査**（*Stroop test*）などで証明されている。この検査では被験者に色の名前（たとえば緑）を見せるが、その文字が別の色（たとえばピンク）で書かれている。少し手が込んでいるけれど、普通の大人は書かれた語を無視して、見えている色（ピンク）を答えることができる。これに対して前頭葉に損傷のある患者は「緑」と答えないではいられない。前頭前皮質の「眼窩」部分——社会的・感情的な調整も行なう下部領域——が主として受け持つ機能である、抑制を欠いているからだ（第十二章、３８９ページを参照）。

前頭葉のそれ以外の機能で知能の発達に欠かせないものが、**ワーキングメモリ**（*working memory*）と**注意**（*attention*）だ。この名称が示唆しているように、ワーキングメモリは、電話番号や紹介されたばかりの相手の名前といった情報を短時間心の中にとどめておくための意識的な想起の機能だ。この種の記憶は長くはもたないが、心的課題のほとんどをこなすためになくてはならない。ワーキングメモリは前頭葉の「上部」

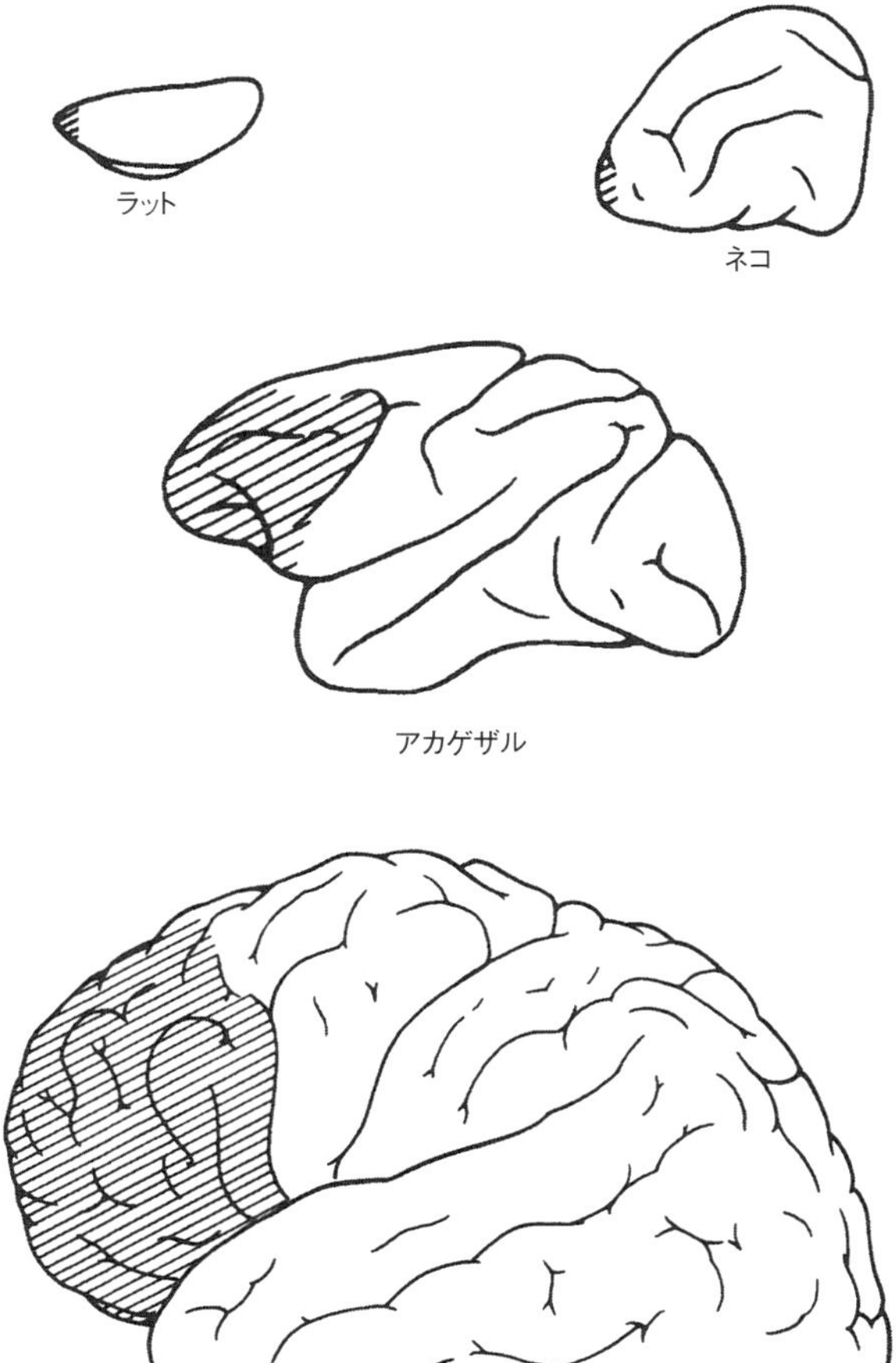

図15.3
哺乳類の4つの種における前頭前《ぜんとうぜん》皮質の位置（斜線部分）。図の縮小率は一定ではない。

Kandel et al., *Principles of Neural Science*.より、一部を修整し、出版者の許可を得て掲載。

——背外側《はいがいそく》前頭前皮質（*dorsolateral prefrontal cortex*）として知られる部分——によって媒介される。

注意は脳のいくつかの部分によってコントロールされる。しかし、私たちが注意という言葉を使うときに普通思い浮かべる意識的な注意を媒介するのは、そのうちの一つの領域だけだ。前帯状《ぜんたいじょう》皮質——帯状回《たいじょうかい》の前半分——がそれで、感情経験においても重要な役割を担っている＊（３８３ページ、図12・1を参照）。脳画像の研究から、刺激や課題に注意を払っているときは常に前帯状皮質が活性化しており、課題が難しいほど活性化の度合いが高いことが分かっている。一方、課題に習熟したり自動的にこなすようになると、前帯状皮質の活性は低下する傾向がある。前帯状皮質への損傷があると、その細かな部位の違いによって判断に問題が生じたり、注意の欠損、自分の身体や周囲の環境の軽視、その他、自己認識低下の徴候が現れる。前帯状皮質は私たちが意識の座と考えるものに非常に近いはずだ。そういうわけで、子どもに初めて前帯状皮質の活性化が訪れたときの様子は、見ていてうっとりさせられる。

＊前帯状皮質は感情に関わる下部領域と、注意に関わる上部領域に分けられる。

前頭葉《ぜんとうよう》の発達

幼い子どもの場合も前頭葉損傷については大人と非常によく似ていて、時間の感覚が乏しく、注意持続時間が短く、自己コントロールや行動抑制が明らかに欠けている。また、一般に普通の大人や年長の子どもに比べて自己意識が低い。前頭葉は脳の中でも最も成熟が遅いため、これが遅れることで子どもの認知能力が大きく制限されるのだろう。

前頭葉は発達の最初から他のすべての脳領域よりも遅れている。子宮内で裂《れつ》——大脳皮質のカリフラワーに似た外見を作り、さまざまな機能の専門化を可能にする深い溝——が生じる時期は前頭葉が最後だ。誕生後、前頭葉は他の脳領域よりもゆっくりシナプスを形成し、刈り込んでいく。シナプスの密度がピークに達するのは七歳の頃で（視覚野の場合は生後一年）、それから非常にゆっくりと減少する。安定したレベルに達するのは思春期後期だ。子どもの認知能力の発達を制限する別の要素は、脳の回路の多くに影響を与える神経伝達物質、ドーパミンだ。前頭葉でのドーパミンのレベルはきわめてゆっくりと上昇する。前頭葉の髄鞘形成は特に緩慢で、二〇代中頃まで続く。電気的計測でも代謝の計測でも、神経が活動を始めるときも発展するときも、前頭葉が他のあらゆる脳領域より遅れることが確認されている。このように、前頭葉の未成熟が子どもの知的能力に厳しい制限を課していると考えるべき十分な理由があり、特に判断、柔軟な思考、心のコントロールなど、知恵と成熟の証しとなる能力が彼らに欠けている理由の説明になる。

左右半球の知能は同等か

最後に、脳がどのように知能を生み出すかを十分理解するために、私たちは左右の半球にある機能の違いを考えなければならない。これまでの章で、言語は主として左半球の機能であることをみた。そして右半球は、パターンの知覚、心の中での物体の回転、新しい環境で道を発見するといった、視覚的・空間的能力において支配的な役割を果たしている。実をいうと、左右の違いはさらに深い。左半球は順次処理および象徴操作——言語だけでなく、数学や音楽も含む——に関わるあらゆる課題において支配的で、一般に右半球よりも分析的だ。右半球は感情に大きく関わり（第十二章を参照）、全体的《ホリスティック》で同時的な情報処理を扱う傾向がある。これらの違いに関する一つの考え方は、左半球が合理的な面、右半球が直感的な面を担っているというものだ。しかし、二つの半球はそれほど完璧に互いを補っているわけでもない。たいていの人は実際に左半球が右半球を支配する傾向が大きいため、左半球の方をより意識的に自覚することになる。

面白いことに、子宮内で脳表面の皺《しわ》が形成され始める時期は左半球よりも右半球が早いことから、赤ちゃんはわずかに右半球優位の状態で生まれてくるようだ。こうした発達の違いがあることは、とりわけ幼児期において有用かもしれない。視覚的・空間的能力は、お気に入りの玩具に向かって手を伸ばしたり、ハイハイしたり、よちよち歩きをしたりする方法を学習することと大いに関わっているからだ。左半球は、言語能力が発達し始め、子どもたちが自分自身と自らの動機を急速に意識するようになる生後二年までに追いついてくるようだ。さらに四歳頃になると両半球の**間**の連絡が劇的に向上し、子どもの分析的な面と直感的な面が統合されて、意識が十全に開花する可能性が生じる。

脳の発達と認知のマイルストーン

脳が発達するとともに心も発達する。明らかに、ハードウェアすべての膨大な変化は――成長し、速度と効率性が上がり、前頭葉が形成され、左右半球の連絡が強化され――子どもの知能の働きを劇的に改善する。しかし、こうした一般的な変化を知るだけでなくさらに一歩進んで、認知のマイルストーン（段階）を発達中の脳に生じる特定の出来事と結びつけていこう。

▼驚くべき赤ちゃんの技――乳児の認知的本能に関する最近の発見

接続はごくわずか、速度も非常に遅いちっぽけな脳に、いったい何ができるだろう。もちろん、たいして何もできないというのがその答えだ。実際の知能としては、乳児はほとんど何も持っていない。言語は理解できないし、記憶することもあまりできない。自分の行動や感情はほとんどコントロールできない。そして、自分が生き延びるためにできることもほとんどない――哺乳瓶を持つことすらも。しかし、この最後の点に関して研究者たちは、乳児に厳しい運動の限界があることで判断を誤らないようになってきた。赤ちゃんに何かを**させる**代わりに、赤ちゃんが何かを**見る**だけでいいという形で実験を設定すれば、生まれてまもない赤ちゃんでさえ、かなり洗練された認知能力を持っていることが明らかになる。顔や声やなじみのある刺激を認識できることは既にみたとおりだけれど、それだけではない。生後六カ月未満の赤ちゃんもある種の推論、カテゴリー化、抽象――一般的な知能の特徴の多く――を行なっている。赤ちゃんが使っているはずの未発達なハードウェアを考えると、なおのこと驚かずにはいられない。

第五章で説明した「凹凸のあるおしゃぶり」のテスト（177ページを参照）から分かるように、生後四週間の赤ちゃんは、物体のある種抽象的な心的表象を保持する能力を既に持っている。二つのおしゃぶり（なめらかなものと、凹凸のあるもの）のうち、前に吸わせてもらっていても、目で見られなかったおしゃぶりを見ることを好む。口にくわえた経験のみに基づいて物体の外見を推察できるというのは、赤ちゃんの感覚が既に意味のある形で互いに調和していることを示している。このような「感覚のモダリティ（様相）をまたぐ」意識性の別の例は、さまざまな表情を真似ることができるという新生児が持つ能力にみられる（第十二章、393ページを参照）。表情を真似るには、視知覚と運動出力の間でかなり正確な対応がなければならない。

カテゴリー化も乳児の抽象思考の例だ。新生児でさえ、特定の種類の言語音――音素――を聴いて、似ているかどうかを判断したり、人間の言語にそなわっている実際のカテゴリーに対応する明確なカテゴリーにまとめる能力があることを思い出してほしい（第十四章、480ページを参照）。生後四カ月になる頃には、物を形、色（第九章、280ページを参照）、数でカテゴリー化することもできる。実際、新生児でさえ並んだ点をみて「3」と「2」の違いを察知できる（ただし、「4」と「6」を見分けるのは難しい）。そして「最も驚異的な赤ちゃんの技」は、生後五カ月の赤ちゃんが簡単な足し算と引き算をやってのけることだ。いくつかの人形を見せた後、仕切りで隠して数を増やしたり減らしたりしてから仕切りを取り除くと、人形の数が違っていることに驚いた様子を示す（つまり、長く見つめる）。

別の系統の研究は乳児の物理的な推論に的を絞っている。赤ちゃんは生後三カ月頃までに起こり得る物理的事象と起こり得ない物理的事象を区別できるようになる。長いニンジンが低い仕切りの後ろに隠れてしまうと驚いた様子を見せるのに、短いにんじんが仕切りに隠れてもほとんど困惑しない。また、床に置いたブロックを見たときより、宙吊りになったブロックを見たときの方が見つめる時間が長い。こうした実験結果が物語るのは、赤ちゃんには原因と結果を結びつけ、物体と重力が互いにどう影響し合うかを驚くほど正確に予測する能力があるということだ。

つまり赤ちゃんは驚くほど複雑な認知能力を持って生まれてくる。経験についてはわずかしか持ち合わせていないのに、非常にたくさんのことを理解できるという事実は、こうした認知のビルディングブロックがたぶん私たちの脳に生得的に存在することを物語っている。知能は認知的本能（いくつかの感覚特性はいっしょに現れ、物体にはいろいろなタイプがあり、結果には原因があり、量は足し合わせられるといった推定）の集合体として始まり、大脳が最低限の成熟度に達して、初期の経験を知覚する方法をまだ形成している重要な時期になると発動するようあらかじめプログラムされている。

▼生後八カ月——前頭葉《ぜんとうよう》始動！

エミリは父親の膝に座って、テーブルの向こうの研究助手が持っているキラキラした真鍮《しんちゅう》のベルを興奮した様子で見つめている。エミリが見ているときを見計らって、助手はテーブルにある二つのくぼみの一つにベルを入れ、両方のくぼみに同じ布をさっとかけて隠す。生後八カ月の赤ちゃんはみなそうするように、エミリはベルをつかもうとするが、父親が優しく手を引き戻す。その間に研究者が変な顔をして見せ、エミリの注意をそらす。五秒後、父親が手を伸ばしていいという合図をする。エミリは右のくぼみの覆いを取り、嬉しそうにベルを握りしめる。

今度は研究者が別のくぼみ（左側）にベルを隠すところを見せる。父親がエミリの手を押さえ、両方のくぼみに覆いがかけられると、エミリの視線は実験者の顔へと向かう。五秒後、エミリは今度も右側のくぼみに手を伸ばし、そこにベルがないことを知って驚いた様子を示す。

エミリは今回、ベルを入れるところをはっきり見ていたのに、なぜ左側のくぼみに手を伸ばさなかったのだろうか。理由は簡単、前頭葉の準備がまだ整っていないからだ。ワーキングメモリも抑制の力もまだ不十分で、既にベルをうまく手にした右側のくぼみに手を伸ばそうとする強い衝動——厳密には、手続き記憶——を無効にできなかったのだ。

これはもともとジャン・ピアジェ［一八九六―一九八〇、スイスの心理学者。児童心理学に多くの功績を残した］が考案した古典的な実験で、「A not B」課題と呼ばれている。エミリと同じ月齢の赤ちゃんはほぼ全員、最初に玩具が隠された「A」に正しく手を伸ばすけれど、玩具が「B」に移動したときは間違えてしまう。ピアジェならエミリの間違いを「事物の永続性」（たとえ見えていなくても物体は存在し続けているという記憶）が欠如しているためだとするだろうけれど、この点でピアジェが赤ちゃんを低く評価していたことが今では分かっている。エミリはベルが「B」にあることを記憶している——手が間違った方向に伸びている間も、目を「B」に向けていた。解決しなければならないのは、その情報を保持しつつ、それと同時に、再び「A」に手を伸ばそうとする衝動をブロックするということだ。くぼみを隠してから手を伸ばすまでの間隔が十分短ければ（二、三秒以内）うまくできる。しかし、ベルが「B」にあること、ベルを手に入れるには布を取り去らなければならないこと、「A」に手を伸ばしてはいけないこと——そのすべてを五秒間保持することは、エミリにはまだ無理なのだった。

「A not B」課題は見かけ以上に難しい。計画、抑制、ワーキングメモリと、少なくとも最小限の注意持続時間が要求される。いずれも、エミリの月齢くらいの赤ちゃんではまだ初歩的な段階でしかない前頭葉の機能だ。しかし、これらの能力はそれから数カ月の間に前頭葉が動き出せば生じてくる。生後九カ月になれば、隠し場所が変わったことを六秒間覚えていられるようになり、生まれて一年が経つ頃にはそれが何と一〇秒にまでなる。

生後七カ月から一二カ月までに伸びる前頭葉の能力が記憶だけではないことを証明するために、研究者たちは一見簡単な別の課題を用いた。今度は座っているエミリの前に透明なアクリル製の箱がある。エミリの見ている前で、赤いレゴ・デュプロのブロックを箱の中に入れる。箱の上部は開いているけれど、前面がエミリと玩具を隔てている。生後八カ月の赤ちゃんにとっては手が出せない障壁だ。エミリは玩具に手を届かせようとして箱の前面を叩き続けるが、上から手を入れてつかむ方法を思いつくことはできない。障壁を取り去るか、デュプロを数センチ移動して箱の前に置き、視線の先に直接手が届くようにすれば、エミリは問題なく玩具をつかむ。不透明な障壁に変えて玩具がまったく見えないようにしてもつかみ取ることができた。問題が生じるのは、玩具が見えているのに直接手で触れられない場合だけだ。この時期の赤ちゃんには、見える目標物に直接手を伸ばしたいという衝動を抑えることができない。

この課題では記憶が問題になってはいない。欠けているのは計画と抑制だが、これらもじきに機能するようになる。生後九カ月になると障壁の後ろにしばしば手を届かせられるようになり、生後一一カ月では何の問題もなくなる。

生後八―九カ月というのが認知能力発達の主要な目安だ。脳電図によって、生後七カ月から一二カ月まで前頭葉の活動と「A not B」課題での成績向上の間に驚くほどの並行関係があることが明らかになっている。こうした前頭葉の活動の飛躍的向上のおかげで、赤ちゃんは初めて世界の理解を、単純ではあっても意味のある行動計画に統合できるようになる。もはやエミリは、自分の前を横切るものすべてに反射的に手を伸ばそうとはしない。今では目標を設定し、それを実行している間、ある程度まで他の衝動を抑制できるようになっている。

前頭葉の発達には感情も同じくらい依存していて、八カ月というのは感情の重要なマイルストーンでもあることを思い出してほしい［第十二章、389ページ、第十三章、451ページを参照］。つまり、愛着の生じる時期だ。この時期の赤ちゃんはどこに玩具があるかを覚えていて、方向性のはっきりした仕方で行動し、玩具を手に取れる。それと同じように、いちばんよく世話をしてくれる人を鋭く認識し、自分のそばに引きつけるために、力の及ぶことは何でもする――むずかり、泣き、しがみつく――ようになる。愛着は認知能力の発達にとってきわめて重要だ。なぜなら、赤ちゃんが世界を探索しに行くための安全な基盤を提供してくれるからだ。しかし、愛着が感情と知能の発達を結びつける唯一の方法というわけではない。前頭葉の成熟によって、生後六カ月から一二カ月までの赤ちゃんの動機、注意、抑制も発達するからだ。これらはいずれも赤ちゃんが、すぐそばにある新しくてわくわくするような挑戦に――いかに短い時間でも――集中する助けになる。

生後八カ月という時期は、楽しい探索と限りない愛情に満ちた素晴らしい一年の始まりとなる。この頃は何もかもが強烈で刺激的だけれど、親にとってはなおも、素直で抱きしめたくなるような赤ちゃんのままだ。

▼生後一八カ月――言語と自己の感覚

認知能力の次の大きな飛躍が起きるのは生後二年目の中頃だ。この時期までに子どもの感覚と運動の成熟はほぼ完了していて、もっと高次の心的能力に焦点が移っている。「もう赤ちゃんじゃないんだわ！」と多くの親が嘆くのはこの頃だ。脚はしっかりしてくるし、手指も器用に動かせるようになると、いかにも赤ちゃんらしい愛らしさは過去のものとなり始め、ふと気づくと、自分たちの手の中にいるのは、わがままで、何でも上手にこなし、飽くなき探究心を発揮する幼児になっている。

最も顕著な変化はもちろん言語だ。生後二〇カ月のジェイソンは、もう何でも理解できそうに見える――「テーブルにつきなさい」、「靴はどこなの?」、「ポップコーン作りましょう!」――そしてジェイソンの使える語彙も爆発的に増え、二語文や三語文を使うようになっている。第十四章で見たように、こうした進歩は左半球の成熟――まずは頭頂葉、続いて前頭葉――によるものだ。本当の言語が始まると幼児は象徴的思考への重要な境界を越え、直接的な感覚入力がなくても記憶や概念を作り出すようになる。これは人間の子どもがついにチンパンジーの赤ちゃんの認知能力を凌《しの》ぐようになる時期で、そこには言語が大いに関わっている。

しかし、生後二年目の半ばを過ぎた幼児の知能の飛躍は言語だけではない。前頭葉の活動が活発化することにより、それ以外にも驚くべき変化が続く。一つは自己コントロールが生じることで、これはその一年ほど前に初めて現れる前頭葉による抑制の、さらに進んだ形だ。もっと幼い赤ちゃんも、たとえばすごくほしい玩具を手にするなど、別の直接的な目的にかなうのであれば、ある種の反射や自動的に生じる傾向をなんとかブロックできるけれど、ジェイソンはほしい物体が目の前にあっても――少なくとも短時間なら――自分をきちんと抑制できる。たとえば、そうしてと言われたら、明るい色の包み紙を破いたりコップの下の干しぶどうを取ったりするのを、どうにか二〇秒は待っていられる。自己コントロールはあらゆる種類の訓練のカギとなるもので、ジェイソンが自己コントロールを完全に身につけるまでにはまだ遠い道のりがあるけれど、少なくとも進み始めたのは間違いない。

干しぶどうにかぶせたコップをジェイソンが見つめている様子からは、誘惑に負けてしまって干しぶどうを手に入れる前に、**意識的**あるいは**意図的に**自分を抑制しようとするところが短い間隔でうかがえる、といっていいかもしれない。実際、生後一八カ月というのは、子どもの自己認識における新しい局面の始まり

——たぶん、本当の意識の夜明け——だと考えられている。自己認識の古典的なテストは、被験者にはっきりした形で——たとえば、鼻先に軽く塗料をつけるなどして——印をつけ、それから鏡の前に連れてきて、変化に気づくかどうかを見るというものだ。ヒト以外の霊長類でこの自己認識テストに合格するのは、チンパンジーやオランウータンなどの類人猿に限られる。ヒトの子どもの場合、生後一五カ月で一部の赤ちゃんは自分を認識するようだけれど、大多数が塗料を取ろうとするのは生後二年目の後半に入ってからだ（ダウン症の子どもは鏡のテストに合格するのが遅れることが知られている。最終的に自分自身を認識するようになる年齢は、知的障害の度合いによって異なる）。自己意識の発達を示す別の徴候に、二歳頃に始まる「I, me, my, mine」といった語の使用がある。自己意識の夜明けは左半球が優勢になってきたことを反映しているのかもしれない。既に見たように、大人では左半球が私たちの意識的な精神生活を支配する傾向がある。また、それは前頭葉の辺縁系中心部にある前帯状皮質の産物かもしれない。ここは前に述べたとおり、いろいろな意味で意識的な認識の座として機能する。この新たに発見された自己意識の神経学的基盤が何であれ、それは健全な自我が発達している徴候だ——たとえそれが赤ちゃんらしい完璧な無垢さを奪い去るとしても。

▼三—四歳——心の発見

三歳から四歳にかけて起きるもう一つの推移は、たぶん右半球と左半球の連絡がよくなることに影響されている。四歳児は一年だけ年下の子どもに比べて驚くほど頭がいい。自分自身の知覚についてよく知っているし、外見と現実が必ずしも一致しないことも理解し始めている。たとえば三歳児は、赤いセロファンを通して見た白い雲がなおも白いことを理解するのが難しい。雲は赤く見えるだけでなく、「**本当に**赤い」という。一方、形も色も花崗岩《かこうがん》に見えるようにしたスポンジを渡し、本当は何かを教えると、三歳児はそれがスポンジだということを受け入れる。それだけでなく、実際に岩じゃなくスポンジ**のように見える**と主張する。

いい換えると三歳児は、何だかはっきりしない物体の**属性**について外見に引き寄せられて間違う傾向があり、ある物体の**同一性**については現実の側に引き寄せられて間違う傾向がある。

四歳児は——特に五歳に近づくと——外見と現実をずっとうまく区別できるようになる。スポンジが岩のように見える可能性も、サングラスを通して見える色に関係なく雲が白いことも知っている。現実と架空の出来事もずっとうまく区別できるようになる（もっとも、クローゼットの怪物のことを考えるとまだ怖くてたまらないけれど）。同一の物体や人が、別々の時点で異なる特質を持つ可能性があることを理解している（三歳児はバットマンとブルース・ウェイン［バットマンの正体］を別人だと考えたがる）。四歳の誕生日が近づいているジュリアは、おはなしの本に出てくる生きものが「本物」かどうかを尋ねるようになってきた。サンタクロースが本当にいるのかどうか聞いてくるのは何だか悲しいけれど。

この外見と現実の区別について興味深いのは、教えることができないという点だ。研究者たちは三歳児に、何か別の物に見える物体（リンゴの形のろうそく、絹で作った花、ゴム製の鉛筆）を繰り返し見せたり、物の大きさや色が変化した様子（拡大鏡で見た塩の粒、青いグラスに入ったミルク）を示したりして、「あなたの目」には「ほんとにほんと」の物と違って見えるかもしれないことを、ていねいに説明する。しかし、どうやって教えてもうまくいかない。たいていの物、人、出来事について、三歳児は外見と現実が同一だと信じ続ける。自分の感覚を疑うべきときや、そのときそのときで同じ物体が違って見えることを子どもたちに教えられるのは、年齢を重ねることだけしかないように見える。たぶん、この時期に左右の半球の連絡がよくなることこそが、子どもの知覚能力（右脳の産物）と伸びつつある分析能力（左脳の産物）を最終的に統合するのだろう。そして現実性のテストは新しいレベルに押し上げられる。

就学前の後期に子どもが疑うことを覚えるのは外見だけではない。他人の心の中の考えや動機を察知し、自分の考えや動機と異なる可能性を認識するのも、この時期が最初だ。これと同じように機能する単純な練習課題――**誤信念課題**（*False-belief task*）――でも、この変化がみられる。たとえば、三歳のコナーと四歳の兄マックスが見ている前で、大人がこれ見よがしに、キャンディで覆われたカップケーキを枝編み細工のバスケットに隠す。それからマックスに部屋を出てもらい、その間に大人がカップケーキを別の隠し場所（木箱の中）に移す。コナーはこのとき一部始終を見ている。マックスが戻ってくる前に、コナーに「マックスはどこを探すかな?」と尋ねる。コナーの返事は驚くべきものだ。ほとんどの三歳児と同じように、「木箱の中」とコナーは答える――ケーキを移したとき、マックスはそこにいなかったにもかかわらず。コナーは単に、それぞれの人が別々の情報を持っていて、自分とは別の信念を持っているかもしれない、ということを理解していない。これに対してマックスは、このテストを易々とこなす。二人の役割を逆にすると、マックスはコナーには隠し場所の変更が分からないことをすぐ理解し、弟がケーキを見つけられないと知って少し喜びさえもする。マックスがコナーの信念に気づいているという事実は、社会的発達の重要な一段階だ。他の人たちも自分の考えや心を持っているという認識は、幼児期の純粋なエゴイズムを超えて、大きな共感と社交性のステージへと子どもを移行させるのに役立つ。

外見と現実の区別、他人の信念の認識――これら二つの発達は、就学前の時期におけるもっと一般的な認知能力の発達を反映している。三歳から五歳までの間に、子どもたちは実際に思考とは何かを理解し始め、心理学者が**心の理論**（*theory of mind*）と呼ぶものを発達させる。これは堅苦しい認識論の概念ではなく、精神生活と、知覚、記憶、夢、欲望、信念、想像の区別についての基本的な気づきのことだ。子どもたちが遊びの中でさまざまな役――母親、子ども、医師、患者、先生、友だち――を設定し、人々の行動を内的な動機、願望、秘密などに結びつけるようになる。子どもたち自身の自己認識においても、他の人たちとの関係を築く能力においても、これは大きな一歩だ。また、それは親にとっても重要なマイルストーンとなる――ようやく他の人が感じていることについて子どもと話す機会が訪れたわけで、子どもはあなたの言っていることがちゃんと理解できる。

▼六歳――理性の夜明け！

定義上、幼児期早期は子どもが小学校に入るときに終わるが、この年齢には単なる法律上の区切りという以上の意味がある。文化的な経験にかかわりなく、ほとんどの子どもが知的機能の新しいレベルに達する六歳は注目すべき時点だ。変化は特定の技能――絵を描くこと、記憶、言語理解――と、注意、コントロール、自己認識というもっと一般的な能力の両方に広がっている。もちろん、こうした進展はいずれも一夜にして起きるわけではない。幼児期と就学前の時期を通して、多くは着実に向上していく。しかし、生後六年という時期には確かに特別な何かがあるようだ。この時期に認知のあらゆるピースが集まって、子どもはそれを、方向づけられた真の学習に応用できるようになっていく。世界中どこでも子どもたちは六歳頃から正規の学校教育を受け始めるか、さもなければ家族の暮らしをよくするための手伝いをすること（家畜の世話、畑仕事、年下のきょうだいの面倒を見ること）が期待されている。

この変化が世界中で見つかることは、それが脳の成熟の産物であり、六歳頃という時期が実際に大脳皮質のターニングポイントであることを示唆している。脳のエネルギー消費（脳全体の活性レベルの代わりになる指標）が四歳から八歳の間にピークを迎え、その後は大人のレベルまで徐々に減少していくことを思い出してほしい。この変化は、一〇の一五乗ほどもある脳内シナプスの増加および刈り込みと並行している。前頭葉で増加し続けたシナプスは七歳の頃を境に方向が変わり、最も使われていないものの刈り込みが始まる。これはP三〇〇波形（大脳皮質の電気的活動に刺激から少し遅れて生じる特徴的な波形成分で、意識、注意、心的処理を反映しているように見える［527ページを参照］）の出現においても重要な局面だ。P三〇〇波形は四歳から八歳までの間に劇的に反応が速くなり、その後は大人のレベルまで徐々に近づく。

ピアジェは、今ではよく知られている「会話」課題で、この時期の脳の成熟を評価する方法を考案していた。四歳から八歳の子どもがいたら、こんなテストをしてみるといい。背の低い同一のグラスを二つ用意して、同じ量の水を入れ、「二つのグラスに入っている水は同じ量かな、それともどちらかが多い？」と尋ねる。次に、片方のグラスの水を全部、背の高いグラスに入れ替え、同じ質問をする。

四歳児はほぼ例外なく、背の高いグラスの方が水が多いという。水面の高さの差がありすぎて、量が同じだとは信じられないのだ。たとえ水を背の低いグラスに戻して量が変わっていないことを見せてやっても、だ。これと対照的に八歳児は水の分量が変わるはずがないと理解している。二つの見かけがなぜそんなに違うのかと問いかけると、水面の高さの差を幅の広さで補っているからと答え、自分で水を背の低いグラスに戻してそのことを証明してみせることさえあるだろう。

四歳児と八歳児の違いは理性が生じたことによるものだ。子どもはついに自分の思考過程を信頼するようになり、自分の感覚が伝えることよりも上位に置くことさえある。ピアジェは子どもが問題を解決するために論理を適用し始める段階を、「操作的」思考の始まりと呼んだ。幼児はしばしばいくつかの数を足したり、書かれた単語を認識したりできるけれど、大多数が思考のルールを使って、たとえば足し算は引き算の逆であり、文字の音が連なって単語になるということを認識し始めるのは、この時期の後半――六歳以降――になってからだ。四歳児や、五歳になってまだそれほど経っていない子には、訓練を施してもこの種の概念結合はたいていできない。

神経学者たちはこの時期を別の形で知っている。前頭葉に関わる課題、特に注意と抑制が必要な課題を初めてマスターするのがこの年齢なのだ。たとえば、六歳児は特別バージョンのストループ検査［530ページを参照］で大人と同じような成績を示す。このテストでは、星が描かれた黒いカードを見せて「昼」、明るい太陽が描かれた白いカードを見せて「夜」と答えさせる。抑制に関わる別のテストは手を叩くという単純な課題で、検査者が一回と言ったら二回、二回と言ったら一回叩くよう子どもに指示しておく。六歳か七歳頃までに、子どもは検査者の言った回数のとおりに手を叩きたい誘惑をほぼ克服して、検査者の指示と異なる回数だけ叩くことにどうにか集中できるようになる。もっと実用的なレベルでこの抑制のコントロールが意味するのは、三歳児や四歳児には耐えがたいほど難しいと感じる満足の遅延が、六歳児には可能ということだ。第十二章のマシュマロテストを思い出してほしい［381ページを参照］。三歳児や四歳児では、今すぐ一つ食べるか、二〇分後に二つもらうかという選択肢が与えられたとき、すぐに食べられることの魅力に抗《あらが》える子はめったにいない。しかしたいていの五歳児や六歳児は、報酬が二倍になるまでもちこたえられる。抑制はきわめて簡単な認知課題にとっても欠かせないものだ。就学前の後期に抑制の能力が劇的に向上するという事実は、子どもが六歳までに自制と心のコントロールにおいて新しいレベルに到達するということを大いに説明している。

もちろん、六歳で認知能力の成長が終わるわけではない。小学一年生には、読み書き、計算はもちろん、推論、集中、問題解決、抽象概念の操作、将来への計画を立てるといったことが大人と同じようなレベルでできるようになるまで、長い道のりが待っている。その過程で助けとなるのは、幼年期の残された時間を使ってこれから刈り込んでいける多くのシナプスが残されており、髄鞘形成の余地も十分にあることだ。認知的洗練がまだ欠けているにもかかわらず、子どもたちがたいていの大人よりもずっと学習能力が高いのは、このようなハードウェアの向上で説明できる。数回試しただけで、最新のコンピュータゲームを攻略したり、新しい歌の詞を覚えたりできる大人がどこにいるだろうか。子どもの脳は学習するようにプログラムされていて、この可塑性に神経の情報伝達速度と効率性の着実な向上が加われば、一二歳か一五歳のわが子が急に外国語を話したり、計算をしたり、日曜版のクロスワードパズルを解いたりしても、それほど驚くようなことではないと思えてくる（それでも素晴らしいことには違いないけれど）。

文章の読み方を習うのに苦労している一年生を見ると、そうした到達点はずっと遠くにあるように思えるかもしれない。しかし実際には、その子が既に手にした知的達成に比べると、今後のハードルは大したものではない。六歳児は十分成長した脳と十分に機能する前頭葉を使って、つい最近まで自分がそうだった無力な新生児よりも、実はずっと大人に近い考え方をしている。この時期になると認知の基本的なツールはすべて揃っていて、あとはそれを研ぎ澄ませていきさえすれば、子どもの知能は十分な調和に到達する。

幼児期早期からのIQ予測

どのくらいのスコアなら知能が完全に開花したといえるのか。個々の子どもはどのくらいの知能を獲得するのか。このことは常に親たちの関心事だ。もちろん、私たちはみな、自分の子どもが幸福で、健康で、順応性が高く、など、ありとあらゆる良い面を持つようになってほしいと望む。しかし、親たちが最も気を揉むのはなんといっても知能だ。わが子は賢いか。学校でうまくやっていけるだろうか。知的発達を促す最善の方法は何か。

最初の妊娠検査で陽性と出たときから、すぐに思いはめぐる。「デイブと結婚してよかった。高校生のときにデートした間抜けな男じゃなく」と、ジェシカは過去を振り返る。妊娠が分かる前にワインを少し飲んでいたのが気がかりだけれど。赤ちゃんが生まれると両親の思いはさらに羽ばたいて、新生児の動きに天才の徴候がないか探り出そうとする。「先生が言うには、四カ月の子と同じくらい頭のコントロールがうまいんだって」と、生後八週間の検査を終えた後、ジェシカは自慢げに言う。赤ちゃんの祖父母までが、新しく授かった孫の輝かしい将来を予想する。

ジャックはどのくらい賢いんだろうか。すぐにでも受けさせて将来の知能を予測できる「ベビーＩＱ」テストはないのか。心理学者たちはずっと前から、そんな基準を見つけ出そうと努力を重ねてきた。確かに、乳幼児の発達を評価するツールはたくさんある。なじみ深いデンバー式発達検査、ゲゼル式発達診断法、ベイリー式乳幼児発達検査などだ。たとえばベイリー式乳幼児発達検査では、生後四カ月の赤ちゃんがガラガラの方に手を伸ばすかどうか、生後一二カ月の赤ちゃんが簡単な指示（「ブロックをコップに入れて」）に応えるかどうかなど、幅広いスキルを調べる。こうした検査は脳性麻痺や精神遅滞などの深刻な問題を発見するのに非常に有効だけれど、健康な乳児の将来のＩＱを予測するには役立たないことがよく知られている。生後六カ月、あるいは一二カ月の時点におけるベイリー式乳幼児発達検査のスコアでさえ、大人になってからのＩＱとは何も関係がない。二歳か三歳の頃になると、いろいろな発達検査のスコアと後のＩＱとの相関関係がみられるようになってくるけれど、相関係数が〇・七に近づいて、どの子が他の子より頭がいいかがかなりよく分かるようになるのは、五歳か六歳になってからだ。いい換えると、たとえあなたの子が二歳でまだ言葉が話せず、ブロックを三つ積み上げられなくても、将来天才になる可能性はまだ残っている。

こうした「ベビーＩＱ」テストで大人になってからのＩＱをうまく予測できないのは、運動能力と知覚能力に重点を置く傾向があるからだ。生後六カ月の赤ちゃんが立方体をうまくつまんだり、生後一〇カ月の赤ちゃんがマーカーで落書きしようとしたりすると、そのときはすごいと思うかもしれないが、こうした行動は後の人生における知能と関係づけられる種類の言語能力や空間認識能力を使っているわけではない。そのため研究者たちは、赤ちゃんの運動能力にそれほど依存せず、すべての認知能力の基盤となるのと同じ種類の情報処理が必要だと考えられる課題を用いるようになった。

こうした課題の一つが再認記憶だ。生まれて一カ月も経たない赤ちゃんでさえ、新しい視覚刺激を察知する能力が驚くほど高いことは第十三章で述べた（４４７ページを参照）。赤ちゃんに――たとえば大胆なチェック柄の――絵を見せて馴化《じゅんか》させてから、同じくらい大胆な標的の模様を見せると、赤ちゃんはまた興味を持って新しい刺激を見つめる。一見単純なこの課題は、サルの新生児にも（実のところ、人間の新生児以上に）マスターできるが、情報処理の基本的な手順――動機、注意、知覚、表象、記憶の貯蔵と取り出し、弁別、再認――をすべて含んでいる。私たちの脳は、単語を思い出そうとしたり二つの数学量を比較したりするとき、ほぼ同じ手続きをとっている――もっとも、貯蔵されている表象の数は何倍も多いけれど。

視覚的再認記憶をテストするのに最適な時期は生後二カ月から八カ月までだ（それより早ければよく物が見えていないし、それより後だと十分な時間じっとしていられない）。かなり多くの赤ちゃんを対象に視覚的馴化や新奇性選好をテストし、その後も小児期や思春期にテストすると、なじみのある刺激を見る時間が短い（つまり、馴化《じゅんか》が早い）赤ちゃんや、反対に新奇な刺激を見る時間が長い赤ちゃんは、ＩＱのスコアが高いことが分かるはずだ。これと似た研究がこれまでに何十回も実施され、乳児期の再認記憶は二―八歳でのＩＱスコアと〇・四の相関がある、というのが典型的な結果となっている。子どもから大人になるまでを追跡した最近のある報告では、乳児期に（被験者はすべて早産児だった）チェック柄を眺めた時間から、一八歳になったときのＩＱスコアを予測できることが分かった。こうした発見が物語っているのは、情報処理の差が幼児期から大人までずっと比較的安定しているということだ。刺激を効果的に処理して記憶する赤ちゃんは、大人になってもこの強みを維持している可能性が高い。

後の知能を予測するのに使える乳児の能力は再認記憶だけではない。感覚様式間転移（クロスモーダル・トランスファー）――ある感覚または運動のモダリティ（様相・様式）から別のものに一般化する能力――もその一つだ。玩具を視覚的に認識できる一歳児で、その玩具に触れることだけは許されているけれど（箱の中にあって）実際には見えないという経験をした子は、この心的転移を経験していないと思われる子よりも、その後の（二歳、三歳、四歳、五歳、六歳、一一歳での）知能検査でのスコアが高くなる傾向がある。

後の知能を予測させるさらに別のマーカーは事物の永続性だ。「A not B」課題などで隠された物の場所を記憶できる一歳児は、隠し場所をうまく覚えられない子よりも、小児期を通じてIQが高い傾向がある。後の知能を予測するうえで、好奇心をそそるけれどあまり記録されていないまた別の指標は、自分の母親と見知らぬ女性とを弁別する乳児の能力だ。知らない人がいるときよりも母親がいるときによく声を出す赤ちゃんは、たとえば一二歳になった頃のIQスコアが、それほど強い選好を示さない赤ちゃんよりも高くなる傾向がある。

このように後の知能を幼児期の様子から判断しようとすることについて注意しておきたいのは、こうした相関は——統計学的に有意だとはいえ——非常に高いわけではないという点だ。早く馴化する赤ちゃんや「A not B」課題の成績がいい赤ちゃんは、一般にIQが平均より高くなる傾向があるけれど、このような課題は個人の後のIQを正確に予測するものではない。

子どもの脳——賢いか、それとも?

乳児期の早期においてさえ情報処理が他の子よりもうまい赤ちゃんは、なぜそうなのだろうか。研究者たちはここでも、「賢い子」を「鈍い子」から隔てている第一の違いは速度にあるのではないかと考えている。乳児の情報処理速度は一般に、大人より何倍も遅いけれど、既に他の子よりも少し速い赤ちゃんも中にはいるようだ。そして、この差は大人になるまでずっと持続する。視覚的馴化においては、明らかに速度が因子となっている。刺激をより速く処理し記憶できる赤ちゃんほど、早く飽きる傾向がある(つまり、なじみのある絵を見ている時間が短い)。それ以外の課題——クロスモーダル・トランスファーなど——では、速度が速いとさまざまな刺激の処理、記憶、弁別の効率が高くなるはずだ。

速度―ＩＱの関係は大人についても、子どもの場合と同じようによく当てはまるということにほとんど疑いはない。テレビゲーム「スペースインベーダー」に似たデザインの、特別バージョンの持続視時間を測定する課題で、六歳から一二歳までの間、頭のいい子どもはＩＱの低い子よりもスコアが高いことが分かっている。また、四歳から七歳までの能力の高い子どもは、普通のＩＱの子どもよりＰ三〇〇波形が速い。最近のある研究は、生後七カ月で馴化が早かった子どもは一一歳での知覚速度のテストでスコアが高い傾向があることを明らかにし、速度の差が乳児期からずっと続くことを確認した。つまり、すべての子どもが乳児期から思春期まで処理速度の大きな伸びを示すけれど、「速い」脳と「遅い」脳の差は発達の期間ずっと残る傾向がある。

しかし、速度は知能を高くする唯一の因子ではない。記憶容量――子どもが貯蔵し想起できる新しい情報の量――の差も関係している。そして既に見たように、ＩＱは子どもの脳の大きさともある程度の相関を示す。新生児のときの頭囲が一四インチ（三五・六センチメートル）を超えていた子どもは一二・七五インチ（三二・四センチメートル）未満だった子どもに比べて、四歳になったときのＩＱスコアが平均して七ポイント高い（図15・4を参照）。小児期の中期から後期に、脳の体積から子どものＩＱスコアの分散の約二〇パーセントを予測できる。特に前頭前皮質《ぜんとうぜん》は、灰白質の体積からＩＱスコアを最もよく予測できる領域だ。

子どもの頭囲を測ったり最新のコンピュータゲームで反応時間を調べたりする前に覚えておきたい大事なことは、知能にはいろいろな種類があり、ＩＱスコアにそのすべてが反映されているわけではないという点だ。特定の知的スキル――言語的、空間的、数学的、音楽的、運動感覚的、対人関係的能力――の神経学的基盤について知れば知るほど、それぞれの子が独自に持つ心的能力に対応する神経の、より具体的な指標が見つかってくることは間違いない。言語能力を特定の脳領域の発達に結びつける証拠は既にたくさんある。たとえば、綴《つづ》り字と発音の関係を同年齢の子よりよく理解できる（したがって読む能力が高い）子は、側頭平面——第十四章で説明した大脳皮質の重要な広い領域（478ページを参照）——の非対称性（左半球の側頭平面が大きい）が大きい傾向がある。これに対し、逆の非対称性（右半球の側頭平面が大きい）を示す子どもは、空間的能力のテストのスコアが高い傾向がある。言語能力は最近になって、脳梁《のうりょう》（左右の半球をつなぐ神経線維の太い束）の大きさと関係があることも分かった。脳が知能をどのように媒介しているかがもっと明らかになれば、いつか子どもの特定の知的スキルを早期に予測し、弱点があればそれを補いつつその子の力をうまく育《はぐく》めるようになるかもしれない。

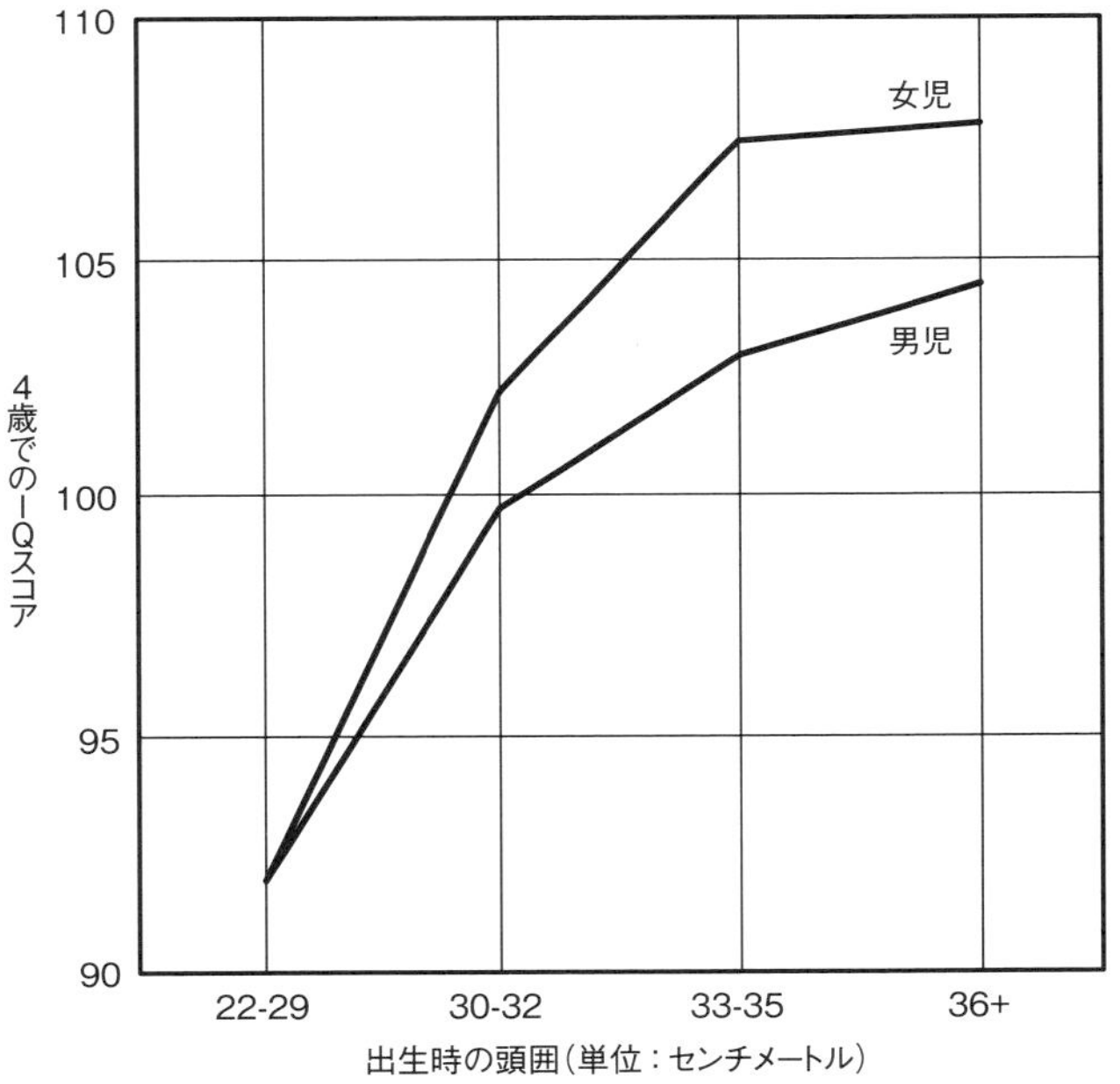

図15.4
出生時頭囲の関数としての就学前幼児のIQ

S. H. et al., *Preschool IQ: Prenatal and Early Developmental Correlates*, Hillsdale, NJ: Lawrence Erlbaum, 1975.からのデータ。

第十六章

生まれと育ち、知的発達における性差

知能は他の特性と同じように子どもによって著しく違い、脳の働きがこうした違いを生み出している。しかし、本当に問うべきは子どもによって脳が**異なるかどうか**ではなく、**なぜ**異なるかという問いだ。一部の子どもは遺伝的な幸運のおかげで、神経伝達が速かったり左の側頭平面が大きかったりするのだろうか。それともこうした違いは経験の産物で、子宮にいる初期の頃から脳の発達に影響することが知られている、遺伝子以外の無数の因子が関わっているのだろうか。

第十五章で見たように、乳児期の初期でさえ、その子の後のＩＱを（ある程度まで）予測することが可能だ。実際、最近のある研究は、言語音に対する新生児の電気的反応にみられるある特徴から、五歳になったときの言語能力が推測できることを示し、予測可能になる時点を誕生の瞬間にまで遡《さかのぼ》らせた。このような発見は知能に関する強力な生得的因子の存在を示唆しているようにみえる。しかし、こうした関係はいずれも絶対的なものでないことを覚えておくことが重要だ。最もうまく予測できる乳児向け課題でさえ、後のＩＱ*を説明できるのは分散〔確率分布の散らばり具合を示す指標〕の約二〇パーセントでしかない。つまり、ある子どもがどのくらい「頭がよく」なるかを決定する因子が他にいくつもあるということだ。一つだけ例をあげると、初期の馴化《じゅんか》と後のＩＱを結びつける同様の研究において、どのくらい「母親が子どもの注意を促す」か――言葉や動作を通じてどの程度、赤ちゃんが環境の中の特定の物、人、出来事に焦点を合わせるように仕向けるか――も、後の知能の予測に役立つことが分かっている。実際、最近のある研究では、乳児期に馴化が速く、かつ母親との相互作用も多かった子どもが一八歳になってからのＩＱは、乳児期に馴化が遅く、かつ母親との相互作用が少なかった子どもに比べて、二〇ポイント近く高いことが明らかになった。乳児期に行なう後のＩＱの予測はそれほど正確ではないけれど、生得的な因子と環境因子の両方を考慮する方がずっといいのは確かだ。

＊分散の大きさは相関係数の二乗になる。乳児の馴化と後のＩＱを比較して〇・四の相関があった場合、馴化は母集団におけるＩＱのばらつきの一六パーセント（〇・四の二乗）を予測できることになる。

それから、馴化、新奇性選好などといった乳児のスキルが**遺伝的な**潜在能力を実際に反映していると、どうして確信を持って言えるのか。乳児の様子から後のＩＱを予測しようとする試みのもう一つの難点がこれだ。早期に現れるからといって、必ずしもそれが遺伝的な特質だとは限らない。馴化における差がこれまでの経験――つまり子宮の中での生活――を反映している可能性も大いにある。たとえば、月満ちて生まれた赤ちゃんに比べて早産児は、視覚的馴化や感覚様式間転移（クロスモーダル・トランスファー）課題での成績が――早く生まれた分の長さを考慮しても――振るわないことが分かっている。また、小児期のＩＱも低くなる傾向がある。出生前の経験（この場合はその量が少ないこと）が子どもの認知能力に継続的な影響を及ぼす可能性があることに疑いの余地はほとんどない。実際、乳児期においては後の生涯の**どの時期よりも**、知能が環境因子に大きな影響を受けることが分かっている。この問題については後でまた取り上げるが、ここはまず、子どもの知的な潜在能力を評価するのに、乳児の行動の微妙なニュアンスに頼るよりもっといい方法があることをみていこう。

遺伝子の役割

子どもがどのくらい頭がよくなるかを決めるのに、遺伝と環境の両方が関わっていることには誰も異論を差し挟まない。議論になるのは量の問題だ。デイブとジェシカの遺伝子はジャックの知能に**どれだけ**寄与しており、どの程度まで育て方が知能を形成するのだろうか。この問題については、初期の子育て、教育、文化ですべて説明がつくとする厳密な「環境主義者」から、遺伝子でほぼ決まると考える（『ベル・カーブ』［第一章、20ページを参照］の著者たちのような）強い遺伝論者まで、ありとあらゆる意見が揃っている。しかし、この論争に決着をつけるのは、意見ではなく科学――特に、心理学の一分野である**行動遺伝学**（*behavioral genetics*）――であるべきだ。

行動遺伝学者のやっていることは、表面的にはかなり単純だ。遺伝的な関係が分かっている人たちのIQスコアを比較し、その結果を適切な統計モデルに入れて、どの程度まで知能が遺伝的なのかを推定する。最も分かりやすい被験者は遺伝子を一〇〇パーセント共有する一卵性双生児だけれど、遺伝子の五〇パーセントを共有する、普通のきょうだい、二卵性双生児、親子、さらには遺伝子の二五パーセントを共有する、祖父母と孫、おじ・おばと甥・姪、半同胞［片方の親だけが同じきょうだい］を研究対象にしても同じ目標を達成できる。

遺伝子を多く共有する人たちは、予想に違《たが》わず、IQスコアも似通っている傾向がある。いっしょに育てられた一卵性双生児のIQスコアが、〇・八六という最も高い相関を示す。親と子の間では相関がかなり低くて〇・四二*、きょうだい間のIQスコアの相関もほぼ同じで〇・四七となり、このことはどちらの組み合わせも遺伝子の五〇パーセントを共有するという事実と合致する。

*両親のIQスコアの平均をとった場合、相関は〇・七二に上がり、子どもは両親の知能の平均に近づく傾向があることを示している。

もちろん、近親者どうしが共有するのは遺伝子だけではない。家、共同体、宗教、文化、教育、社会経済的ステータスも、少なくとも生活の一部において共有している。そこで行動遺伝学者は必ず、共有環境の影響をコントロールする必要がある。そのための方法の一つは、一度もいっしょに暮らしたことのない間柄――養子に出した子と生物学上の親、別々の家庭で育った一卵性双生児など――に研究対象を絞って研究することだ。養子に出した子と生物学上の母親の場合、IQの相関は〇・二二で、母子がいっしょに生活した場合の半分となっている。同様に、別々の家庭にもらわれた生物学上のきょうだいもIQの相関は〇・二四となる。きょうだいや親子が共有する遺伝子は五〇パーセントであることを考慮して数字を二倍にすると、人の知能の四〇―五〇パーセントは遺伝子で決まるとみてよさそうだ。

別々に育てられた一卵性双生児の相関はかなり高く、〇・七二となっている。この種の研究にとって理想的な被験者に思えるけれど、いくつか問題点がある。一つは、別々に育てられる一卵性双生児がめったにいないことで、これまでに研究されたのは約一〇〇組にすぎない。また、実際には非常に重要な時期に同一の環境――子宮の中――を共有していたという問題もある。たとえ生まれたその日に引き離された場合でも（ほとんどの被験者はそうではない）、一卵性双生児は脳に関する限り生涯で最も重要な時期である九カ月ほどを既に密着して過ごしていたことになる。たとえば、二卵性双生児は普通のきょうだいと遺伝子を共有する割合は同じ（五〇パーセント）であるにもかかわらず、IQの相関がかなり高いことが知られている。おそらくこれは子宮内での経験を共有しているからだろう。研究者たちは現在、IQの分散の二〇パーセントまでは出生前の経験で説明できると考えている。この効果を別々に育てられた一卵性双生児のIQの相関（〇・七二）から引くと、やはり個人のIQの約五〇パーセントは遺伝子で説明できることになる。

この五〇パーセントという数字は別の種類の研究からも確認できる。この研究では一卵性双生児の対照群として同性の二卵性双生児を使っている（どちらのペアも生物学的な親によって育てられた）。どちらの双生児のペアも事実上同じ経験を——同じ子宮、性、両親、学校、きょうだい、そして双生児であるという事実も——共有しており、違うのは共有する遺伝子の数だけだ（一卵性双生児は一〇〇パーセント、二卵性双生児は五〇パーセント）。したがって、IQとの相関の度合いに差があれば、残りの五〇パーセントの遺伝子が影響しているのだとかなり正確に推定できる。上述のように、いっしょに育てられた一卵性双生児の場合、IQは最高で〇・八六の相関を示す。しかし、いっしょに育てられた二卵性双生児も〇・六〇とかなり高い相関がある。両者の差である〇・二六は、一卵性双生児が余計に五〇パーセントの遺伝子を共有していることによる、追加分のIQ相関を表している。そして、この数字を二倍にして得られる五二パーセントが遺伝によるものと考えられ、今のところおそらくこれが最も正確な推定といっていい。

つまり、IQの半分ほどは遺伝子で説明がつく、というのが一致した見方になっている。しかし、IQは知能に関する計測値の一つにすぎず、知能のあらゆる面が同じように遺伝するとは限らない。実のところ、IQは遺伝的な影響を大きく受ける部類だ。知能検査が重視する空間的能力——地図の解釈や心的回転など——は遺伝子に最も大きく依存し、言語能力もそれに近い。これに対し、頭の回転の速さはそれほど遺伝しないようだし、記憶力は行動遺伝学者が調べた具体的な心的能力の中で最も遺伝との関わりが低い。

さらに重要なのはIQスコアと学校の成績との違いだ。IQは子どもが学校でどのくらい成績を上げられるかを予測するのに役立つけれど、IQと学校の成績が同じように遺伝するということではない。一卵性双生児と二卵性双生児の比較から、学業成績の分散のうち遺伝子で説明がつくのは二〇パーセントにすぎないことが明らかになっている。それ以外は環境と、特に家族の経験の共有によるものだ。いい換えるなら、「頭のいい遺伝子」は小学校での成績を上げるための重要な要素ではあるが、学業成績の大部分に影響を及ぼすのは、家庭生活の質——養育、励まし、注意、しつけ、機会、さらに以下で取り上げるその他の要因がどの程度与えられているかということだ。

それほど確実でないのは、環境による強力な影響がハイスクールや大学の頃まで持続するかどうかだ。というのも、知能は年齢を重ねると遺伝的影響が**大きくなる**という驚くような発見があるからだ。赤ちゃんのＩＱの場合、遺伝子で説明できるのは分散の約一五パーセントでしかない。就学後の早期にはこの数字が四〇パーセントになり、思春期には五〇パーセント、大人になるとさらに数ポイント上がる。これらの数字は、養子に出された子どもの研究に一部は基づいている。養子の場合、養父母や引き取られた先でのきょうだいの認知レベルに近づく傾向が、長じてからよりも早期においてはずっと強い。思春期になると、養子に出された子どものＩＱは養父母よりも実の両親のＩＱに近づいてくる。*

*しかし、この変化が一時的なものか永続的なのか、また、養子に出された子が思春期にしばしば直面する独特なアイデンティティの危機と関係があるのかどうかは分かっていない。

これは、一般に人々が遺伝子と環境について考えていること――個人が遺伝によって受け継いだ潜在能力は誕生時にすべて決まっているのに対し、経験は年齢を重ねるごとに蓄積していくという考え――と合致しない。実のところ、一般通念とは逆に作用している理由は、成長とともに子どもの独立性が強まり、自分で自分の経験をどんどん選べるようになっていくからだ。赤ちゃんの環境はたまたま与えられた家庭と家族によって概《おおむ》ね決まっている。その後、自分が付き合う仲間や参加する活動について、ある程度は子ども自身が選択するようになる。思春期の子どもはしばしば、家族以外の人や家庭内では得られない経験を求めて外に出て行く。そして大人になると多くの人は、両親や先生に従うよりも自分の内なる衝動や興味を反映していると思われる選択をしながら、自分のしたいことをして好きなように生きる。いい換えるなら、子どもの成長とともに遺伝子がますます環境を決定するようになり、全体として遺伝的影響の割合が大きくなっていく。

しかし、生まれてまもない赤ちゃんでさえ、自分の環境をある程度まで形成している。赤ちゃんの生得的な気質は――むずかりやすいか、周囲の様子に敏感か、どのくらい活動的か、社交的か、など――個々に大きく異なっている。そして、子どもがどんな種類の行動をするか、保育者が子どもとどんな相互作用を行なうかは、このような遺伝的特質の影響を受ける。私たちは子どもの環境を自分たちがコントロールしていると思っているかもしれないが、実際にはほぼ確実に、親が子どもを形づくるのと同じくらい、子どもが親を形づくっている。たとえ同じ家族であっても、二人子どもがいればそれぞれの経験は大きくかけ離れているかもしれない。その理由は、経験に働きかける遺伝子がそれぞれ異なるからだ。

環境の役割

個人の知能（厳密にはＩＱスコア）の分散の約半分が遺伝子で説明できるとすれば、残りの半分は環境によるということになる。子どもの後の知的潜在能力にとって初期の経験がきわめて重要であるという証拠の多くは、既におなじみのものになっているはずだ。これまでの章で、社会的孤立や刺激の欠如が子どもの感覚、運動、感情、言語の発達を阻害する可能性について詳細に述べた。飾り気のないベビーベッドに寝かされたままの孤児の赤ちゃんは認知能力が高くはならず、そんな状態が生後二年目を大きく過ぎても続くようなら、精神遅滞のレベルにまで落ち込むかもしれない。脳の配線は刺激を**必要とする**。多様な新しい経験によって神経の活性が常に保たれていなければ、シナプスは衰え、樹状突起の増大は起こらない。遺伝子は青写真を作り出すけれど、子ども一人一人の頭の中で実際に神経ネットワークが成長するには、他の人や、世界の中にある物、場所、出来事との活発な相互作用が着実に生じ続けなければならない。

プラスの方向での証拠はそれほど劇的ではないけれど、重要性は変わらない――つまり、不利な条件を抱えた子どもたちも、初期の環境を改善するための努力を一貫して行なえば、良い結果を得られる可能性がある。最もよく知られているのが「ヘッドスタート」と呼ばれるプログラムで、支援が必要な未就学児に、教育、栄養、医療のサポートを提供するものだ。ヘッドスタートを適用された子どもの研究の多くは、プログラムに参加している期間、ＩＱがかなりの伸びを示し、平均で一〇ポイントほど上昇したとしている。残念ながら、このようなＩＱの伸びは子どもが公立小学校に入学して数年以内に衰える傾向があるけれど、他の利点――ドロップアウトする割合が低いことや、リメディアル教育［学習の遅れた子どもに対する補習教育、治療教育］の必要性が少ないことなど――は持続する。

ヘッドスタートの開始は三歳頃とかなり遅く、脳内でシナプス形成や髄鞘形成が最も集中して起こる時期をだいぶ過ぎている。もっと早期に手を差し伸べようとする実験的なプログラムもいくつかあって、結果は有望そうだ。その一つがノースカロライナ・アベセダリアン・プロジェクト（North Carolina Abecedarian Project）で、貧しい家庭の子どもたち約五〇人に対し、週に四〇時間の手厚いケアを提供する。この支援は乳児期の初期から始まり、子どもが五歳になるまで継続する。三歳になった時点で、プロジェクトに参加した子どもは参加しなかった子どものグループに比べ、ＩＱスコアが一五ポイントも高かった。就学前プログラムの終わる五歳になる頃、スコアの差は七ポイントに縮まった。それでも、ケアを受けた子どもは一二歳、一五歳になるまで優秀で、ケアを受けなかった子どもより学力テストの成績はかなり高く、ＩＱスコアは約五ポイント高かった。

これらの効果は格別大きくはないけれど、教育があまり重視されず教育を受ける機会もほとんどない文化の中で不利な条件を抱える子どもたちが過ごすプログラム外の時間に比べたら、ケアを受けた時間もごくわずかだ。知能が環境から受ける影響の程度をもっと正確に知るためには、養子の研究――特に、貧しい家庭の子どもが教育程度の高い快適な家庭に迎えられた場合のように、ある社会経済的集団からまったく違う社会経済的集団に移った事例――に立ち戻らなければならない。このような養子の事例は究極の教育的介入といってよく、家庭でも学校でも子どもは豊かな文化に浸ることになるし、親や教師が提示する価値や手本は

16歳になったときのIQ

	養親のSES：低	養親のSES：高
実の親のSES：低	92	104
実の親のSES：高	108	120

かなり一貫している。何年もかけてこの種の事例を調べた研究がいくつかあり、その多くは、恵まれた環境に迎えられた子どものIQスコアが一〇ないし一六ポイント伸びたことを明らかにしている。

最も良質のデータを提出したのは、一九八九年に発表されたフランスでの「クロスフォスタリング（養親《ようしん》）」研究だろう。研究者たちは養子に出された子どもの記録を調べて、四つの明確な区分を立てた。（一）低い社会経済的階層（SES——socioeconomic status）の親を持つ子どもが、別の低いSESの養親に迎えられた場合。（二）低いSESの子どもが、高いSESの養親に迎えられた場合。（三）高いSESの子どもが、高いSESの養親に迎えられた場合。（四）高いSESの子どもが、低いSESの養親に迎えられた場合。最後の（四）はごく稀だが、この研究を強力なものにしているのはこうした事例だ。この研究の結果は表のようにまとめられる。

これらの数字から、いくつかのポイントが浮かび上がる。一つは、生物学上のつながり――厳密にいえば、生物学上のつながりと出生前の経験――が確かに大事だということだ。列を上下に見比べると、迎えられた先の環境がどうであっても、実の親のＳＥＳが高い方が一六ポイント有利だということが分かる。しかし、育て方もかなりの差を生み出している。各行を左右で比較すると、養親の家庭のＳＥＳが高い場合は、ＳＥＳが低い場合よりも一二ポイント高くなっている。これらの結果は、「生まれ」と「育ち」が知能にほぼ同じ影響を及ぼす、ということを裏づけている――実の親のＳＥＳが低い場合と高い場合の一六ポイントの差が実際は出生前の環境によるという点を考慮すれば、特にそうだ。

養親の家庭のＳＥＳを比較したときの一二ポイントの差は大したものでないように聞こえるかもしれないが、実際にはかなりのもので、母集団の五〇パーセンタイルと八〇パーセンタイルの差になる［パーセンタイルは、計測値の分布を数字の大きさで並べたとき、どこに位置するのかを示す］。そしてＩＱはおそらく、出生前のいろいろな因子が存在するため、こうした養子の研究が示す以上に影響を受けやすいのだろう。この点については次章でさらに詳しく取り上げる。

▼「フリン効果」

知能を決定する因子としての環境の重要性を劇的に示す、さらに説得力のある証拠がある。それは、始終聞こえてくる、教育の嘆かわしい現状や「文化全体の劣化」を懸念する声と真っ向から対立する衝撃的な事実だ。私たちはみな、**賢くなっている**！　一世紀近く前に知能検査が始まって以来、各世代はその前の世代より、一貫してスコアを伸ばしてきた。研究されている事実上すべての工業国で、着実な伸びが記録されている。伸びが最も大きいのは西ヨーロッパと日本で、各世代のＩＱは先行する世代よりも二〇ポイントほど高い。米国での伸びはそれよりかなり低いけれど、それでもわりとはっきりしている。米国人のＩＱは毎年〇・三ポイント、一世代あたり約八ポイントの伸びを示している。このことが意味するのは、今日の平均的な人々のスコアが、十九世紀末から二十世紀初頭にかけての人々の、上位二パーセントのスコアと同等であるということだ。*

*もちろん、IQスコアは正規化されていて、現在の平均的な人が実際にIQ一三〇（上位二パーセントの区切りとなる点）というスコアになるわけではない。慣習的に、ある時代の平均的なスコアを一〇〇として、すべてのスコアの三分の二が八五から一一五の範囲に収まるよう、カーブが調整される。

IQスコアの一貫した伸びは、この現象を詳細に記録したニュージーランドの心理学者ジェームズ・フリン〔一九三四―〕にちなんで「フリン効果」として知られている。このIQスコアの伸びが純粋な知能の向上によるものか、単にテストを受けるのが巧みになっただけなのか、研究者たちの間で議論がある。確かに現在の人々は二十世紀前半の人々よりも、標準化されたテストを受けることに慣れている。しかし多くの心理学者は、テストへの慣れで片づけるには効果が鮮やかすぎるという見方で一致している。また、遺伝子の変化で説明するのも無理がある。IQの高い人がIQの低い人に比べて、とても不可能なほど速いスピードで生殖しなければ説明がつかないからだ。

つまり、残るのは環境——世界中の人々の知能はライフスタイル全般の大きな向上によって純粋に高まっているという考え方だ。第十七章で見るように、栄養、健康、教育、さらには子育てのスキルの向上が、先進工業国で着実なIQの伸びをもたらしているという十分な証拠がある。さらに、それほど明白ではないにしても、私たちの集合的な知能にかなりの影響を及ぼすもう一つのトレンドを指摘する心理学者もいる。彼らはIQの伸びが言語能力よりも視覚的・空間的能力についてかなり大きいことに着目し、原因の大部分は二十世紀に入ってからの視覚メディアの爆発的増加にあるのかもしれないと示唆している。写真から映画、テレビ、ビデオ、そして今ではコンピュータのグラフィカル・インターフェースへと、世代が進むにつれて人々は、以前よりますます複雑な視覚体験をするようになった。ビデオデッキの録画予約などは親より子どもの方が得意だという使い古された笑い話などは、早期から視覚メディアにさらされれば視覚的・空間的な問題を解く能力が劇的に向上するということの、ほんの一例でしかない。

知能における性差

知能における性差の問題ほど、「生まれ」か「育ち」かという議論を白熱させるものはない。標準化されたテストのスコアから判断すると、男性と女性の考え方が平均すると少し違うということには、ほとんど疑問の余地がない。第十四章で見たように、一般に女児の方が言語能力は優れている。言語に関するＩＱのテストでも、読み書き、連想記憶、知覚のスピードに関する特定の計測値でも、女児の方が成績がいい。一方、男児は視覚的・空間的分析能力に優れている。非言語的なＩＱのテストや、特定の空間的課題（心的回転、埋め込まれた図形、方向感覚など）、数学、科学、機械を扱う能力のテストで好成績を残す。一般的にいって、こうした差はかなり小さく、ＩＱスコアの数ポイントに相当する程度でしかない。さらに、言語的／空間的という区分にも例外がある。言葉による類推など、いくつかの言語課題では男児の方が成績がいいし、数値の計算や場所記憶など、いくつかの数学的・空間的課題では女児の方が優秀だ。この場合も、このような集団としての差は、特定の個人の能力を予測するのには役に立たない。「平均的な」女性よりも言語の才能に恵まれた男性は多いし（詩人、劇作家、聖職者、弁護士など）、「平均的な」男性よりも数学的・空間的能力に優れた女性もたくさんいる。

しかし、集団としての男性と女性の間にはもっと著しい違いがあって、成績のパターンにはっきりした影響が生じている。ほとんどの心的能力について、成績の範囲は――スコアの高い部分でも低い部分でも――

男児の方が女児よりかなり広い。いい換えると、「正規曲線」［平均値の付近にデータ分布が集積していることを示す釣鐘型の曲線］は女児の方が男児に比べて「より正規」になっている。その理由は、男児の方が女児よりもずっとばらつきが大きく、数学の成績上位者でも「学習障害」とみなされる子どもたちの間でもそうなっているからだ。

男女のこうした基本的な違いがあることについて研究者の意見は一致しているが、根本的な原因については見方が大きく分かれている。確かに男と女の心はいくらか違った働き方をするようだけれど、これはホルモンと染色体のせいなのか、それとも経験や社会化の違いを反映しているのか。進化心理学者たちはこうした違いを生得的なものと考え、伝統的な狩猟採集型社会において男性と女性で適応圧力に差があった結果だと主張している。この論理によれば、男は空間や移動経路の認識能力に優れ、粗大運動［粗大運動と微細運動については第十一章、341ページを参照］の能力が高い。そのため、広大な地域を移動して動物をうまく仕留めることができる。大人の女は、妊娠、育児、子どもの世話をして多くの時間を過ごしていただろうから、おそらく住居の近くに留まっていたはずだ。子どもをうまく育てられるかどうかが言語能力を選択する基盤となり、食物の採集は知覚のスピードと微細運動能力に依存していただろう。

これは訴求力のある説で、検証不可能だからという理由で色褪《あ》せることもあまりないようだ。自分たちや子どもが生きていけるだけの食物を集めるには、女もかなり遠くまで出かける必要があったはずなので、移動経路の認識能力が女にとってもきわめて有用でなかった理由を考えるのはちょっと難しい。狩りに出かける男たちの集団において言語能力がさほど役に立たなかったと考えるのも困難だ。それでも、その他の方面から、知能の種類にみられる性差は概《おおむ》ね生得的なものだ、という見方を支持するいくつかの証拠が得られている。

経験によるものと考えにくい差の一つは脳の大きさだ。生まれてから大人になるまで、男の脳は女の脳よりも確かに大きい。もちろん、余分の脳組織の一部は、男の筋肉や表面積が大きいことから必要とされているに過ぎない（たとえば、ゾウの脳は人間の脳の約三・五倍の大きさだが、ゾウの方が賢いとは誰も思っていない）。しかし、身長や表面積の違いを考慮しても、男の脳は女の脳より数百グラム（約八パーセント）大きい。代謝率や体脂肪率など、その他の生理学的な違いを埋め合わせるために余分の脳が必要になっている可能性もある（脂肪組織には神経がなく、女は男よりも脂肪組織がずっと多い）。そして男の脳が数百グラム大きいことは、空間認識能力が優れている理由なのかもしれない。パソコンを使っている人なら、グラフィカルな処理がテキスト処理よりもずっと多くのディスクスペースを必要とすることを知っているはずだ。空間認識では三つかそれ以上の次元にまたがる情報を統合することになるので、情報（単語）を一次元的に連ねる言語能力よりも、ずっと多くの「脳のスペース」を必要とするのかもしれない。実際、ラットのオスの大脳皮質は右側（空間認識に関わる側）が厚いのに対し、メスの脳の半球は左右の違いが少ないことが分かっている。ヒトの場合も同様に、男性の脳の余分の数百グラムが右側にあるのなら——乳児の脳ではそれを示唆する証拠がある（570ページを参照）——そのことが空間認識の卓越に寄与している可能性が高い。

　男性の脳が大きい分を、女性の脳は組織化によって補っている。第十四章で、大脳にみられるいくつかの違いから女性の言語能力の優位を説明できるかもしれないことを見た（女性ではウェルニッケ野のニューロンが大きく、密度が高いこと［500ページ］、左右半球で側頭平面の大きさに偏りがないこと［498ページ］）。一般に女性はあらゆる種類の課題に対し、男性に比べて左右半球を偏りなく使っており、その一つの理由を示唆する解剖学的な研究がある。左右半球を橋渡しして大部分の情報をやりとりしているのは**脳梁**《のうりょう》（*corpus callosum*）と呼ばれる組織だ［25ページ、図1・2を参照］。重度のてんかんを治療するために、脳梁の二億本もの神経線維束を切断しなければならない場合があり、この処置によって患者の脳は完全に二つに分離し、左右それぞれの半球は、もう片方の半球が経験していることを文字通り何も知らない状態になる。

　この「情報スーパーハイウェイ」の一部——脳梁の後部にある**脳梁膨大**《ぼうだい》（*splenium*）——が、女性では男性よりもかなり大きいことが分かっている。さらに、脳梁膨大の大きさは――少なくとも女性において――言語能力の特定の指標（流暢《りゅうちょう》性）と相関関係がある。つまり、女性の脳は両半球間のやりとりの効率が高いため、左右の脳をあまり偏りなく使っているらしい。このような左右相称の組織化は言語にとって有利だけれど、空間認識にはそうでないのだろう。それはたぶん、右半球をもっぱら視覚的・空間的処理に割り当てていられなくなるからだ。こうした観察をすべて考え合わせると、女性の方が生物学的に言語を使いこなすのに向いているという証拠はかなり揃っている。

　というわけで、男性は大きな脳を持っている。特に、空間情報を処理する右半球が大きい。一方、女性の脳は言語をうまく扱えるように組織されている。つまり、脳を異なる仕方で組織化することによって、いろいろな形の知能が実現されるというわけだ。それでも、こうした違いを生み出す原因についてはまだ何も証明できていない。こうした神経系の違い――および知能の違いそのもの――は、男児と女児が違った経験をした結果に過ぎないという可能性もある。たとえば、脳梁の神経線維はとりわけ可塑性が高く、電気的活動のレベルに応じて成長したり退縮したりすることが知られている。おそらく女児の遊び方は脳梁の発達を促す種類のもの、男児の遊び方は脳梁の接続を犠牲にしても右半球を発達させる種類のもので、やがて大人の男性と女性とで脳梁の大きさが異なってくるのだろう。

　実際、組み立てブロック、ティンカートイ［組み立て遊びをする米国製の玩具］、幾何図形のブロックなど、空間的な能力を使う玩具で遊んでいると、男児も女児も空間的課題の成績がよくなることが知られているが、このような玩具は男の子が好むことが多い。玩具のトラックを押して遊んだり、野球のボールを打ったり、サッカーボールを蹴ったりすることは、人形遊びや着せ替え遊びよりも、視覚的・空間的な協調を養う結果になるはずだ。このリストに、やはり男の子が好むインタラクティブで精緻な3Dグラフィックスを駆使した最新のコンピュータ・ゲームを付け加えれば、なぜ男の子が空間認識の面で優れているのかが分かるだろう。

これに対して女の子は、お絵かきや社会的関係を模倣するような遊びを好み、これらはいずれも、言語能力やプレリテラシー［読み書き能力を身につける前の子どもが、あたかも読み書きができるように振る舞うこと］能力に関わっている。

もちろんこの議論は、子どもの遊びの選択という微妙な話題に関わってくる。男の子と女の子はそれぞれ異なる種類の活動に惹きつけられるように見えるし、こうした選択は純粋に生得的なものだと主張する親は多い（「車輪遺伝子」などというものがあると考えるべきもっともな理由はいまだかつて聞いたことがないけれど）。こうした選択が性別による何らかの生得的な違いを反映していても不思議はない。男の子はエネルギーのレベルが高いために空間的な遊びを好むかもしれないし、女の子はもっと社会的な方面に惹かれるため、人形遊びを好むのかもしれない。一方で親たちは、男の子も女の子も平等に扱っていると言いながら自らを欺いていることがよくある。親子の交流、コミュニケーション、褒《ほ》め言葉、思いやりのある態度など、私たちは男の子にも女の子にも、驚くほど分け隔てなく接しているけれど、父親にも母親にも「性別にふさわしい」遊びを奨励する傾向があることをはっきり示す研究が――古いものも新しいものも含めて――たくさんある。私たちの多くは――意識していないことがしばしばだけれど――男の子が人形を手にしたり女の子がトラックの玩具を押して遊び始めたりしたときはあまり関心を示さず、男の子が物を投げたり女の子が絵を描いたりすると、ことさらに褒める。このような強化のパターンが、子どもたちの心的能力の中に生得的にそなわっていた違いを必然的に拡大することになる。

遊びの選択は家族以外からの圧力によってさらに大きな影響を受ける。土曜朝のテレビでコマーシャルを見れば、性役割のステレオタイプが恐ろしいほど拡大されているのが分かる。数分間のアニメーションに活発な男の子と大人しい女の子が登場し、前後のコマーシャルでは、最新の装いのバービー人形はピンク、最新の任天堂のゲーム機は黒といったふうに、性別によるコード化が際限なく繰り返される。もちろん、子どもはそういうものが好きだけれど、それは同年代の仲間に受け入れてほしいという強い欲望にうまく訴えかけるからだ。実際、子どもたちは性役割への順応を互いに強いるという点で親たち以上に厳しいことが多く、このような仲間の影響が、就学前の前期に始まる遊びの選択を左右する。

知能に関する性差を形づくるにあたって、明らかに「育ち」がある程度の役割を果たしている。それにもかかわらず、男の子と女の子には最初から能力の差があって、社会的圧力や遊びのスタイルはこうした差を強めているに過ぎないということを示唆する証拠がたくさんある。一つには、ある種の性差は非常に早くから──社会化や一方の性に限られる遊びが大きく影響するようになる前に──現れるということがある。第十四章で見たように、女の子は初語が早く、小児期を通じて言語の発達スピードが男の子よりも速い［497ページを参照］。これに対して男の子は、いくらか右脳優位で人生をスタートするように見える。男の胎児は右半球──特に、空間分析に関わる高次視覚領域──が厚い傾向があるのに対し、女の胎児は左右で厚みに差がない。

性ホルモンもパズルのピースの一つになっている。最近明らかになった証拠は、ずっと以前から誰もが想像していたこと──エストロゲンとテストステロンが、私たちの考え方に影響を及ぼしているのではないかという考え──を確認する結果になった。どちらのホルモンも両性ともにある程度は産生しているけれど、エストロゲンのレベルは女性でかなり高く、テストステロンは男性でかなり高い。驚くまでもないけれど、エストロゲンは「女性的な」心的能力──発音、微細運動のコントロール、知覚スピードなど──を促進する一方で「男性的な」能力──空間分析、演繹的推理など──を抑制する傾向がある。こうした知見は、月経周期のさまざまな段階にある女性と、閉経後にエストロゲン補充療法を受けている女性、受けていない女性を比較した研究に基づいて得られたものだ。エストロゲンのレベルは排卵直前が最も高く、生理が始まって数日間が最も低い。そのため（よく言われるのとは逆に）生理中の女性はいくらか考え方が男性的になり、月経周期の中頃はいくらか女性的になる。

テストステロンの効果はもっと複雑だ。テストステロンのレベルは――予想される通り――空間的な能力と結びついているが、その関係は線形ではない。集団としての男性は女性よりも明らかにテストステロンが多く（平均すると一七倍以上）、女性の中でテストステロンのレベルが高い人は低い人よりも、特定の空間的課題での成績がいい。しかし男性の間だと、空間的能力が優れているのは、実をいうとテストステロンのレベルが**低い**人だ（マサチューセッツ工科大学やカリフォルニア工科大学がフットボールの強豪校でないのは、そのせいかもしれない）。例外は年輩の男性で、テストステロンのレベルは若い頃よりかなり低い傾向があるが、この場合はテストステロンを補充すると空間的能力が向上することが分かっている。こうした発見を総合すると、テストステロンのレベルが**ほどほど**なら、空間的知能に最適だと考えられる。これは女性のテストステロンの上限にあたるレベルだが、若い男性や中年男性での下限に相当する。

性ホルモンは出生のかなり前から影響を及ぼし始める。男の胎児は妊娠七週目、睾丸が形成された直後にテストステロンの急増を経験する。生まれつきテストステロンが欠乏している男児は生涯にわたって空間的能力が劣り、大人になってからテストステロン欠乏症になった男性に比べても劣っている。一方、（先天性副腎皮質過形成により［第三章、１２４ページを参照］）男性ホルモンのレベルが高い女の胎児は――出生直後から通常の女性ホルモンの補充を行ない、女児として育てても――空間的能力が高くなる（このような女児は男性の外性器を持って生まれ、昔から「男の子の玩具」とされてきたものや乱暴な遊びを好み、女性の同性愛者になるケースも多い）。男と女の双子だったため、出生前にわずかに多くテストステロンにさらされただけでも、生涯にわたって女児の空間的能力を高めるのに十分だ。つまり、出生前の性ホルモンが子どもの特定の認知能力に大きな影響を及ぼすことに疑いの余地はほとんどない。

知能における性差は思春期を過ぎるとさらに目立ってくるが、その理由について研究者たちの意見は一致していない。ホルモンが関係しているのは明らかだけれど、その他の生物学的あるいは社会的要因も関わっているはずだ。たとえば、認知能力における性差は成熟の速度に影響されるという、興味深い証拠がある。思春期を早く通過する子は言語能力が高い傾向があり、成熟の遅い子は空間的能力に優れる傾向がある。このタイミング効果は男の子にも女の子にも当てはまる。たぶん、思春期のホルモン急増が何らかの仕方で右半球の発達をストップさせるか、左半球の発達を促進させるのだろう。男の子は一般に女の子よりも思春期を過ぎるのが約一年遅いため、空間的能力が向上し、言語能力が女の子ほどは高くならないのだろう。

思春期は子どもの心における非常に多くの変化と結びつけられているので、認知能力の変化を生物学的要因だけに帰するのは不可能だ。思春期の子どもは、おそらく他のどの年代にも増して、大人の性役割のステレオタイプに合致させようとする強い圧力を感じている。この圧力は、特に女の子の知的発達にとって問題となる可能性がある。七年生から一二年生まで〔中学から高校まで〕の間に、男の子のＩＱは通常、一ポイントから二ポイント（年齢を考慮して調整した値）向上するが、女の子のＩＱは逆に、平均して一ポイントあまり下がってしまう。もちろん、この変化が知的機能に対するエストロゲンとテストステロンの効果の違いを反映している可能性もある。しかし、ティーンエイジャーの男の子と女の子がどれほど違った時間の過ごし方をしているかを考慮すれば、経験や社会化も影響を及ぼしていると考えずにはいられない。男の子は思春期を過ぎてもスポーツやテレビゲームを続ける——これらは空間認識能力を高める活動で、数学や科学の成績にもたぶん関係しているはずだ。これに対して一一歳の女の子は、自分の外見や社会的交流に強い関心を示すのが普通だ。たとえ両親が娘の生活のこういう面を助長しないように努めても、外見や女性のアイデンティティに対する同世代の関心はきわめて強く、女の子としての自尊心が打ち砕かれると知的能力に影響を及ぼすことも多い。

もちろん、思春期は男の子にとっても容易な時期ではない。性ホルモンが思春期の知的な変化にある程度関わっていることは疑いようがない。しかし、社会が女性を（必ずしも同一でないとしても）同等の認知能力を持つパートナーとして受け入れるようになるまでは、困難だがきわめて重要な思春期に、女の子は知的アイデンティティの問題で大きな苦しみを味わい続けることになる。

第十七章
頭のいい子に育てるには

「まだ半分残っている」と考えるタイプと「もう半分なくなった」と考えるタイプ――親がそのどちらであっても、遺伝子と環境がそれぞれ子どもの知的発達の約五〇パーセントに貢献するということなら、これはかなり都合がいい。一方で、このことは親に息抜きをする余裕を与えてくれる。就学前の子ども向けコンピュータソフトを買いそびれていたり、四歳の子どもにまだ読み書きを教えていなかったりしても、自分自身を**必要以上に**責めずに済むからだ。もちろん、私たちはみな、できるだけのことを子どもにしてやりたいと思っているけれど、五〇パーセントという比率を頭に入れておけば、常軌を逸するほど熱くならずにいられる。子どもの知能に関する限り、仕事の半分は妊娠した夜に既に終わっている。

そうはいっても五〇パーセントというのは、子どもの知的な発達を促すために親が**できる**ことがまだたくさん残っているという意味でもある。特に、まだ**あなたが**子どもの環境に決定的な影響を及ぼすことができる初期の頃は、知能はもちろん、注意、動機、根気、好奇心など、知能をどれだけ活用できるかを決める特性の涵養《かんよう》に着手するのに最適な時期だ。脳が最も柔軟な時期に環境が最大の効果を及ぼすのはけっして偶然ではない。子どもが身体的・感情的な必要性を満たすことを親に依存しきっている時期に親の教えを最も受け入れやすくなるよう、進化が子どもを導いてきたように見える。

しかし、厳密にいって「環境」とは何か。遺伝的でないものすべてを指すのだろうか。配偶子《はいぐうし》［接合して新しい個体を作るもの。ヒトの場合は精子と卵子］が接合して成長を始めた子どもが遭遇する、身体的、感覚的、運動的、社会的、感情的、知的な相互作用のすべてなのか。もちろん、すべての経験が同じように子どもの知能を形成する力を持っているわけではない。また、環境の影響は時間とともに変化するという点でも複雑だ。たとえばある種の薬物は胚発生の段階においては非常に危険だが、月満ちた胎児には何の危険もない。同様に、ある種の教育的な経験は、与える時期を間違えると、早すぎたり遅すぎたりして役に立たない。

こうした複雑さにもかかわらず、研究者たちは知能の発達に明らかに影響する子どもの環境について、いくつかの具体的な側面を見出してきた。変化のすべての要因をすべての子どもについて分析できるわけではないけれど、分析可能な部分も多い。子どもの脳の発達と認知能力を向上させるために親が実行できる具体的な手順を、このことは示唆している。

家族の特性——社会経済的階層、出生順位、母親の就業

出生前でも、家族に関するいくつかの事実だけに基づいて、子どもの知能について驚くほどたくさんの予測をすることが可能だ。予測に最も役立つ要素の一つが社会経済的階層（ＳＥＳ）で、ＩＱと〇・四—〇・六の相関がみられる。ＳＥＳは幅の広い構成概念で、親の教育程度といった特徴は家族の収入など以上に、子どものＩＱや学業成績と強い相関を示す。ＳＥＳの高い家庭の子どもの方がＩＱが高くなる傾向があり、神経学の研究によると、脳の機能がより成熟していて左半球が優位だという。

もちろん、この相関のかなりの部分に遺伝子が関わっていて、ＳＥＳの高い親自身も、平均すると高い機

能をそなえた脳に恵まれているという事実がある。同時に、ＳＥＳが高いことは子どもの神経系や知的能力の優位性に明らかに寄与する、純粋に環境的な多数の因子と結びついている。それは、機会に恵まれていること、健康状態がよいこと、教育的な玩具がたくさんあること、親の子育て能力が高いこと、子どものケアの質が高いこと、優れた学校教育、教育を重視していることなどで、以下ではこれらについてさらに詳しく検討する。多くの親は基本的な経済状態や教育程度を大きくは変えられないけれど、社会全体がしているように、具体的な環境変数をある程度コントロールすることはできる。

家族に関する別の因子として出生順位がある。私たちはしばしば、家族の一人一人が子どもの生活に均一の影響を及ぼしていると考えがちだけれど、実のところそれぞれの子どもが経験することは、家族の中での位置によってかなり大きく変わってくる。出生順位は年長の子どもに有利に働く。最初の子どもは後で生まれた子どもに比べ、ＩＱスコアや学業成績が平均して三・五ポイント高く、さらに子どもが加わるとスコアは着実に低下していく（図17・1を参照）。ＩＱは——少なくともある大規模な研究によると——子どもの生まれる間隔にも影響される。すぐ上の子が生まれて一年以内に生まれた下の子は、出生の間隔が二年以上ある子に比べて、平均で約四ポイントＩＱが低くなるという（図17・2を参照）。

このような関係が何に基づくかはかなり明白だと思われる。家族の中の子どもが多いほどスペースは狭くなり、一人の子どもに向けられる注意は——特にそれを必要とする幼い頃に——それだけ少なくなる。最初の子どもは乳幼児期に親の注意を独占するという点で明らかに有利だし、弟や妹が生まれてからも親との相互交流が多いという証拠がある。これに対して二番目以降は、既に他の子どもがいる世界で成長することになり、ＩＱのスコアはいくらか下がるかもしれないけれど、一般には社会的・感情的な調整能力がいくらか高いことでそれを補っている。

最後に、家族構成の研究から得られた意外な発見の一つは、一人っ子のスコアが子どもの多い家族の長子

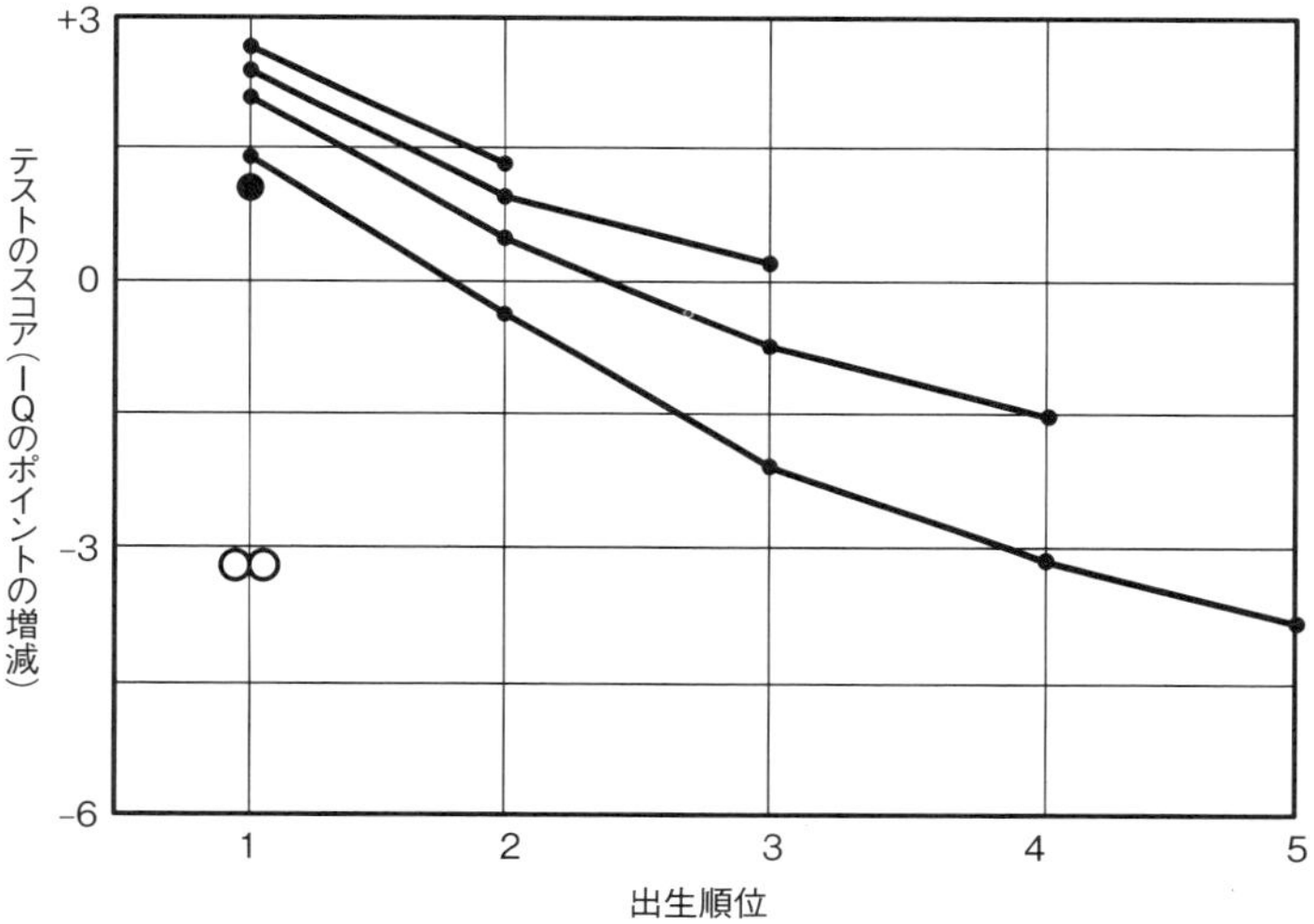

図17.1
知能検査のスコアは出生順位と家族の大きさに応じて低下する。このスコアは17歳の時点におけるNational Merit Scholarship Qualification Testの結果に基づく。それぞれの折れ線は家族の人数が異なっている。大きな黒い点は一人っ子のスコア、2つ並んだ白丸は双子のスコアを示す。

R. B. Zajonc, "Family configuration and intelligence," *Science* 192:227-36, 1976. のデータによる。

に比べていくぶん低いことで、弟や妹が一人か二人いる長子よりも二―三ポイント低いことがよくある。一人っ子は親の注意を一身に受けているのだから、この観察結果は「親の注意」説と矛盾するように見える。しかし、最年長の子どもには別の種類の経験をする利点があるのかもしれない。弟や妹に教える機会があるというのは、自分の知識や自信を高めるのに特に効果があることが多いからだ。

家族生活の面でおそらく最も論議を呼びそうなのは働く母親の影響だろう。幼い子どもは、長時間にわたって親以外の大人に世話をされることで、知能に悪影響が出るのか、それともよい影響を受けるのだろうか。これは複雑な問題で、影響を及ぼす要因はたくさんある――両親とも働きに出ている時間、子どものケアの質と種類（ベビーシッター、親類、家庭でのデイケア、デイケアセンター［託児所、保育所］）、親のケアの質、家族の収入、母親の教育水準、さらには子どもの性別まで。米国労働省労働統計局による一九九五年のデータでは、六歳未満の子どもを持つ母親の六二パーセントが働きに出ており、その大多数は子どもが生まれて三―五カ月以内に仕事に復帰したという。

経済的に恵まれない子どもたちは、ごく幼いうちに質のいいデイケアや保育の提供を受けると知的発達によい影響が生じる、というかなり強い証拠がある。しかし、中流および上流家庭の子どもたちの場合、結果ははっきりしない（感情の発達についてと同様。第十二章、403ページを参照）。スウェーデンでの二つの研究によると、全日のケアを受けた子どもは家庭で育てられた子どもに比べて、後の学業成績や認知能力の点でかなり有利であることが分かったという。米国でも、質のいいデイケアセンターに行った子どもは知的な発達が進んだ、とする研究がいくつかある。しかし、母親が働いている子どもと働いていない子どもの間に認知能力の差はみられないとする研究や、子どもが一歳になるまでに母親が職場に復帰すると、特に男児の場合、認知能力の発達に悪影響があることを示唆する研究もある。

子どものケアがどのような種類のものかということが結果を大いに左右するのは明らかで、デイケアが公

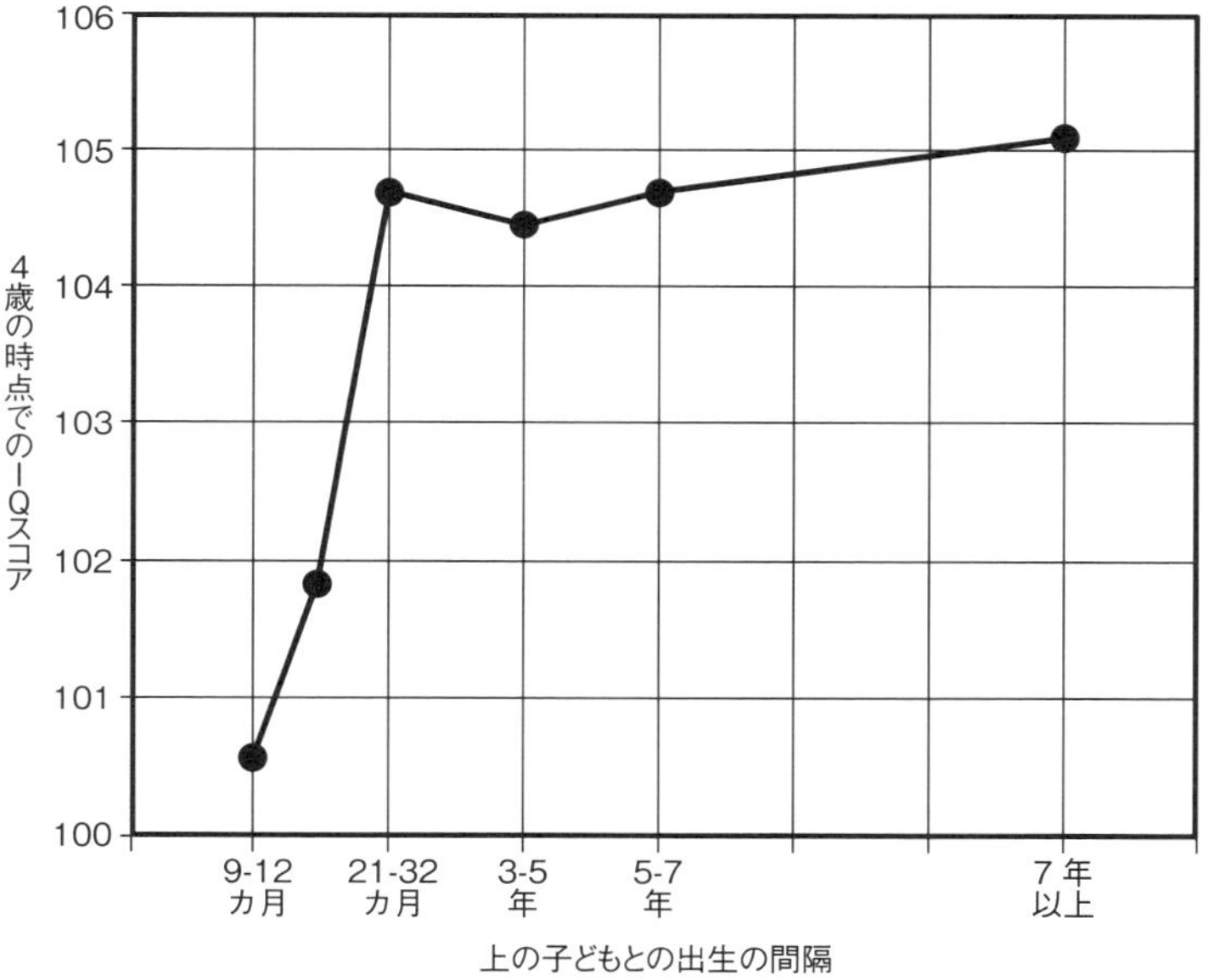

図17.2
就学前のIQと出生の間隔との関係

Broman et al., *Preschool IQ.* のデータによる。

的支援を受けており一貫して質が高いスウェーデンの場合に比べて、米国での結果がはっきりしないのはそのためかもしれない。いうまでもなく、デイケアやベビーシッターがいい結果を生むのは、少なくとも母親といるときと同じくらいの環境（安全、保護、気配り、刺激）に加えて、それ以上のもの（社会的、教育的、身体的、創造的な機会）が提供される場合に限られる。

米国立小児保健発達研究所（ＮＩＣＨＤ）による大規模な研究［第十二章、４０５ページを参照］は、子どものケアを利用することに関わるさまざまな変数を整理しようとするもので、これまでのところこの見方を支持している。全体としてこの研究では、母親にだけ世話をしてもらった幼児と両親以外のケアを常時受けた幼児の間で、認知能力や言語能力の違いをほとんど見いだせなかった。感情の発達の場合と同様に、ケアの量や質よりも家族の特性――収入、教育程度、母親の性格、子育てのスタイル――の方が子どもの知的発達にとってずっと重要なのだ。しかしこの研究は、母親だけに育てられた子どもと母親以外のケアを常時受けた子どもの間にいくつか発達上の違いを発見し、ケアの質の重要性を確認している。母親だけに育てられた子どもに比べて、質のいいケアを受けた子どもは認知能力と言語能力が高く、質のよくないケアを受けた子どもはこうした能力が低かった。両親以外によるケアの種類についていえば、家庭でのデイケアやベビーシッターよりも、デイケアセンターの方が子どもの認知能力や言語発達を促す傾向があった。

親の影響

子どもの知能に対する環境の影響のうち、最も大きいのはたぶん出生前の経験だろう。最近の推定では、ＩＱスコアの分散のうち、最大で二〇パーセントが出生前の因子によるものだという。第三章で見たように、胎児の脳の発達が、母親の健康、栄養状態、どんな環境にさらされているか、さらには感情の状態にまで影響されることを考えると、これは合理的な数字だろう。

出生前のケアと出産の改善が「フリン効果」［第十六章、563ページを参照］――IQが時代とともに着実に伸びてきたこと――にかなり貢献しているのはほとんど疑いようがない。アルコールやタバコが胎児の脳の発達に影響し、後の認知能力にも影響を及ぼすことが知られるようになって、これらを断つ妊婦がますます増えている。ビタミンを摂《と》り、出産前の検診を定期的に受ける妊婦も多い。医療ケアが改善されたことにより、今日の女性はこれまでの世代に比べ、潜在的危険性をはらんだ病原体から隔離され、神経系の欠損を非常に早い段階で察知でき、貧血（就学前の時期のIQが低いことと関係づけられている）になる妊婦が減り、その他妊娠および出産時の多くの問題（早期分娩、胎盤位置の異常、逆子《さかご》、胎児仮死）が赤ちゃんの脳に悪影響を及ぼす可能性はかなり低下している。そして最後になったけれどけっして軽視できないのは、二十世紀に環境保護が進んで、赤ちゃんの脳に明らかによい影響を与えていることだ。有鉛ガソリンが禁止されて以来、妊婦の吸い込む鉛は減っているし、食の安全性は高まってビタミンの豊かな食品を食べるようになり、職場環境においてもさまざまな有害物質にさらされないための対策がどんどん進んでいる。

出生前の経験が改善されてIQが上がっているということの最もよい証拠は、低出生体重（二五〇〇グラム未満）の赤ちゃんの割合が減っていることで、米国では一九七〇年にすべての単産［双子や三つ子などではない、赤ちゃん一人の出産］の一六パーセントだったのが、一九八八年には六パーセントまで低下した［厚生労働省の「乳幼児身体発育調査」によると、日本では二五〇〇グラム未満での出生児の割合が以下のように増加している。一九八〇年　五・二％、一九九〇年　六・三％、二〇〇〇年　八・六％、二〇〇七年　九・六％、二〇一〇年　一〇・七％］。IQは脳の大きさの関数で、脳の大きさは出生体重に関係しているから、大きな赤ちゃんの方が――少なくともある時期までは――頭がいいことになる。図17・3のグラフが示すように、子どものIQは出生体重（あるいは頭の大きさ（553ページ、図15・4を参照））の増加（八ポンド一三オンス（約四キログラム）まで）とともに一定の割合で伸びている。IQの差はそれほど大きくはなく、六・六ポンド（約二・九キログラム）から七・六ポンド（約三・四キログラム）の赤ちゃんで、平均すると一ポイントほどだ。九ポンド（約四キログラム）以上の赤ちゃんではわずかに後のＩＱが下がっているが、これはたぶん、出生時損傷や低酸素状態にいくぶんなりやすいためだろう。

第三章でみたように、赤ちゃんの出生体重は母親の体重が妊娠中にどれだけ増加したかに依存する。たとえば、妊娠中に体重が三〇ポンド（約一三・六キログラム）増えた女性は、一五ポンド（約六・八キログラム）しか増えなかった女性よりも、一ポンド（約〇・四五キログラム）ほど重い赤ちゃんを出産する傾向がある。今ではほとんどの医師が、妊娠中に二〇—三〇ポンド（約九—一三・六キログラム）の体重増加を推奨している（この範囲は身長や妊娠前の体重によって多少変わる——背の高い女性や痩せた女性では少し多め、背の低い女性や体重の重い女性では少し少なめになる）。この数字は、一九七〇年代に完了した大規模な研究に基づく、子どもの後のＩＱにとって最適な体重増加範囲（一五—三〇ポンド（約六・八—一三・六キログラム））に近い。妊娠中の体重増加が三〇ポンド（約一三・六キログラム）を超えると、出生体重曲線の右端と同じように、子どものＩＱスコアは下がり始める。

子どものＩＱに影響するかもしれない出生前の別の因子に母親のストレスがある。第三章で見たように、ストレスホルモンのレベルが高いと、直接的にはニューロンの発達に影響が及び、間接的には妊娠の経過が変わることで、最適な脳の発達が阻害される。最近のある研究で、出生前のストレスは出生体重に対して以上に赤ちゃんの頭囲を減少させる効果を持つことが分かっている。これはストレスが発達中の脳に直接影響を与えるという考えを支持するデータだ。今ではほとんどの人が、自分の身体の健康を守るためにストレス管理が重要だということを知っているけれど、妊娠中の女性はとりわけ注意が必要で、スケジュールに余裕を持たせ、定期的に運動し、リラクゼーションその他の方法でストレスのレベルを下げるべきだ。

身重の女性が**気にする必要がない**のは、胎内の子どもを「刺激する」ことだ。この本を通じて私たちは、

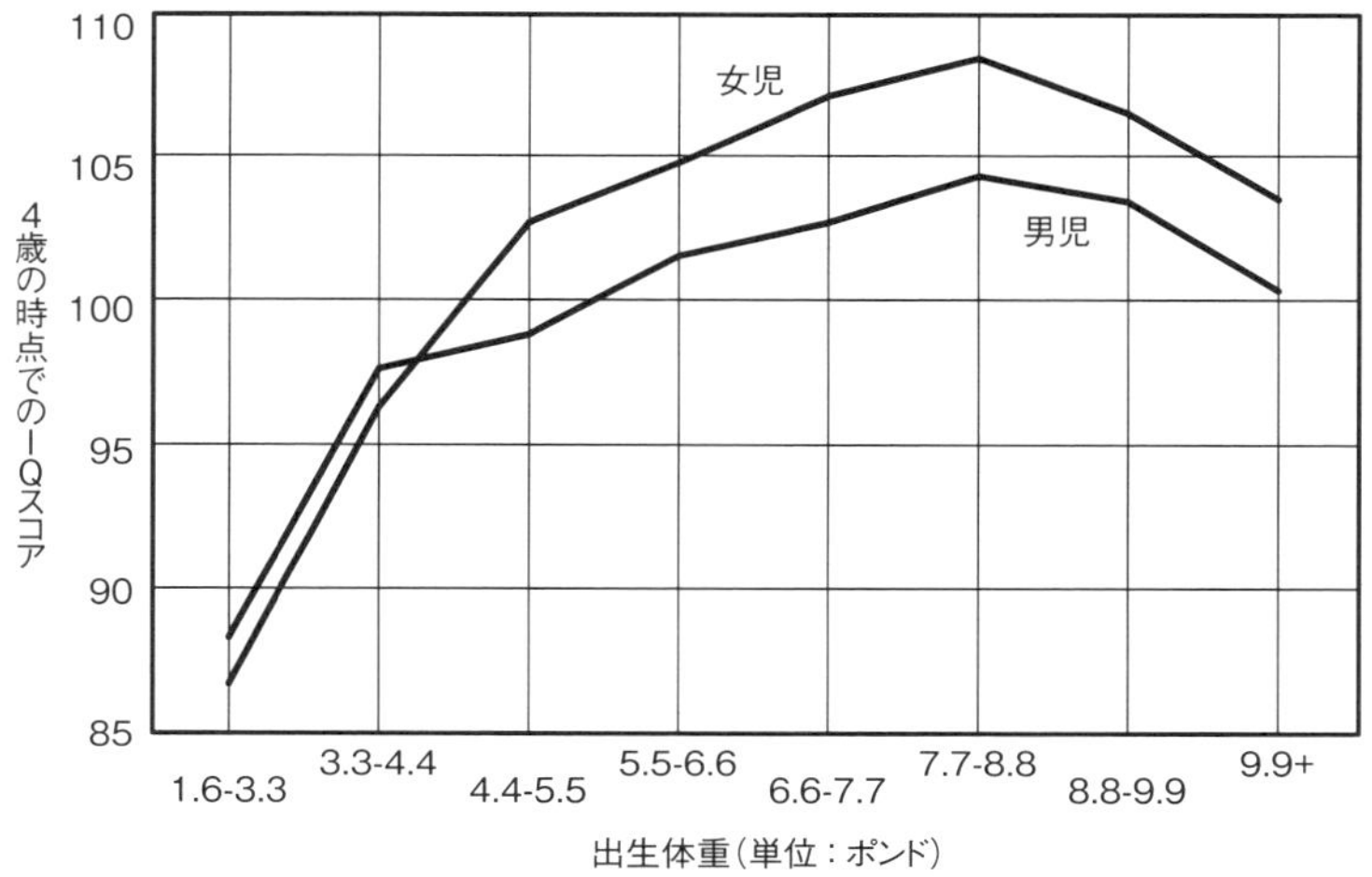

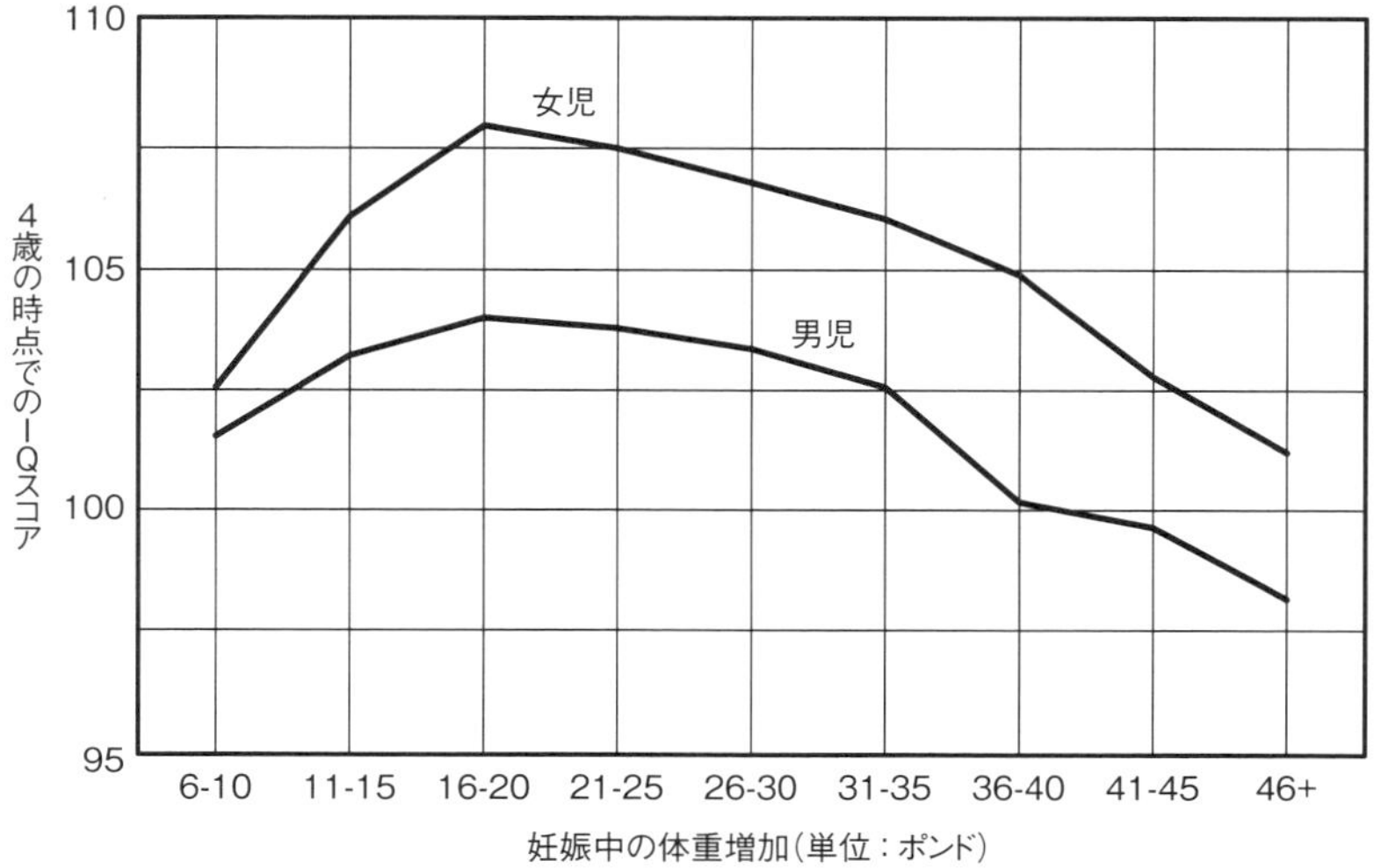

図17.3
出生体重および妊婦の体重増加の関数として見た
就学前IQ

Broman et al., *Preschool IQ*. のデータによる。

妊娠中期から胎児があらゆる種類の感覚入力――接触、味、光、そしてとりわけ音と振動――を経験し、それに反応することをみてきた。これらの刺激は間違いなく、脳の感覚と運動の伝導路を形成するのに重要な役割を果たしている。しかし、だからといって大きくなったおなかにヘッドホンを押し当てて、夜中に「胎教テープ」を聴かせたり、ドクター・スースのおはなしを読んでやったり、まだ生まれていない子どもにモールス信号を指で叩いて送ったりする必要はない。最近は商品を売るための話が山ほどあるけれど、その種の「刺激」で子どもの知能や感情の発達に影響が生じるなどという証拠はどこにもない。そんなことで何も変わりそうにないというのは、胎児が既に、接触、動き、味、音を絶えず浴びているからだ。誕生のときまでに、あなたの子どもは何百時間も（体を通して効率よく伝わってくる）あなたの声を聴き、何千時間もあなたの鼓動を聴いている。あなたが好きな食べ物も、あなたの歩き方がどんな感じかも分かっている。背景にあるこうした圧倒的な感覚入力に比べたら、意図的に「刺激」を与えたところでほとんど何の効果もない。

栄養

胎内での約四カ月と出生後の二年の間、赤ちゃんの脳は消費される栄養の量と質に対してきわめて敏感だ。この時期に栄養が不十分だった子どもは、栄養が行き届いていた子どもに比べてニューロンやシナプスが少なく、樹状突起が短く、髄鞘形成が進んでいないために（第三章を参照）、しばしばかなりＩＱが低かったり、言語発達が遅れたり、行動上の問題があったり、さらに知覚運動障害が生じたりする。

発展途上国では栄養不良がなおも深刻な問題となっているけれど、先進工業国でこの問題を抱えている子どもはもうほとんどいない。実際、先進国でＩＱスコアが着実に伸びていることには、たぶん栄養状態の改善が貢献しているのだろう。平均身長と頭囲も驚くほど並行して伸びているからだ。子どもたちが口にしているものを見てひどいなと思うことも多いけれど、十分なタンパク質、乳製品、新鮮な野菜と果物、ビタミンを強化したミルクと穀物など、今の子どもは二十世紀前半の子どもに比べたら「脳を作る」のにずっと役立つものを食べている。近年は乳児に与える栄養の面で改善が進んで、市販の調合乳の品質が着実に上がり、シリアルや調合乳に鉄分が添加されるようになっただけでなく、母乳の良さが見直されてもいる。その他の要因としてはもちろん、支援を必要とする女性と子どもに食物を供給する政府のプログラムがあり、（経済的に貧しい国々では今なお問題が残っているが）極度の栄養不良はかなり解消されている。

それでも、改善の余地はまだ大きい。ほとんどの子どもたちは必要なタンパク質とカロリーを摂取しているものの、多くの子どもはいくつかの栄養素が不足しているという証拠がある。それはビタミン、ミネラル、微量元素［摂取量は微量でよいが生命活動に必須の元素。ヒトの場合は鉄や亜鉛など］などで、脳の発達と機能に欠かせないものが多い。その一つが鉄分で、これが不足すると貧血（酸素を運ぶ赤血球の数が足りない）になる可能性がある。小児期のどこかで長期的に貧血になると、認知能力の発達に大きな問題が生じる恐れがある。貧血がしばしば生じるのは生後六カ月から一年の頃で、妊娠中に赤ちゃんの体に蓄えられた鉄分がほぼ使い尽くされる時期に当たっている。小児科医が哺乳瓶で育てられている赤ちゃんに鉄分を含む調合乳を推奨するのはこのためだ。母乳で育てられている赤ちゃんの場合、生後四―六カ月で鉄分を強化したシリアルを与え始めた方がいいというのも同じ理由だ。もっと大きい子どもたちは、卵黄、緑黄色野菜、肉の赤身、ジャガイモ、トマト、干しぶどうから鉄分を摂取するといい。ビタミンCがあると鉄分の吸収がよくなるので、鉄分を含む食品とともにオレンジジュースなどビタミンCが豊富な食品を摂るのはいい考えだ。

子どもの認知機能と結びつけられてきた栄養素は鉄分だけではない。実際、体の成長と維持に欠かせない栄養素四五種類のうち、三八種類は神経の発達に必要であることが知られている。そのうちのいくつか――

亜鉛、ヨウ素、ビタミンB群の一部（チアミン、ナイアシン、B_6、リボフラビン）など——は、子どもの認知能力に影響を与えることが既に明らかになっている。しかし一部の研究者たちは、個々の栄養素に目を向けるよりも全体的なアプローチをとり、脳の発達に影響することが分かっている栄養素のほとんどが含まれるマルチビタミン／マルチミネラルのサプリメントを定期的に摂取することで、子どもの知的能力が向上するかどうかを調べた。

研究結果は今のところとても決定的とはいえないが、論議を呼びそうだ。英国のある研究では、子どもたちに四週間にわたって毎日サプリメントを与えたが、対照群として偽薬《プラセボ》を与えた子どもたちに比べてIQスコアの向上はみられなかった。英国の他の二つの研究では、四カ月または七カ月にわたってビタミンのサプリメントを与えたところ、この子どもたちは対照群に比べて多少の向上を示したが、統計学的に有意な結果ではなかった。しかし、一つは英国、もう一つは米国で行なわれた二つの研究では、毎日マルチビタミン／マルチミネラルのサプリメントを飲んだ思春期の子どもたちのIQスコアがかなり伸びた。英国の子どもたち（一二—一三歳）は、実験が行なわれた八カ月の間、毎日偽薬を飲んでいた対照群の子どもたちよりも、非言語的課題でのIQスコアが平均して九ポイント高かった（言語的課題では差がなかった）。米国での研究はもっと少人数の思春期の子どもたちを対象にしたものだが、マルチビタミン／マルチミネラルのサプリメントを飲んだグループは非言語的課題でのIQスコアが同じくらい伸び、脳波の異常も明らかに少なかった。こうしたサプリメントの効果が最も大きいように思えたのは、当然ながら、そもそも日頃の食事が不十分だった子どもたちだ。

もちろん子どもたちにとっていちばんいいのは、健康的でバランスのとれた食事からビタミンやミネラルを摂取することだ。その方が脳だけでなく体全体にとっていい。運動も因子の一つだ。体を積極的に動かす子どもは食べる量もそれだけ多く、直接体に取り込む栄養も増える。しかし、マルチビタミン／マルチミネラルのサプリメントを与え続けても害はないので、脳が必要とする栄養素をもれなく摂取できるようにするために賢明な方法であるには違いない。しかし、子どもの年齢に応じた栄養所要量（ＲＤＡ——*Recommended Daily Allowance*）を超えて「高用量」のビタミンを与えるのには潜在的な危険がある。

最後になったけれど、このトピックを離れる前に、子どものＩＱを高めるために母親が選択できる重要な栄養源について強調しておかなければならない。それは母乳だ。第八章で、母乳を飲んで育った子どもは八歳の時点でのＩＱスコアが、調合乳で育った子どもよりも——母親の社会経済的な差を補正した後でも——八ポイントほど高いと述べたことを思い出してほしい［244ページを参照］。生まれてからの一年間で母乳を飲んだ期間が長いほど、後のＩＱは高くなる。米国小児科学会は現在、生まれて一年間は母乳で育てることを推奨しているが、一九九五年の大規模な調査によると、新生児に授乳している米国の女性は五九パーセントしかなく、生後六カ月までの授乳となると二一パーセントにまで下がる（しかも、その多くは調合乳も与えている）。母乳での子育ては貧しい階層だと特に少なく（ただし、最近は増えてきている）、社会経済的階層と低いＩＱとのつながりをこれで一部は説明できるかもしれない［厚生労働省の「平成二七年度（二〇一五年度）乳幼児栄養調査」によると、日本では「母乳のみで育てた」とした回答者が、生後一カ月と三カ月で、ともに五〇％を超えた。また粉ミルクと母乳の併用を含むと、母乳で育てた割合は生後一カ月で九六・五％、生後三カ月で八九・八％にのぼった］。

活動と物理的環境

脳の発達には刺激が必要なので、いろいろな玩具を用意して探索の機会をたっぷり与えている家庭の子どもの方が頭がいいのも驚くほどのことではないだろう。ラットの仔を豊かな環境で育てると樹状突起やシナプスがどっと増えるのと同じように、人間の赤ちゃんの脳も日々多様な経験をすることが直接プラスに働く。

つまり、仕切りの奥に閉じ込められたり、プレイペン［ベビーサークル］や背の高い椅子の上に長く放置されたり、始終「ダメよ」と言われ通しだったりせず、厳しい制限を課されていないことが何よりも大事だ。家の中がきちんと片付いていて、子どもが遊び道具を見つけたり、安心して自由に探索できたりする場所でなければいけない。何もかも新品で揃える必要はないけれど、古い家は鉛を含む塗料が使われている場合があるので注意してほしい。頻繁に掃除機をかけ、窓の周囲ははがれ落ちた古い塗料が埃《ほこり》に混じっていることがあるので、特にきれいにしておきたい。ここ二〇年で空気中の鉛の濃度はかなり下がっているけれど、幼い子どもの脳と認知能力の発達にとって環境中の最も大きな脅威は依然として塗料に含まれる鉛だ（第三章、94ページを参照）。

玩具は重要だけれど、数が多いかどうかよりも多様性が肝心だ。乳児期の初期でさえ、子どもを効果的に刺激することが馴化の状態から一歩踏み出させるカギになる。だから、玩具を一週間ごとに入れ替えるのはいいアイデアだ。見えないところにしまうか、少なくとも別の部屋に移動させる。遊び慣れたレゴ・デュプロも、突然キッチンのテーブル上に現れると新鮮なものに感じられる。さらにいいのは、友だちや近所の人と玩具を交換することだ。創造性をちょっとばかり発揮すれば、破産しかねないほど新しい玩具を買い込まなくても子どもを刺激する方法はいくらでも見つかる。

幼児期の子どもにも経験の多様性は重要だ。家から出て、散歩したり、公園、図書館、店、よその家庭に行ったりする必要がある。よその子どもが母親以外の大人と交流している様子を見ることも必要だ。実際、養子に出された赤ちゃんを対象にしたある研究では、別の場所に連れて行かれたり、家の内外で他の人に触れる機会があったかどうかが、後のＩＱを最もうまく予測できる要因であることが明らかになった。予算が許せば、動物園、博物館、子ども向けコンサートなどに連れて行くのは素晴らしいことだけれど、人や景色や経験に変化があれば何でもかまわない。

しかし、幼い子どもに与えるべき刺激の量には限度がある。玩具やお出かけがあまりにも多いと混乱してしまい、的を絞る能力が損なわれてかえってマイナスになる。部屋にある玩具の数が三個でも三〇個でも、幼い子どもの遊び方はほとんど変わらないけれど、収まりをつけなければならない混乱のレベルは大違いだ。テレビ、ステレオ、人数の多すぎる子どもが発する騒音も混乱のレベルを増大させ、特に言語習得の妨げになることがある。お出かけのようにきちんと用意したうえで行なう活動は重要だけれど、幼い子どもは自分で好きなときに遊んだり探索したりすることも必要だ。子どもはたいてい、退屈していることを親に伝えるのは上手だけれど、刺激を受けすぎていることを伝えるのは苦手だ。むずかったり苛立ったりといった行動が唯一のサインであることが多い。

もちろん、子どもがほとんどの時間を家庭で過ごしていようと、何らかのデイケアを受けていようと、こうした要素はすべて同じように当てはまる。グループケアは子どもの生活に、間違いなく多様性を付け加える――これまで知らなかった遊び道具、いろいろなプロジェクトへの参加、他の子どもや先生との交流、いろいろな遊び場所など。仕事を持つ親は、子どもにどこでケアを受けさせるかを決めるとき、個々の施設の「混乱」レベルをチェックしながら、こうしたすべての要素の質を検討する必要がある。

▼モーツァルトの音楽が心を育てるというのは本当か

幼少期の環境の豊かさに関する驚くような発見に、音楽の効果についてのものがある。モーツァルトを聴くと頭がよくなる、といった話が新聞に出ているのを見ない日はほとんどないといってもいいほどだ。ジョージア州知事［ゼル・ミラー　一九三二―、一九九一年から一九九九年まで在任］は最近、脳の発達と空間的・数学的能力によい影響を及ぼすという説を引き合いに出して、州がすべての新生児にクラシック音楽のＣＤを配布するための予算として一〇万五〇〇〇ドルを支出するという提案を行なった。クラシック音楽が心の機能によい影響を与え、特に子どもに対して効果が大きいというのはどういうことなのか。

このテーマに関する研究のほとんどすべては、カリフォルニア大学アーバイン校の神経科学者グループによって行なわれた。彼らは、音楽の才能に恵まれた人の多くが、数学、チェス、工学など、時間と空間の統合を必要とする技能にも優れていることを見出して興味を持った。たぶん、そうした推論に関わる脳の領域での時間的・空間的活動と同じパターンを、音楽が直接、活性化するからだろう、と彼らは論じた。もちろん、音楽そのものに空間的な要素はないけれど、音の高さが内耳で空間的な地図に変換されることを思い出してほしい（第十章、３０４ページを参照）。つまり私たちの脳は、音楽を時間と空間の両方のパターンとして同時に経験している。このことは、チェスの戦略、幾何学の証明、建物の構造を考えるのに必要な心的パターンと似ていなくもないのだろう。この見方からすると、ある種の音楽は他のものよりも、時間的・空間的推論を促す効果があるはずだと考えて、この研究者たちは仮説の検証に乗り出した。

彼らはまず、実験に対して積極的な大学生のグループを調べることにした。学部生の一つのグループにはモーツァルトのピアノソナタ、二つめのグループにはリラクゼーションのテープを一〇分間聴かせ、三番目のグループには一〇分間じっと静かに座っていてもらった。その直後、三つのグループそれぞれに空間的推論の必要な課題を解かせた。たとえば、一連の図形のパターンを考えさせる課題や、頭の中で紙を折ったり切ったりするとどう見えるかを問う課題などだ。結果はかなりはっきりしていた。モーツァルトのグループはリラクゼーションや静座のグループに比べて、空間的なＩＱのスコアが九ポイントほども高かった。研究者たちはフォローアップ研究として、フィリップ・グラス［一九三七―　米国の作曲家］による、延々と反復するミニマル・ミュージックを比較のために付け加えた。結果はやはり、モーツァルトを聴いたグループのみが紙を折ったり切ったりする課題での成績がかなり向上し、どのグループも短期記憶のテストでは差がみられなかった。つまり、かなり複雑なある種の音楽は、特定の時間的・空間的推論の能力を確かに向上させるように見える。それはたぶん、右半球における適切な神経活動のパターンの練習になるからだろう。

研究者たちがモーツァルトを選んだのは、四歳で曲を作り始めた音楽家だからだ。幼い子どもの脳は大学生の被験者よりも音楽的な「練習」に敏感で、モーツァルトの音楽は大脳皮質の時間的・空間的活動の生得的パターンに最も近いのではないかと、研究者たちは考えたのだろう。この仮説を検証するために、彼らは地域にあるいくつかの保育所の協力を取りつけた。三歳から五歳までの子どもたちを四つのグループに分けたが、ただ音楽を聴かせるだけではなく、一部の子どもたちには少なくとも六カ月にわたって、音楽を**作る**ことを教えた。一つのグループでは、ピアノの鍵盤で個別レッスンをした。基本的な指の使い方、音程、両手の協調、記譜法、暗譜で弾くことを教え、六カ月経った頃には全員が、モーツァルトとベートーベンの簡単な曲を含め、初歩的なメロディーを演奏できるようになった。他の三グループは対照群だった。一つのグループの子どもたちにはコンピュータの個別レッスンを行ない、音楽の経験なしにキーボードを使う訓練をした。別のグループには毎日、音楽の先生による歌のレッスンを行ない、残ったグループには特別なレッスンは何もしなかった。六カ月の期間の前と後には、すべての子どもたちを対象に二種類の課題のテストをした。ジグソーパズルのような時間的・空間的課題（特定の順序で組み合わせる必要があるもの）と、幾何図形を一致させたり写したりする純粋に空間的な課題だ。

この場合も結果は明確だった。六カ月という期間が加わったこと（例外なく子どもたちのスコアは上がった）による年齢の補正をしたうえで、時間的・空間的課題の成績がはっきり伸びたのは、ピアノのレッスンを受けた子どもたちだけだった。対照群の三グループはいずれも成績が上がらず、ピアノの訓練を受けた子どもたちも含めた四つのグループとも、純粋に空間的な知能のテストでは（年齢を補正したうえで）優位性を示していなかった。いい換えると、鍵盤楽器の訓練は就学前の子どもの時間的・空間的推論の能力を高める、という結果だった。ピアノの訓練が効果的な理由は、たぶん子どもの音楽的経験に空間的な次元を余分に付け加えるからだろう。歌うだけの場合は時間的な面の練習にしかならないし、コンピュータの訓練だと(この実験の場合は)空間的な面を強調しているものの、時間的推論の能力にはほとんど関係がない。しかしピアノの演奏では、指の動き、位置、音の高さ、タイミング、美的なフィードバックなどのすべてを、右半球の発達にとって理想的かもしれない仕方で組み合わせる必要がある。

幼少期の音楽の訓練がよいことかどうか、確信を持って語るのはまだ時期尚早だ。こうした研究をもっと繰り返し、長期にわたって被験者を追跡して、効果がどのくらい持続するかを確かめる必要がある。また、数学など他の能力にも同じように影響するかどうかを調べることも重要だ(早期に鍵盤の訓練をすることは、小学生にとって理解しにくい比例の概念を教えるのに特に役立つはずだ、と研究者たちは予想している)。この効果に臨界期があるかどうかという問題もある。音楽は幼い子どもの脳の中で基本的な発火パターンを直接的に活性化する一種の「前言語《プリランゲージ》」で、その点では本当の言語よりもずっと効果的なのかもしれない、と示唆する人もいる。絶対音感を持つ音楽家の大多数は幼少期(七歳以前)に訓練を始めていることがよく知られており、幼い頃の脳はこの種の時間的・空間的能力が特に高まっていることを示唆している。その一方で大学生を対象にした研究は、どの年齢においても音楽の経験によって時間的・空間的推論の能力が高められることを示唆している。

(神経ネットワークの時間的・空間的な活性パターンについてはもっと論じたいところだけれど、ジュリアにピアノのレッスンを受けさせないと……)

親/保育者のスタイル

いうまでもなく子どもの活動や物理的環境は、初期の環境を豊かにするための方程式のごく一部でしかない。さらに重要なのは、親やその他の保育者と子どもとの相互作用の質だ。幼い子どもは、おむつの取り替え、クルマのところまでの行き来、ベッドに入ってからのおはなしなど、大人とのごく単純な関わりからもいろいろな仕方で学んでいる。言葉や感情を知り、他の人との接し方や、細々としたことをどう観察し、出来事をどうやって記憶し、問題をどう解決するかを学んでいるのだ。あるものがどう機能するかを見せたり、自分が何をしているかを説明したりするとき、私たちは直接的に教える。探索をする子どもたちを見守り、あるいは否定的なフィードバックを与えて、行動を強化するときも同じだ。一方で、私たちはいつも自ら手本を示し、間接的に教えている。知的な成功は「生《なま》の知能」に限らず、ずっと多くのものに依存している。頭のいい子どもたちは必然的に世界をもっと知ろうとする。もっと探索し、もっと質問し、答えを見つけようと努める。こうした性質はいずれも、かなりの程度まで、親や保育者が手本を示すことによって形成される。

子育てのどの側面がいちばん重要なのだろうか。心理学者たちは家庭を詳細に観察することにより、子どもの知能や学業成績と一貫して関係するいくつかの特徴を見出した。この基準からいって最も優れた親というのは、子どもと**よく触れあい**（愛情を込めて体に触れ、子どもの感情を支える）、**積極的に関わり**（ともにできる活動に一貫して時間を割く）、子どもが必要としていることに**敏感に反応**する（子どもの個性を受け入れ、子どもが問題を解決できるよう相談相手となって手助けする）けれど、同時にかなり**要求水準も高い**（成熟した振る舞いと独立心を期待し、明確な基準とルールを設定して、それに従うようにさせる）。これらの特性のバランスは子どもの成長とともに変わっていくが、子どもの発達のどの段階においても、それなりに重要なものばかりだ。

赤ちゃんが**体の触れあい**をたくさん必要としていることはいうまでもない。抱きかかえて撫《な》でてもらったり、優しく話しかけてもらったりする必要が大いにある。赤ちゃんにとって体の接触は重要で、世話をしてくれる人がいつも暖かく愛情を持って接し、肯定的なフィードバックを返していると、認知能力が高くなる傾向がある。体の接触は安らぎを与えるだけでなく、生後一年間は視力も聴力も十分でない赤ちゃんに、学習のための最も優れた状況を作り出す。幼児期や就学前の時期は、暖かく愛情を持って接し、褒《ほ》めることが重要で、こうした親の特質は子どものＩＱスコアとかなり関係づけられている。もっと大きい子どもの場合は、体の触れあいというよりも感情的な支えと励ましの形をとるようになる。才能に恵まれたティーンエイジャーを対象にしたある研究によると、両親の支えこそがその才能を最大限に活かせるかどうかを最も大きく左右する家族の特性だという。

反応の敏感さは触れあいと密接に関係している。たとえば、子育ての敏感な反応とは赤ちゃんの身体的必要性（授乳、おむつの取り替え、睡眠）に素早く反応するというにとどまらず、刺激や相互作用の必要性を察知するということでもある。赤ちゃんは退屈して泣くこともあり、赤ちゃんの出す声――クックッといったり、喃語《なんご》を発したり――は、単なる口慣らしではない。あなたがそれに返事をして「原会話」が始まったら、あなたの面白い表情――先天的に大好きな刺激――を見ながら楽しい一日を過ごしたい、と赤ちゃんは思っている。言語による敏感な反応は言語の発達に欠かせないけれど、子どもの感情的反応と自己意識を決定的に形成するものでもある。子どもの年齢にかかわらず、子育ての敏感な反応とは、実は子どもの言葉に**耳を傾け**、言いたがっていることを時間をかけて理解しようと努め、十分な言葉のやりとりを心がけることを意味する。繊細で敏感に反応できる保育者も、個々の子どもの違いを大事にしている。しかもそういう保育者は、一人一人の子どもが必要としていることを尊重するとともに、親自身が必要としていることも尊重されなければならない、と教えてくれる。

積極的な関わりも、優れた子育ての特徴の一つには違いないけれど、どういうやり方がいちばんいいかは必ずしも明らかでない。やみくもに子どもをいろいろな教室に連れて行ったり、親どうしがおしゃべりできるように遊びの予定を立てたりするのが「積極的」なのではない。おはなしを読んでやったり、歌をこしらえたり、砂でお城を作ったり、自然の中を歩いたり、宿題を手伝ったりと、いっしょに何かをすることに注意を集中し、子どもと直接一対一の相互作用をすることが重要だ。いくつかの研究により、子どものIQや学業成績と、親といっしょの活動に費やした時間（おなじみの言い方では「充実した時間」）との間に関係があることが分かっている。

子どもの認知能力をできる限り発達させるには、どんな活動をいっしょに行なうのがいいのだろうか。一部の親が考えるような、たくさん勉強させる活動ではない。幼児の知的能力を最大限に引き出すために、親がフラッシュカードを示してフォニックス［綴り字と発音の関係を教える教授法］の訓練をさせる必要はない。文字を読むことや算数を早期に教えることで短期的には力がつく子どももいるけれど、長い目でみていちばんいいのは、学ぶことに対する熱意、勤勉さ、忍耐、動機を子どもに身につけさせられる方法だ。赤ちゃんの場合は、楽しい相互作用を通じて、具体的な物、概念、感情に興味を集中させなければならない。赤ちゃんの注意をうまく集中させられる母親（または父親）の場合、この点であまり努力しない親に比べて、実際に子どもの頭がよくなることを思い出してほしい。そういう親の子どもは語彙が急速に増え、探索行動も盛んになり、四歳の時点でも一八歳の時点でもIQのスコアが高くなる。馴化が生じやすい赤ちゃんの興味を惹きつけておく最良の方法は、あるテーマに基づくバリエーションをたくさん用意することだ。赤ちゃんの腕をいろいろな仕方で動かしたり、体のいろいろな部分、さまざまな色、形、音に注意を向けさせたりするといい。たとえ乳児期のごく初期であっても子どもの注意を促すことは、もっと困難な課題をマスターするのに必要な忍耐や動機を育《はぐく》むのに役立つ。

幼児期や就学前の時期なら、**親のあなた**が楽しめる活動を選ぶといい。蝶を捕まえる、電車のセットをいっしょに組み立てる、クッキーを焼く、ガーデニング、コンピュータでのお絵かき、洗濯物をたたむ、そしてもちろん、文章を読む、などだ。この年齢の子どもたちは親から**学びたい**と思っている。すぐ私たちを見つけて家じゅうついてまわり、「僕が見る」「私がする」と言いどおしだ。子どもたちを引き込むことで、親は何かを達成したり、試したり、創り出したりする喜びを教えられる。子どもが一人で何かをしようとする場合とは違って、親がいっしょにいれば、「もうちょっとやってごらん」、「あと一息がんばって」と力づけることができる。そうして何かに習熟する感覚を養うことで、目標に向かって努力するときいずれ必要になる自信が身につく。子どもは親といっしょに作業すると、行動しながら考えるという成熟した振る舞いを間近に見ることもできる。細部を観察し、整理し、記憶し、（理想的には）知的発見に喜びを見出す方法について、お手本を示すことにもなるわけだ。

子どもが大きくなっても、親と子がいっしょに活動することの重要性は変わらない。活動内容を**子どもが選ぶ**場面が増えてくるだろうけれど、子どものサッカーの試合を応援しているときも、宿題を手伝っているときも、あるいは、子どもがずっと前から楽しみにしていたキャンプに連れて行くときも、親が積極的に子どもの生活に加わることには明らかにメリットがある。親の関わりは、遊び仲間の影響の悪い面を打ち消し、子どもを学校その他の積極的な活動に集中させるのに、とりわけ有効だ。

子育てに成功する親の特質として最後に挙げた、子どもに**多くを求める**というのは、他の特質といくらか相容れないように見えるかもしれない。最近は子どもの自尊心を育てることに重点を置く傾向がある。しかし、ときとしてそれは、子どもに規律と自己コントロールを教える機会を奪うことにもなる。確かに私たちは限界を設定し、子どもが規則を守ることを期待するけれど、実際に規則を**守らせる**ためには罰が必要だ。でも、「反省《タイムアウト》」や謹慎をさせることで、子どもの自己イメージはどうなるのだろうか。データから判断すると、結果は良好だ。親が要求水準を高く掲げ、**しかも**子どもが何を必要としているかを敏感に感じとっていれば（**権威ある**子育てスタイル）、もっと甘い親や、要求水準は高いがあまり敏感でない（**権威主義的な**スタイルの）親の場合に比べて、子どもの問題行動は減り、学業成績もよくなる。そしてこのパターンは、就学前の時期にも思春期にも適合する。権威ある子育てスタイルの親は成熟した行動を期待するけれど、子どもがそれを達成する方法を見つけられるように手を貸す。絶えず子どもに試練を与えるが、そのやり方は暖かく、いつでも支援を惜しまない。

一九八〇年代に行なわれたある研究は、親の期待という点でとりわけ意義深いものだ。この研究は、米国、日本、台湾で多数の小学生を比較した。五年生の段階で米国の子どもの算数の成績は、日本や台湾の子どもよりずっと低く、それがハイスクールに入るとさらに悪化する。この傾向は一九九〇年代までずっと続いた。基本的な認知能力の検査ではスコアに大きな差がないため、「生《なま》の知能」の違いでこのギャップを説明することはできない。一部は学校教育の根本的な違いで説明できる。米国の小学校の先生は日本や台湾の先生に比べて、算数や理科の授業に割《さ》く時間がずっと少ない。重要な違いは子育てのスタイルにある。米国の親は、子どもや学校に対する要求水準がかなり低いのだ。日本や台湾の母親に比べて米国の母親は、子どもの成績や学校教育の質に満足感を表明することがずっと多い。宿題の点では違いが最も明確になる。子どもに与えられる宿題の量は日本の半分以下、台湾の**五分の一**以下であるにもかかわらず、米国の母親は宿題の量に満足していた（子どもの宿題を手伝う時間も、米国の親はかなり短い）。問題は、米国の親が学校での勉強に、アジアの親ほど価値を認めていないことだと思われる。その結果、米国の多くの子どもはあまり多くを学んでいない。

親の期待によって子どもの知的能力は確かに変わってくる。しかし、「多くを求める」ことと「圧力をかける」ことは微妙に違うため、子育てのこの側面は評価するのが難しい。親は熱心に勉強することと成熟した振る舞いを期待するが、具体的な達成のレベルを求めることはできない。圧力をかけられたり非現実的な期待を背負わされたりするのは子どものためにならず、もう少し大きくなってから裏目に出る恐れがある。

忙しすぎる予定も過剰な重圧になる可能性がある。レッスン、遊びの予定など、決まりごとのある活動は子どもにとって大きなストレスになり、一人で遊んだり、本を読んだり、夢想したり、単に子どもらしくしていたりする大事な機会を奪うことにもなりかねない。

▼母親、父親、「フリン効果」

子育てのあり方については、うまくバランスをとるのが難しいとはいえ、安心できる材料もある。「フリン効果」——二十世紀を通じてIQのスコアが着実に伸びてきたこと——の少なくとも一部が、幼い子どもの育て方と一般的な環境の改善によるものだという点で、多くの研究者の見方は一致している。ますます多くの親が子どもの発達に関する情報に触れて、敏感に反応することや積極的に関わることの重要性を認識するようになっている。特に女性は歴史上かつてなかったほど教育程度が上がっていて、この変化は子どもの認知能力の発達にかなり大きく影響するに違いない。また、幼い子ども向けの玩具、本、ビデオ、音楽、コンピュータ・ゲームの数が爆発的に増えていることから判断すると、子どもとそれほど深く交流していない親でも、早期に刺激を与えることの重要性を理解しているようだ。

父親の役割はとりわけ興味深い。父親がいない家庭で育てられた子どもは、両親が揃っている家庭で育った子どもに比べて、（社会経済的な差を考慮して補正したうえで）平均すると学業成績が振るわないことがしばらく前から知られている。同時に、両親が揃っている家庭でも、父親が積極的に子どもと関わっている方が有利であることを示す証拠が増えてきている。子育てにそれほど関わらない伝統的な父親のいる家庭の子どもに比べて、IQスコアや学校での成績、自尊心が高く、自己コントロールができ、社会的能力も優れている。こうした発見は、数が増えている片親の家庭に多くの懸念をもたらすものだが、**母親と父親の両方**が子育てと教育に大きく関わるようになった大多数の家庭の子どもにとって、状況はよくなってきていることを示唆している。

学校教育

子どもの知能に影響を与える最後の因子は学校教育だ。ＩＱと教育が相互に関係していることは明らかだけれど、どちらがどちらの原因なのかという点について研究者たちは熱い議論を戦わせてきた。ＩＱの高い人は学校教育に価値を認めるために長く学校に留まるのだろうか、それとも、学校で長く教育を受けた人は正式の学校教育を続けて受けなかった場合よりも、ＩＱ——あるいは「生《なま》の知能」——が高くなるのだろうか。

答えは両様だ。ＩＱの高い人は学校での成績も高い傾向がある、というのはもちろん正しい。したがって、長く学校教育を受ける動機づけになる。一方で、学校教育自体によって子どもの頭がよくなるという証拠はたくさんある。正式の学校教育を一年間受けるたびに、学業成績だけでなくＩＱ自体も伸びていく。たとえば、一九六〇年代の初めにバージニア州プリンス・エドワード郡の公立学校が人種統合を避けるため廃校になったとき、黒人の子どもたちは、学校が存続していた隣の郡の同じような子どもたちと比較して、ＩＱスコアが平均で年に六ポイント下がった。ナチスの占領下にあったオランダや、ロンドンのジプシー、アパラチア［米国のアパラチア山脈付近］の廃坑の子どもたちなど、数年以上にわたって学校教育が途絶えた場所でも同様の変化が記録されている。学校教育の効果は非常に強力で蓄積していくため、（アパラチアのケースのように）正式の教育をまったく受けなかった子どもたちは、思春期に達する頃には精神遅滞とされる範囲に落ち込んでしまう可能性がある。

現時点で先進工業国の子どもの大多数は、小児期のほとんどを学校に通って過ごしている。フリン効果の大部分は二十世紀における義務教育の着実な増加によるものだろう。しかし今日でも、学校教育の量の差が子どものＩＱスコアの差に現れている。怠学《たいがく》［学校へ行くのを怠けること］や中途退学はＩＱの低さと関係づけられており、夏休みでさえも、わずかではあるけれど統計的に有意なＩＱスコアの低下を生じさせている。

とりわけ議論の的になっているのは、就学が遅い場合の影響についてだ。最近、親が子どもを幼稚園や小学校に入れる時期を一年遅らせる動きがある。男の子の場合は特にそうで、これは男の子の方が認知能力の成熟が遅いという認識からくるものだ（実際は言語能力についてのみいえる。第十六章、５７０ページを参照）。たぶん、一部の親は（女の子よりも）男の子の方が厳しい競争にさらされることについて、ことさら心配しているのだろう。確かに、クラスの中で早生まれの子どもは、遅生まれの子どもよりも学業成績の問題を抱え込みやすいという証拠がいくつかある。しかし、小学校の入学日のすぐ前に誕生日がきた早生まれの小学一年生と、その数週間後に誕生日がくる遅生まれの幼稚園児の認知能力を比較した研究では、早生まれの子の方が成績がよかった。さらに、早生まれの小学一年生と、同じクラスの中でそれより一年近く年長の子どもの認知能力の伸びを比べたところ、差が認められなかった。どちらのグループも学習スピードは同じで、幼稚園の年長グループよりもずっと速かった。いい換えれば、早生まれの子どもに「学齢成熟」の問題はないということになる。

学童期中期（小学四―六年生）になると、早生まれか遅生まれかということは認知能力に関して、ますます問題にならなくなる。イスラエルで行なわれたある大規模な研究では、子どものＩＱに対する学校教育の影響は年齢による影響の二倍だということが示された。つまり、五年生の早生まれの子のＩＱスコアと遅生まれのクラスメートのスコアとの差が一―二ポイントでも、年齢がほぼ同じ四年生の子のスコアよりは五ポイントほど高いということだ。

こうした研究が意味するところはかなり明白だ。入学時期を遅らせることで自分の子どもを有利にしたと考えている親は、実のところ認知能力の発達を阻害していることになる。幼稚園のクラスの中で年長になることで得られるわずかな優位性よりも、丸一年間の学校生活がなくなることで失ってしまうものの方がずっと大きい（もちろんほとんどの子どもは遅れた分の学校生活をいずれ取り返すわけだけれど、その頃はもう一八歳になっていて、同年代の子どもの多くは就職したり大学に進んだりしている。良くも悪くも私たちの社会は、個人の能力を年齢で判断する傾向がある）。

もちろん、どの子もそれぞれみんな違っているし、家庭や幼稚園で余分の一年間を過ごしたことが有利に働く子どもも多少はいるだろう。しかし、誕生日が学年の開始日の何カ月も前でも親が子どもの入学時期を遅らせることを認めるやり方は、とてもまともとは思えない。その子自身にとってそれが裏目に出るかもしれないだけでなく、クラスの中の年齢差が大きくなって、先生が一人一人の子どもに適した学習課題を与えることが難しくなってしまう。

▼就学前の教育は子どもの知能を高めるか

就学時期を遅らせることが子どもの知的発達を損なうとすれば、早くから教育を受けさせると逆の効果が生じるのか、という疑問が当然ながら湧いてくる。幼稚園に通わせると子どもは頭がよくなるのだろうか。ここ二〇年間に、母親が働いている家庭かそうでないかを問わず、子どもの早期教育プログラムが急速に浸透していることを考えると、この疑問に対する答えは明らかだという気になるかもしれない。既に見たように、質のいいデイケアを提供すれば不利な条件を抱えた子どもの知的能力と学業成績が向上する、という証拠はかなり確かなものだ。中流家庭の子どもについてはそれほど明確なデータが得られていないけれど、最近のいくつかの研究で、就学前に何らかの教育を受けた子どもは小学校に入ってからの学業成績が明らかに高いことが分かっている。

私自身の考えは――自分の子どもを幼稚園に通わせようとする親で同じように感じる人が増えているように思うのだけれど――優れたプログラムは子どもの知的発達にとって非常に効果的な場合がある、というものだ。質のいいデイケアや幼稚園は、子どもに対する社会的・認知的刺激を素晴らしいやり方で増やしている。このようなデイケアや幼稚園が提供しているほど、多様な活動、遊びの材料、社会的交流を用意できる親（あるいはベビーシッター）はほとんどいない。さらに、優れた幼稚園の先生は、親がめったにできないような仕方で幼い子どもを理解し、子どもにとっても親にとっても、素晴らしい役割モデルになることができる。私が「優れている」というのは、優れた子育ての条件――暖かく触れあう、手を差し伸べる、敏感に反応する、刺激を与える、ただし要求水準は高い――のすべてをもちろん含む。とはいえ、就学前の子どもを十数人も抱えていながら、このすべてを満たせる先生はいない。だから、先生と子どもの比率が小さいこと（少なくとも、二歳児で一対五、三歳児で一対七、四歳児で一対一〇）が重要な目安になる。

ただし、幼児教育については一つ注意しなければならない点がある。これは勉強をたくさん教えるための時間ではないということだ。学習を重視する教室に子どもを入れたら有利なスタートを切れると親は考えるかもしれないけれど、学科の指導を早くから受けた子どもが優位になるという証拠はない。実際にはむしろ害になる可能性もある。ある研究では、勉強に力を入れている幼稚園とそれほどでない幼稚園に通った子どもを比較したところ、認知能力や学業成績に差はみられなかったという。しかし、勉強を重視する幼稚園に通った子どもは、そうでない子に比べてテストへの不安が強く、学校をそれほど肯定的に捉《とら》えない傾向があることが明らかになった。いい換えると、あまり早くから学習を強いるのは危険かもしれないということだ。まだ本当の学校に入ってもいないうちに子どもが学業で燃え尽きてしまい、創造性や想像力がとりわけ豊かな時期にそれを抑制せざるを得ない状況に追い込むようなことを望む親はいないだろう。

幼児教育は、教育の場に子どもを自然になじませ、学ぶことへの深い愛情を育《はぐく》めるよう、魅力的なものでなければならない。子どもが自然に好奇心に導かれて探索を行ない、自発性と自尊心を養える機会を提供する必要がある。達成の度合いを強調したり、子どもたちの成績を比較したり、「正しい」やり方を押しつけたりする場所であってはならない。活動は「先生が中心」でなく、「子どもが中心」になるべきだ。つまり、子どもが時間の使い方を概《おおむ》ね自由に選べるようにし、自分が選んだ活動を好きなだけ長く続けられるようにしておく。先生は指導者というより支援者となって、一人一人の子どもが興味深く手応えのあるプロジェクトを見つけられるように手を貸し、質問に答え、新しいアプローチを示唆し、うまくいっているという感覚を育む必要がある。この年齢の子どもは、統制を受けたり大勢集まって講義を受けたりするのでなく、五感のすべてと発達しつつある運動能力をすべて使い、実際にやってみることで学習する。

この年齢の教育を今も「就学**前**《プリスクール》の教育」と呼ぶのには理由がある。五歳以下の子どもは、感情的にも認知的にも、まだ形式の整った指導をたっぷりと受ける用意ができていない。前頭葉が機能し始めて大人の推論についていけるようになり、記憶を意識的に使い、抽象概念を把握し始め、自分をコントロールしてじっと席に座り、教わったことを本当に吸収できるようになるのは、六歳くらいになってからだということを思い出してほしい。それより幼ければ、読むことも、引き算も、惑星の話を理解することもできないというわけではない。もちろん就学前の子どもたちにも、心のあらゆる筋肉を動かす機会が与えられるべきだ。しかしそれだけでなく、よじ登る、絵を描く、積み上げる、歌う、草花を植える、ごっこ遊びをする、トンカチで叩く、水を注ぐ、手を叩く、笑う、友だちと遊ぶ、といったことも必要だ。学校の教科を導入するのは、（親でなく）**子どもに**高い動機づけがある場合に限り、具体的で「実践的な」やり方で提示するのがいい。心理学者はこのような種類の就学前の経験が「発達の観点からみて適切」だと述べている。それは子どもにとって、講義やワークブックよりも適切であるだけでなく、ずっと楽しさに満ちている。

「完璧な」親とは？

すべてを考え合わせると、子どもの知的可能性を高めるために親ができることは明らかにたくさんある。多すぎるといってもいいくらいだ。もし完璧な親というものが存在するとしたら、子どもを世話し、教育することにすべての時間を費やすだろう。子どもを望む母親は、まだ妊娠しないうちから葉酸の摂取を心がけ、少しでも危険がありそうな化学物質を体内から排除しようとする。そして妊娠が分かれば、アルコールは一滴も飲まず、自分でクルマに給油することも控え、八時間以上の睡眠を心がけ、どんなストレスも避けるようにする。服薬せず、理想的な正常分娩で出産し、誕生からおまるが使えるようになるまで母乳で育てる。赤ちゃんをどうやって刺激したらいいかよく知っているけれど、刺激しすぎてはいけないことも心得ている。毎日、数時間は子どもと遊び――歌い、おしゃべりをし、撫で、マッサージし、運動し、読み聞かせ、いろいろな玩具や魅力的な物がどんなふうに機能するかを見せてやり――夕食の支度や家計簿のチェックをするときも、子どもを三〇分も揺り椅子に座らせたままにはしない。家の中は危険なところをなくすよう完璧な配慮がなされていて、赤ちゃんはどこを探検しても「ダメ！」と言われることなどめったにない。親はあらゆる機会を捉えて子どもを外に連れ出すけれど、常に注意を怠らない。子どもがドラッグストアの棚からビタミン剤を引っ張り出したり、スーパーでクッキーがほしいとぐずりだしてもけっしてあわてない。同じように申し分のない親が連れている子どもに自分の子どもを紹介し、ひとしきり遊んで散らかした場所の後片づけも喜んでする。子どもが三歳になると、ピアノ、テニス、ダンス、フランス語、水泳、美術、バイオリン、コンピュータ、スペイン語、体操の教室に通わせる（自分も練習して、よい役割モデルを提供する）けれど、子どもが興味を示さなければ、一〇週間分の授業料を無駄にすることもいとわない。申し分のない幼稚園に通わせ、最新の子育てに関する情報を得ることと、子どもが興味を持つ新しい教育的な活動の準備をすることに時間をかける。そしてもちろん、母親が一人でするのではない。母親と同じように子どもに愛情を注ぎ、刺激し、触れあい、一つ一つの歩みを導いていく「完璧な配偶者」が寄り添っている。

世界には一組か二組、こんな両親が実際にいるかもしれない。その人たちの子どもはたぶん、きわめて聡明で才能あふれる人になっていくのだろう。そうはいっても、人生の目的を子孫だけに絞っている親から子どもが何を学べるのか、どうしても疑問が残ってしまう。実のところ子どもたちは親やその他の保育者から、単に認知能力だけではなく、ずっと多くのものを学び取っていく。働き、分かち合い、愛し、育み、人生を切り抜け、楽しむことも学んでいく。ここでもやはり、子どもの認知能力と人生の到達点に最も大きな影響を与えるのは、何か特定の事柄を教え込むことよりも私たちが設定する手本なのだ。

子育ては本当に大変な仕事だ。私たちの多くは時間とスタミナと経済力の許す限り、できるだけのことをしようと努めている。もちろん、子どものためにもっといろいろなことをしてやりたいし、子育ての分野でもう少し完璧に近づきたいとも思っている。一人一人の子どもに時間と忍耐とお金をもっとかけてやれたらと、罪悪感にかられたことのない母親や父親に、私はまだ会ったことがない。そんな気持ちになったときは、方程式に含まれるもう一つの項——遺伝——のことを思い浮かべたらほっとするはずだ。完璧な親も「完璧な遺伝子」を持っているわけではないとすれば、少しは気を楽にして、ありのままの子どもたちとの触れあいを楽しめばいい。

謝辞

この本を書くきっかけを与えてくれたのは私の子どもたちだった。新生児の脳についての謎を最初に意識させてくれたジュリア。妊娠から出産へ、そして乳幼児期を通じて切実な疑問を投げかけ、答えに導いてくれたサミュエル。そして一九九九年五月に生まれたトビアスに対しては、ここに盛り込んだ発見をすべて実践しながら、うまく育ってくれることを願っている。いつも私は脳に魅了され続けているけれど、幼い子どもが着実に心を成長させ、生き生きとした人生に向けて発展させていくのを見ることほど素晴らしい経験は他にない。自分自身が妊娠し、出産し、子育てをする経験を積み重ねながら――科学者の部分と母親の部分の両方を結びあわせつつ――この本を書いていくことに、私はあらゆる面で満たされていた。研究と執筆に多くの時間を費やしながらも、自分は子どもたちの成長に寄与しているのだと感じることができた。本書を三人の子どもたちに捧げたい。

草稿のほとんどに目を通して意見を述べてくれたジェニー・コックス・ブラムには、本当にお世話になった。母親のあり方について常に興味深い洞察を示してくれた。キム・ウィザースプーンは私の代理人として、いつも力強く応援してくれた。リンダ・グロス・カーンは当初から私を信頼し、特に執筆の初期段階で励ましてくださった。私の担当編集者アン・ハリスはまるで熟練の助産師のように、私の文章を引き締めるためにいくつも鋭い質問を投げかけ、貴重なヒントを提供してくれた。彼女がいなければ、本書を生み出すことはできなかっただろう。

直接あるいはオンラインで有益な議論を展開し、原稿をチェックし、質問に答えてくれたのは同僚たちだった。ジョスリン・バシュヴァリエ、ジャック・クロフォード、リチャード・ダヴィッドソン、ルース・アン・イートック、キャスリン・ギブソン、ジェリ・ジャノウスキ、マーサ・ジョンソン、クリスティン・レナード、ジュリー・メネラ、サラ・パラス、ジュリー・ポロック、エスター・テーレンには、たいへんお世話になった。直接的な形ではなく本書の執筆を支えてくださったのは、わが師、コロンビア大学のエリック・カンデルおよびベイラー医科大学のダン・ジョンストンだった。経験の浅い私を育て上げ、しっかりした批判的感覚はもとより、大局的な展望を見失わないための自信を身につけさせてくださった。

驚きに満ちた子育てについて自分が経験したことを私に教えてくれたのは、多くの友人たちと家族だった。名前を出しているのはほんの一部だけれど、本書で紹介した親と子のさまざまなエピソードは、この人たちが提供してくれたものだ。そして、とりわけ大きな支えとなった両親、キャリル・エリオットとアレン・エリオットに深く感謝している。本書には子育てに関する二人の知恵が——直接的にも間接的にも——随所に盛り込まれている。

最後に、わが伴侶で同僚でもあるウィリアム・フロストに感謝の気持ちを伝えたい。私たちはそれぞれ顕微鏡の反対の側に夢中だったけれど、神経可塑性に対する互いの興味がこれほど個人的な領域に達するとは夢にも思わなかった。「その中で何が起こっているんだ？」とジュリアに最初に問いかけたのはウィリアムで、その種が大きく育ってこの本になった。感情の面でも、知的な面でも、家の中のことでも、ウィリアムの全面的な支援がなければ、とてもここまで到達できなかっただろう。赤ちゃんを育てるときの驚きと不安と喜びを分かち合う伴侶として、これほど細やかな人が他にいるとはとても想像できない。

日本語版監修者 解説

本書は、*WHAT'S GOING ON IN THERE? ——How the Brain and Mind Develop in the First Five Years of Life* の全訳である。

原著の出版は一九九九年。アメリカで幼児教育の重要性がクリントン大統領の年頭教書に盛り込まれたり、雑誌*Newsweek*が育児の問題を取りあげ、いわゆる「三歳児神話」(子どもが三歳になるまでは母親が子育てをしないと成長に悪影響を及ぼすという趣旨の主張。その後科学的でないとして多くの批判を受けた)を含む早期教育の必要性を強調する特集を組んだりしたのと同時期にあたる。こうした動きの背景には、視線計測装置やMRI、光トポグラフィー、あるいは多チャンネル脳波計などの脳機能計測装置の開発によって、新生児や乳児に関する脳研究が、脳科学や認知発達心理学の分野で飛躍的に進歩したことがあった。またこの時期は、神経科学においても神経ダーウィニズムという新しい知見が発表され、神経組織の発達について、それまでの神経細胞やシナプスは成人まで右肩上がりに増え続けるという考え方が、細胞死やシナプスの刈込みという過程を経て無駄を削りつつ成長するという考え方によって否定された時期でもあった。

*Nature*や*Science*などの学術誌にも次々と赤ちゃんの脳機能や認知機能についての知見が発表され、二十世紀最大の謎の一つとされていた「赤ちゃん」が科学研究によって解明されるのではないかという期待が否応なくふくらんだ時期でもあった。赤ちゃんの脳機能などを中心とした研究の成果をわかりやすく社会に還

元しようとした本も、アメリカを中心に多く出版され、わが国でもそれらが広く受け入れられるようになっていった。

こうした時代の勢いを得て、この本は書かれている。ただし、この時期に刊行された多くの本が脳科学者や心理学者らによって書かれていたのと違い、この本は神経科学者によって書かれており、しかも著者自らの妊娠、出産から育児までの経験を織り込みながら、胎児期の五感の発生と発達、母体の影響から生後の環境の影響までについて細かく書かれていることは特筆すべきである。こうした特徴ゆえに、本書は読者にとって親しみやすく、かつ圧倒的な説得力を持って迫ってくるであろう。

著者エリオットが冒頭の第一章で書いているように、この本は、二十世紀に大きな問題となっていた「生まれか育ちか」について検証しようとしたものである。二十世紀の前半に唱えられた行動主義を批判しながらも、基本的には著者は「育ち」を重要視しているように思える。興味深いのは著者が、原著刊行当時に主流となっていた「遺伝子の時代」にも否定的な立場を取ろうとしていることだ。確かに遺伝子解析が進んだことで遺伝子決定論的な流れが一時代を築いた。しかし現在においてはそれもまた批判され、遺伝子と環境との相互作用に注目が集まるようになっている。付け加えておけば、遺伝子決定論のような「生まれ」を強く重要視する流れがある一方で、逆に「育ち」を強く重要視する流れもある。たとえば〝脳を育てる〟〝育脳〟〝脳トレ〟なる言葉はよく使われており、定着した感が強いが、これらも「育ち」を強く重要視する流れの中にあるものといえるだろう。

このように、時代や時期によって「生まれ」と「育ち」のいずれかを強く重要視する、いわばブームがあるわけだが、こうしたブームには影の部分もある。著者も書いているように「生まれか、育ちか」の論争がどちらかに傾くことによってその時代の教育や育児は少なからず影響を受けるからである。二十一世紀初頭は「育ち」の方に振り子が大きく揺れた時期であり、早期教育ブームに乗って科学的検証のないまま、アメリカで開発された教育方法というだけでいくつかの教育プログラムが広まっていった。赤ちゃんにひたすら同じことを繰り返させたり、短時間に刺激を繰り返し与えて反射的に答えさせたりする方法などが、新しい教育方法であるかのようにみなされていまだに行なわれている。こうした、学習とは自ら学ぶことであるという基本を無視し半強制的に教え込もうとする方法は、すぐに効果が表れやすいのだが、長期的に見たとき自ら考え行動するという重要な能力をむしろ阻害する危険性もあると思われる。

育児の現場でも早期教育の流れは見られる。わが国において従来自然に行なわれていた育児や教育方法が忘れられていく一方で、語りかけ育児、ベビーサインあるいはベビーマッサージなどの育児法はいまや育児の必須アイテムとなっている。これらの方法もまた、大人が赤ちゃんに何かをしてやることが育児であるという考え方に基づいており、〝無力で白紙状態の存在である赤ちゃん〟というジョン・ロック（十七世紀のイギリスの哲学者）以来の、いまではほとんど否定されている古い赤ちゃん観が基本となっている。しかし、たとえばフィリップ・ロシャ著『乳児の世界』（邦訳はミネルヴァ書房）のような多くの科学的な赤ちゃん研究は、赤ちゃんは自ら行動し学ぶものであり、その能力を備え持っていることを明らかにしており、むしろ育児は赤ちゃんが周囲の大人に働きかけることから始まるということを示唆している。

＊＊＊

さて、本書であるが、この本は基本的には二つのパートからなる。神経科学者として脳組織の発生から発達をきわめて正確に記載した部分（いわば基礎科学編）と、育児や教育について母親の立場からこの分野の研究を解説した部分（いわば実践編）である。

まず、基礎科学編ともいうべき部分であるが、たとえば五感の発生と発達についての部分は育児や乳児保育にかかわる人たちだけでなく、赤ちゃん学研究に携わる人たちにも有用な情報であろう。

脳科学の進歩には目覚ましいものがあり、つぎつぎと新たな脳機能などが発見されている。ヒトの脳、とりわけ大脳皮質や前頭葉はヒトがヒトである証拠であるかのごとく語られ、前頭葉を鍛え、育むことが何より重要であるとされ、脳トレという言葉も生まれてきた。しかしながら、現代の脳科学でもまだまだ多くの謎が残されており、それをいきなり育児や教育に取り入れるのは時期尚早であり危険である。本書はそうした指摘のあることを考慮しつつ、基礎科学編では慎重に筆を進めている。先に述べたようにこの種の本は二十一世紀初頭にたくさん出版されているが、この本のように基礎神経科学からのアプローチを中心に書かれた本は比較的少なく、そうした意味においては教科書的に使える本といえるであろう。

このことを確認した上で、以下ではあえて、本書を参照する際に注意深く読み解くべき点について指摘したい。

まず、これは基礎科学編の中に位置づけられる部分だが、五感の発達と生後環境の影響についての記述について、少し詰めが甘く、統計学的に意味をなさない「傾向」という言葉が多用されている。ある刺激を与えた場合にその影響に有意差があれば、その刺激の妥当性は担保されるが、その差が有意ではなく「傾向」である場合は厳格な意味では差がないと考えるべきである。またそもそも、各感覚機能を発達させるためにいろいろな刺激を与えることはいいことかもしれないが、知覚は五感にとどまらず多岐にわたるものであり、個々の知覚がそれぞれに独立して機能していることはほとんどないので、総合的に俯瞰《ふかん》した立場での話が必要となる。しかしこの本にはその点に関する記述がないのが気にかかる。また五感それぞれについて、あれもいい、これも必要だという記述が出てくるが、一日が二四時間しかない中で、実行不可能なことが多い。育児支援事業が増えた中でこうした育児情報は混乱しており、「何かしなければならない」と焦る養育者が少なくないことを考えると、これも気になる点である。

次に、著者の意見に反射学の域を出ていないように思われる点があることを指摘しておきたい。胎児といえども動いており、その運動は自発的なものであり、原始反射を中心としたいわゆる反射学という考え方では胎動の意味は説明できない。この部分については彼女の意見は反射学の域を出ていない。ヒトの始まりとしての胎児期を考えるとき、動き始める意味を探求することは極めて重要である。超音波診断装置の進歩は胎動の観察を可能なものとし、胎動の研究を飛躍的に進歩させた。そこからわかったことは、胎児は自ら自発的に動くことで自らの体を認知し、自分以外の存在を知ることができるということであった。そしてこうした知見は、下位の脳によって始まる反射が大脳皮質の発達によって抑制され随意的な運動に変わってゆくという古い発達神経学を否定することにつながってゆく。そうしたことはこの本には書かれていない。

基礎科学編を離れ、実践編になると、危うい箇所が散見されるようになる。赤ちゃん学研究者の活動の中で明らかになってきたのは、かつてロックが唱えたように「白紙状態」で生まれた赤ちゃんが養育者に育てられ、様々な刺激を受けることによって発達成長するのではなく、赤ちゃんは自ら行動し、自ら学ぶということである。むろん子どもの発達は「生まれか育ちか」ではなく、「生まれも育ちも」であり、自ら育つ力と、環境の影響とが相互に作用しつつ、成長してゆくのである。であれば、外部から赤ちゃんへの働きかけも、もちろん重要となってくる。しかし、それは赤ちゃんが自ら動き、自ら情報を得ようとする存在であることを無視して行なわれるべきではないし、基本的には赤ちゃんへの働きかけはどんな親も初めは無意識にしているものであり、こうすべきだといわれてするものではないと私は考える。たとえばベビーマッサージについて言えば、本書の著者はそれを評価する立場であるが、そもそもスキンシップはお互いが触れ合うことで成立するものであり、一方通行のようなものではない。赤ちゃんが母乳を飲んでいるときに自然とお母さんに触れ、赤ちゃんに触れられたお母さんが無意識に赤ちゃんに触れるという相互作用が私たちの研究においても観察されている。また赤ちゃんとお母さんの語り合いについても、クーイングという赤ちゃんの発語がマザリーズ（母親言葉）を誘発するということもよく知られている事実である。つまり、母子関係は基本的には赤ちゃんからまず始まるのであって、お母さんからすることに赤ちゃんが応えるということは少ない。愛着形成も基本的には赤ちゃんが望んで行動することに、お母さんが応えることで築かれていく。

もちろん、お母さんから赤ちゃんへの働きかけがなくてもよいと言っているわけではない。赤ちゃんを目の前にすると思わず触れたくなるし、声をかけたくなるのは自然な感情であり、当然な行為である。しかし、いま世の中には様々な育児方法やノウハウに関する情報があふれており、そこから学んだ方法を一日や一週間の中でこなさなければならないと考える母親たちが少なくない。そこには親子の自然な触れ合いや交流はなく、ひたすら教えられた方法をカリキュラムとして行なっている親たちの姿がある。こうすれば愛情が育つとか、頭のいい子ができるといった効率主義と成果主義にまみれた育児が蔓延しているように思え、暗澹《あんたん》たる気持ちになる。こうした状況を考えるとなおさらのこと、一般論として、育児や教育に対して基礎研究者が発言するときは、その時代やその状況、どこまでがわかっていてどこからがわかっていないかなどを正確に把握し、様々な問題に配慮したうえで発言するべきである。だが、ともすると研究者目線で、教えてあげる、何もかもわかっているという論調の本が少なくないので、読者は注意深くなる必要がある。本書についても、この点は気になるところである。

たとえばこの本の中の、言語発達やＩＱについて述べられている箇所の場合、基礎的な部分は非常に興味深く読むことができる。しかしながら、現場でどう教えるのかという部分になると、どうしても早期教育を推す傾向にあり、科学的アプローチを装いつつかなり無理な話になっている。言語に関しては――チョムスキーの紹介などもあって学問的には興味深いことが多いのだが――現場でいかに言語を教育するかの部分は科学的検証があいまいなものが多い。それはＩＱの話になると一層顕著になる。ＩＱの定義については大変な問題ではあるが、ＩＱそのものを測る方法についてはその実際や問題点に触れることなく話が進む。現在様々な方法が臨床の場で用いられているが、しょせんそれらはヒトが便宜的に作ったものであり、絶対的な指標ではない。ましてＩＱが高いから知能が高いとは言えないし、ヒトの能力を測るにはたくさんの物差しが必要である。現在臨床の場ではＷＩＳＣ（児童向けウェクスラー式知能検査）などの指標が使われるが、だれもこれで子どもの知能のすべてが測れるとは思っていないし、この方法はいわゆる補助的診断方法であり、一つの見方でしかないことは周知の事実である。しかしながら本書の著者は、「取り上げた研究の多くはＩＱに焦点をあわせているけれど、それは知能を測る「最良の」指標だからではなく、最も測定しやすいからであり」（５１９ページ）とＩＱに関して留保をつけつつも、しかしそれでもＩＱというものがほぼ絶対的な物差しであるかのように考え、ＩＱの高さがその子の絶対的評価であるかのように考えているようにみえる。発達障害（とりわけ自閉症）が増加しているのは、二〇〇一年の*Nature*の特集号でも紹介されたように事実ではあるが、臨床においてはＩＱ至上主義的風潮が強いのでそれに影響されているのかもしれない。脳重量とＩＱや母乳育児の有無による後のＩＱに関係する箇所では、早期のかかわり方や母乳を与えることなどで年齢を重ねても知能が良いというのだが、そうだとすればこの間の教育や学習は不要ということにもなりかねない。「生まれか育ちか」といった論争はいまでは意味のないものとして語られるが、子どもの発達は極めて多因子的であり、複雑である。そしてその過程もまたきわめて複雑なのである。

私たちが子どもだったとき、ＩＱなる指標はあったもののそれほど重要なものとはされておらず、子どもの評価は学業だけではかられるわけではなかった。また「おっちょこちょい」「あわてんぼう」や「あまのじゃく」「かんしゃくもち」などといわれても、それを障害といわれることはなかった。それがいまではすぐにＡＤＨＤとか自閉症スペクトラム障害などと決めつけられてしまう。ＩＱというヒトが作った物差しで、子どもの幸せまではかれるような錯覚を与えるべきではない。子どもには一人ひとり個人差があり、それが個性でもある。そうした観点を欠いていることが気にかかる。

また、基本的にこの本は出版された時期を反映して、いわば唯脳論的色彩の濃いものとなっている。いまでもその流れは完全に否定はされていないが、脳、とりわけ大脳皮質がすべてを決めているかのような流れは少しずつ変わってきている。たとえば自閉症という障害についていえば、脳だけの障害ではなく、睡眠や心拍あるいは内分泌機能など体全体を巻き込んだ障害であるという見解が出始めている。確かに自閉症は発症する前に睡眠リズムの異常があったり、心拍や運動リズムの異常があることが報告されている。発達障害がこのように急激に増加した原因はいまだに解明できていないが、昨今の生活環境の変化とりわけ睡眠や食事の乱れはひどいものであり、ゲームやインターネットの氾濫が子どもの生活を大きく変えていることは確かである。こうした観点に立てば、脳だけを育てるということがいかに空疎であるかは想像がつくだろう。脳がわかるほど、子ども全体をいかにして健全に育てるのかが問われる時代になってきているのである。

二十一世紀の初頭に、二十世紀最大の謎の一つといわれた赤ちゃんについて様々な報告がなされた。この本もその時期に大きな評価を得たと考えられる。いまでもこの本を読んでいるといくつかの事実に「目から鱗《うろこ》」といえるような驚きがある。育児・保育や幼児教育の現場に還元したくなるような箇所も多い。たとえば、胎児の知覚については従来あまり研究がなされておらず、特に嗅覚や味覚については不明な点が多いのだが、本書では解剖学的所見にきちんと基づいた説明がなされていて、非常に納得しやすい。興味深いのは触覚の分布で、胎児の頭部は痛覚が発達しておらず、それは出産のときに頭部が先に骨盤内を通過するので痛みを感じないために痛覚がないのだという。さらに関連する箇所に、幼児健忘症といって二歳までの幼児は痛みを感じても忘れてしまうことについての記述もあり、この点について再認識させられた。何かにつけてＰＴＳＤにしてしまう昨今の風潮の中で、忘れることの重要性にあらためて気づかされたことはまさに「目から鱗」であった。

前述の通り、先に指摘したような問題点を除けば、特に「基礎科学編」にあたる箇所については本書は教科書的に使える本といえるであろう。しかしながら、二十一世紀もすでに二〇年近くたったいま、この本で書かれていることの中にはすでに世の中に広く知られ、あるいは塗り替えられていることもある。そうした限界や問題点を踏まえつつ、この本が利用され、現在の子育ての現場において、ときに教師となり、ときに反面教師となって、赤ちゃんについて考えるきっかけをつくってくれることを期待するものである。

二〇一七年六月

小西行郎

595 **注意力、根気、動機を子どもに身につけさせる**——Rutter, "Family and school influences"（「576 出生順位」を参照）; Bornstein, "Mothers, infants, and the development of cognitive competence"; D. J. Messer, "Mastery, attention, IQ and parent-infant social interaction," in D. J. Messer, ed., *Mastery Motivation in Early Childhood: Development, Measurement and Social Processes* (London: Routledge, 1993), pp.19-35.

596 **権威ある子育てスタイル**——S. M. Dornbusch et al., "The relation of parenting style to adolescent school performance," *Child Development* 58 (1987): 1244-57.

597 **3カ国で親が子どもにかける期待の違い**——H. W. Stevenson et al., "Mathematics achievement of Chinese, Japanese, and American children," *Science* 231 (1986): 693-99.

597 **1990年代の数学の成績**——G. Vogel, "School achievement: Asia and Europe top in world, but reasons are hard to find," *Science* 274 (1996): 1296.

598 **父親の役割**——J. H. Pleck, "Paternal involvement: Levels, sources, and consequences," in M. E. Lamb, ed., *The Role of the Father in Child Development*, 3rd ed, (New York: John Wiley, 1997), pp.66-103.

599 **学校教育によってIQは高くなる**——S. J. Ceci, "How much does schooling influence general intelligence and its cognitive components? A reassessment of the evidence," *Developmental Psychology* 27 (1991): 703-22.

600 **早生まれの小学1年生と遅生まれの幼稚園児**——F. J. Morrison et al., "Nature-nurture in the classroom: Entrance age, school readiness, and learning in children," *Developmental Psychology* 33 (1997): 254-62.

600 **イスラエルでの研究**——S. Cahan and N. Cohen, "Age versus schooling effects on intelligence development," *Child Development* 60 (1989): 1239-49.

601 **就学前教育の利点**——R. Sheehan et al., "Factors contributing to success in elementary schools: Research findings for early childhood educators," *Journal of Research on Childhood Education* 6 (1991): 66-75.

602 **学習重視の就学前教育には弊害もある**——L. Rescorla et al., eds., *Academic Instruction in Early Childhood: Challenge or Pressure?* (San Francisco: Jossey-Bass, 1991).

supplementation on intelligence and brain function," *Personality and Individual Differences* 12 (1991): 343-50.

586 **サプリメントの効果が最も大きいのは、日頃の食事が不十分だった子どもたち**——D. Benton and J.-P. Buts, "Vitamin/mineral supplementation and intelligence," *Lancet* 335 (1990): 1158-60.

587 **母乳で育った子どものIQは8ポイント高い**——Lucas et al., "Breast milk and subsequent intelligence quotient"（「244 IQで8ポイントの差」を参照）.

587 **母乳で育てる期間**——Rogan and Gladen, "Breast-feeding and cognitive development"（「243 母乳は赤ちゃんの脳の発達に良い」を参照）.

587 **母乳を飲ませている母親の割合**——A. S. Ryan, "The resurgence of breastfeeding in the United States," *Pediatrics* 99 (April 1997). http: //www.pediatrics.org/cgi/content/full/99/4/e12

587 **遊びと探索の機会**——R. H. Bradley and B. M. Caldwell, "The relation of infants' home environments to mental test performance at fifty-four months: A follow-up study," *Child Development* 47 (1976): 1172-74.

588 **養子に出された赤ちゃんを対象にした研究**——L. Beckwith, "Relationships between attributes of mothers and their infants' IQ scores," *Child Development* 42 (1971): 1083-97.

589 **新生児にクラシック音楽を聞かせるジョージア州の政策**——K. Sack, "Georgia's governor seeks music start for babies," *New York Times* (January 15, 1998).

590 **大学生**——F. H. Rauscher et al., "Music and spatial task performance," *Nature* 365 (1993): 611; F. H. Rauscher et al., "Listening to Mozart enhances spatial-temporal reasoning: Towards a neurophysiological basis," *Neuroscience Letters* 185 (1995): 44-47.

591 **就学前の子ども**——F. H. Rauscher et al., "Music training causes long-term enhancement of preschool children's spatial-temporal reasoning," *Neurological Research* 19 (1997): 2-8.

592 **幼少期の音楽の訓練**——R. Nowak, "Brain center linked to perfect pitch," *Science* 267 (1995): 616.

593 **保育者のスタイル**——M. H. Bornstein, "Mothers, infants, and the development of cognitive competence," in H. E. Fitzgerald et al., eds., *Theory and Research in Behavioral Pediatrics*, vol.4 (New York: Plenum, 1988), pp.67-99; Bradley and Caldwell, "The relation of infants' home environments."

594 **才能に恵まれたティーンエイジャー**——M. Csikszentmihalyi and I. S. Csikszentmihalyi, "Family influences on the development of giftedness," in *Origins and Development of High Ability*, CIBA Foundation, pp.187-206（「505 ファウラーのプログラムによる訓練の結果」を参照）.

595 **「充実した時間」**——M. J. Moorehouse, "Linking maternal employment patterns to mother-child activities and children's school competence," *Developmental Psychology* 27 (1991): 295-303. 驚いたことに、ムアハウスその他の研究者によると、働く母親と働いていない母親とで、「充実した時間」の量に差はみられないという。

への異論」を参照).

578 **母親が働いている子どもと働いていない子どもの間に認知能力の差はみられない**——T. N. Greenstein, "Are the 'most advantaged' children truly disadvantaged by early maternal employment? Effects on child cognitive outcomes," *Journal of Family Issues* 16 (1995): 149-69.

578 **男児の場合、母親が働いていると認知能力の発達に悪影響がある**——Desai et al., "Mother or market?"（「407 男児に悪い影響、女児に良い影響」を参照）; Baydar and Brooks-Gunn, "Effects of maternal employment"（「405 母親以外によるケアのマイナスの影響」を参照).

580 **子どもの知的発達にとっては家族の特性の方が重要**——NICHD Early Child Care Research Network, "Relations between family predictors and child outcomes"（「407 ともに働いている親とそうでない親の影響」を参照).

580 **知的発達に対するケアの種類と質の影響**——*NICHD Study of Early Child Care.*

580 **IQスコア分散の20パーセント**——Devlin et al., "The heritability of IQ"（「557 子宮内での経験と双生児のIQスコアの相関」を参照).

581 **低出生体重の赤ちゃんの割合が減っている**——U.S. Dept. of Health and Human Services, *Health Aspects of Pregnancy and Childbirth: United States, 1982-1988* (August 1995).

582 **妊娠中の体重増加、赤ちゃんの出生体重、4歳のときのIQ**——Broman et al., *Preschool IQ*, p.243（「551 新生児の頭囲」を参照).

582 **妊娠中のストレスによって赤ちゃんの頭囲が減少**——Lou et al., "Prenatal stressors of human life"（「121 頭の大きさ」を参照).

584 **栄養、IQ、体格**——R. Lynn, "Nutrition and intelligence," in Vernon, *Biological Approaches to the Study of Human Intelligence*, pp.243-58（「457 記憶スキルにおける遺伝」を参照).

585 **貧血と認知能力の発達**——E. Pollitt et al., "Iron deficiency and behavior: Constructs, methods, and validity of the findings," in R. J. Wurtman and J. J. Wurtman, eds., *Nutrition and the Brain*, vol.8 (New York: Raven Press, 1990), pp.101-46.

585 **38種類の必須の栄養素**——Lynn, "Nutrition and intelligence."

586 **4週間にわたる英国の研究**——M. Nelson et al., "Nutrient intakes, vitamin-mineral supplementation, and intelligence in British schoolchildren," *British Journal of Nutrition* 64 (1990): 13-22.

586 **ビタミンの効果について有意な差がみられなかった研究**——S. Southon et al., "Dietary intake and micronutrient status of adolescents: Effect of vitamin and trace element supplementation on indices of status and performance in tests of verbal and non-verbal intelligence," *British Journal of Nutrition* 71 (1994): 897-918; I. K. Crombie et al., "Effect of vitamin and mineral supplementation on verbal and non-verbal reasoning of schoolchildren," *Lancet* 335 (1990): 744-47.

586 **IQスコアが9ポイント高かった英国での研究**——D. Benton and G. Roberts, "Effect of vitamin and mineral supplementation on intelligence of a sample of schoolchildren," *Lancet* i (1988): 140-43.

586 **米国での研究**——S. J. Schoenthaler et al., "Controlled trial of vitamin-mineral

カ月までの赤ちゃん」を参照); J. S. Janowsky et al., "Testosterone influences spatial cognition in older men," *Behavior Neuroscience* 108 (1994): 325-32.

572 **成熟の速度**——Halpern, *Sex Differences in Cognitive Abilities*, pp.153-54 (「292 性差」を参照).

572 **7年生から12年生にかけて (中学から高校まで) のIQの変化**——Ibid., p.200.

第十七章　頭のいい子に育てるには

575 **社会経済的階層とIQの相関**——McCall and Carriger, "A meta-analysis of infant habituation (「448 再認記憶と後のIQ」を参照).

575 **親の教育程度は家族の収入以上に強い相関を示す**——Ceci, *On Intelligence*, p.46 (「518 文字を使用しない文化、経験を積んだ買い物客、熱心な競馬ファン」を参照); D. Walker et al., "Prediction of school outcomes based on early language production and socioeconomic factors," *Child Development* 65 (1994): 606-21.

575 **SESの高い家庭の方が子どものIQが高くなる傾向**——G. A. Otero, "Poverty, cultural disadvantage and brain development: A study of pre-school children in Mexico," *Electroencephalography and Clinical Neurophysiology* 102 (1997): 512-16; D. P. Waber et al., "SES-related aspects of neuropsychological performance," *Child Development* 55 (1984): 1878-86.

576 **出生順位**——M. Rutter, "Family and school influences on cognitive development," *Journal of Child Psychology and Psychiatry* 26 (1985): 683-704; Broman et al., *Preschool IQ*, pp.63-65 (「551 新生児の頭囲」を参照); M. Lewis and J. Jaskir, "Infant intelligence and its relation to birth order and birth spacing," *Infant Behavior and Development* 6 (1983): 117-20.

576 **子どもの生まれる間隔**——Broman et al., *Preschool IQ*, p.68 (「551 新生児の頭囲」を参照).

576 **社会的・感情的な調整能力**——Rutter, "Family and school influences."

576 **一人っ子**——R. B. Zajonc., "Family configuration and intelligence," *Science* 192 (1976): 227-36.

578 **働く母親の数**——*NICHD Study of Early Child Care*, NIH Pub. #98-4318 (April 1998).

578 **中流および上流家庭の子どもたち**——Scarr and Eisenberg, "Child care research" (「405 母親以外によるケアのプラスの影響」を参照).

578 **スウェーデンでの研究**——A. G. Broberg et al., "Effects of day care on the development of cognitive abilities in 8-year-olds: A longitudinal study," *Developmental Psychology* 33 (1997): 62-69; B.-E. Andersson, "Effects of day care on cognitive and socioemotional competence of 13-year-old Swedish schoolchildren," *Child Development* 63 (1992): 20-36.

578 **米国における質の高いデイケア・センター**——J. L. Rubenstein et al., "A two-year follow-up of infants in community-based day care," *Journal of Child Psychology and Psychiatry* 22 (1981): 209-18; Clarke-Stewart, "Infant day care" (「405 ストレンジ・シチュエーション

561 **アベセダリアン・プロジェクト**——F. A. Campbell and C. T. Ramey, "Effects of early intervention on intellectual and academic achievement: A follow-up study of children from low-income families," *Child Development* 65 (1994): 684-98.

562 **10ないし16ポイント**——C. Locurto, "The malleability of IQ as judged from adoption studies," *Intelligence* 14 (1990): 275-92.

562 **フランスの養子の研究**——C. Capron and M. Duyme, "Assessment of effects of socioeconomic status on IQ in a full cross-fostering study," *Nature* 340 (1989): 552-54.

563 **フリン効果**——J. R. Flynn, "Massive IQ gains in 14 nations: What IQ tests really measure," *Psychological Bulletin* 101 (1987): 171-91.

564 **視覚的・空間的能力についてのIQの伸び**——U. Neisser, "Rising scores on intelligence tests," *American Scientist* 85 (1997): 440-47.

565 **知能と成績のレンジにおける性差**——L. V. Hedges and A. Nowell, "Sex differences in mental test scores, variability, and numbers of high-scoring individuals," *Science* 269 (1995): 41-45.

567 **ゾウの脳**——H. Kuhlenbeck, *The Central Nervous System of Vertebrates*, vol.3 (Basel: S. Karger, 1973), p.731.

567 **男の脳は8パーセント大きい**——C. D. Ankney, "Sex differences in relative brain size: The mismeasure of woman, too." *Intelligence* 16 (1992): 329-36.

567 **脳梁**——M. Hines et al., "Cognition and the corpus callosum: Verbal fluency, visuospatial ability, and language lateralization related to midsagittal surface areas of callosal subregions," *Behavioral Neuroscience* 106 (1992): 3-14.

568 **神経系の性差は初期の経験の違いによるもの**——J. S. Janowsky, "Sexual dimorphism in the human brain: Dispelling the myths," *Developmental Medicine and Child Neurology* 31 (1989): 257-63.

568 **空間的な能力を使う玩具**——Halpern, *Sex Differences in Cognitive Abilities*, pp.214-15（「292 性差」を参照）.

569 **親は「性別にふさわしい遊び」を奨励する傾向がある**——H. Lytton and D. M. Romney, "Parents' differential socialization of boys and girls: A meta-analysis," *Psychological Bulletin* 109 (1991): 267-96.

570 **三歳児の視覚的・空間的能力の差**——D. F. Halpern, "Sex differences in intelligence: Implications for education," *American Psychologist* 52 (1997): 1091-102.

570 **男の胎児は右半球が厚い**——M.-C. deLacoste et al., "Possible sex differences in the developing human fetal brain," *Journal of Clinical and Experimental Neuropsychology* 13 (1991): 831-46.

570 **心的能力に対するエストロゲンの影響**——D. Kimura and E. Hampson, "Neural and hormonal mechanisms mediating sex differences in cognition," in Vernon, *Biological Approaches to the Study of Human Intelligence*, pp.375-97（「457 記憶スキルにおける遺伝」を参照）.

571 **テストステロン**——Ibid.; H. Nyborg, "The neuropsychology of sex-related differences in brain and specific abilities: Hormones, developmental dynamics, and new paradigm," in Vernon, *Neuropsychology of Individual Differences*, pp.59-113（「486 英語圏の生後12

tal Correlates (Hillsdale, NJ: Lawrence Erlbaum, 1975), p.247.

551 **脳と前頭前皮質の体積**——Reiss et al., "Brain development, gender and IQ"（「522 子どもの脳の体積」を参照）.

551 **フォニックスと側頭平面の非対称性**——C. M. Leonard et al., "Cerebral asymmetry and cognitive development in children: A magnetic resonance imaging study," *Psychological Science* 7 (1996): 89-95.

552 **子どもの脳梁**——L. A. Rowe et al., "Corpus callosum morphology and cognitive functioning in normal children," *Society for Neuroscience Abstracts* 23 (1997): 212.

第十六章　生まれと育ち、知的発達における性差

554 **新生児の脳電図から後のIQを予測**——Molfese and Molfese, "Discrimination of language skills at five years"（「497 新生児のニューロンの反応から言語能力を予測」を参照）.

555 **母親が子どもの注意を促す**——C. S. Tamis-LeMonda and M. H. Bornstein, "Habituation and maternal encouragement of attention in infancy as predictors of toddler language, play, and representational competence," *Child Development* 60 (1989): 738-51.

555 **20ポイント近く高い**——Sigman et al., "Why does infant attention predict adolescent intelligence?"（「549 18歳になったときのIQスコア」を参照）.

555 **早産児**——Rose et al., "Information processing at 1 year"（「549 感覚様式間転移と事物の永続性」を参照）.

556 **家族とIQスコアの相関**——Plomin, *Nature and Nurture*, pp.68-72（「422 人格特性の遺伝」を参照）.

557 **子宮内での経験と双生児のIQスコアの相関**——B. Devlin et al., "The heritability of IQ,' *Nature* 388 (1997): 468-71.

558 **特定の心的能力と遺伝との関わり**——L. A. Thompson, "Genetic contributions to intellectual development"（「457 記憶スキルにおける遺伝」を参照）.

558 **双生児の学業成績**——L. A. Thompson et al., "Associations between cognitive abilities and scholastic achievement"（「496 双子の研究」を参照）.

559 **知能は年齢を重ねると遺伝的影響が大きくなる**——Plomin, *Nature and Nurture*, pp.73-76（「422 人格特性の遺伝」を参照）.

559 **養子に出された子どもの思春期になったときのIQ**——S. Scarr and R. A. Weinberg, "The Minnesota adoption studies: Genetic differences and malleability," *Child Development* 54 (1983): 260-67.

559 **注**——J. F. Jackson, "Human behavioral genetics, Scarr's theory, and her views on interventions: A critical review and commentary on their implications for African American children," *Child Development* 64 (1993): 1318-32.

560 **ヘッドスタート**——A. M. Clarke and A. D. B. Clarke, "The later cognitive effects of early intervention," *Intelligence* 13 (1989): 289-97; Haskins, "Beyond metaphor"; Lee et al., "Are Head Start effects sustained?"（「512 支援プログラム終了の影響」を参照）.

541 **外見と現実の区別**——J. H. Flavell et al., "Development of the appearance-reality distinction," *Cognitive Psychology* 15 (1983): 95-120.

542 **外見と現実の区別を教えることはできない**——J. H. Flavell, "The development of children's knowledge about the appearance-reality distinction," *American Psychologist* 41 (1985): 418-25.

543 **心の理論**——Bjorklund, *Children's Thinking*, pp.204-14（「292 性差」を参照）.

544 **責任感の芽生える6歳という年齢**——C. M. Super, "Developmental transitions of cognitive functioning in rural Kenya and metropolitan America," in Gibson and Petersen, *Brain Maturation and Cognitive Development*, pp.225-51（「54 学習能力の高いラット」を参照）.

544 **P300波形**——Polich et al., "Normal variation of P300"（「527 P300は小児期から思春期にかけて成熟する」を参照）.

545 **ピアジェの「会話」課題**——Bjorklund, *Children's Thinking*, p.74（「292 性差」を参照）.

545 **注意と抑制**——A. Diamond and C. Taylor, "Development of an aspect of executive control: Development of the abilities to remember what I said and to 'Do as I say, not as I do,'" *Developmental Psychobiology* 29 (1996): 315—34.

549 **サルの新生児の再認記憶**——Diamond, "Rate of maturation"（「440 海馬の発達の遅さ」を参照）.

549 **乳児期の再認記憶と後のIQ**——McCall and Carriger, "A meta-analysis of infant habituation"（「448 再認記憶と後のIQ」を参照）.

549 **18歳になったときのIQスコア**——M. Sigman et al., "Why does infant attention predict adolescent intelligence?" *Infant Behavior and Development* 20 (1997): 133-40.

549 **感覚様式間転移と事物の永続性**——S. A. Rose and J. F. Feldman, "Prediction of IQ and specific cognitive abilities at 11 years from infancy measures," *Developmental Psychology* 31 (1995): 685-96; S. A. Rose et al., "Infant information processing in relation to six-year cognitive outcomes," *Child Development* 63 (1992): 1126-41; S. A. Rose et al., "Information processing at 1 year: Relation to birth status and developmental outcome during the first 5 years," *Developmental Psychology* 27 (1991): 723-37.

550 **自分の母親を見分ける能力**——K. V. Roe, "Infants' mother-stranger discrimination at 3 months as a predictor of cognitive development at 3 and 5 years," *Developmental Psychology* 14 (1978): 191-92; K. V. Roe et al., "Vocal interaction at 3 months and cognitive skills at 12 years," *Developmental Psychology* 18 (1982): 15-16.

551 **「スペースインベーダー」テスト**——M. Anderson, *Intelligence and Development: A Cognitive Theory* (Cambridge, MA: Blackwell, 1992), pp.162-64.

551 **P300波形**——F. Martin et al., "Long latency event-related potentials (P300) in gifted children," *Brain and Development* 15 (1993): 173-77.

551 **速度と記憶容量の差**——S. A. Rose and J. F. Feldman, "Memory and speed: Their role in the relation of infant information processing to later IQ," *Child Development* 68 (1997): 630-41.

551 **新生児の頭囲**——S. H. Broman et al., *Preschool IQ: Prenatal and Early Developmen-*

529 **知能と前頭葉**——S.J. Segalowitz et al., "Cleverness and wisdom in 12-year-olds: Electrophysiological evidence for late maturation of the frontal lobe," *Developmental Neuropsychology* 8 (1992): 279-98.

530 **眼窩前頭皮質と抑制**——J. M. Fuster, "Prefrontal cortex and the bridging of temporal gaps in the perception-action cycle," *Annals of the New York Academy of Sciences* 608 (1990): 318-36.

532 **前帯状皮質と注意**——O. Devinsky et al., "Contributions of anterior cingulate cortex to behavior," *Brain* 118 (1995): 279-306.

532 **前頭葉の未成熟**——M. L. Smith et al., "The development of frontal-lobe functions," in S. J. Segalowitz and I. Rapin eds., *Handbook of Neuropsychology*, vol.7: *Child Neuropsychology* (Amsterdam: Elsevier, 1992), pp.309-30.

533 **ドーパミン**——A. Diamond, "Evidence for the importance of dopamine for prefrontal cortex functions early in life," *Philosophical Transactions of the Royal Society of London, Series B* 351 (1996): 1483-94.

533 **左半球の方をより意識的に自覚する**——M. S. Gazzaniga, "Consciousness and the cerebral hemispheres," in Gazzaniga, *Cognitive Neurosciences*, pp.1391-1400（「46 神経発生のタイミング」を参照）.

534 **4歳頃になると両半球の連絡が向上**——K. W. Fischer and S. P. Rose, "Dynamic development of coordination of components in brain and behavior," in Dawson and Fischer, *Human Behavior and the Developing Brain*, pp.3-66（「388 成長スパートの入れ替わり」を参照）.

535 **新生児でも「3」と「2」を区別できる**——S. E. Antell and D. P. Keating, "Perception of numerical invariance in neonates," *Child Development* 54 (1983): 695-701.

535 **生後5カ月の赤ちゃんにも足し算と引き算の能力がある**——K. Wynn, "Addition and subtraction by human infants," *Nature* 358 (1992): 749-50.

536 **起こり得る事象と起こり得ない事象**——R. Baillargeon, "Physical reasoning in infancy," in Gazzaniga, *Cognitive Neurosciences*, pp.181-204（「46 神経発生のタイミング」を参照）.

537 **「A not B」**——A. Diamond, "The development and neural bases of memory functions as indexed by the A$\overline{\text{B}}$, and delayed response tasks in human infants and infant monkeys," *Annals of the New York Academy of Sciences* 608 (1990): 267-317.

538 **透明な仕切りの向こうから目標物を取る課題**——A. Diamond, "Developmental time course in human infants and infant monkeys, and the neural bases of, inhibitory control in reaching," *Annals of the New York Academy of Sciences* 608 (1990): 637-76.

538 **脳電図**——M. A. Bell and N. A. Fox, "Brain development over the first year of life: Relations between electroencephalographic frequency and coherence and cognitive and affective behaviors," in Dawson and Fischer, *Human Behavior and the Developing Brain*, pp.314-45（「388 成長スパートの入れ替わり」を参照）.

540 **自己コントロール**——B. E. Vaughn et al., "The emergence and consolidation of self-control from eighteen to thirty months of age: Normative trends and individual differences," *Child Development* 55 (1984): 990-1004.

540 **自己認識**——Bjorklund, *Children's Thinking*, p.311（「292 性差」を参照）.

mental Neuropsychology 11 (1995): 377-403.

522 **子どもの脳の体積**——A. L. Reiss et al., "Brain development, gender and IQ in children: A volumetric imaging study," *Brain* 119 (1996): 1763-74.

522 **脳の成長**——M. D. Mann, "The growth of the brain and skull in children," *Brain Research* 13 (1984): 169-78; A. Pfefferbaum et al., "A quantitative magnetic resonance imaging study of changes in brain morphology from infancy to late adulthood," *Archives of Neurology* 51 (1994): 874-87.

524 **持続視時間**——I. J. Deary and C. Stough, "Intelligence and inspection time: Achievements, prospects, and problems," *American Psychologist* 51 (1996): 599-608.

524 **事象関連電位（ERP）とIQ**——I. J. Deary and P. G. Caryl, "Neuroscience and human intelligence differences," *Trends in Neuroscience* 20 (1997): 365-71.

526 **子どもの頭の回転の速さ**——S. Hale, "A global developmental trend in cognitive processing speed," *Child Development* 61 (1990): 653-63.

526 **子どもの成熟に伴う脳の処理速度の増大**——K. Müller et al., "Maturation of fastest afferent and efferent central and peripheral pathways: No evidence for a constancy of central conduction delays," *Neuroscience Letters* 166 (1994): 9-12.

527 **乳幼児とP300波形**——J. S. Buchwald, "Comparison of plasticity in sensory and cognitive processing systems," *Clinics in Perinatology* 17 (1990): 57-66; H. McIsaac and J. Polich, "Comparison of infant and adult P300 from auditory stimuli," *Journal of Experimental Child Psychology* 53 (1992): 115-28; C. A. Nelson, "Neural correlates of recognition memory in the first postnatal year," in Dawson and Fischer, *Human Behavior and the Developing Brain*, pp.269-313 （「388 成長スパートの入れ替わり」を参照）.

527 **P300は小児期から思春期にかけて成熟する**——E. Courchesne, "Neurophysiological correlates of cognitive development: Changes in long-latency event-related potentials from childhood to adulthood," *Electroencephalography and Clinical Neurophysiology* 45 (1978): 468-82; J. Polich et al., "Normal variation of P300 in children: Age, memory span, and head size," *International Journal of Psychophysiology* 9 (1990): 237-48; T Fuchigami et al, "Auditory event-related potentials and reaction time in children: Evaluation of cognitive development," *Developmental Medicine and Child Neurology* 35 (1993): 203-37.

528 **IQと脳のエネルギー（グルコース）消費**——J. Haier, "Cerebral glucose metabolism and intelligence," in Vernon, *Biological Approaches to the Study of Human Intelligence*, pp.317-32 （「457 記憶スキルにおける遺伝」を参照）; J. Haier et al., "Intelligence and changes in regional cerebral glucose metabolic rate following learning," *Intelligence* 16 (1992): 415-26.

528 **子どもの脳のエネルギー（グルコース）消費**——Chugani et al., "Positron emission tomography" （「59 PETスキャン」を参照）.

529 **文字弁別課題**——B. J. Casey et al., "A developmental functional MRI study of prefrontal activation during performance of a Go-No-Go task," *Journal of Cognitive Neuroscience* 9 (1997): 835-47.

families for genetic and environmental influences on rate differences," *Developmental Psychology* 21 (1985): 378-85.

510 **親が発音を直す良くない例**——Nelson, "Structure and strategy."

511 **幼い子どもへの読み聞かせ**——J. Dunn et al., "Mothers' speech to young children: Variation in context," *Developmental Medicine and Child Neurology* 19 (1977): 629-38; B. D. Debaryshe, "Joint picture-book reading correlates of early oral language skill," *Journal of Child Language* 20 (1993): 455-61; G. J. Whitehurst et al., "Accelerating language development through picture book reading," *Developmental Psychology* 24 (1988): 552-59.

512 **学校教育とウェルニッケ野**——Jacobs et al., "A quantitative dendritic analysis"（「500 樹状突起も女性の方が長い」を参照）.

512 **支援プログラム終了の影響**——R. Haskins, "Beyond metaphor: The efficacy of early childhood education," *American Psychologist* 44 (1989): 274-82; V. E. Lee et al., "Are Head Start effects sustained? A longitudinal follow-up comparison of disadvantaged children attending Head Start, no preschool, and other preschool programs," *Child Development* 61 (1990): 495-507.

第十五章　脳の中で知能はどう発達するか

517 **ハワード・ガードナー**——*Frames of Mind: The Theory of Multiple Intelligences* (New York: Basic Books, 1983).［邦訳：ハワード・ガードナー『多元的知能の世界——MI理論の活用と可能性』黒上晴夫 監訳 日本文教出版 2003年］

518 **IQスコアから学業や職業の達成度をかなり予測できる**——N. Brody, "Intelligence, schooling, and society," *American Psychologist* 52 (1997): 1045-50.

518 **文字を使用しない文化、経験を積んだ買い物客、熱心な競馬ファン**——S. J. Ceci, *On Intelligence: A Bioecological Treatise on Intellectual Development* (Cambridge, MA: Harvard University Press, 1996).

520 **スティーヴン・ジェイ・グールド**——Stephen Jay Gould, *The Mismeasure of Man* (New York: W. W. Norton, 1981).［邦訳：スティーヴン・J・グールド『人間の測りまちがい——差別の科学史』鈴木善次、森脇靖子 訳 河出書房新社 1998年］

520 **脳損傷とIQ**——J. Grafman et al., "Intellectual function following penetrating head injury in Vietnam veterans," *Brain* 111 (1988): 169-84; D. K. Detterman, "Intelligence and the brain," in Vernon, *Neuropsychology of Individual Differences*, pp.35-57（「486 英語圏の生後12カ月までの赤ちゃん」を参照）.

521 **注**——C. M. Steele, "A threat in the air: How stereotypes shape intellectual identity and performance," *American Psychologist* 52 (1997): 613-29.

521 **大人のIQと頭囲の相関**——A. R. Jensen and S. N. Sinha, "Physical correlates of human intelligence," in Vernon, *Biological Approaches to the Study of Human Intelligence*, pp.139-242（「457 記憶スキルにおける遺伝」を参照）.

521 **脳の体積とIQの相関**——E. D. Bigler, "Brain morphology and intelligence," *Develop-*

500 **ウェルニッケ野ニューロンの密度**——S. F. Witelson et al., "Women have greater density of neurons in posterior temporal cortex," *Journal of Neuroscience* 15 (1995): 3418-28.

500 **樹状突起も女性の方が長い**——B. Jacobs et al., "A quantitative dendritic analysis of Wernicke's area in humans. II. Gender, hemispheric, and environmental factors," *Journal of Comparative Neurology* 327 (1993): 97-111.

501 **男児にも女児にも両親が話す時間に差はない**——J. Huttenlocher et al., "Early vocabulary growth: Relation to language input and gender," *Developmental Psychology* 27 (1991): 236-48; B. Hart and T. R. Risley, "American parenting of language-learning children: Persisting differences in family-child interactions observed in natural home environments," *Developmental Psychology* 28 (1992): 1096-105.

501 **新生児の言語音に対する神経の反応**——D. L. Molfese and V. J. Molfese, "Hemisphere and stimulus differences as reflected in the cortical responses of newborn infants to speech stimuli," *Developmental Psychology* 15 (1979): 505-11.

501 **生後3カ月**——J. L. Shucard et al., "Auditory evoked potentials and sex-related differences in brain development," *Brain and Language* 13 (1981): 91-102.

502 **カンザスシティでの研究**——Hart and Risley, "American parenting."

503 **フォローアップ研究**——D. Walker et al., "Prediction of school outcomes based on early language production and socioeconomic factors," *Child Development* 65 (1994): 606-21.

504 **階層内で子どもの言語能力予測に役立つ手がかり**——B. Hart and T. R. Risley, *Meaningful Differences in the Everyday Experience of Young American Children* (Baltimore: Paul H. Brooks, 1995), p.168.

504 **シカゴでの研究**——Huttenlocher et al., "Early vocabulary growth."

505 **ファウラーのプログラム**——William Fowler, *Talking from Infancy: How to Nurture and Cultivate Early Language Development* (Cambridge, MA: Brookline Books, 1990).

505 **ファウラーのプログラムによる訓練の結果**——W. Fowler et al., "Accelerating language acquisition," in *The Origins and Development of High Ability*, CIBA Foundation Symposium #178 (Chichester, Eng.: John Wiley, 1993), pp.207-21.

507 **聴覚障害のある親は子どものためにテレビをつけておくべき**——Pinker, *Language Instinct*, p.278（「461 言語は本能的なもの」を参照）.

507 **マザリーズは音素を習得するのに役立つ**——P. K. Kuhl et al., "Cross-language analysis of phonetic units in language addressed to infants," *Science* 277 (1997): 684-86.

507 **あまりに不自然な赤ちゃん言葉は避けるべき**——J. E. Andruski, as quoted by R. L. Hill, "There's rhyme and reason in our baby talk," *Oregonian* (August 1, 1997).

508 **生後18カ月まではセサミストリートでさえむしろ害になる**——K. Nelson, "Structure and strategy in learning to talk," *Monographs of the Society for Research in Child Development* 38, nos.1-2 (1973): 1-137.

508 **どの口の動きがどの音と結びつくかを赤ちゃんは理解する**——P. K. Kuhl and A. N. Meltzoff, "The bimodal perception of speech in infancy," *Science* 218 (1982): 1138-40.

509 **赤ちゃんの発話を真似て繰り返すことが言語発達を促す**——K. Hardy-Brown and R. Plomin, "Infant communicative development: Evidence from adoptive and biological

Behavioral Determinants, pp.301-20（「474 アメリカ手話（ASL）」を参照）.

491 **初めて話す2語文**——Pinker, *Language Instinct*, p.268（「461 言語は本能的なもの」を参照）.

491 **初めての文法による構成**——Messer, *Development of Communication*, p.154（「333 10-40dBの聴力低下」を参照）.

492 **「wugs」**——Pinker, *Language Instinct*, pp.49-50（「461 言語は本能的なもの」を参照）.

494 **耳の聞こえない赤ちゃんの指差し**——L. A. Petitto, "On the autonomy of language and gesture: Evidence from the acquisition of personal pronouns in American Sign Language," *Cognition* 27 (1987): 1-52.

495 **気管切開術**——Messer, *Development of Communication*, p.85（「333 10-40dBの聴力低下」を参照）.

495 **幼児期の語彙数から後の言語能力を予測**——I. Bretherton et al., "Individual differences at 20 months: Analytic and holistic strategies in language acquisition," *Journal of Child Language* 10 (1983): 293-313.

496 **双子の研究**——L. A. Thompson et al., "Associations between cognitive abilities and scholastic achievement: genetic overlap but environmental differences," *Psychological Science* 2 (1991): 158-65.

496 **特異的言語障害**——Pinker, *Language Instinct*, pp.48-50, 322-25（「461 言語は本能的なもの」を参照）.

497 **赤ちゃんのときに養子になった子ども**——K. Hardy-Brown et al., "Genetic and environmental influences on the rate of communicative development in the first year of life," *Developmental Psychology* 17 (1981): 704-17.

497 **新生児のニューロンの反応から言語能力を予測**——D. L. Molfese and V. J. Molfese, "Discrimination of language skills at five years of age using event-related potentials recorded at birth," *Developmental Neuropsychology* 13 (1997): 135-56.

497 **女児の方が言語能力は優れている**——Halpern, *Sex Differences in Cognitive Abilities*, pp.66-67（「292 性差」を参照）; D. Kimura, "Sex differences in the brain," *Scientific American* 267 (March 1992): 119-25.

498 **胎児の口の動き**——P. G. Hepper et al., "Sex differences in fetal mouth movements," *Lancet* 350 (1997): 1820.

498 **前頭葉の活動**——B. A. Shaywitz et al., "Sex differences in the functional organization of the brain for language," *Nature* 373 (1995): 607-609.

498 **側頭平面**——J. J. Kulynych et al., "Gender differences in the normal lateralization of the supratemporal cortex: MRI surface-rendering morphometry of Heschl's gyrus and the planum temporale," *Cerebral Cortex* 4 (1994): 107-18.

500 **脳の言語領域は女性の方が大きい**——T. E. Schlaepfer et al., "Structural differences in the cerebral cortex of healthy female and male subjects: A magnetic resonance imaging study," *Psychiatry Research: Neuroimaging* 61 (1995): 129-35; J. Harasty et al., "Language-associated cortical regions are proportionally larger in the female brain," *Archives of Neurology* 54 (1997): 171-76.

view of Neuroscience 20 (1997): 331-53.

483 **「世界市民」**——P. K. Kuhl, "Developmental speech perception: Implications for models of language impairment," *Annals of the New York Academy of Sciences* 682 (1993): 248-63.

483 **音素を区別する能力の喪失**——P. K. Kuhl, "Learning and representation in speech and language," *Current Opinion in Neurobiology* 4 (1994): 812-22; Werker and Tees, "Organization and reorganization."

484 **大人の「チューニングのずれ」**——Mehler and Christophe, "Maturation and learning of language."

485 **運動神経の髄鞘形成**——Lecours, "Myelogenetic correlates."

485 **お乳を吸うときに使う筋肉**——M. Studdert-Kennedy, "The early development of phonological form," in von Euler et al., *Neurobiology of Early Infant Behavior*, pp.287-301（「139 カテコールアミンが新生児の神経系を刺激する」を参照）.

486 **英語圏の生後12カ月までの赤ちゃん**——M. I. S. Huettner, "Neuropsychology of language and reading development," in P. A. Vernon, ed., *The Neuropsychology of Individual Differences* (San Diego: Academic, 1994), pp.9-34.

486 **発声機構**——R. D. Kent, "Psychobiology of speech development: Coemergence of language and a movement system," *American Journal of Physiology* 246 (1984): R888-94.

486 **耳の聞こえない赤ちゃん**——L. A. Petitto and P. F. Marentette, "Babbling in the manual mode: Evidence for the ontogeny of language," *Science* 251 (1991): 1493-96.

486 **特定の言語を反映した喃語**——B. de Boysson-Bardies et al., "A crosslinguistic investigation of vowel formants in babbling," *Journal of Child Language* 16 (1989): 1-17.

486 **生後12週の赤ちゃんの発音修正**——P. K. Kuhl and A. N. Meltzoff, "Infant vocalizations in response to speech: Vocal imitation and developmental change," *Journal of the Acoustical Society of America* 100 (1996): 2425-38.

488 **命名上の仮定**——E. M. Markman, "Constraints children place on word meaning," *Cognitive Science* 14 (1990): 57-77.

489 **1万3000語**——Pinker, *Language Instinct*, p.151（「461 言語は本能的なもの」を参照）.

489 **語彙の爆発的増加**——V. A. Marchman, "The acquisition of language in normally developing children: Some basic strategies and approaches," in I. P. Martins et al., eds., *Acquired Aphasia in Children: Acquisition and Breakdown of Language in the Developing Brain* (Drodrecht: Kluwer, 1990), pp.15-23.

489 **幼児の脳はどのようにして言葉を処理しているのか**——D. L. Mills et al., "Variability in cerebral organization during primary language acquisition," in Dawson and Fischer, *Human Behavior and the Developing Brain*, pp.427-55（「388 成長スパートの入れ替わり」を参照）; D. L. Mills et al., "Language acquisition and cerebral specialization in 20-month-old infants," *Journal of Cognitive Neuroscience* 5 (1993): 317-34.

490 **ビッグバードとクッキーモンスター**——K. Hirsh-Pasek and R. M. Golinkoff, "Language comprehension: A new look at some old themes," in Krasnegor et al., *Biological and*

behavioral development"(「390 大脳辺縁系の髄鞘形成」を参照).

469 **弓状束**——A. R. Lecours, "Myelogenetic correlates of the development of speech and language," in E. H. Lenneberg and E. Lenneberg, eds., *Foundations of Language Development: A Multidisciplinary Approach*, vol.1 (New York: Academic, 1975), pp.121-35.

471 **ジーニー**——Curtiss, *Genie*, p.5(「184 ジーニー」を参照).

472 **カスパー・ハウザー**——A. von Fuerbach, *Example of a Crime on the Intellectual Life of Man* (Ansbach, 1832, translated by Simpkin and Marshall)[邦訳:A.v.フォイエルバッハ『カスパー・ハウザー』西村克彦 訳 福武書店 1991年]. 次の文献に引用。S. Curtiss, "The independence and task-specificity of language," in M. H. Bornstein and J. S. Bruner, eds., *Interaction in Human Development* (Hillsdale, NJ: Lawrence Erlbaum, 1989), pp.105-37.

472 **チェルシー**——Curtiss, "Independence and task-specificity."

474 **アメリカ手話(ASL)**——U. Bellugi et al., "Linguistic and spatial development: Dissociations between cognitive domains," in N. A. Krasnegor et al., eds., *Biological and Behavioral Determinants of Language Development* (Hillsdale, NJ: Lawrence Erlbaum, 1991), pp.363-93.

477 **言語の臨界期**——E. L. Newport, "Maturational constraints on language learning," *Cognitive Science* 14 (1990): 11-28.

477 **半球切除の年齢**——K. Stromswold, "The cognitive and neural bases of language acquisition," in Gazzaniga, *Cognitive Neurosciences*, pp.855-70(「46 神経発生のタイミング」を参照).

477 **語彙よりも文法能力の方が影響を受けやすい**——Curtiss, "Independence and task-specificity."

477 **大きくなってから第二言語を学習**——H. J. Neville et al., "Neural systems mediating American Sign Language: Effects of sensory experience and age of acquisition," *Brain and Language* 57 (1997): 285-308.

478 **側頭平面**——J. A. Wada et al., "Cerebral hemispheric asymmetry in humans: Cortical speech zones in 100 adult and 100 infant brains," *Archives of Neurology* 32 (1975): 239-46.

478 **早産児の脳電図**——M. Cheour-Luhtanen et al., "The ontogenetically earliest discriminative response of the human brain," *Psychobiology* 33 (1996): 478-81.

478 **左右の耳**——J. Mehler and A. Christophe, "Maturation and learning of language in the first year of life," in Gazzaniga, *Cognitive Neurosciences*, pp.943-54(「46 神経発生のタイミング」を参照).

480 **語の境界**——A. Christophe et al., "Do infants perceive word boundaries? An empirical study of the bootstrapping of lexical acquisition," *Journal of the Acoustical Society of America* 95 (1994): 1570-80.

480 **言語音のカテゴリー化**——P. D. Eimas et al., "Speech perception in infants," *Science* 171 (1971): 303-306.

481 **人間の言語の進化**——R. H. Fitch, "Neurobiology of speech perception," *Annual Re-*

ed. (New York: W. H. Freeman, 1990).

458 **就学前の段階での記憶能力の訓練**——H. M. Wellman, "Deliberate memory behavior in the delayed reaction of very young children," *Developmental Psychology* 11 (1975): 780-87; S. Pierce and G. Lange, "Instructing young children in the use of memorizing strategies: Effects at study and recall," *Journal of General Psychology* 120 (1993): 473-87.

458 **記憶能力を高める上での親の役割**——H. H. Ratner, "Memory demands and the development of young children's memory," *Child Development* 55 (1984): 2173-91.

第十四章　言語と発達中の脳

461 **言語は本能的なもの**——S. Pinker, *The Language Instinct* (New York: Harper Perennial, 1995).［邦訳：スティーブン・ピンカー『言語を生み出す本能（上・下）』椋田直子 訳 日本放送出版協会 1996年］

461 **双子が使う秘密の言葉**——Messer, *The Development of Communication*, p.69（「333 10-40dBの聴力低下」を参照）.

461 **新しい身振りを考案**——S. Goldin-Meadow and C. Mylander, "Gestural communication in deaf children: Noneffect of parental input on language development," *Science* 221 (1983): 372-74.

461 **耳の聞こえない両親を持つ耳の聞こえない子ども**——E. L. Newport and R. P. Meier, "The acquisition of American Sign Language," in D. I. Slobin, ed., *The Crosslinguistic Study of Language Acquisition*, vol.1 (Hillsdale, NJ: Lawrence Erlbaum, 1985), pp.881-938.

462 **ウィリアムズ症候群**——U. Bellugi et al., "Cognitive and neural development: Clues from genetically based syndromes," in D. Magnusson, ed., *The Lifespan Development of Individuals: Behavioral, Neurobiological, and Psychosocial Aspects* (Cambridge University Press, 1996), pp.223-43.

466 **脳内における意味論と統語論**——Pinker, *Language Instinct*, pp.307-17.

466 **語の並べ方についてはブローカ野が活発に働く**——K. Stromswold et al., "Localization of syntactic comprehension by positron emission tomography," *Brain and Language* 52 (1996): 452-73; H. J. Neville, "Developmental specificity in neurocognitive development in humans," in Gazzaniga, *Cognitive Neurosciences*, pp.219-31（「46 神経発生のタイミング」を参照）.

468 **名詞と動詞**——A. R. Damasio and H. Damasio, "Brain and language," *Scientific American* 267 (March 1992): 89-95.

469 **シナプスの数**——J. F. Werker and R. C. Tees, "The organization and reorganization of human speech perception," *Annual Review of Neuroscience* 15 (1992): 377-402.

469 **細胞層が成熟**——I. Kostović, "Structural and histochemical reorganization of the human prefrontal cortex during perinatal and postnatal life," *Progress in Brain Research* 85 (1990): 223-40.

469 **ブローカ野とウェルニッケ野における髄鞘形成の違い**——Gibson, "Myelination and

448 **再認記憶と後のIQ**——R. B. McCall and M. S. Carriger, "A meta-analysis of infant habituation and recognition memory performance as predictors of later IQ," *Child Development* 64 (1993): 57-79.

449 **胎児の馴化における性差**——Leader et al., "The assessment and significance of habituation."

449 **視覚刺激への馴化**——D. E. Creighton, "Sex differences in the visual habituation of 4-, 6- and 8-month-old infants," *Infant Behavior and Development* 7 (1984): 237-49.

449 **乳児の短期記憶における性差**——A. Diamond, "Development of the ability to use recall to guide action, as indicated by infants' performance on A$\overline{B}$," *Child Development* 56 (1985): 868-83.

449 **言語想起における性差**——Bjorklund, *Children's Thinking*, pp.244, 260（「292 性差」を参照）.

450 **サルを使ったテストステロン操作の研究**——J. Bachevalier and C. Hagger, "Sex differences in the development of learning abilities in primates," *Psychoneuroendocrinology* 16 (1991): 177-88.

450 **前頭葉と側頭葉に対するテストステロンの影響**——Overman et al., "Cognitive gender differences"（「413 辺縁系の発達における男女の違い」を参照）.

452 **事物の永続性**——A. Diamond, "Frontal lobe involvement in cognitive changes during the first year of life," in Gibson and Petersen, *Brain Maturation and Cognitive Development*, pp.127-80（「54 学習能力の高いラット」を参照）.

453 **遅延模倣**——A. N. Meltzoff, "Infant imitation and memory; Nine-month-olds in immediate and deferred tests," *Child Development* 59 (1988): 217-25; A. N. Meltzoff, "What infant memory tells us about infantile amnesia: Long-term recall and deferred imitation," *Journal of Experimental Child Psychology* 59 (1995): 497-515; L. McDonough et al., "The deferred imitation task as a nonverbal measure of declarative memory," *Proceedings of the National Academy of Sciences* 92 (1995): 7580-84.

455 **テレビの模倣**——A. N. Meltzoff, "Imitation of televised models by infants," *Child Development* 59 (1988): 1221-29.

455 **テレビの暴力的表現**——W. Wood et al., "Effects of media violence on viewers' aggression in unconstrained social interaction," *Psychological Bulletin* 109 (1991) 371-83.

455 **乳児期の記憶**——N. A. Myers et al., "When they were very young: Almost-threes remember two years ago," *Infant Behavior and Development* 10 (1987): 123-32.

456 **生後13カ月のときの記憶**——P. J. Bauer and S. S. Wawerka, "One- to two-year-olds' recall of events: The more expressed, the more impressed," *Journal of Experimental Child Psychology* 59 (1995): 475-96.

456 **保育所の火事**——D. B. Pillemer et al., "Very long-term memories of a salient preschool event," *Applied Cognitive Psychology* 8 (1994): 95-106.

457 **記憶スキルにおける遺伝**——L. A. Thompson, "Genetic contributions to intellectual development in infancy and childhood," in P. A. Vernon, ed., *Biological Approaches to the Study of Human Intelligence* (Norwood, NJ: Ablex, 1993), pp.95-138.

457 **学校教育が記憶能力を高める**——R. Kail, *The Development of Memory in Children*, 3rd

et al., "The structure and organization of memory," *Annual Review of Psychology* 44 (1993): 453-95.

440 **海馬の発達の遅さ**——A. Diamond, "Rate of maturation of the hippocampus and the developmental progression of children's performance on the delayed non-matching to sample and visual paired comparison tasks," *Annals of the New York Academy of Sciences* 608 (1990): 394-426; Brody et al., "Sequence of central nervous system myelination" (「58 髄鞘形成のタイミング」を参照); Yakovlev and Lecours, "Myelogenetic cycles" (「58 髄鞘形成のタイミング」を参照).

441 **胎児の馴化**——L. R. Leader et al., "The assessment and significance of habituation to a repeated stimulus by the human fetus," *Early Human Development* 7 (1982): 211-19.

442 **長期間持続する神経の変化**——I. Kupfermann et al., "Neuronal correlates of habituation and dishabituation of the gill-withdrawal reflex in *Aplysia*," *Science* 167 (1970): 1743-45.

442 **脳に損傷を受けた胎児**——L. R. Leader and M. J. Bennett, "Fetal habituation and its clinical applications," in Levene and Lilford, *Fetal and Neonatal Neurology*, pp.45-60 (「87 コカイン」を参照).

442 **古典的条件づけ**——Hepper, "Fetal psychology: An embryonic science" (「277 胎児」を参照).

444 **モビール条件づけ**——C. Rovee-Collier, "The 'memory system' of prelinguistic infants," *Annals of the New York Academy of Sciences* 608 (1990): 517-42.

445 **小脳とモビール条件づけ**——C. A. Nelson, "The ontogeny of human memory: A cognitive neuroscience perspective," *Developmental Psychology* 31 (1995): 723-38.

446 **再認は海馬に依存**——R. D. McKee and L. R. Squire, "On the development of declarative memory," *Journal of Experimental Psychology: Learning, Memory, and Cognition* 19 (1993): 397-404.

446 **前顕在記憶**——Nelson, "Ontogeny of human memory."

447 **新生児は新しい顔を好む**——O. Pascalis and S. de Schonen, "Recognition memory in 3- to 4-day-old human neonates," *NeuroReport* 5 (1994): 1721-24.

447 **新生児の単語の記憶**——I. U. Swain et al., "Newborn infants' memory for speech sounds retained over 24 hours," *Developmental Psychology* 29 (1993): 312-23.

447 **おはなしの本で聞いた単語**——P. W. Jusczyk and E. A. Hohne, "Infants' memory for spoken words," *Science* 277 (1997): 1984-86.

447 **早産児**——J. F. Fagan, "The paired-comparison paradigm and infant intelligence," *Annals of the New York Academy of Sciences* 608 (1990): 337-64.

447 **サルの脳の成熟**——J. Bachevalier, "Ontogenetic development of habit and memory formation in primates," *Annals of the New York Academy of Sciences* 608 (1990): 457-84.

448 **再認記憶は9歳まで向上**——N. Newcombe et al., "Developmental changes in recognition memory for pictures of objects and scenes," *Developmental Psychology* 13 (1977): 337-41.

448 **物体の位置の記憶**——Bjorklund, *Children's Thinking*, p.238 (「292 性差」を参照).

behavioral development," in M. Reite and T. Field, eds., *The Psychobiology of Attachment and Separation* (Orlando, FL: Academic Press, 1985), pp.135-61; Suomi, "The role of tactile contact" (「186 小グループで育てられた仔ザルと単独で育てられた仔ザル」を参照).

425 **脳に対する虐待と育児放棄の影響**——M. H. Teicher et al., "Neurophysiological mechanisms of stress response in children," in C. R. Pfeffer, ed., *Severe Stress and Mental Disturbance in Children* (Washington, DC: American Psychiatric Press, 1996), pp.59-84.

425 **著しい育児放棄を受けた子どもの脳とMRI**——B. D. Perry, as reported by M. Gladwell, "Damaged," *New Yorker* (February 24/March 3, 1997).

425 **左前頭葉に異常**——Y. Ito et al., "Increased prevalence of electrophysiological abnormalities in children with psychological, physical, and sexual abuse," *Journal of Neuropsychiatry and Clinical Neuroscience* 5 (1993): 401-408.

425 **海馬の損傷**——J. D. Bremner et al., "Neural mechanisms in dissociative amnesia for childhood abuse: Relevance to the current controversy surrounding the 'false memory syndrome,'" *American Journal of Psychiatry* 153 (1996 suppl.7): 71-82.

427 **抑うつ的な母親の赤ちゃん**——G. Dawson et al., "Frontal lobe activity and affective behavior of infants of mothers with depressive symptoms," *Child Development* 63 (1992): 725-37.

428 **息苦しいほどの世話**——C. Z. Malatesta et al., "The development of emotion expression during the first two years of life," *Monographs of the Society for Research in Child Development* 54, nos.1-2 (1989).

428 **抑制の軽減**——Kagan, *Galen's Prophecy*, pp.204-206 (「386 扁桃体の役割」を参照); Goleman, *Emotional Intellegence*, pp.221-24 (「381 マシュマロテスト」を参照); S.-Y. Park et al., "Infant emotionality, parenting, and 3-year inhibition: Exploring stability and lawful discontinuity in a male sample," *Developmental Psychology* 33 (1997): 218-27.

第十三章　記憶の始まり

431 **同級生の記憶**——N. Newcombe and N. A. Fox, "Infantile amnesia: Through a glass darkly," *Child Development* 65 (1994): 31-40.

444 **HM**——Y. Dudai, *The Neurobiology of Memory: Concepts, Findings, Trends* (Oxford University Press, 1989), pp.254-56.

435 **健忘症患者は新しい認知スキルも習得できる**——L. R. Squire and S. M. Zola, "Structure and function of declarative and nondeclarative memory systems," *Proceedings of the National Academy of Sciences* 93 (1996): 13515-22.

435 **幼い子どものプライミング効果**——D. L. Schacter, *Searching for Memory: The Brain, the Mind, and the Past* (New York: Basic Books, 1996), p.175.

436 **記憶と脳の構造**——M. Mishkin and T. Appenzeller, "The anatomy of memory," *Scientific American* 256 (June 1987): 80-89.

438 **子どもの情報源記憶**——Schacter, *Searching for Memory*, pp.124-29.

438 **記憶はどのように保存されるか**——Squire and Zola, "Structure and function"; L. R. Squire

411 **男児と女児に対する親の扱いの違い**——Manstead, "Gender differences in emotion"; Campos et al., "Socioemotional development"（「392 そのときの状態に応じて違った泣き方」を参照）; C. Z. Malatesta and J. J. Haviland, "Learning display rules: The socialization of emotion expression in infancy," *Child Development* 53 (1982): 991-1003.

412 **PETによる研究**——P. J. Andreason et al., "Gender-related differences in regional cerebral glucose metabolism in normal volunteers," *Psychiatry Research* 51 (1993): 175-83; R. C. Gur et al., "Sex differences in regional cerebral glucose metabolism"（「387 右半球と左半球の安静時代謝」を参照）.

412 **サルの脳における性差**——P. S. Goldman et al., "Sex-dependent behavioral effects of cerebral cortical lesions in the developing rhesus monkey," *Science* 186 (1974): 540-42; J. Bachevalier et al., "Gender differences in visual habit formation in 3-month-old rhesus monkeys," *Developmental Psychobiology* 22 (1989): 585-99; W. H. Overman et al., "Sexually dimorphic brain-behavior development: A comparative perspective," in N. A. Krasnegor et al., eds, *Development of the Prefrontal Cortex: Evolution, Neurobiology, and Behavior* (Baltimore: Paul H. Brookes, 1997), pp.337-57.

413 **辺縁系の発達における男女の違い**——W. H. Overman et al., "Cognitive gender differences in very young children parallel biologically based cognitive gender differences in monkeys," *Behavioral Neuroscience* 110 (1996): 673-84.

416 **抑制型の気質**——J. Kagan et al., "Temperamental variation in response to the unfamiliar," in N. A. Krasnegor et al., eds., *Perinatal Development: A Psychobiological Perspective* (Orlando, FL: Academic Press, 1987), pp.421-40.

417 **社会的抑制が尊ばれるアジアの文化**——X. Chen et al., "Child-rearing attitudes and behavioral inhibition in Chinese and Canadian toddlers: A cross-cultural study," *Developmental Psychology* 34 (1998): 677-86.

417 **臆病さの生理**——Kagan, *Galen's Prophecy*（「386 扁桃体の役割」を参照）.

419 **抑制と前頭葉の活性**——N. A. Fox et al., "Frontal activation asymmetry and social competence at four years of age," *Child Development* 66 (1995): 1770-84.

419 **母親から引き離された赤ちゃんの脳波**——N. A. Fox, "If it's not left, it's right: Electroencephalograph asymmetry and the development of emotion," *American Psychologist* 46 (1991): 863-72.

420 **乳児期からの気質の予測**——Kagan, Galen's Prophecy, pp.170-207（「386 扁桃体の役割」を参照）; S. D. Calkins et al., "Behavioral and physiological antecedents of inhibited and uninhibited behavior," *Child Development* 67 (1996): 523-40.

422 **人格特性の遺伝**——R. Plomin, *Nature and Nurture: An Introduction to Human Behavioral Genetics* (Pacific Grove, CA: Brooks/Cole, 1990), pp.90-96.

423 **サルの脳に対する早期社会的隔離の影響**——G. W. Kraemer, "A psychobiological theory of attachment," *Behavioral and Brain Sciences* 15 (1992): 493-541; L. J. Martin et al., "Social deprivation of infant rhesus monkeys alters the chemoarchitecture of the brain: I. Subcortical regions," *Journal of Neuroscience* II (1991): 3344-58; G. W. Kraemer, "Effects of differences in early social experience on primate neurobiological-

Issues, perspectives, and results," *Annual Review of Psychology* 44 (1993): 613-44; B.-E. Andersson, "Effects of public day-care: A longitudinal study," *Child Development* 60 (1989): 857-66.

406 **愛着、母親以外のケア、子育てのスタイル**——NICHD Early Child Care Research Network, "The effects of infant child care on infant-mother attachment security: Results of the NICHD study of early child care," *Child Development* 68 (1997): 860-79.

406 **2歳児、3歳児に対する母親以外のケアの影響**——NICHD Early Child Care Research Network, "Early child care and self-control, compliance, and problem behavior at twenty-four and thirty-six months," *Child Development* 69 (1998): 1145-70.

407 **ともに働いている親とそうでない親の影響**——NICHD Early Child Care Research Network, "Relations between family predictors and child outcomes: Are they weaker for children in child care?" *Developmental Psychology* 34 (1998): 1119-28.

407 **母親が働きに出た場合の後の影響**——Vandell and Corasaniti, "Variations in early child care"; Baydar and Brooks-Gunn, "Effects of maternal employment"; Belsky and Eggebeen, "Early and extensive maternal employment"; Bates et al., "Child-care history."

407 **男児に悪い影響、女児に良い影響**——NICHD Early Child Care Research Network, "The effects of infant child care"; S. Desai et al., "Mother or market? Effects of maternal employment on the intellectual ability of 4-year-old children," *Demography* 26 (1989): 545-61; Scarr and Eisenberg, "Child care research"; Baydar and Brookes-Gunn, "Effects of maternal employment."

407 **米国の幼い子どもたちのケア水準は低い**——A. B. Barnet and R. J. Barnet, *The Youngest Minds* (New York: Simon & Schuster, 1998), p.252.

408 **海馬の萎縮**——R. M. Sapolosky, "Why stress is bad for your brain," *Science* 273 (1996): 749-50.

408 **赤ちゃんの脳の活動に対するストレスの影響**——M. R. Gunnar and C. A. Nelson, "Event-related potentials in year-old infants: Relations with emotionality and cortisol," *Child Development* 65 (1994): 80-94.

409 **赤ちゃんのストレス反応を和らげてくれる保育者**——M. R. Gunnar, "Quality of early care and buffering of neuroendocrine stress reactions: Potential effects on the developing human brain," *Preventative Medicine* 27 (1998): 208-11; M. R. Gunnar et al., "The stressfulness of separation among nine-month-old infants: Effects of social context variables and infant temperament," *Child Development* 63 (1992): 290-303.

410 **男と女の感情の違い**——A. S. R. Manstead, "Gender differences in emotion," in A. Gale and M. W. Eysenck, eds., *Handbook of Individual Differences: Biological Perspectives* (Chichester, Eng.: John Wiley, 1992), pp.355-87.

410 **男児と女児の違い**——J. J. Haviland and C. Z. Malatesta, "The development of sex differences in nonverbal signals: Fallacies, facts, and fantasies," in C. Mayo and N. M. Henley, eds., *Gender and Nonverbal Behavior* (New York: Springer-Verlag, 1981), pp.183-208.

396 **純粋な笑いと愛想笑い**——Damasio, *Descartes' Error*, pp.140-42（「386 感情と理性」を参照）.

396 **原会話**——C. Trevarthen, "Development of early social interactions and the affective regulation of brain growth," in von Euler et al., *Neurobiology of Early Infant Behavior*, pp.191-215（「139 カテコールアミンが新生児の神経系を刺激する」を参照）.

397 **前帯状回**——U. Jürgens and D. von Cramon, "On the role of the anterior cingulate cortex in phonation: A case report," *Brain and Language* 15 (1982): 234-48.

398 **生後10カ月の赤ちゃんにおける前頭葉の活動**——R. J. Davidson and N. A. Fox, "Asymmetrical brain activity discriminates between positive and negative affective stimuli in human infants," *Science* 218 (1982): 1235-37.

399 **愛着と人見知り**——Konner, "Universals of behavioral development"（「373 運動野の勾配」を参照）.

402 **独立して移動**——Ibid.

402 **事物の永続性**——N. A. Fox and M. A. Bell, "Electrophysiological indices of frontal lobe development: Relations to cognitive and affective behavior in human infants over the first year of life," *Annals of the New York Academy of Sciences* 608 (1990): 677-98.

403 **前頭葉の活動と愛着**——N. A. Fox and R. J. Davidson, "Patterns of brain electrical activity during facial signs of emotion in 10-month-old infants," *Developmental Psychology* 24 (1988): 230-36.

404 **働く母親と子どもの愛着**——この問題に関するさらに広い議論と政治的影響については次を参照。R. Karen, *Becoming Attached: Unfolding the Mystery of the Infant-Mother Bond and Its Impact on Later Life* (New York: Warner Books, 1994).

404 **ストレンジ・シチュエーション**——Campos et al., "Socioemotional development."

405 **ある調査**——M. E. Lamb et al., "Nonmaternal care and the security of infant-mother attachment: A reanalysis of the data." *Infant Behavior and Development* 15 (1992): 71-83.

405 **ストレンジ・シチュエーションへの異論**——K. A. Clarke-Stewart, "Infant day care: Maligned or malignant?" *American Psychologist* 44 (1989): 266-73.

405 **母親以外によるケアのマイナスの影響**——D. L. Vandell and M. A. Corasaniti, "Variations in early child care: Do they predict subsequent social, emotional, and cognitive differences?" *Early Childhood Research Quarterly* 5 (1990): 555-72; N. Baydar and J. Brooks-Gunn, "Effects of maternal employment and child-care arrangements on preschoolers' cognitive and behavioral outcomes: Evidence from the children of the National Longitudinal Survey of Youth," *Developmental Psychology* 27 (1991): 932-45; J. Belsky and D. Eggebeen, "Early and extensive maternal employment and young children's socioemotional development: Children of the National Longitudinal Survey of Youth," *Journal of Marriage and the Family* 53 (1991): 1083-98; J. E. Bates et al., "Child-care history and kindergarten adjustment," *Developmental Psychology* 30 (1994): 690-700.

405 **母親以外によるケアのプラスの影響**——S. Scarr and M. Eisenberg, "Child care research:

1-13; R. J. Davidson and S. K. Sutton, "Affective neuroscience: The emergence of a discipline," *Current Opinion in Neurobiology* 5 (1995): 217-24.

387 **右半球と左半球の安静時代謝**——R. C. Gur et al., "Sex differences in regional cerebral glucose metabolism during a resting state," *Science* 267 (1995): 528-311.

387 **言葉の感情的な内容**——R. Mayeux and E. R. Kandel, "Disorders of language: The aphasias," in E. R. Kandel et al., eds, *Principles of Neural Science*, 3rd ed. (New York: Elsevier, 1991), pp.848-49. [邦訳：エリック・カンデル他『カンデル神経科学』メディカル・サイエンス・インターナショナル 2014年]

387 **体の左側の方が感情に敏感**——Tucker et al., "Social and emotional self-regulation."

388 **気質の違い**——Davidson and Sutton, "Affective neuroscience"; N. A. Fox, "Dynamic cerebral processes underlying emotion regulation," *Monographs of the Society for Research on Child Development*, 59, nos.2-3 (1994): 152-66.

388 **成長スパートの入れ替わり**——R. W. Thatcher, "Cyclic cortical reorganization: Origins of human cognitive development," in G. Dawson and K. W. Fischer, eds., *Human Behavior and the Developing Brain* (New York: Guilford, 1994), pp.232-66.

389 **出生前の扁桃体の成熟**——J. Bachevalier et al., "Regional distribution of [^{3}H]naloxone binding in the brain of a newborn rhesus monkey," *Developmental Brain Research* 25 (1986): 302-308.

389 **前頭前皮質のシナプスおよび樹状突起の発達**——P. R. Huttenlocher, "Synaptic density in human frontal cortex--Developmental changes and effects of aging," *Brain Research* 163 (1979): 195-205.

390 **大脳辺縁系の髄鞘形成**——K. R. Gibson, "Myelination and behavioral development: A comparative perspective on questions of neoteny, altriciality, and intelligence," in Gibson and Petersen, *Brain Maturation and Cognitive Development*, pp.29-63（「54 学習能力の高いラット」を参照）.

392 **そのときの状態に応じて違った泣き方**——J. J. Campos et al., "Socioemotional development," in Mussen, *Handbook of Child Psychology*, pp.783-915（「318 新生児の聴覚の閾値」を参照）.

393 **新生児による表情の模倣**——T. M. Field et al., "Discrimination and imitation of facial expressions by neonates," *Science* 218 (1982): 179-81.

393 **他の赤ちゃんが泣いているのを聞いて泣き始める**——L. Brothers, "A biological perspective on empathy," *American Journal of Psychiatry* 146 (1989): 10-19.

393 **自閉症の子どもは模倣しない**——T. Charman et al., "Infants with autism: An investigation of empathy, pretend play, joint attention, and imitation," *Developmental Psychology* 33 (1997): 781-89.

394 **新生児で前頭葉の活動を測定**——N. A. Fox and R. J. Davidson, "Taste-elicited changes in facial signs of emotion and the asymmetry of brain electrical activity in human newborns," *Neuropsychologia* 24 (1986): 417-22.

394 **神経回路が内発的に微笑みを生む仕組み**——Konner, "Universals of behavioral development"（「373 運動野の勾配」を参照）.

(「58 髄鞘形成のタイミング」を参照).

373 **成熟した歩み**——H. Forssberg, "Infant stepping and development of plantigrade gait," in von Euler et al, *Neurobiology of Early Infant Behavior*, pp.119-28 (「139 カテコールアミンが新生児の神経系を刺激する」を参照).

374 **足踏み反射の練習**——P. R. Zelazo et al., "'Walking' in the newborn," *Science* 176 (1972): 314-15.

375 **歩行器**——M. V. Ridenour, "Infant walkers: Developmental tool or inherent danger," *Perceptual and Motor Skills* 55 (1982): 1201-2; A. C. Siegel and R. V. Burton, as reported by J. E. Brody, "Baby walkers may slow infants' development," *New York Times* (October 14, 1997).

377 **大脳皮質ニューロン**——M. K. Floeter and W. T. Greenough, "Cerebellar plasticity: Modification of Purkinje cell structure by differential rearing in monkeys," *Science* 206 (1979): 227-29.

378 **母乳と運動発達**——Taylor and Wadsworth, "Breast feeding and child development" (「244 社会的な差」を参照); C. I. Lanting et al., "Neurological differences between 9-year-old children fed breast-milk or formula-milk as babies," *Lancet* 344 (1994): 1319-22.

第十二章　社会的・感情的な成長

381 **マシュマロテスト**——Y. Shoda et al., "Predicting adolescent cognitive and self-regulatory competencies from preschool delay of gratification: Identifying diagnostic conditions," *Developmental Psychology* 26 (1990): 978-86.「心の知能指数」という用語を広めたダニエル・ゴールマンの著書にも、この実験の説明がある。Daniel Goleman, *Emotional Intelligence* (New York: Bantam, 1995), pp.80-83. [邦訳:ダニエル・ゴールマン『EQ:こころの知能指数』土屋京子 訳 講談社 1998年]

384 **神経学者**——Quoted in Goleman, *Emotional Intelligence*, p.297.

385 **自閉症**——J. Bachevalier, "Medial temporal lobe structures and autism: A review of clinical and experimental findings," *Neuropsychologia* 32 (1994): 627-48.

386 **扁桃体の役割**——J. E. LeDoux, "Emotion: Clues from the brain," *Annual Review of Psychology* 46 (1995): 209-35; J. Kagan, *Galen's Prophecy: Temperament in Human Nature* (New York: Basic Books, 1994), pp.102-104; Goleman, *Emotional Intelligence*, pp.297-300.

386 **感情と理性**——A. R. Damasio, *Descartes' Error: Emotion, Reason, and the Human Brain* (New York: Putnam,1995). [邦訳:アントニオ・ダマシオ『デカルトの誤り——情動、理性、人間の脳』田中三彦 訳 筑摩書房 2010年]

386 **前帯状回への損傷**——D. M. Tucker et al., "Social and emotional self-regulation," *Annals of the New York Academy of Sciences* 769 (1995): 213-39.

387 **ネガティブ・フィードバック**——J. L. Cummings, "Anatomic and behavioral aspects of frontal-subcortical circuits," *Annals of the New York Academy of Sciences* 769 (1995):

movements of the hand," in Case-Smith and Pehoski, *Development of Hand Skills*, pp.1-12.

366 **活発な赤ちゃんはリーチングの開始が早いかもしれない**——E. Thelen and D. Corbetta, "Exploration and selection in the early acquisition of skill," *International Review of Neurobiology* 37 (1994): 75-102.

366 **利き手の固まる時期**——H. E. Fitzgerald et al., "The organization of lateralized behavior during infancy," in H. E. Fitzgerald et al., eds, *Theory and Research in Behavioral Pediatrics* (New York: Plenum, 1991), pp.155-84.

367 **左利きの母親・左利きの父親**——Cratty, *Perceptual and Motor Development*, p.244.

367 **裂溝の深さ**——R. C. Gur et al., "Differences in the distribution of gray and white matter in human cerebral hemispheres," *Science* 207 (1980): 1226-28.

367 **胎児の親指しゃぶり**——P. G. Hepper et al., "Handedness in the human fetus," *Neuropsychologia* 29 (1991): 1107-11.

368 **新生児の触覚情報処理**——A. Majnemer and B. Rosenblatt, "Functional interhemispheric asymmetries at birth as demonstrated by somatosensory evoked potentials," *Journal of Child Neurology* 7 (1992): 408-12.

368 **出生前の姿勢**——J. A. Churchill et al., "The association of position at birth and handedness," *Pediatrics* 29 (1962): 307-309; J. S. H. Vles et al., "Handedness not related to fetal position," *Neuropsychologia* 27 (1989): 1017-18.

368 **初期のリーチングと頭の向きの選好**——G. F. Michel and D. A. Harkins, "Postural and lateral asymmetries in the ontogeny of handedness during infancy," *Developmental Psychobiology* 19 (1986): 247-58.

368 **赤ちゃんを左手に抱える**——Fitzgerald et al., "The organization of lateralized behavior."

369 **病因の結果としての左利き**——L. J. Harris and D. F. Carlson, "Pathological lefthandedness: An analysis of theories and evidence," in Molfese and Segalowitz, *Brain Lateralization in Children*, pp.289-372 (「178 触覚の感度における性差」を参照).

370 **歩行と認知能力の伸び・社会的発達**——Smolak, *Infancy*, pp.89-91.

372 **生後2-6週の赤ちゃんを対象にした実験**——E. Thelen et al., "The relationship between physical growth and a newborn reflex," *Infant Behavior and Development* 7 (1984): 479-93.

372 **蹴る動作**——E. Thelen et al., "An 'outside-in' approach to the development of leg movement patterns," in von Euler et al., *Neurobiology of Early Infant Behavior*, pp.107-8 (「139 カテコールアミンが新生児の神経系を刺激する」を参照).

373 **体格の変化**——E. Thelen and N. S. Bradley, "Motor development: Posture and locomotion," in Meisami and Timiras, *Handbook of Human Growth*, pp.221-35 (「183 新生児の体温調節」を参照).

373 **運動野の勾配**——M. Konner, "Universals of behavioral development in relation to brain myelination," in Gibson and Petersen, *Brain Maturation and Cognitive Development*, pp.181-223 (「54 学習能力の高いラット」を参照).

373 **皮質脊髄路の髄鞘形成**——Brody et al., "Sequence of central nervous system myelination"

56 (1940): 77-86.

353 **双生児の研究**——M. B. McGraw, *The Neuromuscular Maturation of the Human Infant* (London: MacKeith Press, 1989, originally published in 1945); Gallahue and Ozmun, *Understanding Motor Development*, p.60（「343 発達段階の表は以下の文献に基づく。」を参照）.

354 **注**——B. J. Cratty, *Perceptual and Motor Development in Infants and Children*, 3rd ed. (Englewood Cliffs, NJ: Prentice-Hall, 1986), pp.83-84.

356 **運動に関する神経伝達のスピード**——J. A. Eyre et al., "Constancy of central conduction delays during development in man: Investigation of motor and somatosensory pathways," *Journal of Physiology* 434 (1991): 441-52.

356 **機敏な動作**——K. Müller and V. Hömberg, "Development of speed of repetitive movements in children is determined by structural changes in corticospinal efferents," *Neuroscience Letters* 144 (1992): 57-60.

358 **目の見えない赤ちゃん**——L. Smolak, *Infancy* (Englewood Cliffs, NJ: Prentice-Hall, 1986), p.101.

358 **仰向けに寝かせる**——B. E. Davis et al., "Effects of sleep position on infant motor development," *Pediatrics* 102 (1998): 1135-40.

359 **アフリカ人の赤ちゃんの早成**——R. M. Malina, "Racial/ethnic variation in the motor development and performance of American children," *Canadian Journal of Sport Sciences* 13 (1988): 136-43; Cratty, *Perceptual and Motor Development*, pp.80-83; C. M. Super, "Environmental effects on motor development: The case of 'African infant precocity,'" *Developmental Medicine and Child Neurology* 18 (1976): 561-67.

361 **運動の習得と小脳**——L. G. Ungerleider, "Functional brain imaging studies of cortical mechanisms for memory," *Science* 270 (1995): 769-75.

361 **運動の習得と神経の選択プロセス**——E. Thelen, "Motor development: A new synthesis," *American Psychologist* 50 (1995): 79-95.

363 **ダイナミックで探索的な動き**——E. W. Bushnell and J. P. Boudreau, "Motor development and the mind: The potential role of motor abilities as a determinant of aspects of perceptual development," *Child Development* 64 (1993): 1005-21.

363 **自分のことを自分でする能力**——R. P. Erhardt, "Eye-hand coordination," in J. Case-Smith and C. Pehoski, eds., *Development of Hand Skills in the Child* (Rockville, MD: American Occupational Therapy Association, 1992), pp.13-27.

364 **プレリーチング**——C. von Hofsten, "The organization of arm and hand movements in the neonate," in von Euler et al., *Neurobiology of Early Infant Behavior*, pp.129-42（「139 カテコールアミンが新生児の神経系を刺激する」を参照）.

364 **自分の腕を見ているときに腕をよく動かす**——A. L. H. van der Meer et al., "The functional significance of arm movements in neonates," *Science* 267 (1995): 693-95.

365 **腕を伸ばすことと手の動きを分離**——C. von Hofsten, "Developmental changes in the organization of prereaching movements," *Child Development* 20 (1984): 378-88.

365 **皮質脊髄路の髄鞘形成**——C. Pehoski, "Central nervous system control of precision

335 **慢性中耳炎の扱いに関するガイドライン**——S. E. Stool et al., "Otitis media with effusion in young children," *Clinical Practice Guideline* 12 (Rockville, MD: Department of Health and Human Services, Agency for Health Care Policy and Research, 1994), Pub. #94-0622.

335 **慢性・急性中耳炎の自然治癒**——R. M. Rosenfeld, "What to expect from medical treatment of otitis media," *Pediatric Infectious Disease Journal* 14 (1995): 731-38.

337 **母乳による中耳炎防止**——D. A. Randall et al., "Management of recurrent otitis media," *American Family Physician* 45 (1992): 2117-223; J. O. Klein, "Otitis media," *Clinical Infectious Diseases* 19 (1994): 823-32; B. Duncan et al., "Exclusive breast-feeding for at least 4 months protects against otitis media." *Pediatrics* 91 (1993): 867-72.

337 **デイケアと耳の感染症**——E. R. Wald et al., "Frequency and severity of infections in day care," *Journal of Pediatrics* 112 (1988): 540-46.

337 **二次喫煙**——R. A. Etzel et al., "Passive smoking and middle ear effusion among children in day care," *Pediatrics* 90 (1992): 228-32.

第十一章　運動発達のマイルストーン

342 **運動能力の発達からはIQを予測できない**——A.J. Capute et al., "Cognitive-motor interactions: The relationship of infant gross motor attainment to IQ at 3 years," *Clinical Pediatrics* 24 (1985): 671-75.

343 **発達段階の表は以下の文献に基づく。**——N. Bayley, *Bayley Scales of Infant Development* (New York: Psychological Corp., 1969); W. K. Frankenburg and J. B. Dodds, "The Denver developmental screening test," *Journal of Pediatrics* 71 (1967): 181-91; A. J. Capute et al., "Normal gross motor development: The influences of race, sex and socioeconomic status," *Developmental Medicine and Child Neurology* 27 (1985): 635-43; M. C. Piper and J. Darrah, *Motor Assessment of the Developing Infant* (Philadelphia: W. B. Saunders, 1994); D. L. Gallahue and J. C. Ozmun, *Understanding Motor Development: Infants, Children, Adolescents, Adults*, 3rd ed. (Madison, WI: Brown & Benchmark, 1995).

350 **第1トリメスターでの動き**——H. F. R. Prechtl, "Ultrasound studies of human fetal behavior," *Early Human Development* 12 (1985): 91-98.

350 **胎動のピークは妊娠中期**——G. H. A. Visser, "The second trimester," in Nijhuis, *Fetal Behavior*（「119 妊婦のコルチゾールが胎児の概日リズムをコントロールしている」を参照）.

352 **ニワトリの胚を使った実験**——D. B. Drachman and A. J. Coulombre, "Experimental clubfoot and arthrogryposis multiplex congenita," *Lancet* ii (1962): 523-26.

352 **胎児の呼吸様運動と肺の発達**——G. C. Liggins et al., "The effect of spinal cord transection on lung development in the fetal sheep," *Journal of Developmental Psychology* 3 (1981): 267-74.

353 **ホピ・インディアンの赤ちゃん**——W. Dennis and M. G. Dennis, "The effect of cradling practices upon the onset of walking in Hopi children," *Journal of Genetic Psychology*

uration and Cognitive Development, pp.355-80（「54 学習能力の高いラット」を参照）.

328 **先天性難聴**——S. Bellman, "Disorders of hearing," in Levene and Lilford, *Fetal and Neonatal Neurology*, pp.591-99（「87 コカイン」を参照）.

328 **風疹**——J. B. Hardy, "Clinical and developmental aspects of congenital rubella," *Archives of Otolaryngology* 98 (1973): 230-36.

328 **サイトメガロウイルス（CMV）**——Fowler et al., "Outcome of congenital cytomegalovirus infection"（「110 サイトメガロウイルス」を参照）.

329 **聴覚系に損傷を与える薬と化学物質**——Henry, "Abnormal auditory development"（「200 アミノグリコシド」を参照）; C. M. Henley and L. P. Rybak, "Ototoxicity in developing mammals," *Brain Research Reviews* 20 (1995): 68-90.

329 **周産期の要因**——G. T. Mencher and L. S. Mencher, "Auditory pathologies in infancy," in Trehub and Schneider, *Auditory Development in Infancy*, pp.133-56（「307 蝸牛の発達」を参照）.

332 **NIHの推奨する聴覚スクリーニング**——NIH Consensus Development Panel, *Early Indentification of Hearing Impairment in Infants and Young Children* (Bethesda, MD; National Institutes of Health, 1993).

332 **注**——K. R. White, in *Early Identification of Hearing Impairment*, pp.115-18.

333 **中耳炎の発症例**——A. M. Shapiro and C. D. Bluestone, "Otitis media reassessed: Up-to-date answers to some basic questions," *Postgraduate Medicine* 97 (1995): 73-82.

333 **10-40dBの聴力低下**——T. J. Fria et al., "Hearing acuity of children with otitis media with effusion," *Archives of Otolaryngology* III (1985): 10-16; D. J. Messer, *The Development of Communication: From Social Interaction to Language* (Chichester, Eng.: John Wiley, 1994), p.240.

334 **浸出が続く中耳炎**——C. D. Bluestone and J. O. Klein, *Otitis Media in Infants and Children*, 2nd ed. (Philadelphia: W. B. Saunders, 1995), pp.41-43.

334 **騒がしい環境で音を感知しにくくなる**——Moore, "Effects of early auditory experience."

334 **高い音を聞き取りにくくなる**——R. H. Margolis et al., "Effects of otitis media on extended high-frequency hearing in children," *Annals of Otology, Rhinology, and Laryngology* 102 (1993): 1-5.

334 **言語の発達や学業成績に対する慢性中耳炎の影響**——P A. Silva et al., "Some audiological, psychological, educational and behavioral characteristics of children with bilateral otitis media with effusion: A longitudinal study," *Journal of Learning Disabilities* 19 (1986): 165-69; D. W. Teele et al., "Otitis media in infancy and intellectual ability, school achievement, speech, and language at age 7 years," *Journal of Infectious Diseases* 162 (1990): 685-94; S. A. F. Peters et al., "The effects of early bilateral otitis media with effusion on educational attainment: A prospective cohort study," *Journal of Learning Disabilities* 27 (1994): 111-21; J. Lous, "Otitis media and reading achievement: A review," *International Journal of Pediatric Otorhinolaryngology* 32 (1995): 105-21; J. E. Roberts et al., "Otitis media in early childhood and later language," *Journal of Speech and Hearing Research* 34 (1991): 1158-68.

and Developmental Psychobiology (New York: John Wiley, 1983), pp.573-687.

318 **大人の話す言葉のリズムに合わせて体を動かす**——W. S. Condon and L. W. Sander, "Neonate movement is synchronized with adult speech: Interactional participation and language acquisition," *Science* 183 (1974): 99-101.

319 **母語を好む**——J. Mehler et al., "A precursor of language acquisition in young infants," *Cognition* 29 (1988): 43-78.

319 **音の出ている場所を判断する**——D. W. Muir, "The development of infants' auditory spatial sense," in Trehub and Schneider, *Auditory Development in Infancy*, pp.51-83 (「307 蝸牛の発達」を参照).

319 **周波数感度**——L. A. Werner and G. R. VandenBos, "Developmental psychoacoustics: What infants and children hear," *Hospital and Community Psychiatry* 44 (1993): 624-26; D. C. Teas et al., "An analysis of auditory brainstem responses in infants," *Hearing Research* 7 (1982): 19-54.

320 **音源位置推定**——G. Ehret, "Auditory development: Psychophysical and behavioral aspects," in Meisami and Timiras, *Handbook of Human Growth*, pp.141-54 (「183 新生児の体温調節」を参照); D. W. Muir et al, "The development of a human auditory localization response: A U-shaped function," *Canadian Journal of Psychology* 43 (1989): 199-216.

321 **閾値**——J. E. Peck, "Development of hearing. Part III. Postnatal development," *Journal of the American Academy of Audiology* 6 (1995): 113-23.

322 **時間解像度**——B. A. Morrongiello and S. E. Trehub, "Age-related changes in auditory temporal perception," *Journal of Experimental Child Psychology* 44 (1987): 413-26.

322 **騒がしい状況での音の判別**——Ehret, "Auditory development"; Werner and VandenBos, "Developmental psychoacoustics."

323 **マザリーズ(母親言葉)**——A. Fernald, "Four-month-old infants prefer to listen to motherese," *Infant Behavior and Development* 8 (1985): 181-95; J. Mehler et al., "Infant recognition of mother's voice," *Perception* 7 (1978): 491-97.

325 **動物の聴覚入力を遮断する実験**——E. W. Rubel, "Auditory system development," in G. Gottlieb and N. A. Krasnegor, eds., *Measurement of Audition and Vision in the First Year of Postnatal Life: A Methodological Overveiw* (Norwood, NJ: Ablex, 1985), pp.53-90; A. J. King and D. R. Moore, "Plasticity of auditory maps in the brain," *Trends in Neuroscience* 14 (1991): 31-37.

325 **クリック音が常時存在する環境**——D. H. Sanes and M. Constantine-Paton, "The sharpening of frequency turning curves requires patterned activity during development in the mouse, *Mus musculus*," *Journal of Neuroscience* 5 (1985): 1152-66.

326 **両耳相互作用の可塑性**——D. R. Moore, "Effects of early auditory experience on development of binaural pathways in the brain," *Seminars in Perinatology* 14 (1990): 294-98.

326 **生まれつき耳の聞こえない人の可塑性**——H. J. Neville, "Neurobiology of cognitive and language processing: Effects of early experience," in Gibson and Petersen, *Brain Mat-*

308 **早期に成熟する聴覚野**——Bronson, "Structure, status, and characteristics of the nervous sytem at birth"（175 体性感覚野の電気的活動」を参照）.

308 **シナプスの洗練**——D. R. Moore, "Auditory development: Central nervous aspects," in Meisami and Timiras, *Handbook of Human Growth*, pp.131-37（「183 新生児の体温調節」を参照）.

308 **髄鞘形成**——F. H. Gilles et al., "Myelinated tracts: Growth patterns," in F. H. Gilles et al., eds. *The Developing Human Brain: Growth and Epidemiologic Neuropathology* (Boston: John Wright, 1983), pp.117-83; Brody et al., "Sequence of central nervous system myelination"（「58 髄鞘形成のタイミング」を参照）.

309 **早産児**——A. Starr et al., "Development of auditory function in newborn infants revealed by auditory brainstem potentials," *Pediatrics* 60 (1977): 831-39.

309 **音刺激によって誘発される電位の成熟**——J. J. Eggermont, "Development of auditory evoked potentials," *Acta Otolaryngology* 112 (1992): 197-200; Moore, "Auditory development."

310 **胎児は音を聞いているか**——P. G. Hepper and B. S. Shahidullah, "Development of fetal hearing," *Archives of Disease in Childhood* 71 (1994): F81-87; B. S. Shahidullah and P. G. Hepper, "Frequency discrimination by the fetus," *Early Human Development* 36 (1994): 13-26; Richards et al., "Sound levels in the human uterus"; Rubel, "Ontogeny of auditory system function."

313 **騒音によるダメージ**——Pujol et al., "Physiological correlates"; K. J. Gerhardt, "Prenatal and perinatal risks of hearing loss," *Seminars in Perinatology* 14 (1990): 299-304; M. Nyman et al., "Vibroacoustic stimulation and intrauterine sound pressure levels," *Obstetrics and Gynecology* 78 (1991): 803-806; American Academy of Pediatrics, "Noise: A hazard for the fetus and newborn."

315 **ドクター・スースを使った実験**——A. J. DeCasper and W. P. Fifer, "Of human bonding: Newborns prefer their mothers' voices," *Science* 208 (1980): 1174-76; G. Kolata, "Studying learning in the womb," *Science* 225 (1984): 302-303.

316 **赤ちゃんは母親の声でもこもったような低い音を好む**——W. P. Fifer and C. Moon, "Psychobiology of newborn auditory preferences," *Seminars in Perinatology* 13 (1989): 430-33.

316 **母親の心音**——K. E. Barnard and H. L. Bee, "The impact of temporally patterned stimulation on the development of preterm infants," *Child Development* 54 (1983): 1156-67.

317 **メロドラマのテーマソング**——P. G. Hepper, "Fetal 'soap' addiction," *Lancet* (June 11, 1988), pp.1347-48.

317 **父親の声**——A. J. DeCasper and P. A. Prescott, "Human newborns' perception of male voices: Preference, discrimination, and reinforcing value," *Developmental Psychobiology* 17 (1984): 481-91.

318 **新生児の聴覚の閾値**——R. N. Aslin et al., "Auditory development and speech perception in infancy," in P. H. Mussen, ed., *Handbook of Child Psychology*, 4th ed., vol.2: *Infancy*

perception," in L. Spillman and J. S. Werner, eds., *Visual Perception: The Neurophysiological Foundations* (San Diego: Academic Press, 1990), pp.349-79.

290 **顔の認識**——G. E. Walton et al., "Recognition of familiar faces by newborns," *Infant Behavior and Development* 15 (1992): 265-69; J. Morton and M. H. Johnson, "CONSPEC and CONLERN: A two-process theory of infant face recognition," *Psychological Review* 98 (1991): 164-81; M. H. Johnson, "Brain and cognitive development in infancy," *Current Opinion in Neurobiology* 4 (1994): 218-25.

292 **性差**——Held, "Development of cortically mediated visual processes"（「282 超視力（ハイパーアキュイティ）」を参照）; D. F. Halpern, *Sex Differences in Cognitive Abilities*, 2nd ed. (Hillsdale, NJ: Lawrence Erlbaum, 1992), pp.71-72: D. F. Bjorklund, *Children's Thinking: Developmental Function and Individual Differences*, 2nd ed. (Pacific Grove, CA: Brooks/Cole, 1995), p.185.

293 **5パーセント**——Crawford et al., "Keeping an eye on the brain"（「275 斜視」を参照）.

294 **両眼視の臨界期**——E. E. Birch, "Stereopsis in infants and its developmental relation to visual acuity," in Simons, *Early Visual Development*, pp.224-36（「270 中心窩から周辺への勾配」を参照）; Daw, *Visual Development*, pp.146-50（「282 コントラストの感度」を参照）.

294 **先天性白内障**——W. S. Potter, "Pediatric cataracts," *Pediatric Clinics of North America* 40 (1993): 841-53; K. W. Wright et al., "Lens abnormalities," in K. W. Wright, ed., *Pediatric Ophthalmology and Strabismus* (St. Louis: Mosby, 1995), pp.367-89.

296 **斜視**——G. K. von Noorden, *Binocular Vision and Ocular Motility: Theory and Management of Strabismus*, 5th ed. (St. Louis: Mosby, 1996); S. M. Archer, "Detection and treatment of congenital esotropia," in Simons, *Early Visual Development*, pp.349-63（「270 中心窩から周辺への勾配」を参照）; Wright, *Pediatric Ophthalmology and Strabismus*, pp.179-94; K. W. Wright et al., "High-grade stereo acuity after early surgery for congenital esotropia," *Archives of Ophthalmology* 112 (1994): 913-19.

第十章　聴覚の発達

302 **音圧レベル（デシベル）の表**——D. S. Richards et al., "Sound levels in the human uterus," *Obstetrics and Gynecology* 80 (1992): 186-90; American Academy of Pediatrics Policy Statement, "Noise: A hazard for the fetus and newborn (RE9728)," *Pediatrics* 100 (October 1997).

307 **蝸牛の発達**——G. Bredberg, "The anatomy of the developing ear," in S. E. Trehub and B. Schneider, eds., *Auditory Development in Infancy* (New York: Plenum, 1985), pp.3-20.

308 **有毛細胞の発達**——R. Pujol et al., "Physiological correlates of development of the human cochlea," *Seminars in Perinatology* 14 (1990): 275-80.

308 **周波数マップの移行**——E. W. Rubel, "Ontogeny of auditory system function," *Annual Review of Physiology* 46 (1984): 213-29.

N. Spinelli, "Visual experience modifies distribution of horizontally and vertically oriented receptive fields in cats," *Science* 168 (1970): 869-71.

276 **家とティーピー（円錐形のテント）**——R. C. Annis and B. Frost, "Human visual ecology and orientation anisotropies in acuity," *Science* 182 (1973): 729-31.

277 **胎児**——P. G. Hepper, "Fetal psychology: An embryonic science," in Nijhuis, *Fetal Behavior*, pp.129-55（「119 妊婦のコルチゾールが胎児の概日リズムをコントロールしている」を参照）.

278 **皮質下の視覚神経回路**——M. H. Johnson, "Cortical maturation and the development of visual attention in early infancy," *Journal of Cognitive Neuroscience* 2 (1990): 81-95; L. M. S. Dubowitz et al., "Visual function in the preterm and fullterm newborn infant," *Developmental Medicine and Child Neurology* 22 (1980): 465-75.

279 **8インチ**——Turkewitz and Kenny, "Limitations on input"（「261 新生児の視覚が限られていることの利点」を参照）.

280 **目の動きの成熟**——Johnson, "Cortical maturation"; G. Bronson, "The postnatal growth of visual capacity," *Child Development* 45 (1974): 873-90.

281 **錐体の密度**——Hendrickson, "Morphological development."

282 **コントラストの感度**——N. W. Daw, *Visual Development* (New York: Plenum, 1995), p.37.

282 **超視力（ハイパーアキュイティ）**——R. Held, "Development of cortically mediated visual processes in human infants," in von Euler et al., *Neurobiology of Early Infant Behavior*, pp.155-64（「139 カテコールアミンが新生児の神経系を刺激する」を参照）.

283 **視力の臨界期**——R. Aslin, "Effects of experience on sensory and perceptual development: Implications for infant cognition," in J. Mehler and R. Fox, eds., *Neonate Cognition: Beyond the Blooming, Buzzing Confusion* (Hillsdale, NJ: Lawrence Erlbaum, 1985), pp.157-83.

283 **周辺視**——Bronson, "Postnatal growth."

284 **不可避的な注視**——Johnson, "Cortical maturation."

285 **色覚**——J. E. Clavadetscher et al., "Spectral sensitivity and chromatic discriminations in 3- and 7-week-old human infants," *Journal of the Optical Society of America A, Optics and Image Science* 5 (1988): 2093-105; E. Pulos et al., "Infant color vision: A search for short-wavelength-sensitive mechanisms by means of chromatic adaptation," *Vision Research* 20 (1980): 485-93; M. S. Banks and E. Shannon, "Spatial and chromatic visual efficiency in human neonates," in C. Granrud, ed., *Visual Perception and Cognition in Infancy* (Hillsdale, NJ: Lawrence Erlbaum, 1993), pp.1-46; Burkhalter et al., "Development of local circuits"（「271 "what"経路と"where"経路の発達」を参照）; D. Y. Teller and M. H. Bornstein, "Infant color vision and color perception," in Salapatek and Cohen, *Handbook of Infant Perception*, pp.185-235（「182 予防注射の針を見て泣く赤ちゃん」を参照）.

287 **両眼視**——R. Held, "Two stages in the development of binocular vision and eye alignment," in Simons, *Early Visual Development*, pp.250-57（「270 中心窩から周辺への勾配」を参照）; R. C. Van Sluyters et al., "The development of vision and visual

preliminary theoretical statement," *Developmental Psychobiology* 15 (1982): 357-68.

267 **32個の視覚領域**——D. C. van Essen and J. L. Gallant, 'Neural mechanisms of form and motion processing in the primate visual system," *Neuron* 13 (1994): 1-10.

267 **2つの経路**——L. G. Ungerleider and J. V. Haxby, "'What' and 'where' in the human brain," *Current Opinion in Neurobiology* 4 (1994): 157-65; M. L. Livingstone and D. Hubel, "Segregation of form, color, movement, and depth: Anatomy, physiology, and perception," *Science* 240 (1988): 740-49.

268 **卒中**——M. A. Goodale and A. D. Milner, "Separate visual pathways for perception and actions," *Trends in Neuroscience* 15 (1992): 20-25.

268 **『妻を帽子とまちがえた男』**——O. Sacks, *The Man Who Mistook His Wife for a Hat* (New York: Harper & Row, 1985). ［邦訳：オリバー・サックス『妻を帽子とまちがえた男』高見幸郎、金沢泰子 訳 晶文社 1992年］

270 **神経節細胞**——Larsen, *Human Embryology*, pp.341-51（「30 第二章の参考文献」を参照）.

270 **中心窩から周辺への勾配**——A. E. Hendrickson, "Morphological development of the primate retina," in K. Simons, ed., *Early Visual Development: Normal and Abnormal* (New York: Oxford University, 1993), pp.287-95.

271 **外側膝状体（LGN）**——R. G. Boothe, "Visual development: Central neural aspects," in Meisami and Timiras, *Handbook of Human Growth*, pp.179-91（「183 新生児の体温調節」を参照）; A. A. Khan et al., "Development of human lateral geniculate nucleus: An electron microscopic study," *International Journal of Developmental Neuroscience* 12 (1994): 661-72.

271 **一次視覚野（V1）**——Huttenlocher, "Morphometric study"（「49 ニューロン1個あたり1万5000個のシナプス」を参照）; P. R. Huttenlocher and C. de Courten, "The development of synapses in striate cortex of man," *Human Neurobiology* 6 (1987): 1-9.

271 **"what"経路と"where"経路の発達**——A. Burkhalter et al., "Development of local circuits in human visual cortex," *Journal of Neuroscience* 13 (1993): 1916-31.

271 **動きを捉える能力と視力**——L. Tychsen, "Vision in infants: Development and testing," in S. J. Isenberg, ed., *The Eye in Infancy*, 2nd ed. (St. Louis: Mosby, 1994), pp.121-30.

272 **髄鞘形成**——E. H. Magoon and R. M. Robb, "Development of myelin in human optic nerve and tract," *Archives of Ophthalmology* 99 (1981): 655-59; Brody et al., "Sequence of central nervous system myelination"（「58 髄鞘形成のタイミング」を参照）; A. Burkhalter et al., "Development of local circuits"; J. Atkinson, "Human visual development over the first 6 months of life: A review and a hypothesis," *Human Neurobiology* 3 (1984): 61-74.

273 **ネコの目をふさぐ実験**——T. N. Wiesel, "Postnatal development of the visual cortex and the influence of environment," *Nature* 299 (1982): 583-91.

275 **斜視**——M. L. J. Crawford et al., "Keeping an eye on the brain: The role of visual experience in monkeys and children," *Journal of General Psychology* 120 (1993): 7-19.

276 **方向を感知する能力**——C. Blakemore and G. F. Cooper, "Development of the brain depends on the visual environment," *Nature* 228 (1970): 477-78; H. V. B. Hirsch and D.

251 **授乳期間にDHAを補給した母親の赤ちゃんは認識能力の発達において有利**——R. A. Gibson et al., "Effect of increasing breast milk docosahexaenoic acid on plasma and erythrocyte phospholipid fatty acids and neural indices of exclusively breast fed infants," *European Journal of Clinical Nutrition* 51 (1997): 578-84.

252 **母乳を通じて経験する風味**——J. A. Mennella and G. K. Beauchamp, "Maternal diet alters the sensory qualities of human milk and the nursling's behavior," *Pediatrics* 88 (1991): 737-44; J. A. Mennella and G. K. Beauchamp, "The effects of repeated exposure to garlic-flavored milk on the nursling's behavior," *Pediatric Research* 34 (1993): 805-808; J. A. Mennella, "Mother's milk: A medium for early flavor experiences," *Journal of Human Lactation* 11 (1995): 39-45.

253 **母乳か哺乳瓶による授乳かで赤ちゃんの好む風味が変わる**——S. A. Sullivan and L. L. Birch, "Infant dietary experience and acceptance of solid foods," *Pediatrics* 93 (1994): 271-77.

253 **母乳中のアルコール**——J. A. Mennella, "Infants' suckling responses to the flavor of alcohol in mothers' milk," *Alcoholism: Clinical and Experimental Research* 21 (1997): 581-85; J. A. Mennella and G. K. Beauchamp, "The transfer of alcohol to human milk: Effects on flavor and the infant's behavior," *New England Journal of Medicine* 325 (1991): 981-85; J. A. Mennella and C. J. Gerrish, "Effects of exposure to alcohol in mother's milk on infant sleep," *Pediatrics* 101 (1998): 915; R. E. Little et al., "Maternal alcohol use during breast-feeding and infant mental and motor development at one year," *New England Journal of Medicine* 321 (1989): 425-30; P. Schulte, "Minimizing alcohol exposure of the breastfeeding infant," *Journal of Human Lactation* 11 (1995): 317-23.

255 **双生児と味の好み**——L. S. Greene et al., "Heredity and experience: Their relative importance in the development of taste preference in man," *Journal of Comparative and Physiological Psychology* 89 (1975): 279-84.

255 **早い時期にさまざまな風味を経験したラット**——P. J. Capretta et al., "Acceptance of novel flavours is increased after early experience of diverse tastes," *Nature* 254 (1975): 689-91.

255 **二歳児**——L. L. Birch and D. W. Marlin, "I don't like it; I never tried it: Effects of exposure on two-year-old children's food preferences," *Appetite* 3 (1982): 353-60.

256 **砂糖水の選好**——Beauchamp et al., "Development of chemosensory sensitivity"（「220 新生児の表情」を参照）.

257 **乳幼児と脂肪摂取の必要性**——標準的な乳幼児向け調合乳について、Infant Formula Act の定める栄養規定に基づく。次を参照。MacLean and Benson, "Theory into practice"（「245 タウリン」を参照）.

第九章　視神経と脳

261 **新生児の視覚が限られていることの利点**——G. Turkewitz and P. A. Kenny, "Limitations on input as a basis for neural organization and perceptual development: A

221-30.

248 **オレイン酸**——J. W. Dewille and L. A. Horrocks, "Synthesis and turnover of myelin phospholipids and cholesterol," in R. E. Martenson, ed., *Myelin: Biology and Chemistry* (Boca Raton, FL: CRC Press, 1992), pp.213-34.

248 **食物中のコレステロールの有用性**——Worthington-Roberts and Williams, *Nutrition in Pregnancy and Lactation*, p.357（「76 妊娠期間中の適切な摂取カロリー」を参照）.

249 **第3トリメスターにおけるDHAとAAの蓄積**——R. Uauy-Dagach and P. Mena, "Nutritional role of omega-3 fatty acids during the perinatal period," *Clinics in Perinatology* 22 (1995): 157-75.

249 **調合乳を与えられた赤ちゃんの血中DHA濃度の低下**——J. Farquharson et al., "Infant cerebral cortex phospholipid fatty-acid composition and diet," *Lancet* 340 (1992): 810-13.

249 **赤ちゃんのDHA合成能力は乏しい**——N. Salem et al., "Arachidonic and docosahexaenoic acids are biosynthesized from their 18-carbon precursors in human infants," *Proceedings of the National Academy of Sciences* 93 (1996): 49-54.

249 **DHAが欠乏した動物における視覚機能への影響**——M. Neuringer et al., "The essentiality of n-3 fatty acids for the development and function of the retina and brain," *Annual Review of Nutrition* 8 (1988): 517-41.

249 **オーストラリアの研究**——M. Makrides et al.,"Are long-chain polyunsaturated fatty acids essential nutrients in infancy?" *Lancet* 345 (1995): 1463-68.

250 **母乳と調合乳で赤ちゃんの視力に差がみられなかった**——S. M. Innis et al., "Feeding formula without arachidonic acid and docosahexaenoic acid has no effect on preferential looking acuity or recognition memory in healthy full-term infants at 9 months of age," *American Journal of Clinical Nutrition* 64 (1996): 40-46; S. M. Innis et al., "Visual acuity and blood lipids in term infants fed human milk or formulae," *Lipids* 32 (1997): 63-72.

250 **DHAを添加した調合乳で赤ちゃんの視力に差がみられなかった**——N. Auestad et al., "Visual acuity, erythrocyte fatty acid composition, and growth in term infants fed formulas with long chain polyunsaturated fatty acids for one year. Ross Pediatric Lipid Study," *Pediatric Research* 41 (1997): 1-10.

250 **DHAが心の発達を促す**——C. Agostoni et al., "Docosahexaenoic acid status and developmental quotient of health term infants," *Lancet* 346 (1995): 638; S. H. Werkman and S. E. Carlson, "A randomized trial of visual attention of preterm infants fed docosahexaenoic acid until nine months," *Lipids* 31 (1996): 91-97; S. E. Carlson et al., "Long-chain fatty acids and early visual and cognitive development of preterm infants," *European Journal of Clinical Nutrition* 48 (1994 suppl. 2): S27-30.

250 **調合乳の脂肪酸濃度の調整**——M. Neuringer, "Cerebral cortex docosahexaenoic acid is lower in formula-fed than in breast-fed infants," *Nutrition Reviews* 51 (1993): 238-41.

250 **ベジタリアンの母親**——T. A. B. Sanders and S. Reddy, "Infant brain lipids and diet," *Lancet* 340 (1992): 1093-94.

taste sensation," *Trends in Neuroscience* 13 (1990): 188-95; G. K. Beauchamp et al., "Infant salt taste: Developmental, methodological, and contextual factors," *Developmental Psychobiology* 27 (1994): 353-65; G. K. Beauchamp and B. J. Cowart, "Congenital and experiential factors in the development of human flavor preferences," *Appetite* 6 (1985): 357-72.

237 **苦味の知覚**——H. Lawless, "Sensory development in children: Research in taste and olfaction," *Journal of the American Dietetic Association* 85 (1985): 577-82.

237 **食べられるものと食べられないもの**——P. Rozin et al., "The child's conception of food: Differentiation of categories of rejected substances in the 16 months to 5 year age range," *Appetite* 7 (1986): 141-51.

239 **甘いものや授乳は快感を引き起こす**——E. M. Blass and V. Ciaramitaro, "A new look at some old mechanisms in human newborns: Taste and tactile determinants of state, affect, and action," *Monographs of the Society for Research in Child Development*, serial no.239, vol.59, no.1 (1994).

243 **母乳は赤ちゃんの脳の発達に良い**——M. Morrow-Tlucak et al., "Breastfeeding and cognitive development in the first 2 years of life," *Social Science and Medicine* 26 (1988): 635-39; W. J. Rogan and B. C. Gladen, "Breast-feeding and cognitive development," *Early Human Development* 31 (1993): 181-93; J. I. Pollock, "Long-term associations with infant feeding in a clinically advantaged population of babies," *Developmental Medicine and Child Neurology* 36 (1994): 429-40.

244 **社会的な差**——B. Taylor and J. Wadsworth, "Breast feeding and child development at five years," *Developmental Medicine and Child Neurology* 26 (1984): 73-80.

244 **IQで8ポイントの差**——A. Lucas et al., "Breast milk and subsequent intelligence quotient in children born preterm," *Lancet* 339 (1992): 261-64.

244 **他人の母乳を与えられた早産児**——A. Lucas et al., "A randomised multicentre study of human milk versus formula and later development in preterm infants," *Archives of Disease in Childhood* 70 (1994): F141-46.

245 **20世紀初頭の研究**——C. Hoefer and M. C. Hardy, "Later development of breast fed and artificially fed infants: Comparison of physical and mental growth," *JAMA* 92 (1929): 615-19.（それより新しい文献では以下を参照）C. R. Gale and C. N. Martyn (*Lancet* 347 [1996]: 1072-75) 1920年代に生まれて母乳で育てられた高齢の被験者は、哺乳瓶で育てられた被験者よりも高いIQのスコアが高かった。この時代は哺乳瓶を使う母親の方が社会的地位は高い傾向があり、その夫は、母乳で育てる女性の夫と比較すると、肉体労働に従事している割合が低かった。しかしこの研究では、他の変数（特に、おしゃぶりの使用!）が絡んでくると、授乳の仕方とIQとの関係は消えてしまっていた。

245 **タウリン**——R. W. Chesney, "Taurine: Its biological role and clinical implications," *Advances in Pediatrics* 32 (1985): 1-42; W. C. MacLean and J. D. Benson, "Theory into practice: The incorporation of new knowledge into infant formula," *Seminars in Perinatology* 13 (1989): 104-11; A.-L.Järvenpää et al., "Milk protein quantity and quality in the term infant. II. Effects on acidic and neutral amino acids," *Pediatrics* 70 (1982):

第八章　味覚、乳、食物の好みの起源

229　**味蕾**——C. M. Mistretta, "Developmental neurobiology of the taste system," in Getchell et al., *Smell and Taste*, pp.35-64（「220 新生児の表情」を参照）.

230　**延髄**——T. E. Finger, "Gustatory nuclei and pathways in the central nervous system," in Finger and Silver, *Neurobiology of Taste and Smell*, pp.331-53（「214 共通化学感覚」を参照）.

232　**味蕾の発達**——R. M. Bradley and C. M. Mistretta, "Development of taste," in Meisami and Timiras, *Handbook of Human Growth*, pp.63-78（「183 新生児の体温調節」を参照）.

232　**胎児の嚥下**——C. M. Mistretta and R. M. Bradley, "Taste and swallowing in utero: A discussion of fetal sensory function," *British Medical Bulletin* 31 (1975): 80-84.

232　**早産児**——E. Tatzer et al., "Discrimination of taste and preference for sweet in premature babies," *Early Human Development* 12 (1985): 23-30.

233　**妊婦がナトリウムを摂れない環境にいた場合**——D. L. Hill and P. R. Przekop, "Influences of dietary sodium on functional taste receptor development: A critical period," *Science* 241 (1988): 1826-28.

233　**羊水中の味覚刺激**——Beauchamp et al., "Development of chemosensory sensitivity"（「220 新生児の表情」を参照）.

233　**ジュニパーの実**——Á. Bilkó et al., "Transmission of food preference in the rabbit: The means of information transfer," *Physiology and Behavior* 56 (1994): 907-12.

233　**アップルジュース**——W. P. Smotherman, "In utero chemosensory experience alters taste preferences and corticosterone responsiveness," *Behavioral and Neural Biology* 36 (1982): 61-68.

233　**アルコール**——S. M. Nash et al., "Taste preference of the adult rat as a function of prenatal exposure to ethanol," *Journal of General Psychology* 110 (1984): 129-35.

234　**新生児は砂糖の味を好む**——J. E. Steiner, "Innate, discriminative human facial expressions to taste and smell stimulation," *Annals of the New York Academy of Sciences* 237 (1974): 229-33; C. Crook, "Taste and olfaction," in Salapatek and Cohen, *Handbook of Infant Perception*, pp.237-64（「182 予防注射の針を見て泣く赤ちゃん」を参照）.

234　**味に対する新生児の反応**——D. Rosenstein and H. Oster, "Differential facial responses to four basic tastes in newborns," *Child Development* 59 (1988): 1555-68.

235　**塩水の摂取による死亡事故**——L. Finberg et al., "Mass accidental salt poisoning in infancy," *JAMA* 184 (1963): 187-90.

235　**無脳症児**——J. E. Steiner, "The gustofacial response: Observation on normal and anencephalic newborn infants," in J. F. Bosma, ed., *Fourth Symposium on Oral Sensation and Perception: Development in the Fetus and Infant* (Bethesda, MD: U.S. Department of Health, Education and Welfare, 1973), pp.254-78.

236　**髄鞘形成**——Brody et al., "Sequence of central nervous system myelination"（「58 髄鞘形成のタイミング」を参照）.

236　**塩味の感受性**——D. L. Hill and C. M. Mistretta, "Developmental neurobiology of salt

220 **Tシャツの実験**——M. Kaitz et al., "Mothers' recognition of their newborns by olfactory cues," *Developmental Psychology* 20 (1987): 587-91.

220 **新生児の表情**——G. K. Beauchamp et al., "Development of chemosensory sensitivity and preference," in T. V. Getchell et al., eds., *Smell and Taste in Health and Disease* (New York: Raven Press, 1991), pp.405-16.

221 **オオウイキョウ**——L. P. Lipsitt et al., "Developmental changes in the olfactory threshold of the neonate," *Child Development* 34 (1963): 371-76.

222 **母親の乳房の匂いを認識する能力**——L. M. Bartoshuk and G. K. Beauchamp, "Chemical senses," *Annual Review of Psychology* 45 (1994): 419-49; H. Varendi et al., "Does the newborn baby find the nipple by smell?" *Lancet* 344 (1994): 989-90; J. W. Makin and R. H. Porter, "Attractiveness of lactating females' breast odors to neonates," *Child Development* 60 (1989): 803-10; R. H. Porter, "Human reproduction and the mother-infant relationship," in Getchell et al., *Smell and Taste*, pp.429-42（「220 新生児の表情」を参照）; J. M. Cernoch and R. H. Porter, "Recognition of maternal axillary odors by infants," *Child Development* 56 (1985): 1593-98; Meisami, "Olfactory development in the human," Schaal, "Olfaction in infants and children"（「215 第3トリメスター」を参照）.

223 **嗅覚における性差**——R. D. Balogh and R. H. Porter, "Olfactory preferences resulting from mere exposure in human neonates," *Infant Behavior and Development* 9 (1986): 395-401; Schmidt and Beauchamp, "Human olfaction in infancy"; R. L. Doty et al., "Smell identification ability: Changes with age," *Science* 226 (1984): 1441-43; K. M. Dorries, "Sex differences in olfaction in mammals," in Serby and Chobor, *Science of Olfaction*, pp.245-75（「212 風味の知覚」を参照）; M. Profet, *Protecting Your Baby-to-Be: Preventing Birth Defects in the First Trimester* (Reading, MA: Addison-Wesley, 1995).

224 **快・不快**——H. J. Schmidt and G. K. Beauchamp, "Adultlike odor preferences and aversions in three-year-old children," *Child Development* 59 (1988): 1136-43; Schaal, "Olfaction in infants and children"（「215 第3トリメスター」を参照）.

226 **オスのラットによる交尾相手の選好**——T. J. Fillion and E. M. Blass, "Infantile experience with sucking odors determines adult sexual behavior in male rats," *Science* 231 (1986): 729-31.

226 **嗅球の変化**——D. A. Wilson et al., "Single-unit analysis of postnatal olfactory learning: Modified olfactory bulb output response patterns to learned attractive odors," *Journal of Neuroscience* 7 (1987): 3154-62.

226 **きょうだいの匂い**——R. H. Porter and J. D. Moore, "Human kin recognition by olfactory cues," *Physiology and Behavior* 27 (1981): 493-95.

227 **お気に入りの対象物**——Schaal, "Olfaction in infants and children"（「215 第3トリメスター」を参照）.

第七章　嗅覚による初期の世界

212　**風味の知覚**――J. H. McLean and M. T. Shipley, "Neuroanatomical substrates of olfaction," in M. J. Serby and K. L. Chobor, eds. *Science of Olfaction* (New York: Springer-Verlag, 1992), pp.126-71.

214　**共通化学感覚**――W. L. Silver, "The common chemical sense," in T. E. Finger and W. L. Silver, eds., *Neurobiology of Taste and Smell* (New York: John Wiley, 1987), pp.65-87.

215　**加齢による嗅覚の衰え**――Meisami, "Olfactory development in the human," in Meisami and Timiras, *Handbook of Human Growth*, pp.33-61（「183 新生児の体温調節」を参照）.

215　**第3トリメスター**――B. Schaal, "Olfaction in infants and children: Developmental and functional perspectives," *Chemical Senses* 13 (1988): pp.145-90.

215　**鋤鼻器**――C. J. Wysocki and M. Meredith, "The vomeronasal system," in Finger and Silver, *Neurobiology of Taste and Smell*, pp.125-50（「214 共通化学感覚」を参照）; Moore and Persaud, *The Developing Human*, p.215（「30 第二章の参考文献」を参照）.

216　**嗅覚情報の遮断**――Meisami, "Olfactory development in the human."

216　**嗅覚情報の豊かな環境での子育て**――L. Rosselli-Austin and J. Williams, "Enriched neonatal odor exposure leads to increased numbers of olfactory bulb mitral and granule cells," *Developmental Brain Research* 51 (1990): 135-37.

217　**生化学的分化**――H. J. Schmidt and G. K. Beauchamp, "Human olfaction in infancy and early childhood," in Serby and Chobor, *Science of Olfaction*, pp.378-95.

217　**化学物質が受容体に到達するのを妨げる鼻腔内の組織**――Meisami, "Olfactory development in the human."

217　**早産児**――H. B. Sarnat, "Olfactory reflexes in the newborn infant," *Journal of Pediatrics* 92 (1978): 624-26.

218　**新生児から奇妙な匂いがした**――G. J. Hauser, "Peculiar odours in newborns and maternal prenatal ingestion of spicy food," *European Journal of Pediatrics* 144 (1985): 403.

218　**ラットの胎児の嗅覚**――W. P. Smotherman and S. R. Robinson, "Behavior of rat fetuses following chemical or tactile stimulation," *Behavioral Neuroscience* 102 (1988): 24-34; W. P. Smotherman, "Odor aversion learning by the rat fetus," *Physiology and Behavior* 29 (1982): 769-71; P. E. Pedersen and E. M. Blass, "Prenatal and postnatal determinants of the first suckling episode in albino rats," *Developmental Psychology* 15 (1982): 349-55; P. G. Hepper, "The amniotic fluid: An important priming role in kin recognition," *Animal Behavior* 35 (1987): 1343-46.

219　**羊水中の匂いの「ラベル付け」**――Schaal, "Olfaction in infants and children"; H. Varendi et al., "Attractiveness of amniotic fluid odor: Eveidence of prenatal olfactory learning?" *Acta Paediatrica* 85 (1996): 1223-27; H. Varendi et al., "Soothing effect of amniotic fluid smell in newborn infants," *Early Human Development* 51 (1998): 47-55.

220　**妊娠中の母親の匂い**――G. K. Beauchamp et al., "Evidence suggesting that the odortypes of pregnant women are a compound of maternal and fetal odortypes," *Proceedings of the National Academy of Science* 92 (1995): 2617-21.

development of vestibular sensory organs in humans," in R. Romand, ed., *Development of Auditory and Vestibular Systems*, vol.2 (New York: Elsevier, 1992), pp.419-47.

201 **前庭感覚の発達に悪影響を及ぼす胎児期のその他の要因**——Dechesne , "Development of vestibular sensory organs,"; S. Snashall, "Vestibular disorders," in J. N. G. Evans, ed., *Paediatric Otolaryngology* (London: Butterworths, 1987), pp.194-217.

201 **前庭感覚は触覚に次いで早くから機能する感覚**——G. Gottlieb, "Ontogenesis of sensory function in birds and mammals," in E. Tobach and L. R. Aronson, eds., *The Biopsychology of Development* (New York: Academic Press, 1971), pp.67-128.

201 **逆子**——Reisman, "Touch, motion, and proprioception"（「182 予防注射の針を見て泣く赤ちゃん」を参照）.

204 **シナプスの強さと樹状突起の成長**——E. M. Ornitz, "Development of the vestibular system," in Meisami and Timiras, *Handbook of Human Growth*, pp.11-32（「183 新生児の体温調節」を参照）.

204 **姿勢を保つ能力にとって重要な前庭系**——H. Forssberg and L. M. Nashner, "Ontogenetic development of postural control in man: Adaptation to altered support and visual conditions during stance," *Journal of Neuroscience* 2 (1988): 545-52; S. Hirabayashi and Y. Iwasaki, "Developmental perspective of sensory organization on postural control," *Brain and Development* 17 (1995): 111-13.

205 **歩き始める時期の遅れ**——I. Rapin, "Hypoactive labyrinths and motor development," *Clinical Pediatrics* 13 (1974): 922-37.

205 **前庭系の欠陥と感情や認識能力の問題との関係**——E. M. Ornitz, "Normal and pathological maturation of vestibular function in the human child," in Romand, *Development of Auditory and Vestibular Systems*, vol.1, pp.479-536.

205 **自己刺激行為**——Ibid.

206 **回転椅子の実験**——D. L. Clark et al., "Vestibular stimulation influence on motor development in infants," *Science* 196 (1977): 1228-29.

206 **接触と前庭感覚の刺激**——A. F. Korner and E. B. Thoman, "The relative efficacy of contact and vestibular-proprioceptive stimulation in soothing neonates," *Child Development* 43 (1972): 443-53.

207 **目に映るものへの注意**——A. F. Korner and E. B. Thoman, "Visual alertness in neonates as evoked by maternal care," *Journal of Experimental and Child Psychology* 10 (1970): 67-78.

207 **前庭感覚の刺激と早産児の健康**——J. Anderson, "Sensory intervention with the preterm infant in the neonatal intensive care unit," *American Journal of Occupational Therapy* 40 (1986): 19-26; J. Provasi and P. Lequien, "Effects of nonrigid reclining infant seat on preterm behavioral states and motor activity," *Early Human Development* 35 (1993): 129-40; Korner, "The many faces of touch"（「189 ネスティング（巣ごもり）」を参照）.

consequences of mother-infant contact," in Barnard and Brazelton, *Touch*, pp.165-93（「172 ラットの遊び道具」を参照）; M. Reite, "Effects of touch on the immune system," in N. Gunzenhauser, ed., *Advances in Touch: New Implications in Human Development* (Johnson & Johnson, 1990), pp.22-31; M. Laudenslager et al., "Possible effects of early separation experiences on subsequent immune function in adult macaque monkeys," *American Journal of Psychiatry* 142 (1985): 862-64.

189 **触れることが早期の成長を促す**——S. M. Schanberg et al., "Maternal deprivation and growth suppression," in Gunzenhauser, *Advances in Touch*, pp.3-10.

189 **ネスティング（巣ごもり）**——A. F. Korner, "The many faces of touch," in Barnard and Brazelton, *Touch*, pp.269-97（「172 ラットの遊び道具」を参照）.

190 **カンガルーケア**——S. M. Ludington-Hoe and S. K. Golant, *Kangaroo Care: The Best You Can Do to Help Your Preterm Infant* (New York: Bantam, 1993); A. Whitelaw, "Kangaroo baby care: Just a nice experience or an important advance for preterm infants?" *Pediatrics* 85 (1990): 604-605.

190 **インドの孤児院**——L. Evans, "Impact of infant massage on the neonate and the parent-infant relationship," in Gunzenhauser, *Advances in Touch*, pp.71-80.

191 **乳幼児へのマッサージの研究**——T. Field, "Massage therapy for infants and children," *Journal of Developmental and Behavioral Pediatrics* 16 (1995): 105-11.

191 **早産児に対するマッサージの効果**——T. M. Field et al., "Tactile/kinesthetic stimulation effects on preterm neonates," *Pediatrics* 77, (1986): 654-58; S. A. Rose et al., "Effects of prematurity and early intervention on responsivity to tactual stimuli: A comparison of preterm and full-term infants," *Child Development* 51 (1980): 416-25; S. A. Rose, "Enhancing visual recognition memory in preterm infants," *Developmental Psychology* 16 (1980): 85-92.

191 **新奇性選好**——M. Cigales et al., "Massage enhances recovery from habituation in normal infants," *Infant Behavior and Development* 20 (1997): 29-34.

192 **スリング（スナグリー）**——U. A. Hunziker and R. G. Barr, "Increased carrying reduces infant crying: A randomized control trial," *Pediatrics* 77 (1986): 641-48.

第六章　赤ちゃんはなぜ跳ねるのが好きなのか——早期の平衡感覚と運動感覚

200 **髄鞘形成**——Reisman, "Touch, motion and proprioception"（「182 予防注射の針を見て泣く赤ちゃん」を参照）; J. Lannou et al., "Neural development of the vestibular system," in Meisami and Timiras, *Handbook of Human Growth*, pp.1-9（「183 新生児の体温調節」を参照）.

200 **アミノグリコシド**——K. R. Henry, "Abnormal auditory development resulting from exposure to ototoxic chemicals, noise, and auditory restriction," in R. Romand, ed., *Development of Auditory and Vestibular Systems*, vol.1 (New York: Academic Press, 1983), pp.273-308; B. A. Prieve and J. L. Yanz, "Age-dependent changes in susceptibility to ototoxic hearing loss," *Acta Oto-laryngologica* 98 (1984): 428-38; C. J. Dechesne, "The

179 **赤ちゃん自身が作り出す内因性オピエート**——M. Fitzgerald, "Development of pain pathways and mechanisms," in Anand and McGrath, *Pain in Neonates*, pp.19-37.

181 **おしゃぶりや砂糖水を染みこませた布**——Rushforth, "Pain perception."

181 **割礼時の局所麻酔**——American Academy of Pediatrics Task Force on Circumcision, "Circumcision policy statement," *Pediatrics* 103 (1999): pp.686-93.

182 **予防注射の針を見て泣く赤ちゃん**——J. E. Reisman, "Touch, motion, and proprioception," in P. Salapatek and L. Cohen, eds., *Handbook of Infant Perception*, vol.1 (Orlando, FL: Academic Press, 1987), pp.265-303.

182 **早産児と痛みの感覚**——R. E. Grunau et al., "Children's judgments about pain at 8-10 years: Do extremely low birthweight (≤1000g) children differ from full birthweight peers?" *Journal of Child Psychology and Psychiatry* 39, (1998): 587-94.

183 **割礼を受けた男の子とそうでない男の子**——A. Taddio et al., "Effect of neonatal circumcision on pain response during subsequent routine vaccination," in *Lancet* 349, (1997): 599-603.

183 **新生児の体温調節**——W. Breipohl and R. Necker, "Ontogeny of thermoreception," in E. Meisami and P. S. Timiras, eds., *Handbook of Human Growth and Developmental Biology*, vol.1, part B (Boca Raton, FL: CRC Press, 1988), pp.85-94.

184 **新生児と温度の判別**——Reisman, "Touch, motion, and proprioception"（「182 予防注射の針を見て泣く赤ちゃん」を参照）; Bushnell and Boudreau, "The development of haptic perception"（「177 生後18カ月近く」を参照）.

184 **ヴィクトール**——R. Rymer, "A silent childhood," part 1, *New Yorker* (April 13, 1992): 43-77.

184 **ジーニー**——S. Curtiss, *Genie: A Psycholinguistic Study of a Modern-Day "Wild Child"* (New York: Academic Press, 1977), p.9.［邦訳：スーザン・カーチス『ことばを知らなかった少女ジーニー——精神言語学研究の記録』久保田競、藤永安生 訳 築地書館 1992年］

185 **代理母**——H. F. Harlow and R. R. Zimmerman, "Affectional responses in the infant monkey," *Science* 130 (1959): 421-32.

186 **小グループで育てられた仔ザルと単独で育てられた仔ザル**——S. J. Suomi, "The role of tactile contact in rhesus monkey social development," in Barnard and Brazelton, *Touch*, pp.129-64（「172 ラットの遊び道具」を参照）.

186 **身体接触、動物の母親が仔を舐めること**——A. Montagu, *Touching: The Human Significance of the Skin* (New York: Columbia University Press, 1971).

187 **研究者が触れたラット**——R. M. Sapolsky, "The importance of a well-groomed child," *Science* 277 (1997): 1620-21.

187 **母親との接触でラットの仔が受ける「良い」影響**——D. Liu et al., "Maternal care, hippocampal glucocorticoid receptors, and hypothalamic-pituitary-adrenal responses to stress," *Science* 277 (1997): 1659-62; C. Caldji et al., "Maternal care during infancy regulates the development of neural systems mediating the expression of fearfulness in the rat," *Proceedings of the National Academy of Sciences* 95 (1998): 5335-40.

188 **母親から引き離された動物への影響**——S. Levine and M. E. Stanton, "The hormonal

176 **触覚の神経経路における軸索形成**——Yakovlev and Lecours, "Myelogenetic cycles"（「58 髄鞘形成のタイミング」を参照）.

176 **触覚情報の処理速度向上**——W. Görke, "Somatosensory evoked cortical potentials indicating impaired motor development in infancy," *Developmental Medicine and Child Neurology* 28 (1986): 633-41; K. Müller et al., "Maturation of fastest afferent and efferent central and peripheral pathways: No evidence for a constancy of central conduction delays," *Neuroscience Letters* 166 (1994): 9-12.

176 **境界がぼやけている**——M. Armstrong-James, "The functional status and columnar organization of single cells responding to cutaneous stimulation in neonatal rat somatosensory cortex SI," *Journal of Physiology* 246 (1975): 501-38.

177 **5歳**——T. Moreau and P. Milner, "Lateral differences in the detection of touched body parts by young children," *Developmental Psychology* 17 (1981): 351-56.

177 **口を使って対象物を判別する新生児の能力**——P. Rochat,"Oral touch in young infants: Responses to variations of nipple characteristics in the first months of life," *International Journal of Behavioral Development* 6 (1983): 123-33.

177 **滑らかなおしゃぶりと凹凸のあるおしゃぶり**——A. N. Meltzoff and R. W. Borton: "Intermodal matching by human neonates," *Nature* 282 (1979): 403-404.

177 **生後18カ月近く**——E. W. Bushnell and J. P. Boudreau, "The development of haptic perception during infancy," in M. A. Heller and W. Schiff, eds., *The Psychology of Touch* (Hillsdale, NJ: Lawrence Erlbaum, 1991), pp.139-61.

177 **右手と左手**——S. A. Rose, "Developmental changes in hemispheric specialization for tactual processing in very young children: Evidence from crossmodal transfer," *Developmental Psychology* 20 (1984): 568-74.

178 **触覚の感度における性差**——M. Hisock, "Behavioral asymmetries in normal children," in D. L. Molfese and S. J. Segalowitz, eds., *Brain Lateralization in Children: Developmental Implications* (New York: Guilford, 1988), pp.85-169 .

178 **胎児の痛覚**——J. A. Rushforth, "Pain perception," in Levene and Lilford, *Fetal and Neonatal Neurology and Neurosurgery*, pp.601-10（「87 コカイン」を参照）.

179 **新生児の痛みの扱い方が変わった**——K. J. S. Anand and P. J. McGrath, "An overview of current issues and their historical background," in K. J. S. Anand and P. J. McGrath, eds., *Pain in Neonates* (Amsterdam: Elsevier, 1993), pp.1-18.

179 **赤ちゃんが痛みを感じている徴候**——K. D. Craig and R. V. E. Grunau, "Neonatal pain perception and behavioral measurement," in Anand and McGrath, *Pain in Neonates*, pp.66-105.

179 **早産児の痛覚**——K. J. S. Anand and P. R. Hickey, "Pain and its effects in the human neonate and fetus," *New England Journal of Medicine* 317 (1987): pp.1321-29.

179 **生後数日の間に痛みに敏感になる**——K. D. Craig and R. V. E. Grunau, "Developmental issues: Infants and toddlers," in J. P. Bush and S. W. Harkins, eds., *Children in Pain: Clinical and Research Issues from a Developmental Perspective* (New York: Springer-Verlag, 1991), pp.171-93; Rushforth, "Pain perception."

37 (1997): 289-93.

162 **硬膜外麻酔により胎児を押し出すいきみと力が減少する可能性**——Thorp et al., "Epidural analgesia and cesarean section."

163 **頸管拡張が約5センチメートルになるまで麻酔薬の注入を遅らせる**——Thorp and Breedlove, "Epidural analgesia in labor."

163 **胎児が既にリスクを負っている場合は硬膜外麻酔を避ける**——G. B. Merenstein and S. L. Gardner, *Handbook of Neonatal Intensive Care*, 3rd ed. (St. Louis: Mosby, 1993), pp.33-34.

164 **全身麻酔と新生児への影響**——Sepkoski,"Maternal obstetric medication."（「159 神経と行動に対するメペリジンの影響」を参照）

第五章　触れることの重要性

170 **マウスにおけるヒゲに対応する「バレル」の可塑性**——Jacobson, *Developmental Neurobiology*, pp.483-88（「30 第二章の参考文献」を参照）; D. M. O'Leary et al., "Development, critical period plasticity, and adult reorganizations of mammalian somatosensory systems," *Current Opinion in Neurobiology* 4 (1994): 535-44.

172 **ラットの遊び道具**——M. C. Diamond,"Evidence for tactile stimulation improving CNS function," in K. E. Barnard and T. B. Brazelton, eds., *Touch: The Foundation of Experience* (Madison, CT: International Universities, 1990), pp.73-96.

174 **接触に対する胎児の敏感な反応**——A. W. Gottfried, "Touch as an organizer of development and learning," in Barnard and Brazelton, *Touch*, pp.349-61.

175 **単純な反射**——N. Okado et al., "Synatogenesis in the cervical cord of the human embryo: Sequence of synapse formation in a reflex pathway," *Journal of Comparative Neurology* 184 (1979): 491-518.

175 **身体の地図の形成**——H. P. Killackey et al., "The formation of a cortical somatosensory map," *Trends in Neuroscience* 18 (1995): 402-407.

175 **大脳皮質での接続の「練習」**——I. Kostovíc and P. Rakic, "Developmental history of the transient subplate zone in the visual and somatosensory cortex of the Macaque monkey and human brain," *Journal of Comparative Neurology* 297 (1990): 441-70; I. Kostovíc and M. Judas, "Prenatal and perinatal development of the human cerebral cortex," in A. Kurjak and F. A. Chervenak, eds., *The Fetus as a Patient* (New York: Parthenon, 1994), pp.35-55.

175 **体性感覚野の電気的活動**——M. J. Taylor, "Evoked potentials in the neonatal period," in Levene and Lilford, *Fetal and Neonatal Neurology and Neurosurgery*, pp.179-89（「87 コカイン」を参照）; G. W. Bronson, "Structure, status, and characteristics of the nervous system at birth," in P. Stratton, ed., *Psychobiology of the Human Newborn* (Chichester, Eng.: John Wiley, 1982), pp.99-118.

176 **脳画像を用いた実験**——Chugani et al., "Positron emission tomography"（「59 PETスキャン」を参照）.

delivery in the term fetus--Relation to neuromotor dysfunction and mental handicap," in F. Kubli et al., eds., *Perinatal Events and Brain Damage in Surviving Children* (Berlin: Springer-Verlag, 1988), pp.192-201.

154 **鉗子**——U. L. Verma, "A critical analysis of the long-term sequelae of midcavity forceps and vacuum-assisted delivery," in Tejani, *Obstetrical Events*, pp.167-85; R. J. Sokol et al., "Practical diagnosis and management of abnormal labor," in J. R. Scott et al., eds., *Danforth's Obstetrics and Gynecology*, 7th ed. (Philadelphia: J. B.Lippincott, 1994), pp.521-61; Rosen, *Management of Labor*（「150 緊急の帝王切開での死亡例」を参照）; L. J. Dierker et al., "Midforceps deliveries: Long-term outcome of infants," *American Journal of Obstetrics* 154 (1986): 764-68.

156 **麻酔薬が赤ちゃんの脳を保護する場合も**——D. H. Penning, "Fetal and neonatal neurologic injury," in D. H. Chestnut, ed., *Obstetric Anesthesia: Principles and Practice* (St. Louis: Mosby, 1994), pp.160-78.

158 **メペリジン**——M. L. Wakefield, "Systemic analgesia: Opioids, ketamine, and inhalational agents," in Chestnut, *Obstetric Anesthesia*, pp.340-52.

159 **神経と行動に対するメペリジンの影響**——C. M. Sepkoski, "Maternal obstetric medication and newborn behavior," in J. W. Scanlon, ed., *Perinatal Anesthesia* (Boston: Blackwell, 1985), pp.131-73.

160 **硬膜外麻酔と胎児への影響**——R. Scherer and W. Holzgreve, "Influence of epidural analgesia on fetal and neonatal well-being," *European Journal of Obstetrics and Gynecology* 59 (1995 suppl.): S17-29; M. S. Golub, "Labor analgesia and infant brain development," *Pharmacology, Biochemistry and Behavior* 55 (1996): 619-28.

161 **ブピバカインの胎児への影響**——D. M. Avard, "Risks and benefits of obstetric epidural analgesia: A review," *Birth* 12 (1985): 215-25; C. M. Sepkoski et al., "The effects of maternal epidural anesthesia on neonatal behavior during the first month," *Developmental Medicine and Child Neurology* 34 (1992): 1072-80; D. B. Rosenblatt et al., "The influence of maternal analgesia on neonatal behaviour: II. Epidural bupivacaine," *British Journal of Obstetrics and Gynecology* 88 (1981): 407-13; Golub, "Labor analgesia."

162 **硬膜外麻酔により分娩が長引く**——Chestnut, *Obstetric Anesthesia*, pp.403-19; J. A. Thorp et al., "Epidural analgesia and cesarean section for dystocia: Risk factors in nulliparas," *American Journal of Perinatology* 8 (1991): 402-10; J. A. Thorp et al., "The effect of intrapartum epidural analgesia on nulliparous labor: A randomized, controlled, prospective trial," *American Journal of Obstetrics and Gynecology* 169 (1993): 851-58.

162 **硬膜外麻酔と鉗子の使用**——Chestnut, *Obstetric Anesthesia*, p.409.

162 **硬膜外麻酔と帝王切開分娩の割合**——J. A. Thorp and G. Breedlove, "Epidural analgesia in labor: An evaluation of risks and benefits," *Birth* 23 (1996): 63-83.

162 **赤ちゃんが大きい場合**——T. T. Thompson et al., "Does epidural analgesia cause dystocia?" *Journal of Clinical Anesthesia* 10 (1998): 58-65; J. E. Dickinson et al., "Factors influencing the selection of analgesia in spontaneously labouring nulliparous women at term," *Australian and New Zealand Journal of Obstetrics and Gynaecology*

51 (1980): 775-79.

142 **分娩時外傷**——Volpe, *Neurology of the Newborn*, pp.769-92（「114 先天性梅毒の増加」を参照）; P. G. B. Johnston, *Vulliamy's The Newborn Child*, 7th ed. (Edinburgh: Churchill Livingstone, 1994), pp.113-24; M. G. Levine et al., "Birth trauma: Incidence and predisposing factors," *Obstetrics and Gynecology* 63 (1984): 792-95.

146 **無酸素状態・低酸素状態による脳の損傷**——J. A. Low, "The significance of fetal asphyxia in regard to motor and cognitive deficits in infancy and children," in N. Tejani, ed., *Obstetrical Events and Developmental Sequelae*, 2nd ed. (Boca Raton, FL: CRC Press, 1994), pp.37-48.

147 **出生時仮死のリスク**——J. Hull and K. L. Dodd, "Falling incidence of hypoxic-ischaemic encephalopathy in term infants," *British Journal of Obstetrics and Gynecology* 99 (1992): 386-91; C. M. T. Robertson and N. N. Finer, "Long-term follow-up of term neonates with perinatal asphyxia," *Clinics in Perinatology* 20 (1993): 483-99.

147 **脳性麻痺**——K. B. Nelson, "Epidemiology of cerebral palsy," in Levene and Lilford, *Fetal and Neonatal Neurology and Neurosurgery*, pp.681-88（「87 コカイン」を参照）; Volpe, *Neurology of the Newborn*, pp.287-91（「114 先天性梅毒の増加」を参照）; K. B. Nelson and J. H. Ellenberg, "Antecedents of cerebral palsy: Multivariate risk analysis," *New England Journal of Medicine* 315 (1986): 81-86; F. J. Stanley and E. Blair, "Cerebral palsy," in I. B. Pless, ed., *The Epidemiology of Childhood Disorders* (New York: Oxford University Press, 1994), pp.473-97.

149 **全出産例の74パーセントで胎児モニタリング**——S. B. Thacker et al., "Efficacy and safety of intrapartum electronic fetal monitoring: An update," *Obstetrics and Gynecology* 86 (1995): 613-20.

149 **胎児モニタリングの読み取り方における主観性**——N. Paneth et al., "Electronic fetal monitoring and later outcome," *Clinical and Investigative Medicine* 16 (1993): 159-65.

149 **胎児モニタリングによって赤ちゃんが健康に産まれる率が高まるわけではない**——Thacker, "Efficacy and safety"; M. J. Painter et al., "Fetal heart rate patterns during labor: Is their place in obstetrics overemphasized?" in Tejani, *Obstetrical Events*, pp.141-49.

150 **擬陽性**——K. B. Nelson et al., "Uncertain value of electronic fetal monitoring in predicting cerebral palsy," *New England Journal of Medicine* 334 (1996): 613-18.

150 **緊急の帝王切開での死亡例**——M. G. Rosen, *Management of Labor: Physician Judgement and Patient Care* (New York: Elsevier, 1990), p.3.

150 **帝王切開の割合**——S. C. Curtin and L. J. Kozak, "Cesarean delivery rates in 1995 continue to decline in the United States," *Birth* 24 (1997): 194-96.

151 **帝王切開で脳性麻痺（CP）のリスクが下がるわけではない**——J. M. Scheller and K. B. Nelson, "Does cesarean delivery prevent cerebral palsy or other neurological problems in childhood?" *Obstetrics and Gynecology* 83 (1994): 624-30.

153 **逆子**——W. E. Scorza, "Intrapartum management of breech presentation," *Clinics in Perinatology* 23 (1996): 31-49; I. Ingemarsson et al., "Breech delivery--Management and long-term outcome," in Tejani, *Obstetrical Events*, pp.151-65; H. Manzke, "Breech

第四章　出産が脳に与える影響

135 **ヒツジの出産**——P. W. Nathanielsz, "A time to be born: Implications of animal studies in maternal-fetal medicine," *Birth* 21 (1994): 163-69; G. C. Liggins, "The role of cortisol in preparing the fetus for birth," *Reproduction, Fertility and Development* 6 (1994): 141-50.

137 **霊長類の出産**——Nathanielsz, "A time to be born"; D. M. Olson et al., "Control of human parturition," *Seminars in Perinatology* 19 (1995): 52-63.

137 **分娩のストレスは有益**——H. Lagercrantz and T. A. Slotkin, "The 'stress' of being born," *Scientific American* 254 (1986): 100-107.

138 **注**——M. L. Casey and P. C. MacDonald, "Biomolecular processes in the initiation of parturition: decidual activation," *Clinical Obstetrics and Gynecology* 31 (1988): 533-52.

138 **経膣分娩と帝王切開分娩におけるカテコールアミン濃度の違い**——L. Irestedt et al., "Fetal and maternal plasma catecholamine levels at elective cesarean section under general or epidural anesthesia versus vaginal delivery," *American Journal of Obstetrics and Gynecology* 142 (1982): 1004-10.

138 **帝王切開で生まれた赤ちゃんの呼吸の問題**——K. A. Hales et al., "Influence of labor and route of delivery on the frequency of respiratory morbidity in term neonates," *International Journal of Gynecology and Obstetrics* 43 (1993): 35-40; J. J. Morrison et al., "Neonatal respiratory morbidity and mode of delivery at term: Influence of timing of elective cesarean section," *British Journal of Obstetrics and Gynecology* 102 (1995): 101-106.

139 **経膣分娩の赤ちゃんは他の点でも有利**——K. Christensson et al., "Lower body temperatures in infants delivered by cesarean section than in vaginally delivered infants," *Acta Paediatrica* 82 (1993): 128-31; K. Hägnevik et al., "Catecholamine surge and metabolic adaptation in the newborn after vaginal delivery," *Acta Paediatrica Scandinavica* 73 (1984): 602-609; G. Otamiri et al., "Delayed neurological adaptation in infants delivered by elective cesarean section and the relation to catecholamine levels," *Early Human Development* 26 (1991): 51-60.

139 **子宮の収縮が脳の発達を促進している可能性**——D. W. Sadowsky et al., "Pulsatile oxytocin administered to ewes at 120 to 140 days gestational age increases the rate of maturation of the fetal electrocorticogram and nuchal activity," *Journal of Developmental Physiology* 17 (1992): 175-81.

139 **カテコールアミンが新生児の神経系を刺激する**——H. Lagercrantz, "Neurochemical modulation of fetal behavior and excitation at birth," in C. von Euler et al., eds., *Neurobiology of Early Infant Behavior* (New York: Stockton, 1989), pp.19-29.

140 **親と子の絆**——W. Sluckin, "Human mother-to-infant bonds," in Sluckin and M. Herbert, eds., *Parental Behaviour* (Oxford: Basil Blackwell, 1986), pp.208-27; M. E. Lamb, "Early contact and maternal-infant bonding: One decade later," *Pediatrics* 70 (1982): 763-68; M. J. Svejda et al., "Mother-infant 'bonding': Failure to generalize," *Child Development*

124 ジエチルスティルベストロール（DES）とアンドロゲン不応症候群——L. Ellis and M. A. Ames, "Neurohormonal functioning and sexual orientation: A theory of homosexuality-heterosexuality," *Psychological Bulletin* 101 (1987): 233-58.

125 胎児期のストレスでオスのラットがメスっぽくなる——I. L. Ward and K. E. Stehm, "Prenatal stress feminizes juvenile play patterns in male rats," *Physiology and Behavior* 50 (1991): 601-605; I. L. Ward, "Prenatal stress feminizes and demasculinizes the behavior of rats," *Science* 175 (1972): 82-84; I. L. Ward and J. Weisz, "Maternal stress alters plasma testosterone in fetal males," *Science* 207 (1980): 328-29; D. K. Anderson et al., "Effects of prenatal stress on differentiation of the sexually dimorphic nucleus of the preoptic area (SDN-POA) of the rat brain," *Brain Research* 332 (1985): 113-18.

126 前交連——L. S. Allen and R. A. Gorski, "Sexual orientation and the size of the anterior commissure in the human brain," *Proceedings of the National Academy of Sciences* 89 (1992): 7199-202.

126 視床下部の核——S. LeVay, "A difference in hypothalamic structure between heterosexual and homosexual men," *Science* 253 (1991): 1034-37; M. A. Hofman and D. F. Swaab, "Sexual dimorphism of the human brain: Myth and reality," *Experimental and Clinical Endocrinology* 98 (1991): 161-70.

126 ドイツでの研究——G. Dörner et al., "Prenatal stress as possible etiogenic factor of homosexuality in human males," *Endokrinologie* 75 (1980): 365-68; G. Dörner et al., "Stressful events in prenatal life of bi- and homosexual men," *Experimental and Clinical Endocrinology* 81 (1983): 83-87.

126 米国での研究——L. Ellis et al., "Sexual orientation of human offspring may be altered by severe maternal stress during pregnancy," *Journal of Sex Research* 25 (1988): 152-57; J. M. Bailey et al.,"A test of the maternal stress theory of human male homosexuality," *Archives of Sexual Behavior* 20 (1991): 277-93.

127 同性愛の遺伝的要因と環境要因——S. LeVay, *The Sexual Brain* (Cambridge, MA: MIT Press, 1994).

127 母親の運動と胎児への影響——M. A. M. Manders et al., "The effects of maternal exercise on fetal heart rate and movement patterns," *Early Human Development* 48 (1997): 237-47; R. A. Mittelmark et al., eds. *Exercise in Pregnancy*, 2nd ed. (Baltimore: Williams & Wilkins, 1991), pp.225-29; M. C. Hatch et al., "Maternal exercise during pregnancy, physical fitness, and fetal growth," *American Journal of Epidemiology* 137 (1993): 1105-14.

128 運動のメリット——G. Varrassi et al., "Effects of physical activity on maternal plasma beta-endorphin levels and perception of labor pain," *American Journal of Obstetrics and Gynecology* 160 (1989): 707-12; C. Botkin and C. E. Driscoll, "Maternal aerobic exercise: Newborn effects," *Family Practice Research Journal* 11 (1991): 387-93.

129 運動についてのアドバイス——R. W. Jarski and D. L. Trippert, "The risks and benefits of exercise during pregnancy," *Journal of Family Practice* 30 (1990): 185-89.

fever, and the risk of neural tube defects: A population-based case-control study," *American Journal of Epidemiology* 140 (1994): 244-55.

116 **イスラエルで行なわれた研究**——E. Z. Zimmer et al., "Maternal exposure to music and fetal activity," *European Journal of Obstetrics, Gynecology and Reproductive Biology* 13 (1982): 209-13.

117 **甲状腺ホルモン**——Jacobson, *Developmental Neurology*, pp.293-96（「30 第二章の参考文献」を参照）; B. Contempré et al., "Detection of thyroid hormones in human embryonic cavities during the first trimester of pregnancy," *Journal of Clinical Endocrinology and Metabolism* 77 (1993): 1719-22.

118 **人見知り**——S. L. Gortmaker et al., "Daylength during pregnancy and shyness in children: Results from northern and southern hemispheres," *Developmental Psychobiology* 31 (1997): 107-14.

117 **注**——P. O. D. Pharoah and K. J. Connolly, "Relationship between maternal thyroxine level during pregnancy and memory function in childhood," *Early Human Development* 25 (1991): 43-51.

119 **妊婦のコルチゾールが胎児の概日リズムをコントロールしている**——B. R. H. van den Bergh, "Maternal emotions during pregnancy and fetal neonatal behavior," in J. G. Nijhuis, ed., *Fetal Behavior: Developmental and Perinatal Aspects* (New York: Oxford University Press, 1992), pp.157-78.

120 **妊娠中のストレスの影響**——M. F. A. Montagu, *Prenatal Influences* (Springfield, IL: Charles C. Thomas, 1962); D. H. Stott, "Follow-up study from birth of the effects of prenatal stresses," *Developmental Medicine and Child Neurology* 15 (1973): 770-87; J. Istvan, "Stress, anxiety, and birth outcomes: A critical review of the evidence," *Psychological Bulletin* 100 (1986): 331-48; van den Bergh, "Maternal emotions during pregnancy."

120 **チリのサンチャゴ**——M. A. Montenegro et al., "The influence of earthquake-induced stress on human facial clefting and its simulation in mice," *Archives of Oral Biology* 40 (1995): 33-37.

121 **脳の発達に対する副腎皮質ホルモンの影響**——Jacobson, *Developmental Neurobiology*, p.300（「30 第二章の参考文献」を参照）.

121 **頭の大きさ**——H. C. Lou et al., "Prenatal stressors of human life affect fetal brain development," *Developmental Medicine and Child Neurology* 36 (1994): 826-32.

121 **カテコールアミン、胎児の動き、新生児の癇癪**——van den Bergh, "Maternal emotions during pregnancy."

122 **強いストレスを受ける出来事**——V. L. Katz et al., "Catecholamine levels in pregnant physicians and nurses: A pilot study of stress and pregnancy," *Obstetrics and Gynecology* 77 (1991): 338-42.

124 **先天性副腎皮質過形成（CAH）**——A. A. Ehrhardt and H. F. L. Meyer-Bahlburn, "Effect of prenatal sex hormones on gender-related behavior," *Science* 211 (1981): 1312-18.

106 **送電線の影響で流産が増える**——J. Juutilainen et al.,"Early pregnancy loss and exposure to 50-Hz magnetic fields," *Bioelectromagnetics* 14 (1993): 229-36.

106 **送電線は生殖に影響しない**——E. Robert, "Teratogen update: Electromagnetic fields," *Teratology* 54 (1996): 305-13.

106 **電気毛布は流産のリスクを高める**——K. Belanger et al., "Spontaneous abortion and exposure to electric blankets and heated water beds," *Epidemiology* 9 (1998): 36-42.

107 **MRIはマウスの胎児に影響を与える**——D. A. Tyndall, "MRI effects on craniofacial size and crown-rump length in C57BL/6J mice in 1.5T fields," *Oral Surgery, Oral Medicine, Oral Pathology* 76 (1993): 655-60.

107 **MRIを操作する女性の流産リスク**——J. A. Evans et al., "Infertility and pregnancy outcome among magnetic resonance imaging workers," *Journal of Occupational Medicine* 35 (1993): 1191-95.

107 **超音波の安全性**——R. L. Brent et al., "Medical sonography: Reproductive effects and risks," in F. A. Chervenak et al., eds., *Ultrasound in Obstetrics and Gynecology*, vol.1 (Boston: Little, Brown, 1993), pp.111-32.

110 **サイトメガロウイルス**——K. B. Fowler et al., "The outcome of congenital cytomegalovirus infection in relation to maternal antibody status," *New England Journal of Medicine* 326 (1992): 663-67; D. B. Raynor, "Cytomegalovirus infection in pregnancy," *Seminars in Perinatology* 17 (1993): 394-402; M. D. Yow and G. J. Demmler, "Congenital cytomegalovirus disease--20 years is long enough" (editorial), *New England Journal of Medicine* 326 (1992): 702-703.

112 **トキソプラズマ症**——F. R. Bakht and L. O. Gentry, "Toxoplasmosis in pregnancy: An emerging concern for family physicians," *American Family Physician* 45 (1992) 1683-89; W. Foulon et al., "Evaluation of the possibilities for preventing congenital toxoplasmosis," *American Journal of Perinatology* 11 (1994): 57-62.

114 **水痘**——A. L. Pastuszak et al., "Outcome after maternal varicella infection in the first 20 weeks of pregnancy," *New England Joural of Medicine* 330 (1994): 901-905; G. Enders et al., "Consequences of varicella and herpes zoster in pregnancy: Prospective study of 1739 cases," *Lancet* 343 (1994): 1548-51.

114 **先天性梅毒の増加**——J. J. Volpe, *Neurology of the Newborn*, 3rd ed. (Philadelphia: W. B. Saunders, 1995), p.705.

115 **妊婦のインフルエンザ感染と統合失調症**——E. O'Callaghan et al., "Schizophrenia after prenatal exposure to 1957 A2 influenza epidemic," *Lancet* 337 (1991): 1248-50; W. Adams et al., "Epidemiological evidence that maternal influenza contributes to the aetiology of schizophrenia. An analysis of Scottish, English, and Danish data," *British Journal of Psychiatry* 163 (1993): 522-34.

115 **妊婦のインフルエンザ感染と失読症**——R. Livingston et al., "Season of birth and neurodevelopmental disorders: Summer birth is associated with dyslexia," *Journal of the American Academy of Child and Adolescent Psychiatry* 32 (1993): 612-16.

115 **妊婦のインフルエンザ感染と神経管欠損（NTD）**——M. C. Lynberg et al., "Maternal flu,

照）; Y. Bentur and G. Koren, "The common occupational exposures encountered by pregnant women," in Koren, *Maternal-Fetal Toxicology*, pp.425-45（「71 てんかんと神経管閉鎖障害」を参照）.

95 **鉛の汚染源**——A. Oskarsson, *Exposure of Infants and Children to Lead* (Rome: Food and Agriculture Organization of the United Nations, 1989); V. M. Coluccio, ed., *Lead-Based Paint Hazards: Assessment and Management* (New York: Van Nostrand Reinhold, 1994).

95 **鉛の精神機能への影響**——D. Bellinger et al., "Longitudinal analyses of prenatal and postnatal lead exposure and early cognitive development," *New England Journal of Medicine* 316 (1987): 1037-43.

96 **血中鉛濃度の上限値を超える子どもの割合**——J. L. Pirkle et al., "The decline in blood lead levels in the United States. The National Health and Nutrition Examination Surveys (NHANES)," *JAMA* 272 (1994): 284-91.

97 **広島への原爆投下**——R. W. Miller, "Delayed radiation effects in atomic-bomb survivors," *Science* 166 (1969): 569-74.

97 **放射線被曝の敏感期**——Y. Bentur, "Ionizing and non ionizing radiation in pregnancy," in Koren, *Maternal-Fetal Toxicology*, pp.515-72（「71 てんかんと神経管閉鎖障害」を参照）.

98 **バックグラウンド放射線**——F. A. Mettler et al., "The 1986 and 1988 UNSCEAR reports: Findings and implications," *Health Physics* 58 (1990): 241-50.

102 **動物の発生に対するマイクロ波などの電波の影響**——Bentur, "Ionizing and nonionizing radiation."

103 **男性の生殖不能**——M. G. Yost, "Occupational health effects of nonionizing radiation," *Occupational Medicine* 7 (1992): 543-66.

103 **ジアテルミー**——R. Ouellet-Hellstrom and W. F. Stewart, "Miscarriages among female physical therapists who report using radio- and microwave-frequency electromagnetic radiation," *American Journal of Epidemiology* 138 (1993): 775-86; A. I. Larsen et al., "Gender-specific reproductive outcome and exposure to high-frequency electromagnetic radiation among physiotherapists," *Scandinavian Journal of Work, Environment and Health* 17 (1991): 324-29.

103 **電子レンジ**——K. H. Mild andK. G. Lövstrand, "Environmental and professionally encountered electromagnetic fields," in O. P. Ghandi, ed., *Biological Effects and Medical Applications of Electromagnetic Energy* (Englewood Cliffs, NJ: Prentice-Hall, 1990), pp.48-74.

104 **コンピュータ・ディスプレイは安全**——Council on Scientific Affairs, "Health effects of video display terminals," *JAMA* 257 (1987): 1508-12.

104 **電話オペレーター**——T. M. Schnorr et al., "Video display terminals and the risk of spontaneous abortion," *New England Journal of Medicine* 324 (1991): 727-33.

105 **白血病と脳腫瘍**——B. Knave, "Electric and magnetic fields and health outcomes," *Scandinavian Journal of Work, Environment and Health* 20 (1994 special): 78-89.

pregnancy: Long-term effects," *Neurotoxicology and Teratology* 13 (1991): 5-12.

87 **コカイン**——D. F. Swaab et al., "Functional teratogenic effets of chemicals on the developing brain," in M. I. Levene and R. J. Lilford, eds., *Fetal and Neonatal Neurology and Neurosurgery*, 2nd ed. (Edinburgh: Churchill Livingstone, 1995), pp.263-77.

88 **ヘロイン**——J. M. Davis and C. E. Mercier, "The effects of drugs and other substances on the fetus," in R. A. Hoekelman et al., eds., *Primary Pediatric Care*, 2nd ed. (St. Louis: Mosby, 1992), pp.412-18.

88 **マリファナ**——Swaab et al., "Functional teratogenic effects"; P. A. Fried and B. Watkinson, "36- and 48-month neurobehavioral follow-up of children prenatally exposed to marijuana, cigarettes, and alcohol," *Journal of Developmental and Behavioral Pediatrics* 11 (1990): 49-58.

89 **ラットの胎児に対するカフェインの影響**——A. Nehlig and G. Debry, "Potential teratogenic and neurodevelopmental consequences of coffee and caffeine exposure: A review of human and animal data," *Neurotoxicology and Teratology* 16 (1994): 531-43.

89 **カフェインによって人の胎児に先天的欠損が生じるリスクは増えない**——L. Rosenberg et al., "Selected birth defects in relation to caffeine-containing beverages," *JAMA* 247 (1982): 1429-32; H. M. Barr and A. P. Streissguth, "Caffeine use during pregnancy and child outcome: A 7-year prospective study," *Neurotoxiocology and Teratology* 13 (1991): 441-48.

89 **カフェインの妊娠と流産に対する影響**——J. Golding, "Reproduction and caffeine consumption --A literature review," *Early Human Development* 43 (1995): 1-14.

90 **アスパルテーム**——R. S. London, "Saccharin and aspartame: Are they safe to consume during pregnancy?" *Journalof Reproductive Medicine* 33 (1988): 17-21; B. A. Shaywitz et al., "Aspartame, behavior, and cognitive function in children with attention deficit disorder," *Pediatrics* 93 (1994): 70-75.

90 **チクロ（シクラメート）**——D. Stone et al., "Do artificial sweeteners ingested in pregnancy affect the offspring?" *Nature* 231 (1971): 53.

92 **妊娠中のグルタミン酸ナトリウム（MSG）摂取**——L. J. Filer and L. D. Stegin, "A report of the proceedings of an MSG workshop held August 1991," *Critical Reviews in Food Science and Nutrition* 34 (1994): 159-74; M. Barinaga, "MSG: A 20-year debate continues," *Science* 247 (1990): 21.

92 **幼少期におけるアスパラギン酸とグルタミン酸の影響**——J. W. Olney, "Excitotoxins in foods," *Neuro Toxicology* 15 (1994): 535-44; J. W. Olney,"Excitotoxic food additives--Relevance of animal studies to human safety," *Neurobehavioral Toxicology and Teratology* 6 (1984): 455-62.

93 **職業上の必要から溶剤にさらされる場合**——W. M. Kersemaekers et al., "Neurodevelopment in offspring of hairdressers," *Developmental Medicine and Child Neurology* 39 (1997): 358-62; J. A. Valciukas, "The effects of exposure to industrial and commercial solvents on the developing brain and behavior of children," in Needleman and Bellinger, *Prenatal Exposure to Toxicants*, pp.213-32（「81 胎児の脳はアルコールにきわめて弱い」を参

outcome in the newborn infant," *Developmental Medicine and Child Neurology* 33 (1991): 875-83; J. Olsen, Effects of moderate alcohol consumption during pregnancy on child development at 18 and 42 months," *Alcoholism: Clinical and Experimental research* 18 (1994): 1109-13.

82 **流産のリスクが高まるという研究**——G. C. Windham et al., "Moderate maternal alcohol consumption and risk of spontaneous abortion," *Epidemiology* 8 (1997): 509-14; "Alcohol and the fetus--Is zero the only option?" *Lancet* i (1983): 682-83.

82 **胎盤剥離**——M. C. Marbury et al., "The association of alcohol consumption with outcome of pregnancy," *American Journal of Public Health* 73 (1983): 1165-68.

83 **口唇裂**——R. G. Munger et al., "Maternal alcohol use and risk of orofacial cleft birth defects," *Teratology* 54 (1996): 27-33.

83 **暴飲**——Streissguth et al., "Moderate prenatal alcohol exposure"; A. P. Streissguth et al., "Drinking during pregnancy decreases word attack and arithmetic scores on standardized tests; Adolescent data from a population-based prospective study," *Alcoholism: Clinical and Experimental Research* 18 (1994): 248-54; Olsen, "Effects of moderate alcohol."

83 **母親の飲酒パターン**——"Alcohol consumption among pregnant and childbearing-aged women--United States, 1991 and 1995," *Morbidity and Morality Weekly Report* 46 (1997): 346-50; M. Serdula et al., "Trends in alcohol consumption by pregnant women: 1985 through 1988," *JAMA* 265 (1991): 876-79.

84 **母親の喫煙パターン**——R. L. Floyd et al., "Smoking during pregnancy: Prevalence, effects, and intervention strategies," *Birth* 18 (1991): 48-53.

86 **胎児に対するタバコの影響**——P. S. Eriksen et al., "Acute effects of maternal smoking on fetal breathing and movements," *Obstetrics and Gynecology* 61 (1983): 367-72.

86 **妊婦の喫煙からくる神経行動学的な影響**——Z. Annau and L. D. Fechter, "The effects of prenatal exposure to carbon monoxide," in Needleman and Bellinger, *Prenatal Exposure to Toxicants*, pp.249-67（「81 胎児の脳はアルコールにきわめて弱い」を参照）; S. Milberger et al., "Is maternal smoking during pregnancy a risk factor for attention deficit hyperactivity disorder in children?" *American Journal of Psychiatry* 153 (1996): 1138-42; C. D. Drews et al., "The relationship between idiopathic mental retardation and maternal smoking during pregnancy," *Pediatrics* 97 (1996): 547-53.

86 **ニコチン**——H. A. Navarro et al., "Effects of prenatal nicotine exposure on development of central and cholinergic neurotransmitter systems. Evidence for cholinergic influences in developing brain," *Journal of Pharmacology and Experimental Therapeutics* 251 (1989): 894-900.

86 **喫煙とトリメスター**——E. Lieberman et al., "Low birthweight at term and the timing of fetal exposure to maternal smoking," *American Journal of Public Health* 84 (1994): 1127-31; C. MacArthur and E. G. Knox, "Smoking in pregnancy: Effects of stopping at different stages," *British Journal of Obstetrics and Gynecology* 95 (1988): 551-55.5

87 **受動喫煙**——J. Makin et al., "A comparison of active and passive smoking during

78　**朝鮮戦争の孤児**——M. Winick et al., "Malnutrition and environmental enrichment by early adoption," *Science* 190 (1975): 1173-75.

79　**イソトレチノイン**——W. S. Dai et al., "Epidemiology of isotretinoin exposure during pregnancey," *Journal of the American Academy of Dermatology* 26 (1992): 599-606.

79　**トレチノイン（商品名レチンA）**——S. S. Jick et al., "First trimester tropical tretinoin and congenital disorders," *Lancet* 341 (1993): 1181-82.

80　**薬が原因となる欠損と出生前診断**——G. Koren and I. Nulman, "Teratogenic drugs and chemicals in humans," in Koren, *Maternal-Fetal Toxicology*, pp.33-47（「71 てんかんと神経管閉鎖障害」を参照）.

80　**出生前にアスピリンにさらされたことと知能障害の関係**——A. P. Streissguth et al., "Aspirin and acetaminophen use by pregnant women and subsequent child IQ and attention decrements," *Teratology* 35 (1987): 211-18.

81　**胃壁破裂症**——C. P. Torfs et al., "Maternal medications and environmental exposures as risk factors for gastroschisis," *Teratology* 54 (1996): 84-92.

81　**市販薬の安全性**——M. Bologa et al., "Drugs and chemicals most commonly used by pregnant women," in Koren, *Maternal-Fetal Toxicology*, pp.89-113（「71 てんかんと神経管閉鎖障害」を参照）.

81　**胎児の脳はアルコールにきわめて弱い**——A. P. Streissguth et al., "The effects of prenatal exposure to alcohol and tobacco: Contributions from the Seattle Longitudinal Prospective Study and implications for public policy," in H. L. Needleman and D. Bellinger, eds., *Prenatal Exposure to Toxicants: Developmental Consequences* (Baltimore: Johns Hopkins University, 1994), pp.148-83.

81　**樹状突起やスパインに対するアルコールの影響**——J. R. West et al., "Fetal alcohol syndrome: The vulnerability of the developing brain and possible mechanisms of damage," *Metabolic Brain Disease* 9 (1994), 291-322.

82　**小脳に対するアルコールの影響**——J. R. West et al., "Cell population depletion associated with fetal alcohol brain damage: Mechanisms of BAC-dependent cell loss," *Alcoholism: Clinical and Experimental Research* 14 (1990): 813-18.

82　**アルコール漬けの母親から生まれた子ども**——C. D. Coles, "Prenatal alcohol exposure and human development," in M. W. Miller, ed., *Development of the Central Nervous System: Effects of Alcohol and Opiates* (New York: Wiley-Liss, 1992), pp.9-36.

82　**控え目な量のアルコール摂取と子どものIQ**——A. P. Streissguth et al., "Moderate prenatal alcohol exposure: Effects on child IQ and learning problems at age 7-1/2 years," *Alcoholism: Clinical and Experimental Research* 14 (1990): 662-69.

82　**アルコール摂取量が控え目なら影響はないとする研究**——J. L. Mills and B. I. Graubard, "Is moderate drinking during pregnancy associated with an increased risk for malformations?" *Pediatrics* 80 (1987): 309-14; D. Polygenis et al., "Moderate alcohol consumption during pregnancy and the incidence of fetal malformations: A meta-analysis," *Neurotoxicology and Teratology* 20 (1998): 61-67; I. Walpole et al., "Low to moderate maternal alcohol use before and during pregnancy, and neurobehavioral

Bulletin of the New York Academy of Medicine 66 (1990): 123-63.

67 **催奇物質による神経行動学的な影響**――C. V. Vorhees, "Principles of behavioral teratology," in E. P. Riley and C. V. Vorhees, eds., *Handbook of Behavioral Teratology* (New York: Plenum, 1986) pp.23-48.

68 **チェルノブイリ原発事故**――J. Little, "The Chernobyl accident, congenital abnormalities and other reproductive outcomes," *Paediatric and Perinatal Epidemiology* 7 (1993): 121-51.

72 **自然流産した胎児の神経管閉鎖障害（NTD）**――R. O'Rahilly and F. Müller, "Neurulation in the normal human embryo," in G. Bock and J. Marsh, eds., *Neural Tube Defects, CIBA Foundation, Symposium* 181 (Chichester, Eng.: John Wiley, 1994), pp.70-89.

71 **てんかんと神経管閉鎖障害（NTD）**――L. B. Holmes, "Spina bifida: Anticonvulsants and other maternal influences," in Bock and Marsh, *Neural Tube Defects*, pp.232-44; J. Smith et al., "Drugs of choice for pregnant women," in G. Koren, ed., *Maternal-Fetal Toxicology: A Clinician's Guide*, 2nd ed. (New York: Marcel Dekker, 1994), pp.115-27.

71 **母親の体温と神経管閉鎖障害（NTD）のリスク**――A. Milunsky et al., "Maternal heat exposure and neural tube defects," *JAMA* 268 (1992): 882-85.

72 **神経管閉鎖障害（NTD）の検出率**――H. S. Cuckle, "Screening for neural tube defects," in Bock and Marsh, *Neural Tube Defects*, pp.253-69.

72 **葉酸の神経管閉鎖障害（NTD）予防効果**――N. J. Wald, "Folic acid and neural tube defects: The current evidence and implications for prevention," in Bock and Marsh, *Neural Tube Defects*, pp.192-211. 興味深いのは、葉酸に効果が認められなかったとするある研究が主としてカリフォルニアの女性を対象にしていたというウォルドの指摘だ。カリフォルニアでは食事による葉酸摂取量がかなり高く、NTDの発症率が比較的低い。

73 **公衆衛生機関の対応**――"Centers for Disease Control recommendations for the use of folic acid to reduce the numbers of cases of spina bifida and other neural tube defects," *Morbidity and Mortality Weekly Report* 41 (1992): RR-14.

73 **食事による葉酸摂取量が不十分**――J. M. Scott, in Bock and Marsh, *Neural Tube Defects*, p.211.

73 **食物に葉酸を添加してもサプリメントが必要**――G. J. Locksmith and P. Duff, "Preventing neural tube defects: The importance of periconceptional folic acid supplements," *Obstetrics and Gynecology* 91 (1998): 1027-34.

75 **飢餓の影響における大人と子どもの違い**――H. K. M. Yusuf, *Understanding the Brain and Its Development: A Chemical Approach* (Singapore: World Scientific, 1992).

75 **栄養不良による神経や知能への影響**――B. Morgan and K. R. Gibson, "Nutritional and environmental interactions in brain development," in Gibson and Petersen, *Brain Maturation and Cognitive Development*, pp.91-105 (「54 学習能力の高いラット」を参照).

76 **妊娠期間中の適切な摂取カロリー**――B. Worthington-Roberts and S. R. Williams, *Nutrition in Pregnancy and Lactation*, 5th ed. (St. Louis: Mosby, 1993).

76 **双生児のIQ**――Jacobson, *Developmental Neurobiology*, p.286 (「30 第二章の参考文献」を参照).

Human Neurobiology 3 (1984): 75-80.

49 **樹状突起の成長**——J. Dobbing and J. Sands, "Quantitative growth and development of the human brain," *Archives of Disease in Childhood* 48 (1973): 757-67.

53 **飼われているウサギと野生のウサギ**——C. Darwin, *The Variations of Animals and Plants Under Domestication* (London: John Murray, 1868), vol.1, pp.124-30.

54 **ニューロンの大きさと豊かな環境**——W. T. Greenough et al., "Experience and brain development," *Child Development* 58 (1987): 539-59.

54 **学習能力の高いラット**——M. C. Diamond, "Environmental influences on the young brain," in K. R. Gibson and A. C. Petersen, eds., *Brain Maturation and Cognitive Development: Comparative and Cross-cultural Perspectives* (New York: Aldine de Gruyter, 1991), pp.107-24.

54 **1日あたり200億のシナプスを失う**——大脳皮質の100億個の細胞のそれぞれが、10年間に7000個のシナプスを失うものと想定。Huttenlocher, "Morphometric study." からのデータ。

58 **てんかん**——S. L. Kinsman et al., "Efficacy of the ketogenic diet for intractable seizure disorders: Review of 58 cases," *Epilepsia* 33 (1992): 1132-36.

58 **髄鞘形成のタイミング**——B. A. Brody et al., "Sequence of central nervous system myelination in human infancy. I. An autopsy study of myelination," *Journal of Neuropathology and Experimantal Neurology* 46 (1987): 283-301; P. I. Yakovlev and A.-R. Lecours, "The myelogenetic cycles of regional maturation of the brain," in A. Minkowski, ed., *Regional Development of the Brain in Early Life* (Philadelphia: F. A. Davis, 1967), pp.3-65.

59 **PETスキャン**——H. T. Chugani et al., "Positron emission tomography study of human brain functional development," *Annals of Neurology* 22 (1987): 487-97.

第三章　出生前の脳への影響

65 **早産の認知能力に対する影響**——C. M. Drillien et al., "Low birthweight children at early school-age: A longitudinal study," *Developmental Medicine and Child Neurology* 22 (1980): 26-47; N. K. Klein et al., "Children who were very low birth weight: Development and academic achievement at nine years of age," *Developmental and Behavioral Pediatrics* 10 (1980): 32-37.

65 **「子宮に似た」環境**——H. Als et al., "Individualized developmental care for the very low-birth-weight preterm infant. Medical and neurofunctional effects," *JAMA* 272 (1994): 853-58.

65 **つわり**——M. Profet, "The evolution of pregnancy sickness as protection to the embryo against Pleistocene teratogens," *Evolutionary Theory* 8 (1988): 177-90.

66 **つわりと流産**——R. M. Weigel and M. M. Weigel, "Nausea and vomiting in early pregnancy and pregnancy outcome. A meta-analytical review," *British Journal of Obstetrics and Gynecology* 96 (1989): 1312-18.

67 **先天性欠損症の原因**——R. L. Brent and D. A. Beckman, "Environmental teratogens,"

原注

第一章　生まれか育ちか——すべては脳に

18　**ルネ・スピッツ（René Spitz）**——*Dialogues from Infancy: Selected Papers*, edited by R. N. Emde (New York: International Universities Press, 1983).

19　**ジョン・ワトソン（John Watson）**——1924年の著書*Behaviourism*からの引用。L. Stevenson, *Seven Theories of Human Nature* (New York: Oxford University Press, 1974), p.93. より。［邦訳：ジョン・B・ワトソン『行動主義の心理学』安田一郎 訳 河出書房 1968年］

20　**『ベル・カーブ』**——*The Bell Curve: Intelligence and Class Structure in American Life* by R. J. Herrnstein and C. Murray (New York: Free Press, 1994).

20　**『子育ての大誤解』**——*The Nurture Assumption: Why Children Turn Out the Way They Do* by J. R. Harris (New York: Free Press, 1998).［邦訳：ジュディス・リッチ・ハリス『子育ての大誤解——子どもの性格を決定するものは何か』石田理恵 訳 早川書房 2000年］

第二章　脳の発達

30　**第二章の参考文献**——R. O'Rahilly and F. Müller, *Human Embryology and Teratology*, 2nd ed. (New york: Wiley-Liss, 1996); B. M. Carlson, *Human Embryology and Developmental Biology* (St. Louis: Mosby, 1994)［邦訳：『カールソン人体発生学——分子から個体へ』白井敏雄 監訳 西村書店 2002年］; W. J. Larsen, *Human Embryology* (New York: Churchill Livingstone, 1993)［邦訳：『ラーセン人体発生学——カラー版』仲村春和、大谷浩 監訳 2013年］; M. Jacobson, *Developmental Neurobiology*, 3rd ed. (New York: Plenum, 1991); K. L. Moore and T. V. N. Persaud, *The Developing Human: Clinically Oriented Embryology*, 5th ed. (Philadelphia: W. B. Saunders, 1993)［邦訳：『ムーア人体発生学 原著第8版』瀬口春道、小林俊博 他訳 医歯薬出版 2011年］; D. Purves and J. W. Lichtman, *Principles of Neural Development* (Sunderland, MA: Sinauer, 1985).

46　**神経発生のタイミング**——P. Rakic, "Corticogenesis in human and nonhuman primates," in M. S. Gazzaniga, ed., *The Cognitive Neurosciences* (Cambridge, MA: MIT Press, 1995), pp.127-45.

46　**誕生後の神経発生**——最近の研究によって、成人になっても新しいニューロンが作られることを示す驚くべき証拠が発見されている。ただし、こうした成人での神経発生はおそらく、脳のいくつかの小さな領域に限られている。次を参照。P. S. Eriksson et al., "Neurogenesis in the adult human hippocampus," *Nature Medicine* 4 (1998): 1313-17.

49　**ニューロン1個あたり1万5000個のシナプス**——視覚野におけるデータ。P. R. Huttenlocher, "Morphometric study of human cerebral cortex development," *Neuropsychologia* 28 (1990): 517-27.

49　**スパインの発生**——L. J. Garey, "Structural development of the visual system of man,"

chorionic gonadotropin 66
HM（健忘症患者HM） 434-36
HVP（植物タンパク質加水分解物） hydrolyzed vegetable protein 91
IUGR（子宮内発育遅延） intrauterine growth retardation 76
LGN（外側膝状体） lateral geniculate nucleus 264, 266-67, 271
MGN（内側膝状体） medial geniculate nucleus 306, 308
MRI（磁気共鳴映像法） magnetic resonance imaging 59-60, 106-7, 133, 153, 425, 499, 521, 608
MS（多発性硬化症） multiple sclerosis 57
MSG（グルタミン酸ナトリウム） monosodium glutamate 91, 133
NICHD（米国立小児保健発達研究所） National Institute of Child Health and Human Development 405, 407, 580
NTD（神経管閉鎖障害） neural tube defects 69-73, 80
P三〇〇 P300 wave 527, 544, 551
PCB（ポリ塩化ビフェニル） polychlorinated byphenyl 69, 94, 131
PET（陽電子放射断層撮影） positron emission tomography 59-60, 398, 412, 528
PKU（フェニルケトン尿症） phenylketonuria 90
SAT（（米国の）大学進学適性試験） Scholastic Assessment Test 381
SES（社会経済的階層） socioeconomic status 562-63, 575-76
SIDS（乳幼児突然死症候群） sudden infant death syndrome 85, 88, 358-59
T細胞 T cell 243
TORCH（トキソプラズマ症、風疹、サイトメガロウイルス、性器ヘルペス、その他） toxoplasmosis, rubella, cytomegalovirus, herpes and others 109, 132
V1（一次視覚野） primary visual cortex 266, 268, 271-72, 274
VDT（コンピュータ・ディスプレイ） video display terminal 104-5
「what」経路 268-69, 271, 447
「where」経路 267-69, 271, 279
WHO（世界保健機関） World Health Organization 250
X線 X ray 97-100
αフェトプロテイン（AFP） alpha-fetoprotein 71-72
β—エンドルフィン beta-endorphine 128, 179
β—カソモルフィン beta-casomorphine 241

乱視 astigmatism 294
卵巣 ovary 31, 33, 124, 450
ランダムドット・ステレオグラム random-dot stereogram 287, 290

り

理解 comprehension 22-23, 167, 184, 238, 286, 301, 321, 338, 391, 399, 402, 433, 461-69, 472-73, 478, 482, 488-92, 494-95. 507-8, 511, 536, 538, 541-45, 551, 592, 594
リズリー、トッド Risley, Todd 502-504
リーチング reaching 362, 364-66, 368-70, 376
離乳 weaning 240, 258
利尿剤 diuretic 329
リノール酸 linoleic acid 248-49
リハーサル rehearsal 423, 457, 485
リパーゼ lipase 248
リボフラビン riboflavin 586
リメディアル教育 remedial education 561
流産 miscarriage 40, 66, 70, 81-82, 85, 87, 89, 94-95, 97, 100, 103-8, 120, 124, 127, 131-33
両眼視 binocularity 276, 287-88, 290-99
両耳相互作用 binaural interaction 326, 334
領野 area 176, 197, 212, 266
臨界期（感受性期） critical period 62, 274, 276, 324-26, 425, 457-59, 464, 470-71, 473-74, 476-78
臨床的抑鬱 clinical depression 80

る

ルーティング反射（探索反射） rooting reflex 60, 184, 355
ループ利尿薬 loop diuretics 329
ルール学習 rule learning 468

れ

励起 excitation 107
レクリエーショナル・ドラッグ recreational drug 329
裂 fissure 120, 145, 132, 367, 532
レム rem 98-99
レム（REM）睡眠 REM sleep 394
連合野 association area 59
連想記憶 associative memory 565

ろ

老人性認知症 senile dementia 22
ロボトミー手術 frontal lobotomy 386

わ

ワーキングメモリ working memory 530, 537
ワトソン、ジョン Watson, John 19
腕神経叢 brachial plexus 144-45

アルファベット

AA（アラキドン酸） arachidonic acid 248, 51
AFP（αフェトプロテイン） alpha-fetoprotein 71-72
「A not B」課題 A not B task 537-38, 550
ASL（アメリカ手話） American Sign Language 474-75, 477
B細胞 B cell 243
CAH（先天性副腎皮質過形成） congenital adrenal hyperplasia 124, 571
CDC（米疾病予防管理センター） Centers for Disease Control and Prevention 96
CMV（サイトメガロウイルス） cytomegalovirus 109-12, 201, 328
CP（脳性麻痺） cerebral palsy 145-51, 153, 329, 548
CPG（中枢パターン発生器） central pattern generator 371-73
CTスキャン CT scan (computerized tomographic scanning) 98, 132
DES（ジエチルスティルベストロール） diethylstilbestrol 124
DHA（ドコサヘキサ塩酸） docosahexaenoic acid 248-51
DHEAS（デヒドロエピアンドロステロンサルフェート） dehydroepiandrosterone sulfae 137
ECV（頭位外回転術） external cephalic version 154
EEG（脳波計） electroencephalography 59, 608
EPA（米環境保護庁） U.S. Environmental Protection Agency 95-96
ERP（事象関連電位） event-related potential 524-25, 527
FAS（胎児アルコール症候群） fetal alchol syndrome 81-82
FDA（米食品医薬品局） U.S. Food and Drug Administration 78, 93
HCG（ヒト絨毛性ゴナドトロピン） human

477
放線冠　corona radiata　31
歩行器　infant walker　375-76
保持電流　holding current　16
補足運動野　supplementary motor area　345-46, 355, 357
ボーラス投与　bolus　160
ポリ不飽和脂肪酸　polyunsaturated fatty acid　248

ま

マイクロ波　microwave　100-4, 108, 133
マイクロマニピュレータ　micromanipulator　17
マクロファージ　macrophage　243
マザリーズ（母親ことば）　motherese　300, 323-24, 507, 612
麻酔薬　anesthetic　155-57, 160-63, 179, 221
末梢神経　peripheral nerve　145, 345, 438
満期出産（満期正常分娩）　full term normal delivery　65, 147, 154, 182, 191, 249, 296, 330, 371

み

ミエリン　myelin　47, 469
味覚　gustation　110, 210-12, 228-36, 241, 252, 255, 257, 300
味覚核　taste nucleus　231
味覚受容体　taste receptor　229, 230-31, 233, 236
味覚伝導路　gustatory pathway　230-31, 236
味細胞　taste cell　236
味蕾　taste bud　230, 232-33

む

無酸素（状態）　anoxia　146-47, 190
無脳症　anencephaly　70, 235, 392

め

メペリジン　meperidine　158-59
免疫細胞　immune cell　243

も

毛細血管床　capillary bed　146, 148
網膜　retina　50, 246, 262-64, 266, 268, 270-71, 278, 281-83, 285, 295
文字照合　letter matching　526
モジュール　module　267, 464, 517
モダリティ（感覚の様相）　modality　167-68, 327, 535, 549
モビール条件づけ　mobile conditioning　444-45
モルヒネ様物質　morphinelike substance　241
モロー反射　Moro reflex　201, 355
問題解決　problem solving　520, 546

や

役割モデル　role model　602, 604

ゆ

誘導体　derivative　78, 157-58
誘発電位　evoked potential　309, 320
有毛細胞　hair cell　196-98, 200-1, 303-4, 306-8, 311, 313, 322
指差し　pointing　370, 487, 494, 507, 514

よ

葉酸　folic acid　72-73, 604
幼児期健忘　infantile amnesia　182, 430-31, 440, 455-56
幼児教育　early childhood education　602, 608, 615
養子の研究　adoption studies　501, 561
羊水　amniotic fluid　71, 208, 217-19, 232-34, 253, 352, 515
羊水穿刺　amniocentesis　71-72, 111-12, 178
ヨウ素　iodine　74, 117, 586
腰椎穿刺　spinal tap　46
陽電子放射断層撮影（PET）　positron emission tomography　59-60, 398, 412, 528
抑圧　repression　431
抑うつ　depression　80, 88, 426-27
抑制　inhibition　386-87, 398-99, 413, 415-21, 428, 530, 532, 537
抑制型　inhibited　416-21
抑制性　inhibitory　91, 187, 347, 399
抑制性ニューロン　inhibitory neuron　347
抑制性神経伝達物質　inhibitory neurotransmitter　187
予測価値　predictive value　457, 518

ら

ラジオ波　radio wave　100-4, 107-8
ラシュリー、カール　Lashley, Karl　520-21
卵円窓　oval window　304
卵管　Fallopian tube　31-33
卵形嚢　utricle　196-97

ふ

ファウラー、ウィリアム　Fowler, William　505-6
フィステッド・エクステンション　fisted extension　364
風疹　rubella　109-10, 132, 201, 295, 328
フェニルケトン尿症　phenylketonuria　90, 332
フェロモン　pheromone　52, 215-16
フェンタニル　fentanyl　158, 160
不可避的な注視　obligatory looking　284, 291, 395
複眼性　binocular　267
複合的行動　complex behavior　20
福祉セーフティネット　welfare safety net　20
副腎皮質刺激ホルモン　adrenocorticotropic hormon ACTH　20
副腎皮質ホルモン　corticosteroid　119-22, 124, 129, 137,187
腹側皮質視覚路　ventral stream, dorsalpathway　268
不随意運動　involuntary movement　349
ブトルファノール　butorphanol　158
ブピバカイン　bupivacaine　160-61, 163
不飽和脂肪酸　unsaturated fatty acid　248
プライミング　priming　435, 439
プライミング効果　priming effect　435
ブラクストン・ヒックス収縮　Braxton-Hicks contraction　136, 139
プラセボ（偽薬）　placebo　586
フリン効果　Flynn Effect　563-64, 581, 598-99
フリン、ジェームズ　Flynn, James　564
プレリーチング　pre-reaching　364, 366, 369
プレリテラシー　preliteracy　569
ブローカ失語症　Broca's aphasics　469
ブローカ野　Broca's area　466-70, 477, 498, 500
プロゲステロン　progesterone　136-37
プロスタグランジン　prostaglandin　136
フロセミド　furosemide　329-30
ブロブ　blob　286
プローブ（探針）　probe　108
分子キュー　molecular cue　48, 272
分娩時外傷　birth-related trauma　142-43, 154, 325
分娩姿勢　birth position　152
分娩損傷　birth injury　145
分娩第一期　the first stage of labor　311
分離不安　separation anxiety　452

へ

平滑筋　smooth muscle　34
併行弁別　concurrent discrimination　413, 449-50
米国医療政策研究機関　U.S. Agency for Health Care Policy and Research（現在は Agency for Healthcare Research and Quality）　335
米国小児科学会　The America Academy of Pediatrics　181, 314, 587
米国立小児保健発達研究所（NICHD）　U.S. National Institute of Child Health and Human Development　405, 580
米国立衛生研究所（NIH）　National Institutes of Health　332
米国労働省労働統計局　U.S. Bureau of Labor Statistics　578
ベイリー乳幼児発達検査　Bayley Scales of Infant Development　448
並列処理　parallel processing　267
ベースライン期間　baseline period　444
ペチジン　pethidine　158
ヘッドスタート　Head Start　20, 560-61
「ベビーIQ」テスト　baby IQ test　448, 548
『ベル・カーブ』　The Bell Curve　20, 556
ヘルツ（Hz）　hertz　100-2, 105-6, 302, 316
辺縁系（→大脳辺縁系）
辺縁皮質　limbic cortex　212, 230, 384, 386, 389-91, 394
娩出期　pushing stage of labor　128, 162-63
ベンゾジアゼピン　benzodiazepin　80, 187
扁桃体　amygdala　384-87, 389, 391-92, 408, 412-13, 418-19, 421-22, 424, 436, 439
弁別　discrimination　304, 413, 449-50, 481, 483, 529, 549-50

ほ

保育者　caregiver　206, 226, 236, 376-78, 382, 400, 402, 405, 407-9, 426, 448, 455, 501, 506-7, 560, 592-94, 605
方向感覚　direction sense　565
傍子宮頸管ブロック　paracervical block　157
放射状グリア　radial glia　48
放射性崩壊　radioactive decay　97
放射線　radiation　59, 96-102, 104, 107-9, 132
報酬　reward　19, 240, 444-45, 447, 450-51, 462, 546
傍シルビウス裂皮質　perisylvian cortex　465,

脳幹前庭神経核　brain stem vestibular nuclei　197
脳幹反射　brain-stem reflex　230
脳弓　fornix　440, 448
脳溝　sulcus　43-44
脳室拡大　enlarged ventricles　113
脳神経　cranical nerve　37, 188, 432
脳性麻痺　cerebral palsy　145-51, 153, 329
脳脊髄液　cerebrospinal fluid　46, 71, 160
脳底部　lower brain　386
脳内麻薬　endogenous opiate　239-41
脳波　(EEG) electrocencephalogram　22, 59, 61, 403, 419, 427, 527, 586, 608
嚢胞性線維症　cystic fibrosis　77
脳梁　corpus callosum　25, 552, 567-68
脳梁膨大　splenium　567-68
ノースカロナイナ・アベセダリアン・プロジェクト North Carolina Abecedarian Project　561
ノルアドレナリン（ノルエピネフリン） norepinephrine　119, 137-38, 419, 424

は

把握反射　grasp reflex　60
胚　embryo　31-41, 81, 97, 100, 103, 109, 195, 198, 262, 307, 350, 352, 470, 575
配偶子　zygote　575
肺サーファクタント　lung surfactant　139
背側皮質視覚路　dorsal stream, dorsal pathway　268
梅毒　syphilis　109, 114, 132, 328
胚発生　embryogenesis　49, 575
胚盤胞　blastocyst　32
胚葉　germ layers　34-36, 270
ハウザー、カスパー　Hauser, Kaspar　472-74, 476
パーキンソン病　Parkinson's disease　349
白質　white matter　367, 385, 522, 551
罰　punishment　19, 444, 596
バックグラウンド放射線　background radiation　98
発生　generation　26, 32-34, 38, 40-41, 44, 46, 48-49, 211, 304, 371-73, 436, 462, 575
発達　development　30, 58, 73-79, 132, 174-75, 178, 183-85, 188-89, 198, 201, 204-206, 214-18, 224-25, 242-51, 268, 274, 276, 292, 299, 300, 307, 319, 324, 340-42, 350-62, 376-78,389-98, 403, 408, 410, 440, 449-52, 460, 469, 514, 520, 532-34, 554
発達障害　developmental disorder　67-68, 614-15
ハート、ベティ　Hart, Betty　502-4
母親言葉（マザリーズ）　motherese　300, 323
母親の就業　maternal employment　575
バビンスキー徴候　Babinski sign　357
バルビツール剤　barbiturate　157, 164
バレル　barrel　172-73
半規管　semicircular canals　196-97, 206, 307
反射　reflex　175, 197, 201-203, 355, 364-65, 371-74
ハンチントン病　Huntington's disease　349
反応時間　reaction time　524, 526, 551

ひ

ピアジェ、ジャン　Piaget, Jean　537, 545
引き起こし反射　traction response　202, 355
微細運動能力　fine motor skill　243, 341, 343, 566
皮質　cortex　26, 37, 42-43, 48-49, 119, 124, 211-13, 264-67, 280-84, 288, 295, 306, 309, 345-49, 355-57, 384-87, 389-91, 396, 412, 436, 438-40, 452, 465, 477-78, 527, 529-32
皮質下（の）　subcortical　60, 213, 264, 266, 270, 277-78, 280, 283-84, 291, 306, 349, 384-85, 387, 390, 397, 436, 440, 530
皮質脊髄路　corticospinal tract　345, 351, 356-57, 365, 373-75
非侵襲的（な）　non-invasive　23, 149
非対称性頚反射　asymmetric neck reflex　202-3, 368
ビタミン　vitamin　72-74, 78-79, 238, 240, 242, 264, 581, 585-87, 604
鼻中隔　nasal septum　216
非電離性電磁放射　non-ionizing electromagnetic radiation　101
非電離放射線　non-ionizing radiation　99-102
ヒト絨毛性ゴナドトロピン（HCG）　human chorionic gonadotropin　66
人見知り　stranger anxiety　118, 399-401, 403, 416
皮膚感覚　cutaneous sensation　167, 169
ヒューベル、デヴィッド　Hubel, David　273-75, 295
表象　representation　273, 447, 535, 549
非抑制型　uninhibited　416-20
微量元素　trace elements　585
ビリルビン　anemia　330
貧血　bilirubin　148, 581, 585

動機（づけ）　motivation　77, 358, 377, 517-18, 534, 539, 542-43, 549, 574, 595, 599, 603
頭血腫　cephalohematoma　145, 154
統語　syntax　466-70, 490
統合　integration　75, 110, 115-16, 136, 175, 211-12, 230, 232, 352, 530, 534, 539, 567, 590, 599
瞳孔反射　pupillary reflex　355
洞察　insight　325, 517
投射　projection　176, 212, 266, 308
闘争逃走反応　fight-or-flight response　119, 137, 385, 418
頭頂位　vertex presentation　152
頭頂葉　parietal lobe　168, 268-70, 384, 465-66, 468, 478, 490, 540, 168
同腹子　litter　239
頭部旋回　head turning　212
透明帯　zona pellucida　31-32
動揺　flailing　349, 404-5
トキソプラズマ症　toxoplasmosis　109, 112-13, 132, 295, 328
特異的言語障害　Specific Language Impairment　496
ドコサヘキサ塩酸（DHA）　docosahexaenoic acid　248
突破痛　breakthrough pain　163
ドップラー心音計　Doppler monitor　108, 151
ドーパミン　dopamine　385, 533
トブラマイシン　tobramycin　200
トリグリセリド　triglyceride　247-48
トリメスター　trimester　42, 67, 71, 73-74, 79, 80-82, 86, 107, 110, 112, 115, 120-21, 126, 129, 131-33, 175. 178, 200, 215, 217-18, 228, 232, 249, 251, 270-71, 301, 311, 350, 355, 441, 478

な

ナイアシン　niacin　586
内因性オピエート　endogenous opiate　179-80
内細胞塊　inner cell mass　32, 34
内耳　inner ear　198, 200, 204, 302, 304, 306, 317, 325, 328, 330, 332, 590
内側　medial　36, 44, 145, 214, 230, 308, 352, 384, 386, 388, 398, 412, 436, 438-39, 504
内側膝状体　medial geniculate nucleus　308
内胚葉　endoderm　34-35
内反足　clubfoot　352
仲間集団　peer group　484
名前づけ　labeling　505, 507
生の知能　raw intelligene　593, 597, 599
鉛　lead　69, 94-96, 99, 104, 329, 581, 588
ナロキソン　naloxon　159
喃語　prespeech　469, 485-87, 493, 495, 505, 509, 594
難産　dystocia　76, 146, 148, 155-56, 163
難聴　hearing loss　110, 112, 328-35, 477

に

匂いづけ　scent marking　226
匂い分子　odor molecule　213-14, 217-18
二型性　dimorphism　124
ニコチン　nicotine　85-86, 329
二語文　two-word utterance　491, 540
二次喫煙　secondhand smoke　131, 337
二重乖離　double dissociation　413
二分脊椎　spina bifida　70-71
乳汁下降　letdown　223
乳汁分泌　lactation　117, 223, 244, 254
乳幼児突然死症候群（SIDS）　sudden infant death syndrome　85, 88, 338, 359
乳様突起　mastoid bone（mastoid process）　336
ニューロン　neuron　45-52, 54, 56-58, 211-12, 214-16, 230-31, 246, 251, 257
人形の目反射　doll's eye reflex　202, 355
妊娠中期　midgestation　48, 66, 74-75, 118, 307, 327, 350, 354, 364
認知課題　cognitive task　526, 546
認知的本能　cognitive instinct　515, 534, 536
認知能力　cognitive ability　26, 28, 77, 82-83, 85, 89-90, 108, 131-32, 140, 150, 165, 191, 245, 247, 249-251, 327, 334, 338, 342, 358, 370, 402, 407, 431, 497, 515, 519, 522, 532-33, 535, 538-40, 543, 548, 555, 560, 571-73, 578, 580, 581, 585-86, 588, 594-95, 598, 600-602, 605
認知発達　cognitive growth　432, 529, 608

ね

ネオマイシン　neomycin　200
ネスティング（巣ごもり）　nesting　189

の

脳回　gyrus　43, 386, 421
脳下垂体　pituitary　117, 136-37
脳幹　brainstem　43, 58-60, 167, 169, 174-75, 196-98, 200, 230, 235-36, 264, 277, 280, 284, 301, 305-11, 319-321, 325, 345, 348-49, 351, 354-55, 368, 382-83, 385

抽象　abstraction　439
中心窩　fovea　263, 270, 281, 283-85, 298
中心灰白質　central gray　385
中心被蓋路　central tegmental tract　236
中枢神経系　central nervous system　25, 42, 46, 64, 69, 88, 112, 119, 145, 166, 174, 285, 367, 442
中枢パターン発生器（CPG）　central pattern generator　371-73
中脳　midbrain　23, 25, 37, 42, 58, 197, 265-66, 305-6
中胚葉　mesoderm　34, 36
超音波画像診断　ultrasound imaging　38, 42-43, 71-72, 107-8, 111-13, 133, 142, 232, 350, 364, 367
超音波マッサージ　ultrasound massage　109
聴覚系　auditory system　198, 201, 301, 306-9, 312, 321, 325-26, 329, 331, 466
聴覚刺激　auditory stimulus　314, 323, 325-26, 331, 449
聴覚障害　hearing impariment　309, 313-14, 325, 327-29, 334, 472, 474, 476-77, 485, 493, 507
聴覚情報　auditory information　304-7, 309, 323
聴覚損失　hearing loss　328
聴覚野　auditory cortex　301, 305-8, 320-22, 326-27, 330, 467
聴覚誘発電位　auditory evoked potential　309, 320
長期記憶　long-term memory　382, 390, 425, 432-33, 436, 438-39
調合乳　formula　234-35, 238, 241-50, 360, 585, 587
長鎖脂肪酸　long-chain fatty acid　250-51
超視力　hyperacuity　282-83, 292
聴神経　auditory nerve　303, 306, 308-9
聴神経線維　auditory nerve fiber　303, 306
超低周波電磁放射　extra-low-frequency electromagnetic radiation　105
鎮静効果　calming effect　239-41
鎮痛薬　analgesic　155-60, 162-64, 179

つ

痛覚　pain sensitivity　167, 178-79, 221, 615
通気チューブ　ventilation tube　335, 337
つち骨　malleus　302

て

帝王開腹分娩（帝王切開）　caesarean delivery　113, 138-39, 143, 146, 149, 150-51, 153-57, 160, 162, 164
デイケア　day care　111, 337, 578, 580, 589, 601-2
低酸素状態　hypoxia　135, 137, 142, 146-48, 329, 582
低出生体重　low birth weight　85-86, 120, 131, 201, 330
手がかり再生　cued recall　454
適応圧力　adaptive pressure　566
出口鉗子、低位鉗子　outlet forceps, low forcepts　155
テストステロン　testosterone　123-26, 224, 292, 321, 412, 450-51, 570-72
手続き記憶　procedural memory　537
鉄分　iron　74, 585
てんかん　epilepsy　21, 58, 71, 80, 92, 111-12, 147, 329, 369, 434, 567
電気信号　electrical signal　49, 57, 59, 167, 176, 196-97, 211-12, 229-30, 262, 264, 266, 300, 304, 306, 347, 399
電気的活動　electrical activity　22-23, 53-55, 117, 170, 172, 175, 273-74, 276, 295, 297-98, 327, 354, 389, 408, 418, 425, 438, 497, 544
電気的興奮　electrical excitement　169, 213, 286, 304, 345
電気毛布　electric blanket　101, 105-6, 133
電磁スペクトル　electromagnetic frequency spectrum　100-1
電磁放射　electromagnetic radiation　101-2, 106-8
伝導路　pathway　168, 170, 172, 200, 213, 230-31, 233, 236, 356-57, 361-62, 364-65, 374-75, 377, 387, 397, 424, 438-39, 441, 451, 459, 584
電場　electric field　100, 104-5
デンバー式発達検査　Denver Development tables　548
電文体　telegraphic　469, 491, 493
電離作用　ionization　97
電離放射線　ionizing radiation　97-102, 104, 108, 132

と

頭位　cephalic presentation　154
頭囲　head circumpherence　521, 551, 553, 582, 585
頭位外回転術　external cephalic version (ECV)　154
同一性　identity　542
頭蓋骨　skull　102, 143-44, 148, 154, 211, 521

操作的思考　operational thinking　545
早産児　preterm babies　65, 148, 179, 189-91, 202, 207-8, 217, 232, 242, 244, 249-50, 277, 296, 309-10, 313, 316, 329-30, 371, 395, 447, 478, 549, 555
創造性　creativity　56, 518, 529, 588, 602
送電線　power line　100-1, 105-6
僧帽細胞　mitral cell　212, 215-16
属性　attribute, property　483, 487-88, 542
側頭平面　planum temporale　478-79, 498, 500, 552, 554, 567
側頭葉　temporal lobe　116, 212, 230, 268-70, 291, 306-7, 384, 390, 412-13, 425, 436, 438, 447, 450, 465-66, 468-69, 478-79, 490
粗大運動技能　gross motor skill　371, 375, 378

た

胎位　presentation　152, 154, 162
胎芽期　embryonic period　214
怠学　truancy　600
胎児アルコール症候群 (FAS)　fetal alcohol syndrome　81-2
胎児音響刺激　fetal acoustic stimulation　314
体肢芽　limb buds　37
胎児仮死　fetal distress　581
体肢筋　limb muscle　371
胎児循環　fetal circulation　85, 88-9, 117-18, 146, 160-61
胎児モニタリング　fetal monitoring　108, 148-51
代謝活性　metabolic activity　398, 490
代謝産物　metabolite　158
対照群　control　121, 161-62, 191, 206, 233, 374, 425-27, 450, 586, 591
帯状束　cingulum　397
帯状疱疹　shingles, zoster　114
体性感覚　somatic sensation　166-73, 175-76, 179-80, 182, 345, 368
体性感覚系　somatosensory system　166-67, 172
体性感覚地図　somatosensory map　170-72
体性感覚野　somatosensory area　168-73, 175-76, 179-180, 182, 345, 368
耐性菌　resistant bacteria　336
胎動　fetal movement　350, 352, 612
胎動初感　quickening　43
胎内記憶　fetal memory　441
大脳基底核　basal ganglia　24, 37, 58, 349, 357, 385, 395-96, 438
大脳半球　cerebral hemisphere　42-3
大脳皮質　cerebral cortex　24-26, 37, 40, 42-44, 48-49, 51-52, 54, 58-60, 62, 118, 148, 168, 170-76, 235-36, 264-69, 271, 274-78, 345-49, 372, 382-86, 440-41
大脳皮質ニューロン　cortical neuron　280, 282, 308, 377
大脳辺縁系　limbic system　24, 37, 58, 116, 212, 230-31, 365, 381-85, 387-94, 396-99, 401, 403, 408, 412-13, 418-27, 429, 436, 438, 451, 517, 530, 541
胎盤　placenta　32-33, 66, 71, 76, 81, 117-19, 129, 136-37,146, 150, 164, 218, 242
胎盤位置の異常　misplaced placenta　581
胎盤剥離　placenta abruptio　82
対比　contrast　285
対話型読書　dialogic reading　512
タウリン　taurine　245-46, 248
ダウン症候群　Down syndrome　120, 442
多重知能理論　multiple intelligences　517
脱分極　depolarization　304
単眼性　monocular　267
短期記憶　short-term memory　403, 433, 452, 590
単産　single birth　581
単殿位　single breech presentation　153
端脳　telencephalon　37

ち

チアミン　thiamin　586
知恵　wisdom　118, 518, 529, 533
チェルシー　Chelsea　472-74, 476, 484, 501
遅延模倣　deferred imitation　452-56
知覚運動障害　sensory-motor deficits　584
知覚欠損　perceptual deficit　205
知覚スピード　perceptual speed　457, 570
知能　intelligence　514-605
知能指数 (IQ)　intelligence quotient　65, 82, 89, 95, 155, 191, 243-44, 250, 342, 381, 448, 462, 504, 512, 518-19
着床　implantation　32-34, 66
注意　attention　529-30, 532, 545, 555, 558
注意欠陥障害　hyperactivity　82, 90, 205
注意欠陥多動性障害 (ADHD)　attention-deficit hyperactivity　85, 614
注意持続時間　attention span　532
中継細胞　relay cell　167, 198
中耳　middle ear　302, 317, 328, 333, 335-37
中耳炎　otitis media　333-37

せ

正規曲線　normal curve　566
性器ヘルペス　genital herpes　109, 113, 132, 328
制酸薬　antacid　81
性自認　gender identification　411
精神機能　mental function　95, 451
精神遅滞　mental retardation　81-82, 97-98, 110-12, 131-32, 369, 517
精神的柔軟性　mental flexibility　451
精神年齢　mental age　519
生成文法　generative grammar　462
正中線　midline　37
成長円錐　growth cone　50
成長スパート　growth spurt　388
性的指向　sexual orientation　20
声道　vocal tract　486
生得的（な）　innate　352, 391, 414, 462, 478, 480, 512, 554-55, 559, 566, 569, 591
性役割のステレオタイプ　sex-role stereotype　569, 572
背負い籠（パプース）　papoose　24
赤色反射　red reflex　295
脊髄　spinal cord　23, 37, 40, 42-43, 49, 52, 57-58, 69-72, 144-46, 157, 167-69, 174-76, 200, 345-49, 351, 371, 373-74
脊髄ブロック　spinal block　157
脊髄麻酔　spinal anesthesia　160, 164
脊椎　spine　38, 40-41, 70-71, 159-60, 319, 401
石灰化　calcification　111, 113
接近　approach　416, 419, 421
絶対音感　perfect pitch　54, 326, 592
線維（繊維、繊維束、感覚繊維）　fiber　126, 175, 270, 440
線維路　fiber tract　390, 440
前眼窩回　orbitofrontal gyrus　386, 388-89, 398
前駆細胞　precursor cell　46, 215
前駆物質　precursor　249-51
前言語　pre-language　592
前顕在記憶　pre-explicit memory　446
選好　preference　177, 191, 222, 224, 368, 444, 446-48, 549-50, 555
先行音効果　precedence effect　320-21
潜在記憶　implicit memory　434-35, 439-40, 443, 453
全身性鎮痛薬　systemic analgesia　157, 159-60, 162-64
全身麻酔　general anesthesia　157, 164, 335
前帯状回　anterior cingulate gyrus　386, 397, 408
前帯状皮質　anterior cingulate cortex　532, 541
全体的　holistic　533
選択効果　selection effect　406
前庭　vestibule　194-208
前庭感覚　vestibular senses　110, 195, 201, 204-8, 210, 218, 260, 300, 360
前庭器官　vestibular system　198-200
前庭系　vestibular system　194-208
前庭刺激　vestibular stimulation　378
前庭神経　vestibular nerve　196-98, 200
前庭脊髄路　vestibular-spinal tract　197
前庭動眼反射　vestibular-ocular reflex　202
前庭反射　vestibular reflex　197, 202
先天性欠損症（先天的欠損）　congenital defect　66-68, 80, 87, 89, 94, 101, 104-05, 114, 132
先天性難聴　congenital hearing loss　110, 328, 330, 332-33, 477
先天性白内障　congenital cataract　294-96
先天性副腎皮質過形成（CAH）　congenital adrenal hyperplasia　124, 571
前頭眼窩野　orbitofrontal zone　51
前頭前皮質（＝前頭前野）　prefrontal cortex　389, 403, 424, 438-39, 452, 529-30, 532
前頭皮質　frontal cortex　212-13, 387, 413, 419, 451
前頭葉　frontal lobe　25, 60, 281, 386-89, 398-99, 402-3, 408, 422, 532-33, 536-41, 545, 603
前脳　forebrain　37, 58, 436-39
前脳基底核　basal forebrain　436-39
繊毛　cilia　211, 214-15, 304, 307
泉門　fontanel　143
専門家庭医　family practitioner　335
前彎（の）　lordosis　123-25

そ

相関　correlation　250, 409, 501-3, 519, 521-22, 524, 529, 548-51, 555-58, 568, 575
相関係数　correlation coefficient　548, 555
想起　recall　105, 321, 435, 438, 443, 446, 450-56, 458, 530, 551
早期教育プログラム　early childhood program　601
想起バイアス　recall bias　105
早期分娩　premature labor　581
双極細胞　bipolar cell　264

神経回路　neural circuit　20-21, 26, 48, 50-63, 174, 236, 271, 276-78, 285, 295, 297, 344, 348, 350-65, 371, 375, 389, 392, 394, 432, 458, 522
神経科学　neuroscience　20, 22, 50, 54, 188, 272-73, 276, 382, 415, 425-26, 483, 501, 590
神経核　nucleus　24, 197, 305-6, 309, 385, 438
神経学　neurology　150, 355, 378, 384, 417, 442, 465, 500, 545
神経管　neural tube　35, 37, 40, 46, 69-71, 73, 80, 115, 131-32, 270
神経管形成　neural tube formation　40
神経管欠損　neural tube defect　115, 131-32
神経管閉鎖障害（NTD）　neural tube defect　35, 70, 73, 80
神経筋成熟　neuromuscular maturation　353-54
神経系　nervous system　30-63, 119, 139-45, 348, 415-21
神経溝　neural groove　35
神経根　nerve root　145
神経細胞（ニューロン）　neuron　16, 20, 48-49, 56-57, 121, 196, 198, 304, 367, 438
神経細胞の移動　migration　48-49
神経障害　neurological disorder　75, 120, 148, 151, 153-55, 329
神経心理学　neuropsychology　413
神経上皮細胞　neuroepithelial cell　46
神経節細胞　ganglion cell　264, 266, 270-71
神経線維　nerve fiber　56-57, 145, 158-59, 170, 184, 196, 198, 214, 306, 327, 330, 355-56, 373, 387, 390, 466, 552, 568
神経線維束　nerve fiber tract　200, 567
神経伝達物質　neurotransmitter　45, 53, 86, 91-92, 156, 187, 230, 385, 424, 436, 533
神経伝導路　neural conduction pathway　233, 374-75, 424, 441, 459
神経胚形成　neurulation　34, 46
神経発生　neurogenesis　46, 48-49, 58
神経発達障害　neurodevelopmental disorder　67
神経板　neural plate　34-36, 45
人工内耳　cochlear implant　332
侵襲（的）　invasive　157, 179, 183
浸出液　effusion　333, 335-36
滲出性中耳炎　secretory otitis media　333-34
心身症　psychosomatic illness　182
新生児行動評価　neonatal behavioral assessment scale　191
新生児集中管理室（NICU）　neonatal intensive care unit　149, 189, 207, 313, 332
真性分娩　true labor　139
心的イメージ　mental imagery　177, 452
心的外傷後ストレス障害（PTSD）　posttraumatic stress disorder　408, 615
心的回転　mental rotation　526, 558, 565
心的装置　mental apparatus　461
心的能力　mental ability　23, 380, 516, 539, 551, 558, 565, 569-70
心理的適応　psychological adjustment　406

す

随意運動　voluntary movement　147, 345, 347, 349, 351, 355, 364
髄鞘　myelin sheath　56-59, 77, 180, 184, 247-48, 272, 282, 308, 354, 469-70
髄鞘形成　myelination　56-59, 62, 176, 200, 236, 247, 272, 308, 354-57, 365, 390, 395, 398, 440, 469, 485, 522, 533
水晶体　lens　262-63, 270, 294-96
錐体　cone　264, 270, 281-83, 285
水痘（水ぼうそう）　chicken pox　109, 114, 132, 295
水頭症　hydrocephalus　113
水痘帯状疱疹ウイルス　varicella-zoster virus　114
水分平衡　fluid balance　116
髄膜炎　meningitis　329-30, 336
推論　reasoning　386, 544-47
数学量　mathematical quantity　549
スキナー箱　Skinner box　444
ストループ検査　Stroop test　530, 545
ストレス　stress　118-30, 137-39, 239, 241, 408-9, 418-19, 582
ストレスホルモン　stress hormone　119, 124-25, 128-30, 138-39, 142, 179, 187-89, 408-9, 418, 582
ストレプトマイシン　streptomycin　200, 329
ストレンジ・シチュエーション　Strange Situation　404-5
スパイン（神経棘 しんけいきょく）　spine　47, 49, 54, 62, 77, 81
スピッツ、ルネ　Spitz, Rene　18-19
スピロヘータ　spirochete　114
スペクトラム　spectrum　110, 126, 321, 415-16, 420-21, 480, 614
スリング（だっこ紐）　sling　192

磁場 magnetic field 100, 104-7
事物の永続性 object permanence 402, 452, 537, 550
自閉症 autism 110, 126, 192, 205, 393, 401, 614-15
自閉症スペクトラム障害（ASD） autism spectrum disorder 110, 126, 614
耳胞 otocyst 198, 307
社会化 socialization 28, 410, 413, 566, 570, 572
社会経済的階層 socioeconomic status 503-4, 562, 575, 587
社会経済的集団 socioeconomic group 561
社会性 social awareness 243, 367, 386, 414, 500
社会適応 social adaptation 381
社会的隔離 social deprivation, social isolation 423-25
社会的・感情的発達 social-emotional development 407, 410, 451
社会的コミュニケーション social communication 464
社会的相互作用 social interaction 332
社会的な微笑み social smiling 394-95
社会的抑制 social inhibition 417, 420
社交性 sociability 192, 400, 422, 543
社交不安 social anxiety 401
斜視 strabismus 275-76, 283, 290, 293-94, 296-99
射乳反射 letdown reflex 117, 254
遮蔽 masking 99, 106, 313, 317, 322
就学前の教育 preschool 601
自由再生 free recall 454
充実した時間 quality time 595
自由神経終末 free nerve endings 214
集中力 concentration 518
周波数 frequency 100-2, 104-5, 107, 304, 308-9, 311-12, 316-26
周波数感度 frequency sensitivity 319
周波数局在（トノトピー） tonotopy 305-6
周波数識別 frequency discrimination 324
周辺視 peripheral vision 264, 283-84, 290, 293, 327, 478
周辺視野 peripheral visual field 264, 283-84, 290, 327, 478
絨毛 villus 66
手術分娩 operative delivery 162
樹状突起 dendrite 45, 48-51, 62, 398, 522, 560
樹状突起スパイン（棘） dendritic spine 49
受精 fertilization 22, 31-38, 40-41, 44, 46, 69, 71, 74, 99, 174-75, 198-99, 202, 214-17, 232, 268, 270
出産合併症 birth complications 81
出生時仮死 birth asphyxia 146-48, 150-51, 154, 329, 332
出生順位 birth order 426, 575-77
出生前感染 prenatal infection 329
出生前聴覚 prenatal hearings 313
受容器 receptor 167-70, 187, 196, 348, 351
狩猟採集型社会 hunter-gatherer society 566
馴化 habituation 286, 442-43, 445, 481, 549-51, 555, 588, 595
順次処理 sequential processing 533
純粋想起 genuine recall 453-54
順応 adaptation, habituation 21, 120, 221, 570
順応性 malleability 20-21, 186, 276, 415, 547
上オリーブ核 superior olive 306-9
消化管 digestive tract 34, 187
小丘 colliculus 306
上丘 superior colliculus 291
常識 common sense 92, 518
象徴操作 symbol manipulation 533
象徴的思考 symbolic thought 540
情緒的健康 emotional health 332
小頭症 microcephaly 97, 111
小児期中期 midchildhood 178
小脳 cerebellum 24-26, 37, 42, 58, 60, 82, 198, 348-49, 351, 357, 361, 438, 440, 445, 517
小脳回 folium 42
情報源記憶 source memory 438, 440
初期段階、神経発生の early stage of neurogenesis 200, 319
初語 the first words 487, 505, 570
触覚系 tactile system 236, 466
触覚刺激 tactile stimulus 174-75, 241
初乳 colostrum 211, 222
鋤鼻器 vomeronasal organ 216
ジョリー・ジャンパー Jolly Jumpwe 194
自律神経系 autonomic nervous system 119, 149, 418
視力 vision 260-99
シルビウス裂 Sylvian fissure 465, 467, 477
進化心理学 evolutional psychology 566
新奇性選好 novelty preference 191, 446-48, 549, 555
神経外胚葉 neural ectoderm, neuroectoderm 270

細菌性髄膜炎　bacterial meningitis　329-30, 336
再現性　reproducibility　518-19
細孔　pore　17
再生　recall　145, 215, 416, 443, 454, 458, 524
臍帯　umbilical cord　95, 146, 150, 153
在胎期間　gestational age　111, 148, 191
再認　recognition　446-49, 451-52, 454, 457, 548-49
再認記憶　recognition memory　447-49, 457, 548-49
細胞体　cell body　45, 47-48, 50, 54, 304, 347, 367
サヴァン症候群（→イディオ・サヴァン）
逆子　breech presentation, breech baby　134, 146, 152-54, 201, 581
サッカリン　saccharin　91, 232
サッケード　saccade　280
サプリメント　suppliment　73, 131, 586-87
（言語の）産出　language production　465-66, 468, 470, 482, 487, 490
三半規管（半規管）　semicircular canals　196-97, 206, 307

し

ジアゼパム　diazepam　157
ジアテルミー　diathermy　103
ジエチルスティルベストロール（DES）　diethylstilbestrol　124
耳介　pinna　302
視覚経験　visual experience　261, 267, 273-75, 278, 283, 290, 293, 299, 422
視覚刺激　visual stimulus　191, 325, 447, 449, 526, 548
視覚的・空間的スキル　visual-spatial skill　457, 500
視覚反射　visual response　88
視覚野　visual cortex　265-67, 269-72, 274-76, 278, 282-84, 286, 295-96, 321, 422, 533
耳管　eustachian tube　333, 336
時間解像度　temporal resolution　322
色覚　color vision　260, 285-87, 291, 293
子宮　uterus　31-34, 42-44, 65-66, 75-76, 85-86, 97-99, 107-8, 122, 134-39, 152-58, 217-19, 228-33, 311-18, 441-43, 554-58
子宮頸管拡張　cervical dilatation　152
子宮内発育遅延（IUGR）　intrauterine growth retardation　76
子宮内膜　uterine lining　34
軸索　axon　45, 50, 52, 56-57, 167-68, 176, 214-15, 308
自己意識　sense of self　532, 541, 594
視交差　optic chiasm　265-66
試行錯誤　trial and error　19, 362, 435, 492
自己コントロール　self-control　387, 532, 540, 596, 598
自己刺激行為　self-stimulation　205
自己受容感覚　proprioception　167-68, 191, 348-49, 360, 365
自己受容器　proprioceptor　348, 351
自己認識　self awareness　529, 532, 540-41, 543-44
視細胞　photoreceptor　264
視索前野の性的二型核（SDN—POA）　sexually dimorphic nucleus of the pre-optic area　125
視床　thalamus　37, 42, 58, 174-76, 230-31, 236, 264, 266, 306-7, 436-39
視床下部　hypothalamus　92-93, 116-17, 123, 126, 137, 230, 385
歯状回　dentate gyrus　440
事象関連電位（ERP）　event-related potentials　524, 525, 527
視神経　optic nerve　263, 266, 270, 272
姿勢反射　postural reflex　201
耳石器　otolith organ　196
持続視時間　inspection time　524, 526, 551
視知覚　visual perception　386, 535
実行機能　executive function　530
失語症　aphasia　465-66, 469, 477
失読症　dyslexia　115, 132, 496
自動運動　spontaneous movement　350, 355, 364
児童虐待　child abuse　425, 471
シナプス　synapse　45, 48-49, 50-56, 60, 62-63, 175, 198, 200, 270-76, 308, 398, 439, 516, 522, 528, 532, 546, 560-61
シナプス形成　synaptogenesis　49, 57-58, 117, 121, 215, 271, 490, 561
シナプス結合　synaptic junction　139, 167-68, 233, 264, 271, 273-75, 287, 319
シナプス後ニューロン　postsynaptic neuron　49
シナプスの刈り込み　pruning of synapse　53, 55, 271, 276
ジーニー　Genie　184, 188, 471-73, 476, 484, 501

け

計画　planning　20, 52, 59, 73, 345, 349, 357, 365, 466, 468, 529-30, 537-39, 546
頸管拡張　cervical dilatation　163
痙性麻痺　spasticity　112
経膣分娩　vaginal delivery　138-39, 142, 151, 153-55
ケーガン、ジェローム　Jerome Kagan　417-20
ゲゼル式発達診断法　Gesell Development Scales scales　548
血管造影法　angiography　98
結合組織　connective tissue　34
ケラー、ヘレン　Keller, Helen　495-96
原会話　protoconversation　396-97, 594
言語獲得　language acquisition　397, 474, 476, 478
言語産出　language production　466, 468
言語障害　language deficits　82, 205, 496, 501
言語喪失　loss of language　471
言語知覚　speech perception　324-25, 482
言語的想起　verbal recall　455-56
言語能力　language competence　460-512, 554-73
言語能力と相関する脳活動　neural correlates of language skill　501
顕在記憶　explicit memory　434-35, 439-40, 446, 449, 451
現実　reality　541-43
原条　primitive streak　34
ゲンタマイシン　gentamicin　200
原鼻孔　nasal pit　214
健忘症　amnesia　434-36, 438, 440, 446, 453

こ

交感神経系　sympathetic nervous system　119, 121, 418-19
口腔　oral cavity　230, 486
抗痙攣薬　anticonvulsant　71, 80
抗甲状腺薬　antithyroid drug　329
光子　photon　264, 281
高次視覚　high-level vision　272, 570
高次聴覚機能　higher auditory function　306
高次聴覚中枢　higher auditory center　308
高次聴覚野　higher auditory cortex　305
高次の視覚領域　higher visual area　272, 280, 570
甲状腺　thyroid　117, 201, 251, 329
甲状腺機能不全症　hypothyroidism　201
甲状腺ホルモン　thyroid hormone　117, 251
口唇裂　cleft lip　83, 120
好中球　neutrophil　243
叩頭（こうとう）　head banging　205
喉頭　larynx　485-86
行動異常　behavioral deficit　82, 86, 121-22, 424
行動遺伝学　behavioral genetics　556-58
後頭言語野　posterior language area　466-67
行動主義　behaviorism　19, 462
行動主義心理学　behavioral psychology　19, 462
行動障害　behavioral deficit　67, 88, 131-32
行動抑制　behavioral inhibition　399, 532
後脳　metencephalon　37, 42
勾配　gradient　270, 304, 308, 354-56, 373, 470
硬膜　dura　134, 145, 157-64
硬膜外腔　epidural space　160
硬膜外ブロック　epidural block　157-58, 160
硬膜外麻酔　epidural anesthesia　134, 159-64
硬膜下出血　subdural hemorrhage　145
高用量　megadoses　132, 587
心の知能指数　emotional intelligence　381
心の理論　theory of mind　543
誤信念課題　false-belief task　543
子育てスタイル　parenting style　359, 502-4, 596-97
骨盤位分娩　breech delivery　146
古典的条件づけ　classical conditioning　442-43
言葉の遅れ　language delay　65, 460
鼓膜　eardrum　302-3, 335-36
鼓膜チューブ　eardrum tube　335-36
コラム　column　44, 267
コルサコフ症候群　Korsakoff's syndrome　436, 453
コルチゾール　cortisol　119-21, 125, 128, 135-37, 139, 408-9, 419
コレシストキニン　cholecystokinin　240-41
コレステロール　cholesterol　58, 119, 248
混合性の喃語　variegated babbling　485
コンテクスト　context　445, 448, 469
コントラスト　contrast　278, 280, 282, 285, 287, 290, 323

さ

催奇物質　teratogen　66-68, 81, 84, 89, 93-94, 96

感覚統合　sensory integration　75
感覚入力　sensory input　117, 175, 345, 393, 418, 540, 584
感覚ニューロン　sensory neuron　167-68, 348
感覚のモダリティ　sensory modality　327, 535
感覚野　sensory area　58, 168-73, 175-76, 179-80, 182, 345, 368, 439
感覚様式間転移（クロスモーダル・トランスファー）crossmodal transfer　549, 550, 555
眼窩前頭皮質　orbitofrontal cortex　212-13, 413, 451
カンガルーケア　kangaroo care　190
眼球運動　eye movement　197
眼球運動関連領野　eye movement areas　197
眼茎　optic stark　170
緩下薬　laxative　81
観察者バイアス　observer bias　411
鉗子　forceps　143-45, 154-56, 162
癇癪　tantrum　120, 122, 161, 207, 380
干渉　interference　56
感情　emotions　115-17, 380-429, 436, 439
感情経験　emotional experience　386, 394, 422, 532
感情状態　emotional state　394
眼振　nystagmus　202, 204
桿体　rod　264
カンデル、エリック　Kandel, Eric R.　607
眼輪筋　orbicularis oculi　396, 403

き

記憶　memory　430-59
記憶ストラテジー　memory strategy　457
気管切開（術）　tracheotomy　495
機構　mechanism　31, 103, 386, 393, 413, 431, 486
気質　temperament　331, 382, 388, 414-18, 420-22, 427-28, 559
気質スペクトラム　temperament spectrumf　415
規準喃語　canonical babbling　485
拮抗筋　antagonist muscle　348
基底膜　basilar membrane　303-4, 308
きぬた骨　incus　302
機能（脳の機能、心の機能）　function　23, 26, 59, 75, 78, 120, 160-61, 165, 241, 290, 381, 468, 480, 522, 575, 589
技能学習　skill learning　451
機能語　function word　469, 491
機能的MRI（fMRI）　functional magnetic resonance imaging　59-60
偽薬　placebo　586
虐待　abuse　77, 192, 382, 424-26, 438, 471
逆転　object reversal　412-13, 451
吸引娩出器　vacuum extractor　143-44, 155
嗅覚環境　olfactory environment　227
嗅覚器　olfactory organ　215, 224
嗅覚系　olfactory system　214, 216, 226
嗅覚中枢　olfactory center　221
嗅球　olfactory bulb　211-12, 215-16, 226
球形嚢　saccule　196-97
嗅細胞　olfactory cell　211, 213-14
嗅索　olfactory tract　212-13
弓状束　arcuate fasciculus　466-67, 469
嗅上皮　olfactory epithelium　214-15
嗅繊毛　olfactory cillia　211, 214-15
吸綴　sucking　85, 223, 235, 315, 324, 337, 355, 444, 480
吸綴反射　sucking reflex　315
嗅内皮質　entorhinal cortex　212-13
嗅脳　rhinencephalon　212
橋　pons　23, 25, 37, 230-31
驚愕反射　startle reflex　60, 88
共感　empathy　393, 400, 410-11, 543
共通化学感覚　common chemical sense　214
共変数　covariates　244
禁忌　contraindicated　79, 114
虚血　ischemia　146-48
近視　myopia　294
禁止（の言葉）　prohibition　503, 509-10
筋弛緩薬　muscle-relaxing drug　164
筋線維　muscle fiber　345

く

グリア細胞　glia　46, 58, 77, 81-82, 121
グルコース（ブドウ糖）　glucose　59, 60, 62, 528
グルタミン酸　glutamate　91-93, 133
グルタミン酸ナトリウム　sodium glutamate　91-93, 133, 229
グールド、スティーブン・ジェイ　Gould Stephen Jay　520-21
グループケア　group care　333, 337, 589
クレチン症　cretinism　117
クロスフォスタリング　cross-fostering　562

エルブ麻痺 Erb's palsy 144
演繹的推理 deductive reasoning 570
嚥下 swallowing 232, 352, 355
塩酸ナルブフィン nalbuphine 158
延髄（随脳） medulla oblongata 23, 37, 230-31, 236, 309
エンドルフィン endorphin 130

お

（児頭の）応形機能 molding 142
黄疸 jaundice 329-30
オキシトシン oxytocin 117, 136, 156
奥行き知覚 depth perception 260, 267, 272, 280, 287, 365
オピエート opiate 241
オピオイド opioid 157
オペラント条件づけ operant conditioning 444
オペラント手続き operant procedure 444
オレイン酸 oleic acid 248
音圧 loudness, sound pressure 302
音楽 music 36, 54, 116, 300-1, 312, 318, 321, 326, 338, 389, 442, 511, 517, 527, 533, 589-92, 598
音源位置推定 sound localization 320-21, 324
音素 phoneme 480-85, 487, 505, 507, 535
温度覚 temperature sensitivity 167, 169, 183-84
音波 sound wave 100, 301-3

か

外見と現実 appearance vs. reality 541-43
外細胞 outer cells 32-33
概日リズム circadian rhythm 119-20
外耳道 ear canal 302
外側溝 lateral fissure 43
外側膝状体 lateral geniculate nucleus 264-67, 277, 286-87, 306
回転後眼振 postrotatory nystagmus 202
概念 concept 487, 517, 540, 543, 592, 595
概念結合 conceptual connection 545
海馬 hippocampus 121, 187, 389-90, 392, 408, 412, 418, 424-25, 436-41, 445-47, 451, 453, 456
外胚葉 ectoderm 34-36, 170
灰白質 grey matter 385, 522, 551
回避 withdrawal 244, 253, 416, 418, 421, 509
外表奇形 gross malformation 67
快・不快 hedonic quality 224-25
会話課題 conversation task 545
下丘 inferior colliculus 308, 310
蝸牛 cochlea 198-99, 303-11, 313, 320, 322, 325
蝸牛管 cochlear tube 307
蝸牛神経核 cochlear nucleus 306, 309
学習障害 learning disability 205, 566
拡大家族 extended family 185
角膜 cornea 262-63
学齢成熟 school readiness 600
過剰治療 overtreatment 335
過伸展 hyperextension 153
下垂体 pituitary 117, 136-37
下側頭葉 inferior temporal cortex 450
下側辺縁 bottom edge 386
可塑性 plasticity 20-21, 24, 56, 63, 142, 298, 325-27, 375, 477, 516, 546, 568
学校教育 schooling 457-58, 544, 576, 597, 599-600
活性化 activation 167-69, 230, 361, 385, 418-19, 421, 466-67, 532
活動電位 action potential 16-17, 45, 57, 159, 167-68, 196, 211, 230, 282, 309-10, 345
合併症 complications 81, 150, 154, 157, 336
割礼 circumcision 181, 183, 239
カーティス、スーザン Curtiss, Susan 471
カテゴリー化 categorization 435, 480-82, 487, 517, 535
カテコールアミン catecholamine 119-22, 127, 129, 137-40, 146
ガードナー、ハワード Gardner, Howard 517
カナマイシン kanamycin 200, 329
カフェイン caffeine 64, 88-89, 132
刈り込み pruning 53, 55, 58-59, 62-63, 271, 273, 275-76, 292, 389, 544
顆粒細胞 granule cell 451
顆粒細胞層ニューロン granule neuron 451
感覚 sensation 166-76, 331
感覚インパルス sensory impulse 159
感覚運動学習 sensory-motor learning 441
感覚器 sense organ 34, 110-11, 176, 212, 266
感覚経験 sensory experience 16, 54, 170, 205, 229, 253, 299, 448
感覚系伝導路 sensory pathways 438
感覚刺激 sensory stimulation 54, 59, 156, 207, 227, 378, 420, 524
感覚神経 sensory nerve 37, 167, 170, 175-76, 180, 184, 331
感覚神経性難聴 sensorineural hearing 331
感覚適応 sensory adaptation 442

索引

あ

愛着　attachment　399-409, 411, 452
足踏み反射　stepping reflex　60, 370-74
アスパラギン酸　aspartate　90, 92-93
アスパルテーム　asparteme　90-91, 133
アセチルコリン　acetylcholine　86, 385, 436
アセチルコリンエステラーゼ　acetylcholine esterase　72
アドレナリン（エピネフリン）　adrenaline　119, 122, 125, 137-39, 382
アプガー指数　Apgar score　128, 330
アフリカ人の早成　African precocity　359
あぶみ骨　stapes　302
アミカシン　amikacin　200, 329
アミノグリコシド　aminoglycoside　200-1, 329-30
アラキドン酸（AA）　arachidonic acid　248
アルコール依存症　alcoholism　20, 233, 436
暗示的な質問　suggestive questioning　438
安静時代謝　resting metablic rate　387
アンドロゲン不応症候群　androgen insensitivity syndrome　125

い

イオンチャネル　ion channel　196
閾値　threshold　84, 98, 106, 318, 321, 333, 421
育児放棄　child neglect　401, 424-25, 345
意識的知覚　conscious perception　230, 348
易刺激性　irritability　420
萎縮　atrophy　425
異常分娩　dystocia　162
一語文　one-word utterance　493
一次運動野　primary motor cortex　148, 176, 345-47, 354-55, 368, 373, 466-67
一次嗅覚野　primary olfactory cortex　212, 215
一次視覚野（V1）　primary visual cortex　265-67, 269, 270-72, 274, 282, 286
一次前庭神経　primary vestibular neuron　197, 200
一次体性感覚野　primary somatosensory cortex　171
一次聴覚ニューロン　primary auditory neuron　306
一次聴覚野　primary auditory cortex　305-6, 467
一般知能　general intelligence　517-18
イディオ・サヴァン　idio savant　517-18
遺伝的欠損　genetic defect　328
胃壁破裂症　gastroschisis　81
色対立　color opponency　285
インスリン依存型糖尿病（1型糖尿病）　insulin-dependent diabetes　70
インパルス　impulse　45, 57, 306, 310, 356
陰部神経ブロック　pudendal block　157
インフルエンザ　influenza　109, 115, 118, 132
韻律　prosody　465

う

ヴィクトール（アヴェロンの野生児）　Victor　184, 188, 472-73, 476
ウィーゼル、トーステン　Wiesel, Torsten　273-75, 295
ウィリアムズ症候群　Williams syndrome　462
ウェルニッケ野　Wernicke's area　465-70, 477-79, 500, 512, 567
うつ病　depression　408
埋め込まれた図形　embedded geometric figure　565
運動課題　motor task　445
運動活動性　motor activity　389, 420-21
運動感覚的　kinesthetic　551
運動技能　motor skill　57, 75, 83, 375-78, 432
運動系　motor system　28, 364, 373-74, 395
運動行動　motor behavior　395
運動障害　motor deficit　57, 154, 329, 342
運動神経　motor nerve　17, 37, 160, 354-56, 361, 392, 394, 485
運動前野　premotor cortex　355, 357
運動ニューロン　motor neuron　345, 347-48, 356
運動反応　motor reaction　182, 212, 385
運動野　motor area　59, 148, 345-46, 348-49, 354-57, 361, 365, 368, 373, 396, 421, 438, 529

え

（鼓膜の）永久穿孔　persistent eardrum perforation　335
栄養所要量（RDA）　Recommended Daily Allowance　587
エストロゲン　estrogen　136-37, 224, 570, 572
エピネフリン（アドレナリン）　epinephrine　119
エフェドリン　ephedrine　161

［著者紹介］

リザ・エリオット（Lise Eliot）

ロザリンド・フランクリン医科学大学シカゴ・メディカルスクールの神経科学教授。シカゴに生まれ、ハーバード大学を卒業後、コロンビア大学で博士号を取得。ヒューストンのベイラー医科大学での博士研究員などを経て、現職。初めての著書である本書は多くの読者から好評をもって迎えられ、その質の高さから、米国をはじめとする世界各国で長く読み継がれるロングセラーとなっている。大学での研究・教育活動のかたわらで、子どもの脳とジェンダーの発達についての執筆・講演活動を行なっている。夫と3人の子とともに、イリノイ州レイクブラフに在住。

［日本語版監修者紹介］

小西行郎（こにし・ゆくお）

小児科医。日本赤ちゃん学会理事長。1947年香川県生まれ。京都大学医学部卒業。1990年より、文部省在外研究員としてオランダのフローニンゲン大学で発達行動学を学ぶ。2001年、赤ちゃんをまるごと考える“日本赤ちゃん学会”を創設。2008年10月より同志社大学赤ちゃん学研究センター教授、センター長。2013年4月より2017年3月まで、兵庫県立子どもの睡眠と発達医療センターのセンター長（2017年6月現在、参与）。著書に『赤ちゃんと脳科学』（集英社新書）、『今なぜ発達行動学なのか——胎児期からの行動メカニズム』（診断と治療社）など。

［訳者紹介］

福岡洋一（ふくおか・よういち）

1955年生まれ。大阪大学文学部卒（英語学）。翻訳者。訳書に、『ビーイング・デジタル』（アスキー）、『「複雑系」を超えて』（アスキー、共訳）、『古代文明の謎はどこまで解けたか Ⅰ〜Ⅲ』（太田出版）、『幻想の古代史（上・下）』『世界史（Ⅰ・Ⅱ）』（いずれも楽工社）など。

装幀　水戸部 功
DTP　（株）ユニオンワークス、菊地和幸
編集協力　篠原亜紀子、長尾勇仁

WHAT'S GOING ON IN THERE?
How the Brain and Mind Develop in the First Five Years of Life
by Lise Eliot

赤ちゃんの脳と心で何が起こっているの？

2017年11月3日　第1刷
2020年12月4日　第2刷

著者
リザ・エリオット

日本語版監修者
小西行郎

訳者
福岡洋一

発行所
株式会社楽工社
〒190-0011
東京都立川市高松町3-13-22春城ビル2F
電話　042-521-6803
www.rakkousha.co.jp

印刷・製本
大日本印刷株式会社

ISBN978-4-903063-79-9

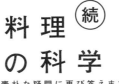